N. Garzorz-Stark
BASICS Neuroanatomie

BASICS

Natalie Garzorz-Stark

BASICS
Neuroanatomie

2. Auflage

Fachliche Unterstützung:

Prof. Dr. med. Ingo Bechmann, Dr. med. Martin Krüger

ELSEVIER

ELSEVIER

Hackerbrücke 6, 80335 München, Deutschland

Wir freuen uns über Ihr Feedback und Ihre Anregungen an books.cs.muc@elsevier.com.

ISBN 978-3-437-42458-8
eISBN 978-3-437-09717-1

Alle Rechte vorbehalten
2. Auflage 2018
© Elsevier GmbH Deutschland

Wichtiger Hinweis für den Benutzer

Ärzte/Praktiker und Forscher müssen sich bei der Bewertung und Anwendung aller hier beschriebenen Informationen, Methoden, Wirkstoffe oder Experimente stets auf ihre eigenen Erfahrungen und Kenntnisse verlassen. Bedingt durch den schnellen Wissenszuwachs insbesondere in den medizinischen Wissenschaften sollte eine unabhängige Überprüfung von Diagnosen und Arzneimitteldosierungen erfolgen. Im größtmöglichen Umfang des Gesetzes wird von Elsevier, den Autoren, Redakteuren oder Beitragenden keinerlei Haftung in Bezug auf die Übersetzung oder für jegliche Verletzung und/oder Schäden an Personen oder Eigentum, im Rahmen von Produkthaftung, Fahrlässigkeit oder anderweitig, übernommen. Dies gilt gleichermaßen für jegliche Anwendung oder Bedienung der in diesem Werk aufgeführten Methoden, Produkte, Anweisungen oder Konzepte.

Für die Vollständigkeit und Auswahl der aufgeführten Medikamente übernimmt der Verlag keine Gewähr.
Geschützte Warennamen (Warenzeichen) werden in der Regel besonders kenntlich gemacht (®). Aus dem Fehlen eines solchen Hinweises kann jedoch nicht automatisch geschlossen werden, dass es sich um einen freien Warennamen handelt.

Bibliografische Information der Deutschen Nationalbibliothek
Die Deutsche Nationalbibliothek verzeichnet diese Publikation in der Deutschen Nationalbibliografie; detaillierte bibliografische Daten sind im Internet über http://www.d-nb.de/ abrufbar.

19 20 21 22 23   5 4 3 2 1

Für Copyright in Bezug auf das verwendete Bildmaterial siehe Abbildungsnachweis.

Das Werk einschließlich aller seiner Teile ist urheberrechtlich geschützt. Jede Verwertung außerhalb der engen Grenzen des Urheberrechtsgesetzes ist ohne Zustimmung des Verlages unzulässig und strafbar. Das gilt insbesondere für Vervielfältigungen, Übersetzungen, Mikroverfilmungen und die Einspeicherung und Verarbeitung in elektronischen Systemen.

Um den Textfluss nicht zu stören, wurde bei Patienten und Berufsbezeichnungen die grammatikalisch maskuline Form gewählt. Selbstverständlich sind in diesen Fällen immer Frauen und Männer gemeint.

Planung: Dr. Katja Weimann
Gestaltungskonzept: Waltraud Hofbauer, Andrea Mogwitz, Rainald Schwarz
Projektmanagement: Elisabeth März, Dr. Nikola Schmidt
Redaktion: Dr. Nikola Schmidt, Berlin
Herstellung: Elisabeth März, Waltraud Hofbauer, München
Satz: abavo GmbH, Buchloe
Druck und Bindung: Drukarnia Dimograf, Bielsko-Biała, Polen
Umschlaggestaltung: Waltraud Hofbauer; SpieszDesign, Neu-Ulm
Titelfotografie: © pirke, AdobeStock.com (Skalpell); © by-studio, Fotolia.com (Pillen); © tom, Fotolia.com (Stethoskop)

Aktuelle Informationen finden Sie im Internet unter **www.elsevier.de**.

Vorwort

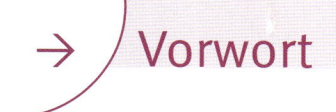

Vorwort zur 2. Auflage

Liebe Leserinnen und Leser,
für das entgegengebrachte Interesse an diesem Lehrbuch möchte ich mich ganz herzlich bedanken. Aufgrund der außerordentlich positiven Resonanz können wir das Werk nun erfreulicherweise in die zweite Auflage bringen. Nicht nur Studenten aus dem vorklinischen Studienabschnitt nützen BASICS Neuroanatomie erfolgreich zum Erlernen und Wiederholen des prüfungsrelevanten Lehrstoffs, sondern auch Ärzte und Physiotherapeuten greifen gerne auf dieses Buch zurück, um praxisrelevantes Wissen aufzufrischen. Das bewährte Doppelseitenprinzip mit den Merkboxen wurde beibehalten und dank des neuen ansprechenden Designs konnten die Inhalte noch einprägsamer und ansprechender dargestellt werden. Außerdem wurden weitere Fallbeispiele mit vor allem klinisch relevanten Krankheitsbildern ergänzt und das Werk intensiv hinsichtlich aller examensrelevanten Themen geprüft und verbessert. Hierfür ein herzliches Dankeschön an Herrn Dr. Tim Rattay für den wertvollen Input. Für die gute und freundliche Zusammenarbeit hierbei möchte ich mich bei Frau Dr. Katja Weimann und Frau Dr. Nikola Schmidt vom Elsevier Verlag bedanken. Für weitere Anregungen und Verbesserungsvorschläge, die gerne über den Verlag an mich übermittelt werden können, freue ich mich sehr.
Allen Leserinnen und Lesern wünsche ich nun viel Freude mit dem Lehrbuch und alles Gute für die Prüfungen. Haben Sie keine Angst vor dem oft als sperrig geltenden Fach!

München, im Frühjahr 2018
Natalie Garzorz-Stark

Vorwort zur 1. Auflage

Die Neuroanatomie gilt als eines der schwierigsten Fächer der Vorklinik, einerseits wegen des Umfangs dieses Stoffgebiets, andererseits, weil die vielen Einzelstrukturen auf sehr komplexe Weise miteinander zusammenwirken.
Dass dieses Fach dennoch auf 67 Doppelseiten umfassend beschrieben werden kann, belegt dieses Buch. Am Ende wird der Leser nicht nur über das nötige Faktenwissen für die Prüfungen verfügen, sondern auch ein grundlegendes Verständnis der funktionellen Zusammenhänge erworben haben.
Üblicherweise werden in Lehrbüchern der Anatomie die einzelnen Strukturen separat dargestellt. Dies wirkt übersichtlich, birgt jedoch die Gefahr, dass das Verständnis für die Zusammenhänge verloren geht. Gerade im Bereich des zentralen Nervensystems sind die einzelnen Strukturen jedoch so stark miteinander verflochten, dass bei einer rein topographisch orientierten Darstellung das funktionelle Zusammenwirken der Einzelelemente nicht genügend erkennbar wird. Außerdem wird man bei einer solchen Vorgehensweise ständig auf noch Unbekanntes vorgreifen müssen, da die meisten Bahnen und Systeme durch mehrere Hirnabschnitte ziehen.
Aus diesem Grund habe ich in den Kapiteln zum zentralen Nervensystem den Schwerpunkt zunächst auf die Darstellung der anatomischen Struktur und Lage der einzelnen Elemente gelegt. In den darauffolgenden Kapiteln werden dann die Einzelstrukturen in ihren Verbindungen untereinander und damit in ihrer Funktion für das Gesamtsystem beschrieben.
Die weitgehende Trennung von Funktion und Struktur hat dazu beigetragen, dass Redundanzen nahezu vermieden wurden und trotz der Reduktion auf nur 67 Doppelseiten kaum auf Details verzichtet werden musste. Ein Lexikon der neuroanatomischen Begriffe rundet dieses Buch ab und ermöglicht einen raschen und einfachen Einstieg in das Fach, klinische Bezüge und Fälle stellen die Verbindung zum ärztlichen Alltag her. Zur raschen Rekapitulation und Orientierung sind im Anhang die wichtigsten Bahnen und Schnittbilder zu finden.
Ich möchte mit diesem Buch auch das Interesse für ein Gebiet der Medizin wecken, welches zu den faszinierendsten und zukunftsträchtigsten der Forschung gehört. Über Anregungen, Korrekturen oder Verbesserungsvorschläge freue ich mich daher sehr und bitte jede Leserin und jeden Leser, diese dem Verlag mitzuteilen.
Sehr herzlich bedanken möchte ich mich bei Herrn Prof. Dr. med. Ingo Bechmann und Herrn Dr. med. Martin Krüger vom Anatomischen Institut der Universität Frankfurt für die fachliche Betreuung und die wertvollen inhaltlichen Tipps und Anregungen sowie Herrn Chefarzt Dr. Peters vom Ostalbklinikum Aalen für die Mithilfe bei der Erstellung der klinischen Fälle. Mein besonderer Dank gilt ferner Gabi Bäuml (Redaktion) für die Durchsicht des Manuskripts sowie Stefan Elsberger für die hervorragende Umsetzung der Grafiken. Ebenso möchte ich mich bei allen Mitarbeiterinnen und Mitarbeitern vom Elsevier, Urban & Fischer Verlag für die gute Zusammenarbeit bedanken.
Nicht zuletzt danke ich Norbert Locher und meiner Familie für die stete Unterstützung und Ermutigung.

München, im Sommer 2008
Natalie Garzorz

Abkürzungsverzeichnis

A., Aa.	Arteria, Arteriae	**int.**	internus, interna, internum
ACTH	adrenokortikotropes Hormon (Kortikotropin)	**lat.**	lateralis, laterale; lateinisch (je nach Zusammenhang)
ADH	antidiuretisches Hormon (Vasopressin)	**LH**	luteinisierendes Hormon
ant.	anterior, anterius	**Lig., Ligg.**	Ligamentum, Ligamenta
AP	Aktionspotenzial	**M., Mm.**	Musculus, Musculi
ARAS	aszendierendes retikuläres aktivierendes System	**med.**	medius, media, medium; medialis, mediale (je nach Zusammenhang)
chron.	chronisch		
CRH	Corticotropin-releasing-Hormon (Kortikoliberin)	**MIH**	Melanotropin-release-inhibiting-Hormon
CT	Computertomogramm, -grafie	**MRH**	Melanotropin-releasing-Hormon
DD	Differenzialdiagnose	**MSH**	melanozytenstimulierendes Hormon
dext.	dexter, dextra, dextrum	**N., Nn.**	Nervus, Nervi
DOPA	3,4-Dihydroxyphenylalanin	**NAP**	Nervenaustrittspunkt
dors.	dorsalis, dorsale	**Ncl., Ncll.**	Nucleus, Nuclei
EEG	Elektroenzephalogramm, -grafie	**PET**	Positronenemissionstomogramm, -grafie
EPS	extrapyramidales System	**PNS**	peripheres Nervensystem
ext.	externus, externa, externum	**post.**	posterior, posterius
fMRT	funktionelle Magnetresonanztomografie	**prox.**	proximalis, proximale
FR	Formatio reticularis	**R., Rr.**	Ramus, Rami
FSH	follikelstimulierendes Hormon	**RR**	Blutdruck
GABA	γ-Aminobuttersäure	**SCN**	Nucleus suprachiasmaticus
GFAP	saures Gliafibrillenprotein	**sin.**	sinister, sinistra, sinistrum
Ggl., Ggll.	Ganglion, Ganglia	**STH**	somatotropes Hormon (Somatotropin)
GHRH	Growth-hormone-releasing-Hormon	**sup.**	superior, superius
GHRIH	Growth-hormone-release-inhibiting-Hormon (Somatostatin)	**superf.**	superficialis, superficiale
		Tr.	Tractus
Gl., Gll.	Glandula, Glandulae	**TRH**	Thyreotropin-releasing-Hormon (Thyreoliberin)
GnRH	Gonadotropin-releasing-Hormon (Gonadoliberin)	**TSH**	thyroideastimulierendes Hormon (Thyreotropin)
HE	Hämatoxylin-Eosin	**U**	Ursprung (Arterie, Nerv)
HF	Herzfrequenz	**V., Vv.**	Vena, Venae
inf.	inferior, inferius	**ZNS**	zentrales Nervensystem

Inhaltsverzeichnis

Allgemeiner Teil

ÜBERBLICK
1 Organisation des Nervensystems 2

GRUNDBAUSTEINE DES NERVENSYSTEMS
2 Die Nervenzellen 4
3 Die Synapsen 6
4 Die Gliazellen 8

ENTWICKLUNG DES NERVENSYSTEMS
5 Ausgangsmaterial und Entwicklung des Rückenmarks 10
6 Entwicklung des Gehirns 12

Spezieller Teil

PERIPHERES NERVENSYSTEM
7 Aufbau des peripheren Nervensystems 16
8 Organisation der Spinalnerven 18
9 Segmentale und periphere Innervation 20
10 Plexus cervicalis, Rr. posteriores der Nn. cervicales (C1–C3) 22
11 Plexus brachialis 24
12 Plexus lumbosacralis 30

ZENTRALES NERVENSYSTEM
13 Aufbau des zentralen Nervensystems im Überblick 36
14 Rückenmark 38
15 Hirnstamm 44
16 Kleinhirn 50
17 Zwischenhirn 54
18 Hypophyse und zirkumventrikuläre Organe 60
19 Äußere Gestalt und Gliederung des Großhirns 62
20 Subkortikale Kerne des Großhirns 64
21 Histologie und Entwicklung des Cortex 66
22 Funktionelle Gliederung des Isocortex 68
23 Kortikale Repräsentation komplexer Leistungen ... 70
24 Fasersysteme des Großhirns 72

HIRNNERVEN
25 Hirnnerven und Hirnnervenkerne im Überblick 74
26 Augenmuskelnerven (N. III, N. IV, N. VI) 76
27 N. trigeminus (N. V) 78
28 N. facialis (N. VII) 82
29 N. glossopharyngeus (N. IX) 84
30 N. vagus (N. X) 86
31 N. accessorius (N. XI), N. hypoglossus (N. XII), Hirnnervenganglien 88

BLUTVERSORGUNG DES ZENTRALEN NERVENSYSTEMS
32 Arterien 90
33 Mikrozirkulation und Venen 92

HIRN- UND RÜCKENMARKSHÄUTE, LIQUORRÄUME
34 Meningen und äußerer Liquorraum 94
35 Innerer Liquorraum 96

SOMATOSENSORISCHES SYSTEM
36 Somatosensorisches System 98

SPEZIELL-SENSORISCHE SYSTEME
37 Visuelles System 102
38 Auditorisches und vestibuläres System 106
39 Olfaktorisches und gustatorisches System 108

SOMATORISCHES SYSTEM
40 Organisation der Somatomotorik im Überblick 110
41 Spinales Grundsystem 112
42 Motorische Bahnen des Hirnstamms 114
43 Motorische Bahnen des Kleinhirns 118
44 Basalganglien 120
45 Motorische Cortexareale und Pyramidenbahn 122

LIMBISCHES SYSTEM
46 Limbisches System 124

AUTONOMES NERVENSYSTEM
47 Aufbau des autonomen Nervensystems im Überblick 128
48 Sympathikus 130
49 Parasympathikus und intrinsisches Nervensystem 132
50 Vegetative Innervation der einzelnen Organe 134
51 Viszerale und gemischte Reflexe, Head-Zonen 136

Fallbeispiele
52 Fallbeispiele: Nervenläsion 140
53 Fallbeispiele: Läsionen des zentralen Nervensystems 143
54 (Gemischte) Fallbeispiele aus der Klinik 145

Anhang
55 Kleines Lexikon neuroanatomischer Begriffe 150
56 Tabellen und Abbildungen 152
57 Quellenverzeichnis und Literatur 159
58 Register 160

Allgemeiner Teil

BASICS

Überblick

1 Organisation des Nervensystems 2

Grundbausteine des Nervensystems

2 Die Nervenzellen 4
3 Die Synapsen 6
4 Die Gliazellen 8

Entwicklung des Nervensystems

5 Ausgangsmaterial und Entwicklung
   des Rückenmarks 10
6 Entwicklung des Gehirns 12

1 Organisation des Nervensystems

Das Nervensystem ist das komplexeste System des Körpers, das jeden Tag wohl mehr Verbindungen aufbaut als alle Telefonnetze der Welt zusammen. Es ist dem gesamten Organismus übergeordnet und schafft durch seine Leistungen geordnete Verhältnisse, wo sonst nur Chaos vorherrschen würde. So steuert das Nervensystem die Tätigkeit der Eingeweide und der Muskeln und ermöglicht die Kommunikation des Organismus mit der Umwelt, sodass dieser blitzschnell an die wechselnden Bedingungen der Außenwelt angepasst werden kann; darüber hinaus ist es die Grundlage sämtlicher psychischer und geistiger Fähigkeiten wie Denken und Fühlen sowie der Herausbildung der individuellen Persönlichkeit. Aufgebaut ist das Nervensystem aus Nervengewebe, d. h. aus Nervenzellen und Gliazellen. Die untereinander kompliziert vernetzten Nervenzellen bilden dabei die Grundbausteine des Informationsflusses im Nervensystem: Sie besitzen zahlreiche Fortsätze (Dendriten und Axone), über die sie Informationen (Erregungen, Impulse) aufnehmen, verarbeiten und weiterleiten, wobei z. T. Erregungsleitungsgeschwindigkeiten von über 400 km/h erreicht werden! Dadurch wirkt das Nervensystem sehr viel schneller als das zweite Steuerungssystem des Körpers, das endokrine System. Die Gliazellen übernehmen v. a. Stütz-, Schutz-, Isolations- und Ernährungsfunktionen für die Nervenzellen.

Gliederung des Nervensystems

Der Funktion nach untergliedert man das Nervensystem in das **vegetative** (autonome, viszerale) **Nervensystem** und das **somatische** (animalische) **Nervensystem.** Das vegetative Nervensystem steuert meist unbewusst die Tätigkeit der Eingeweide (u. a. Innervation der glatten Muskulatur) und hält das innere Milieu konstant. Das somatische Nervensystem ermöglicht hingegen die Kommunikation mit der Umwelt (äußeres Milieu), da es der meist bewussten Wahrnehmung von Sinnesreizen und der willkürlichen Bewegung der Skelettmuskulatur dient. Beide Systeme arbeiten jedoch nicht isoliert voneinander, sondern beeinflussen sich wechselseitig.
Nach topografischen Gesichtspunkten kann man das Nervensystem darüber hinaus in das **zentrale Nervensystem** (ZNS) und das **periphere Nervensystem** (PNS) gliedern, wobei beide vegetative und somatische Anteile besitzen. Das ZNS besteht aus Gehirn und Rückenmark (→ Abb. 1.1) und ist die Steuerzentrale, in welcher Informationen aus dem Körper selbst und der Außenwelt eintreffen und verarbeitet werden. Das PNS hingegen besteht aus allen Anteilen des Nervensystems außerhalb von Gehirn und Rückenmark. Es dient der „Verkabelung" des ZNS mit der Peripherie und fungiert damit als dessen „Zuträger- und Ausführungsorgan". Seine Leitungskabel sind die aus Nervenzellfortsätzen und Gliazellen aufgebauten Nervenfasern, welche sich zu Bündeln zusammenschließen, die als **Nerven** bezeichnet werden. Man unterscheidet dabei die **Nn. craniales** (Hirnnerven), die mit dem Gehirn in Verbindung stehen, und die **Nn. spinales** (Spinalnerven), die mit dem Rückenmark in Verbindung stehen. Auch im ZNS verlaufen Nervenfaserbündel, allerdings werden sie dort nicht als Nerven, sondern als Tractus (Bahnen) oder Fasciculi (Bündel) bezeichnet.

Graue und weiße Substanz

Im ZNS unterscheidet man – bereits makroskopisch an Querschnitten erkennbar – dunklere Gebiete, die sog. graue Substanz (Substantia grisea), und hellere Gebiete, die sog. weiße Substanz (Substantia alba). Die **graue Substanz** entsteht durch Anhäufungen von Nervenzellkörpern (Perikarya). Sie liegt in Form von sog. Kernen (Nuclei; nicht zu verwechseln mit Zellkernen!) vor, aber auch als graue Substanz an der Oberfläche von Großhirn und Kleinhirn, wo sie als Cortex bezeichnet wird. Die **weiße Substanz** besteht v. a. aus markhaltigen Nervenfasern (→ Kap. 7), die ihr die weiße Farbe verleihen, aber auch aus marklosen Fasern.

Informationsfluss im Nervensystem

Das Nervensystem funktioniert in Form von einfachen, aber auch sehr komplizierten Neuronenketten, den Leitungsbögen (→ Abb. 1.2). Diese bestehen prinzipiell aus einem afferenten Schenkel, Interneuronen im ZNS und einem efferenten Schenkel.

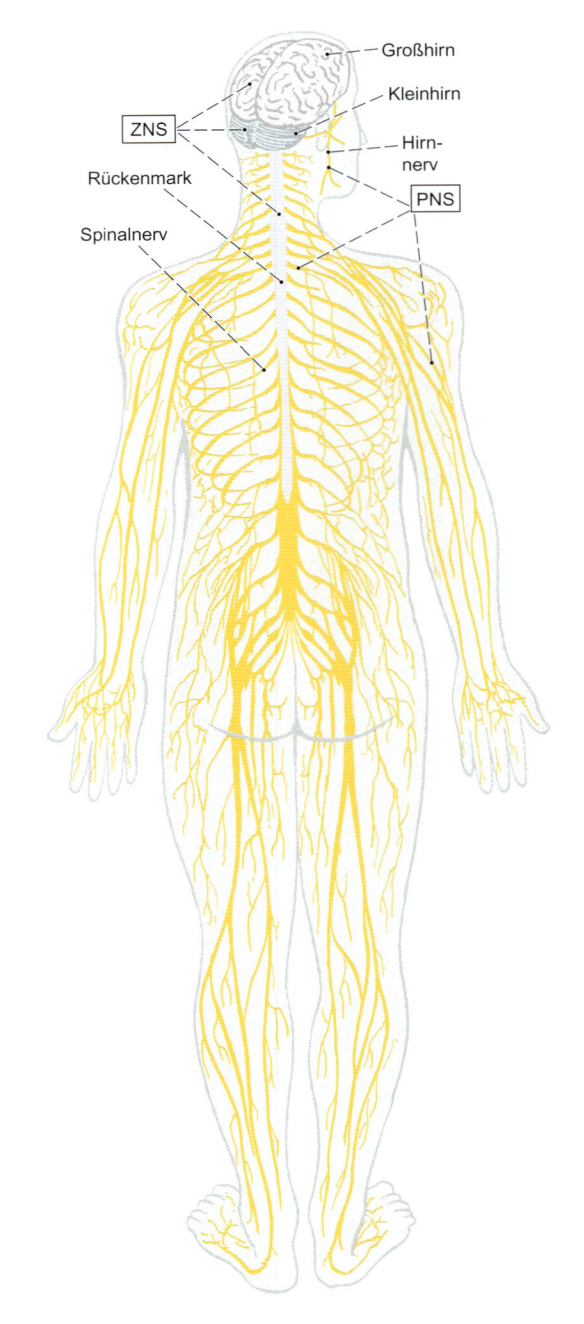

Abb. 1.1 Das Nervensystem im Überblick [S010-2-16]

Überblick

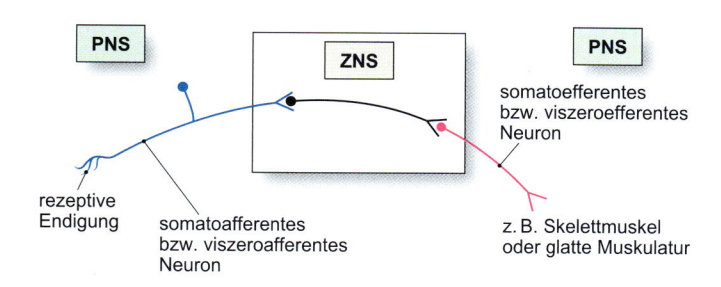

Abb. 1.2 Informationsfluss im Nervensystem [L141]

Afferenter Schenkel

Über **Rezeptoren** werden Reize aus dem Körperinneren und der Umwelt aufgenommen. Man kann die Rezeptoren nach ihrer Funktion gliedern (→ Tab. 1.1) oder nach ihrem Bau einteilen in:
- **Primäre Sinneszellen,** die nicht nur rezeptive Endigungen/Strukturen, sondern auch Axone (afferente Nervenfasern) besitzen, über die sie die Impulse zum ZNS weiterleiten. Zu ihnen gehören:
  - Neurone, deren Fortsätze frei im Gewebe enden (freie rezeptive Nervenendigungen), wie z. B. Schmerzrezeptoren
  - Neurone, deren rezeptive Fortsatzendigungen mit Hüllstrukturen korpuskuläre Strukturen ausbilden (z. B. Meissner-Körperchen der Haut)
  - Geruchssinneszellen (bipolare Neurone)
- **Sekundäre Sinneszellen,** die keine eigenen Axone besitzen, sondern ihre Impulse zur Weiterleitung auf Axone afferenter Neurone (afferente Nervenfasern) übertragen. Zu ihnen gehören die Haarzellen des Innenohrs sowie Geschmackszellen. Die Photorezeptoren der Retina besitzen Axone und sind damit im anatomischen Sinne primäre Sinneszellen. Da in diesen Axonen aber keine Aktionspotenziale (APs) gebildet werden, rechnet man sie in der Physiologie zu den sekundären Sinneszellen.

Tab. 1.1 Gliederung der Rezeptoren nach ihrer Funktion

Rezeptoren	Funktion
Exterozeptoren	vermitteln Informationen der Außenwelt; sie gehören zum somatosensiblen System (Exterozeptoren der Haut wie z. B. die Meissner-Körperchen) bzw. zu den speziell-sensiblen Systemen (Auge, Ohr, Zunge und Nase)
Propriozeptoren	vermitteln Informationen des Bewegungsapparats (z. B. Golgi Sehnenorgane) und gehören damit zum somatosensiblen System
Viszerale Rezeptoren	vermitteln Informationen des inneren Milieus sowie der Eingeweide (z. B. Dehnungsrezeptoren im Magen) und gehören damit zum viszerosensiblen System

Afferente Neurone (*lat.* afferens = zuführend) leiten die Sinneseindrücke aus den Rezeptoren über ihre Axone (**afferente Nervenfasern**) dem ZNS zu. Sie werden daher auch als sensible bzw. sensorische Neurone bezeichnet. Die afferenten Neurone sind dabei entweder mit der Rezeptorzelle identisch (primäre Sinneszelle) oder direkt mit dieser verknüpft (sekundäre Sinneszelle). Handelt es sich um Neurone des somatischen Nervensystems, bezeichnet man sie als somatoafferent (somatosensibel), gehören sie zum vegetativen Nervensystem, spricht man von viszeroafferenten (viszerosensiblen) Neuronen.

Interneurone

Im ZNS werden die eintreffenden Informationen dann im Allgemeinen über viele Interneurone komplex verarbeitet, deren zugehörige Nervenfasern z. T. in Form von Tractus (s. o.) weite Strecken innerhalb des ZNS zurücklegen. Man benennt die Tractus nach ihrem Ursprungs- und Zielort, wobei zuerst der Wortteil für den Ursprung in den Namen eingeht (Bsp.: Tractus spinothalamicus; Ursprung: Rückenmark, Zielort: Thalamus). Als Ergebnis der Verarbeitung im ZNS werden meist Steuerbefehle für die Peripherie generiert.

Efferenter Schenkel

Efferente Neurone (*lat.* efferens = wegführend) leiten die Steuerkommandos des ZNS über ihre Axone (**efferente Nervenfasern**) zu den **Effektororganen,** wie z. B. den Skelettmuskeln oder der glatten Muskulatur der Eingeweide. Man bezeichnet sie daher auch als motorische Neurone. Gehören sie zum somatischen Nervensystem, werden sie als somatoefferent (somatomotorisch) bezeichnet, gehören sie zum vegetativen Nervensystem, heißen sie viszeroefferent (viszeromotorisch).

> Alle Afferenzen (ankommende Nervenfasern) zum ZNS sind „sensibel" und alle Efferenzen (wegführende Nervenfasern) „motorisch". Für Nervenfaserverbindungen innerhalb des ZNS ist diese Gleichsetzung aber nicht immer richtig: Das Rückenmark erhält so z. B. Afferenzen aus Cortexarealen des Großhirns, die nicht im Dienste der Sensibilität, sondern der Motorik stehen! Außerdem: Im ZNS sind die Afferenzen der einen Struktur zugleich die Efferenzen einer anderen: Nervenfasern, die also vom Großhirncortex zum Rückenmark ziehen, sind Afferenzen für das Rückenmark und zugleich Efferenzen für den Großhirncortex!

Zusammenfassung

- Nach funktionellen Gesichtspunkten wird das Nervensystem in das vegetative (autonome, viszerale) Nervensystem und das somatische (willkürliche, animalische) Nervensystem gegliedert.
- Gehirn und Rückenmark bilden das zentrale Nervensystem (ZNS), das periphere Nervensystem (PNS) besteht hingegen zum größten Teil aus Hirnnerven und Spinalnerven.
- Afferente Neurone leiten Sinneseindrücke aus den Rezeptoren über ihre Axone dem ZNS zu (sensible Neurone), während efferente Neurone (motorische Neurone) die Steuerkommandos des ZNS über ihre Axone zu den Effektororganen leiten.

→ 2 Die Nervenzellen

Die Nervenzelle (Neuron, Ganglienzelle) bildet den kleinsten funktionellen Grundbaustein des Nervensystems (→ Abb. 2.1). Jeder Mensch besitzt wohl bis zu 10^{12} Neurone, wobei jedes einzelne Neuron mit mindestens 1000 anderen Neuronen verbunden ist. Die besondere Eigenschaft aller Neurone ist die Fähigkeit, durch Reize der Umgebung erregt zu werden, diese Erregungen zu verarbeiten und weiterzuleiten. Über Synapsen (→ Kap. 3) werden die Erregungen auf andere Nervenzellen oder direkt auf das Erfolgsorgan wie Muskel- und Drüsenzellen übertragen.

Aufbau der Nervenzelle
Perikaryon

Die Perikarya (Zellkörper der Nervenzellen) sind in Form und Struktur sehr verschieden. Die größten Perikarya besitzen die Motoneuronen im Rückenmark mit einer Größe von 120 µm, während die in der Kleinhirnrinde liegenden Körnerzellen nur 7 µm groß sind. Auffällig im Perikaryon ist der zentral liegende, blasse, recht große Zellkern, der einen deutlichen Nucleolus (→ hohe Stoffwechselaktivität) besitzt.

Das Perikaryon ist das Stoffwechselzentrum der ganzen Nervenzelle. Sein Zytoplasma besitzt daher zahlreiche Organellen, d. h. reichlich glattes endoplasmatisches Retikulum, viele Mitochondrien sowie einen großen Golgi-Apparat. Außerdem weist das Zytoplasma folgende charakteristische Strukturen auf:
- **Nissl-Substanz:** basophile Schollen, die aus Stapeln von rauem endoplasmatischem Retikulum sowie zahlreichen freien Ribosomen bestehen und der Synthese von Transport- und Strukturproteinen dienen. Nissl-Substanz kommt auch an den somanahen Bereichen der Dendriten vor, nicht aber im Axonhügel (Axoninitialsegment)!
- **Neurofibrillen:** gebündelte Neurofilamente (Intermediärfilamente); sie kommen auch in den Nervenzellfortsätzen vor!
- **Lipofuszingranula (Alterspigment):** lysosomale Residualkörper, die nicht abbaubare Substanzen enthalten

> Beim **Morbus Alzheimer** kommt es zu Ablagerungen von Amyloid (Glykoproteinkomplexe) an den Gefäßen und im perivaskulären Raum sowie zur Ausbildung seniler Plaques (aus Amyloid und degenerierten Nervenzellfortsätzen bestehend) im Neuropil. Ferner lassen sich intrazelluläre „Tangles" beobachten. Dabei handelt es sich um Zytoskelettaggregate im Perikaryon, die u. a. aus atypischen, periodisch gedrehten Neurofilamenten bestehen.

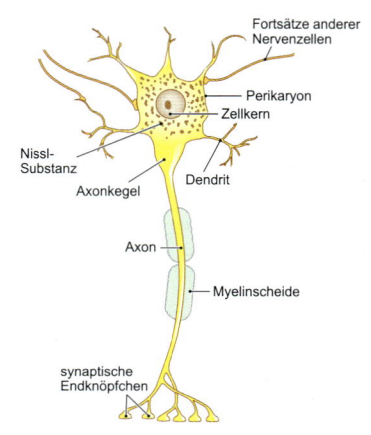

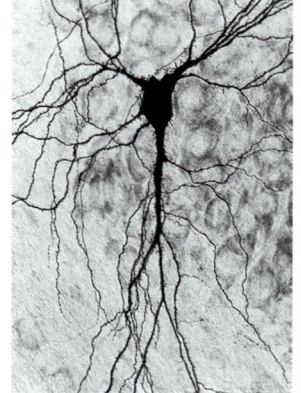

Abb. 2.1 Aufbau der Nervenzelle [R363/L141]

Dendriten

Die Dendriten empfangen Erregungen und leiten diese dem Perikaryon zu. Sie sind somit die afferenten bzw. rezeptiven Fortsätze der Nervenzellen. Das Zytoplasma der Dendriten gleicht dem des Perikaryons, d. h., sie besitzen wie dieses Organellen und Elemente des Zytoskeletts (Mikrotubuli, Neurofilamente). Nissl-Substanz kommt aber nur in ihrem Anfangsteil am Perikaryon vor. Im weiteren Verlauf verjüngen sich die Dendriten zunehmend und verzweigen sich wie ein Baum in zahlreiche Äste (*griech.* dendron = Baum). Häufig besitzen Dendriten an ihrer Oberfläche zahlreiche Fortsätze, die als Dornen (Spines) bezeichnet werden. An diesen Dornen enden Axone anderer Neurone unter Ausbildung von **Dornsynapsen.**

Axon

Jedes Neuron besitzt nur ein Axon, über welches die Erregungen vom Perikaryon weggeleitet werden. Das Axon stellt somit den efferenten Fortsatz der Nervenzellen dar. Im Gegensatz zu den Dendriten sind die Axone länger (bis zu 1 m und mehr!) und weisen während ihres gesamten Verlaufs einen konstanten Durchmesser auf. Im Zytoplasma des Axons (Axoplasma) findet sich kein raues endoplasmatisches Retikulum, jedoch Mitochondrien, glattes endoplasmatisches Retikulum und eine große Zahl an parallel angeordneten Neurofilamenten und Mikrotubuli. Im Axoplasma werden laufend Substanzen in Richtung Peripherie (anterograder Transport) oder in Richtung Perikaryon (retrograder Transport) transportiert. Man unterscheidet folgende Transportarten:

Schneller Transport 50–400 mm/Tag: Die Mikrotubuli dienen diesem Transport als Leitstrukturen. Man untergliedert ihn in:
- Schneller anterograder Transport: Über diesen werden z. B. Vesikel mit Transmittern (Neuropeptidtransmitter) zu den Synapsen gebracht. Motor dieses Transports ist das mikrotubuliassoziierte Protein Kinesin.
- Schneller retrograder Transport: Über diesen werden abzubauende Produkte und Transmitter zum „Recycling" in das Perikaryon transportiert. Motor dieses Transports ist das mikrotubuliassoziierte Protein Dynein.

Langsamer Transport 0,2–5 mm/Tag: Über den langsamen anterograden Transport werden mikrotubuliunabhängig Bestandteile des Zytoskeletts und Enzyme transportiert. Über diesen Transport ist noch nicht viel bekannt.

> Über den retrograden Transport gelangen auch bakterielle Toxine (z. B. Tetanustoxin) und Viren (die die Gürtelrose hervorrufenden Varicella-Zoster-Viren) in das ZNS, wo sie ihre schädliche Wirkung entfalten.

Jedes Axon besteht aus folgenden Abschnitten:
Ursprungskegel (Axonhügel) Hier entspringt das Axon am Perikaryon; durch fehlende Nissl-Substanz erscheint dieses kegelförmige Areal auffallend hell.
Initialsegment Als kennzeichnendes Merkmal besitzt dieser Abschnitt zahlreiche Bündel von Mikrotubuli. Er schließt sich dem Ursprungskegel an und besitzt wie dieser eine große Anzahl an Na^+-Kanälen. Daher können in diesen leicht erregbaren Gebieten die APs (s. Lehrbücher der Physiologie) gebildet werden.
Hauptverlaufsstrecke Im Anschluss an das Initialsegment wird das Axon von Gliazellen umhüllt. Ein Axon mit Gliazellumhüllung wird als Nervenfaser (→ Kap. 7) bezeichnet. Je nach Art der Umhüllung unterscheidet man dabei marklose und markreiche Nervenfa-

Grundbausteine des Nervensystems

sern. In der Hauptverlaufsstrecke können vom Axon rechtwinklige Abzweigungen (Kollateralen) abgehen, die das gleiche Ziel wie das Axon erreichen können, aber auch zu weiter entfernten Nervenzellen ziehen oder gar rückläufig an das eigene Perikaryon herantreten.

Endaufzweigungen Am Ende verzweigen sich die Axone baumartig (Telodendron). Die Verzweigungen besitzen dabei an der Kontaktstelle mit den Zielstrukturen (Muskel, Drüsen etc.) Verdickungen, die als synaptische Endknöpfchen oder Boutons bezeichnet werden.

Klassifikation der Nervenzellen

Nervenzellen werden nach Form und Anzahl ihrer Fortsätze klassifiziert (→ Abb. 2.2). Man unterscheidet folgende Typen:

Bipolare Nervenzellen Sie besitzen ein Axon und einen Dendriten. Bsp.: Neurone im Ganglion spirale cochleae und Ganglion vestibulare, olfaktorische Neurone.

Pseudounipolare Nervenzellen Sie besitzen am Anfang ihrer Entwicklung noch zwei Fortsätze, die sich allerdings perikaryonnah zu einem Fortsatz vereinigen. Dieser Stammfortsatz verzweigt sich nach nur kurzem Verlauf T-förmig, wobei ein Ast in die Peripherie (dendritisches Axon) und der andere zum Rückenmark bzw. Gehirn (Axon sui generis) ziehen. Die Erregung läuft dabei vom dendritischen Axon – ohne Passage des Perikaryons – direkt im zentralen Fortsatz weiter. Nervenzellen dieser Art finden sich in den Spinal- und sensiblen Hirnnervenganglien sowie im Ncl. mesencephalicus n. trigemini. Anders als die Dendriten anderer Neurone weist das dendritische Axon (afferenter Schenkel) der pseudounipolaren Nervenzellen eine Myelinisierung (→ Kap. 7) auf.

Multipolare Nervenzellen Sie stellen den häufigsten Neuronentyp (Bsp.: Motoneuronen; Pyramidenzellen) dar und besitzen neben einem Axon zahlreiche Dendriten. Die multipolaren Neurone werden weiter untergliedert:

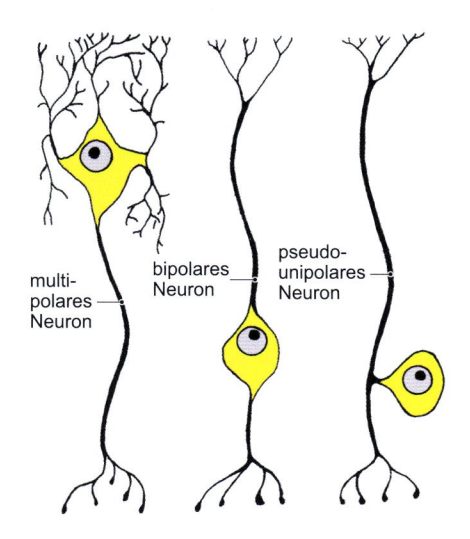

Abb. 2.2 Haupttypen von Neuronen [R363/L141]

- **Golgi-Typ-I-Neurone:** Neurone mit langen Axonen (bis 1 m und länger), die als Projektionsneurone weit voneinander entfernte Areale innerhalb des ZNS, aber auch zwischen PNS und ZNS miteinander verbinden. Bsp.: Motoneuronen im Rückenmark, Pyramidenzellen der Großhirnrinde
- **Golgi-Typ-II-Neurone:** Neurone mit kurzen Axonen, die als Interneurone Areale innerhalb des ZNS miteinander verbinden. Bsp.: Sternzellen der Klein- und Großhirnrinde

Besondere multipolare Nervenzellen sind die Körnerzellen des Bulbus olfactorius und die amakrinen Zellen der Netzhaut. Diese besitzen zwar viele Dendriten, aber kein Axon (anaxonische Nervenzellen).

Zusammenfassung
- Die Nervenzellen bestehen jeweils aus einem Zellkörper (Perikaryon), zahlreichen Dendriten und einem Axon:
  - Perikaryon: hochaktives Stoffwechselzentrum der Zelle (→ zahlreiche Organellen)
  - Dendriten: rezeptive (afferente) Fortsätze, die über dornenähnliche Fortsätze mit anderen Nervenzellen in Kontakt treten und Erregungen dem Perikaryon zuleiten
  - Axon: leitet Erregungen vom Perikaryon weg; außerdem erfolgt im Axon ein Transport von Stoffen anterograd zu den Endverzweigungen und retrograd zum Perikaryon

3 Die Synapsen

Als Synapsen (*griech.* synapsis = Verknüpfung) bezeichnet man die Kontaktstellen zwischen Nervenzellen und deren Zielzellen (z. B. andere Nervenzellen, Muskel- und Drüsenzellen). Über sie werden Erregungen von einer Zelle auf die nächste übertragen, wobei man nach Art der Erregungsübertragung zwei Formen unterscheiden kann. Bei den **elektrischen Synapsen** erfolgt die Signalübertragung durch Gap Junctions, die als Proteinkanäle benachbarte Zellen miteinander verbinden. Man findet sie v. a. außerhalb des Nervensystems (z. B. an den Herzmuskelzellen) und nur selten zwischen Neuronen (z. B. zwischen Horizontalzellen der Retina, im Bulbus olfactorius). Im Folgenden werden die beim Menschen am häufigsten vorkommenden Synapsen, die **chemischen Synapsen**, besprochen.

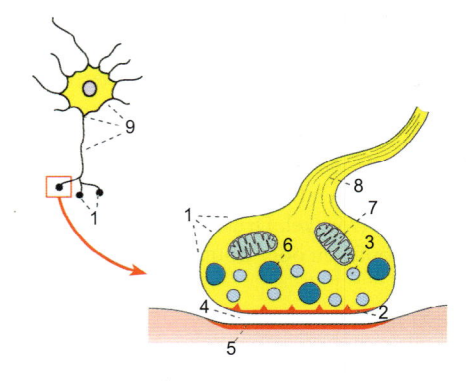

Abb. 3.1 Chemische Synapse; 1 Bouton, 2 präsynaptische Membran, 3 synaptische Vesikel, 4 synaptischer Spalt, 5 postsynaptische Membran, 6 lösliche Proteine enthaltende sekretorische Granula, 7 Mitochondrien, 8 Neurotubuli, 9 gesamtes Neuron [R363/L141]

Die chemische Synapse

Eine chemische Synapse (→ Abb. 3.1) besteht aus der präsynaptischen Membran, dem synaptischen Spalt und der postsynaptischen Membran. Die **präsynaptische Membran** wird von der Plasmamembran des Axonendes gebildet, welches am Ende kolbenartige Verdickungen, sog. Boutons, ausbildet. Die Boutons treten sehr dicht an die von der Plasmamembran der Zielzelle gebildete **postsynaptische Membran** heran, sodass zwischen beiden Membranen ein nur 20–30 nm breiter **synaptischer Spalt** entsteht. Prä- und postsynaptische Membranen scheinen unter dem Elektronenmikroskop aufgrund ihrer Fülle an Proteinen verdichtet. Je nach Aussehen dieser Verdichtungszonen unterscheidet man sog. Gray-I- und Gray-II-Synapsen. Bei **Gray-I-Synapsen** (asymmetrische Synapsen) ist die postsynaptische Membran stärker verdickt als die präsynaptische. Bei **Gray-II-Synapsen** (symmetrische Synapsen) sind post- und präsynaptische Membranen etwa gleich dick.

Erregungsübertragung an der chemischen Synapse

Erreicht ein elektrisches Signal, d. h. ein AP, den Bouton, kommt es dort zum Einstrom von Kalziumionen. Diese bewirken, dass die mit Neurotransmittern gefüllten Vesikel (**synaptische Bläschen**) in den Boutons mit der präsynaptischen Membran verschmelzen. Dabei werden die **Transmitter** aus den Vesikeln in den synaptischen Spalt freigesetzt. Sie gelangen nun zur postsynaptischen Membran und binden dort an Rezeptoren (ligandengesteuerte Ionenkanäle oder G-Protein-gekoppelte Rezeptoren). Durch diese Bindung kommt es zur Öffnung von Ionenkanälen und damit zu einer Potenzialänderung der postsynaptischen Membran. Diese kann wiederum ein bzw. mehrere APs am Axon des postsynaptischen Neurons auslösen. Handelt es sich bei der Potenzialänderung um eine Depolarisation (durch Na^+-Einstrom in die Postsynapse hervorgerufen), wird die Auslösung eines APs wahrscheinlicher, und man spricht von einer erregenden oder **exzitatorischen Synapse**. Handelt es sich um eine Hyperpolarisation (durch K^+-Ausstrom oder Cl^--Einstrom verursacht), wird die Auslösung eines APs unwahrscheinlicher, und man spricht von einer hemmenden oder **inhibitorischen Synapse**. Gray-I-Synapsen sind übrigens erregende, Gray-II-Synapsen hemmende Synapsen. Um eine Dauerwirkung zu vermeiden, wird der Transmitter nach getaner Arbeit entweder enzymatisch abgebaut (z. B. Acetylcholin), von Gliazellen aufgenommen oder wieder in den Bouton transportiert und in Vesikel verpackt.

Transmitter und Neuronenverbände

Im Nervensystem existiert eine große Anzahl von Transmittern (→ Tab. 3.1). Der häufigste erregende Transmitter im ZNS ist Glutamat, der häufigste hemmende Transmitter GABA

Tab. 3.1 Einige wichtige Transmitter und ihr Vorkommen

Transmitter	Wirkung	Vorkommen (Beispiele)
Acetylcholin	meist exzitatorisch	ZNS, vegetatives Nervensystem, motorische Endplatten
Biogene Amine		
GABA	inhibitorisch	v. a. Groß- und Kleinhirn; Rückenmark, Zwischenhirn und Auge
Dopamin	inhibitorisch	Hypothalamus, Bulbus olfactorius, Substantia nigra
Serotonin	inhibitorisch	Raphekerne im Hirnstamm
Noradrenalin	teils inhibitorisch, teils exzitatorisch	Hirnstamm (z. B. Locus caeruleus), 2. Neuron des Sympathikus
Histamin	teils inhibitorisch, teils exzitatorisch	Hypothalamus (Ncl. tuberomammillaris)
Aminosäuren		
Glycin	inhibitorisch	Hirnstamm, Rückenmark, Auge
Glutamat	exzitatorisch	ubiquitär
Neuropeptide		
Substanz P	exzitatorisch	Kotransmitter im Großhirn (z. B. Striatum), Rückenmark, Hirnstamm und Zwischenhirn
Endogene Opiate (Enkephalin, Endorphin)		v. a. Rückenmark; Hypothalamus, Bulbus olfactorius
Gasförmige Transmitter		
Stickoxid, Kohlenmonoxid		ZNS (NO im Cerebellum, CO im Hippocampus), Plexus myentericus des Darms

Grundbausteine des Nervensystems

(γ-Aminobuttersäure). Beachte: Ob ein Transmitter exzitatorisch oder inhibitorisch wirkt, hängt nicht von ihm ab, sondern davon, an welchen Rezeptor er bindet. Da jedoch viele Transmittersubstanzen an jeweils einen spezifischen Rezeptor binden, der wiederum eine definierte Wirkung (Hyper- oder Depolarisation) auslöst, spricht man dennoch von exzitatorischen und inhibitorischen Transmittern. Neurone können meist nicht nur einen, sondern mehrere Transmitter bilden. Setzen sie den „Haupttransmitter" zusammen mit einem weiteren frei, bezeichnet man den zweiten Transmitter, der häufig ein Neuropeptid ist, als **Kotransmitter.** Er verstärkt die synaptische Übertragung und wirkt meist länger als der Haupttransmitter.

Eine Gruppe von Neuronen, die den gleichen Transmitter verwenden und mit ihren Axonen oft geschlossene Faserbündel ausbilden, bezeichnet man als **Neuronensystem.** Bsp.: Locus caeruleus im Hirnstamm aus noradrenergen Neuronen, Pars compacta der Substantia nigra aus dopaminergen Neuronen.

> In **chemischen Synapsen** erfolgt die Erregungsübertragung immer unidirektional, d. h. in eine Richtung (Präsynapse → synaptischer Spalt → Postsynapse); in einer **elektrischen Synapse** können die Erregungen hingegen in beide Richtungen laufen.

Einteilung der Synapsen nach ihrer Lokalisation

Nach Lokalisation der Synapsen und den an ihrem Aufbau beteiligten Zellen unterscheidet man:
- Interneuronale Synapsen zwischen Neuronen:
  - Axodendritische Synapsen zwischen Axon und Dendrit
  - Axosomatische Synapsen zwischen Axon und Perikaryon
  - Axoaxonale Synapsen zwischen zwei Axonen
- **Neuromuskuläre Synapsen** zwischen Axon und quergestreifter Muskulatur (motorische Endplatte)
- **Neuroglanduläre Synapsen** zwischen Axon und Drüsenzellen
- **Synapsen à distance en passant:** treten bei Axonen vegetativer Neurone auf; in seinem Verlauf bildet das Axon immer wieder Verdickungen (Varikositäten) aus, die v. a. mit glatter Muskulatur in Kontakt treten. Der synaptische Spalt ist stark erweitert (à distance).

> Im Gegensatz zu Neuronen, deren Zahl vor der Geburt ein Maximum erreicht und danach nicht mehr ansteigt, können Synapsen zeitlebens neu entstehen. Die Fähigkeit, Synapsen neu zu bilden bzw. sie funktionell zu verändern, bezeichnet man als **synaptische Plastizität.** Sie ist wichtig für Lern- und Gedächtnisvorgänge.

Synaptische Verschaltung

Über Synapsen werden Neurone komplex miteinander verschaltet. Meist wird dabei ein Neuron von vielen anderen erreicht, d. h., die Signale konvergieren in diesem Neuron (**Signalkonvergenz**), wobei eben dieses Neuron wiederum selbst eine Vielzahl von Neuronen kontaktieren kann (**Signaldivergenz**). Damit es nicht zur „Reizüberflutung" kommt, sind hemmende Neurone in das Nervennetz eingeschaltet, durch die die Signale ggf. unterdrückt werden. Man unterscheidet folgende Formen neuronaler Hemmung:
- Vorwärtshemmung (→ Abb. 3.2)
- Rückwärtshemmung
- Disinhibition: Ein Neuron hemmt ein nachgeschaltetes hemmendes Neuron, sodass es durch Hemmung der Hemmung indirekt zur Erregung kommt.

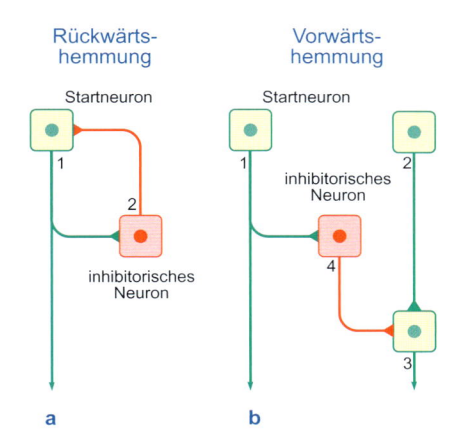

Abb. 3.2 a) Startneuron (**1**) aktiviert über Axonkollateralen ein hemmendes Interneuron (**2**; z. B. Renshaw-Zelle), das das Startneuron selbst rückläufig hemmt (Rückwärtshemmung).
b) Startneuron (**1**) aktiviert ein inhibitorisches Neuron (**4**), das die Signalweiterleitung in der Neuronenkette verhindert, sodass ein von 2 kommendes AP kein AP in **3** bewirkt (Vorwärtshemmung). [S130-4]

> ## Zusammenfassung
> - Synapsen sind der Erregungsübertragung dienende Kontaktstellen zwischen Neuronen und deren Zielzellen (andere Nervenzellen, Muskel- und Drüsenzellen).
> - In chemischen Synapsen werden Erregungen durch chemische Substanzen (Transmitter) über folgenden Weg vermittelt: ankommendes AP am Axonende → Freisetzung der Transmitter aus den Vesikeln der Präsynapse in den synaptischen Spalt → Bindung an Rezeptoren der postsynaptischen Membran → postsynaptische Depolarisation/Hyperpolarisation → evtl. Entstehung einer AP/AP-Salve am Axon des postsynaptischen Neurons.

→ 4 Die Gliazellen

Das Nervengewebe besteht neben den Nervenzellen aus Gliazellen. Diese kommen in 10-mal höherer Anzahl vor als die Nervenzellen und sind für die Funktion sowohl des PNS als auch des ZNS unverzichtbar. Man unterscheidet die Gliazellen des ZNS (→ Abb. 4.1) von denen des PNS (periphere Glia). Die zentrale Glia geht – abgesehen von den Mikrogliazellen, welche wohl mesodermalen Ursprungs sind – aus dem Neuralrohr hervor. Die peripheren Gliazellen entwickeln sich aus der Neuralleiste.

Zentrale Glia
Astrozyten

Die Astrozyten sind die größten und am häufigsten vorkommenden Gliazellen des ZNS („Makroglia"). Sie weisen eine große Anzahl sternförmiger Fortsätze auf, die auch zur Namensgebung der Zellen geführt haben (*griech.* aster = Stern). Die Astrozyten sind untereinander über Nexus verbunden, treten aber auch an Kapillaren und Nervenzellen heran. Aufgrund der Form ihrer Fortsätze unterscheidet man zwei Arten von Astrozyten: die protoplasmatischen und die fibrillären Astrozyten. Die **protoplasmatischen Astrozyten** befinden sich vorwiegend in der grauen Substanz und haben stärker verzweigte, dickere und kürzere Fortsätze als die fibrillären Astrozyten. Die **fibrillären Astrozyten** kommen v. a. in der weißen Substanz vor und haben lange, schmale Fortsätze (→ Abb. 4.2). Außerdem besitzen sie deutlich mehr Gliafilamente als die protoplasmatischen Astrozyten. Bei den Gliafilamenten der Astrozyten handelt es sich um Bündel von speziellen intermediären Filamenten, welche aus dem sauren Gliafibrillenprotein (**GFAP** = Gliafibrillar acidic protein) aufgebaut sind. GFAP-positive Zellen kommen übrigens auch im enterischen Nervensystem vor. Im Zytoplasma der Astrozyten finden sich charakteristischerweise Glykogengranula.

> In der Tumordiagnostik kann man durch **immunhistochemischen Nachweis** der **zellspezifischen Intermediärfilamente** (z. B. Desmin in Muskelzellen, Zytokeratine in Epithelzellen) die Art des Tumors (z. B. epithelialer oder muskulärer Tumor) bestimmen. Durch Nachweis von GFAP kann ein Hirntumor so als Tumor astrozytären Ursprungs identifiziert werden. Die häufigsten Tumoren des ZNS sind übrigens Astrozytome, d. h. Tumoren, die von Astrozyten ausgehen.

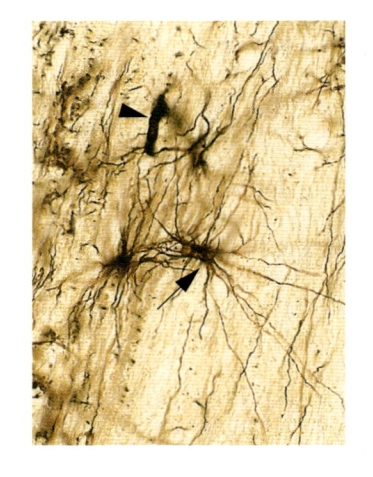

Abb. 4.2 Fibrilläre Astrozyten (Pfeil) aus dem Mark des Kleinhirns (Hund). Pfeilkopf: Blutgefäß. Färbung nach Golgi; Vergr. 240-fach. [R170]

Funktionen
„Helfer" der Nervenzellen

- K^+-**Homöostase des ZNS**: Die Astrozyten nehmen die von den Nervenzellen bei APs freigesetzten K^+-Ionen auf. Sie verhindern so einen Anstieg der interstitiellen K^+-Konzentration, welche zu unerwünschter Depolarisation der Nervenzellen führen würde.
- **Synapsenabschirmung, Transmitterrecycling, Stoffwechselfunktionen für Neurone**: Die Astrozytenfortsätze schirmen die Synapsen von der Umgebung ab, sodass die Transmitter nur in den synaptischen Spalt gelangen und nicht unkontrolliert an anderen Stellen ihre Wirkung entfalten. Außerdem beenden sie Transmittersignale, indem sie Transmitter aufnehmen, verstoffwechseln und die inaktiven Produkte an die Nervenzellen zurückgeben, welche daraus erneut Transmitter synthetisieren. Darüber hinaus sind sie am Stoffwechselaustausch zwischen Gehirn und Blut beteiligt.
- **Sekretion neurotropher Faktoren** wie Neurotrophin für **Differenzierung und Überleben** der Neurone

Bildung der Glia limitans und Induktion der Blut-Hirn-Schranken-Eigenschaften des Kapillarendothels Die Fortsätze von Astrozyten bilden die oberflächliche Abgrenzung des Neuropils gegenüber dem Subarachnoidalraum als Glia limitans superficialis und gegenüber den intraparenchymalen Gefäßen als Glia limitans perivascularis. Da Kapillaren keine Tunica media besitzen, treten die Astrozytenfüße hier nur durch eine Basalmembran getrennt an die Endothelien heran. Diese enge Beziehung ist für die Induktion der Tight Junctions notwendig, welche die hohe Abdichtung und damit die wichtige Blut-Hirn-Schranken-Eigenschaft des Kapillarendothels bewirken.

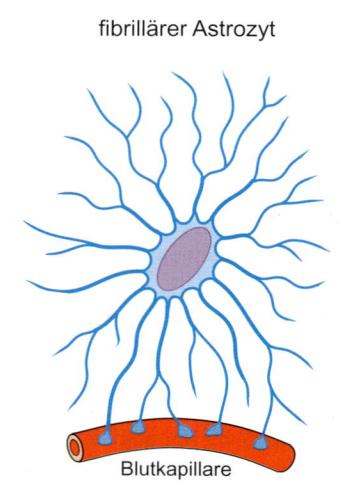

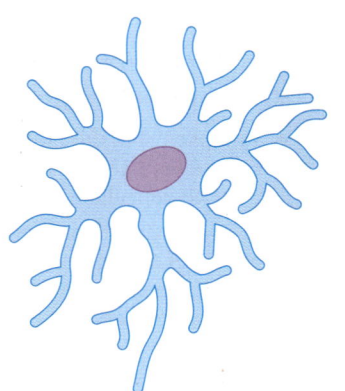

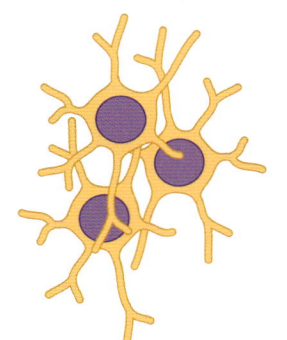

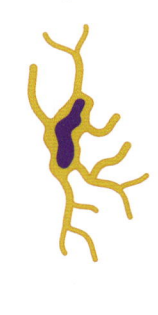

Abb. 4.1 Gliazellen des ZNS [R170]

Grundbausteine des Nervensystems

Fasergliose Astrozyten haben im ZNS – ähnlich wie Bindegewebszellen im restlichen Körper – eine stützende strukturgebende Funktion. Bei Schädigungen des Nervengewebes des ZNS (z. B. durch Hirninfarkte, Entzündungen) proliferieren sie und ersetzen das zugrunde gegangene Gewebe, wodurch Glianarben entstehen.

Embryonalentwicklung Während der Embryonalentwicklung bilden radiale Gliazellen (Vorläufer von Astrozyten) Leitstrukturen, über welche die Neurone und deren Axone zu ihren Bestimmungsorten gelangen.

> **Astrozytenähnliche Zellen** sind die Bergmann-Gliazellen der Kleinhirnrinde, die Müller-Zellen der Retina und die Pituizyten der Neurohypophyse.

Oligodendrozyten

Die Oligodendrozyten bilden die **Myelinscheiden** im ZNS. Sie umhüllen aber nicht wie die Schwann-Zellen die Axone mit ihren Zellkörpern, sondern nur mit ihren Fortsätzen! Deshalb kann ein Oligodendrozyt auch Myelinscheiden um mehrere Axone bilden! Manche Oligodendrozyten liegen direkt den Perikarya großer Neurone an und bilden kein Myelin – die Funktion dieser sog. perineuronalen Oligodendrozyten ist noch nicht genau bekannt. Die Fortsätze von Oligodendrozyten sind kürzer als die der Astrozyten und nicht verzweigt. Oligodendrozyten können sich aus Vorläuferzellen neu entwickeln, sodass eine „Remyelinisierung" nach Schädigungen möglich ist.

> Die **multiple Sklerose,** eine der häufigsten neurologischen Erkrankungen, ist durch schubartig verlaufende entzündliche Prozesse gekennzeichnet, die zu Entmarkungsherden in der weißen Substanz des ZNS führen. Man geht davon aus, dass bei dieser Erkrankung Autoimmunreaktionen eine wichtige Rolle spielen, im Zuge deren Antikörper gegen Proteine der markscheidenbildenden Oligodendrozyten gebildet werden.

Mikrogliazellen

Die Mikrogliazellen (Hortega-Zellen) sind die Gliazellen mit den kleinsten Zellkernen und besitzen schmale, lange Fortsätze. Die Mikrogliazellen sind die **Makrophagen des ZNS** und werden dem monozytären Phagozytensystem zugeordnet. Wie andere Makrophagen sind sie amöboid beweglich und kommen in ruhender und aktivierter Form vor. Bei Gewebszerstörung im ZNS (durch Hirninfarkt, Trauma, Infektionen etc.) erfolgt die Umwandlung in die aktive Form: Der Zellkörper vergrößert sich, die Fortsätze werden kürzer und dicker, es kommt zur Proliferation der Zellen sowie zu deren Ansammlung am Verletzungsort durch amöboide Fortbewegung. Zusammen mit Astrozyten phagozytieren sie abgestorbenes Material und sind außerdem in der Lage, Antigene zu präsentieren sowie zytotoxische Substanzen (H_2O_2, Zytokine etc.) abzugeben.

Ependymzellen

Die Ependymzellen kleiden in einschichtiger epithelialer Anordnung die Hirnventrikel und den Zentralkanal aus. Sie besitzen apikal Kinozilien und stehen untereinander durch Nexus und Desmosomen in Kontakt, sodass durch ihre Interzellularspalten ein Flüssigkeitsaustausch zwischen Hirngewebe und liquorgefüllten Ventrikeln möglich ist. Spezielle Ependymzellen sind die in den zirkumventrikulären Organen (→ Kap. 18) vorkommenden **Tanyzyten,** die lange, tief in das Nervengewebe reichende Fortsätze besitzen und apikal nur eine Kinozilie aufweisen. Außerdem sind die Tanyzyten untereinander durch Tight Junctions verbunden, sodass eine Barriere zwischen Hirngewebe und Liquorraum existiert. Unterhalb der Ependymzellen befinden sich zudem Stammzellen, aus denen Astrozyten und Nervenzellen hervorgehen können.

Periphere Glia

Zu den peripheren Gliazellen gehören die Schwann-Zellen und die Mantelzellen. Die **Schwann-Zellen** bilden die Markscheiden im PNS (→ Kap. 7). Die **Mantelzellen** umhüllen die Perikarya peripherer Neurone. Sie kommen in vegetativen Ganglien und v. a. in Spinalganglien vor. Man nimmt an, dass die Mantelzellen – ähnlich wie die Astrozyten und die perineuronalen Oligodendrozyten des ZNS – der Kontrolle des extrazellulären Milieus sowie dem Stoffwechsel der Neurone dienen. Außerdem gibt es in Nerven auch eine Form von Phagozyten, die der Mikroglia nicht unähnlich sind.

Zusammenfassung
- Die Gliazellen können sich anders als die Nervenzellen zeitlebens teilen. Zu den Gliazellen des ZNS gehören:
  - Astrozyten (u. a. Stützfunktion, Stoffwechselfunktionen für Neurone, K^+-Homöostase, Narbenbildung →durch Teilungsfähigkeit ermöglicht!)
  - Oligodendrozyten (Ausbildung der Markscheiden im ZNS)
  - Mikrogliazellen (Makrophagen des ZNS: Phagozytose, Freisetzung zytotoxischer Substanzen, Antigenpräsentation)
  - Ependymzellen (Auskleidung von Zentralkanal und Ventrikeln)
- Zu den Gliazellen des PNS gehören die markscheidenbildenden Schwann-Zellen sowie die Mantelzellen.

5 Ausgangsmaterial und Entwicklung des Rückenmarks

Ausgangsmaterial

Nach Entstehung der dreiblättrigen Keimscheibe – bestehend aus Ektoderm, Mesoderm und Entoderm – sowie der Chorda dorsalis (primitive Längsachse des Embryonalkörpers) in der Frühentwicklungsphase (1.–3. Entwicklungswoche) entwickelt sich bereits ab der 3. Woche aus dem Neuroektoderm das Nervensystem. Die Chorda dorsalis induziert dabei über Signalpeptide wie Noggin und Chordin die Entstehung des Neuroektoderms aus dem mittleren Abschnitt des Ektoderms. Durch Proliferation der Neuroektodermzellen entsteht dann zunächst die **Neuralplatte** (→ Abb. 5.1), deren Seitenränder sich zu den Neuralfalten erheben. Zwischen den Neuralfalten entsteht dadurch die parallel zur Chorda dorsalis verlaufende Neuralrinne. Die beiden Neuralfalten verschmelzen schließlich zum **Neuralrohr**, das für kurze Zeit vorn und hinten Öffnungen (Neuropori anterior et posterior) aufweist. Anschließend löst sich das Neuralrohr vom Oberflächenektoderm ab und kommt unter diesem zu liegen. Sämtliche Vorgänge, die zur Bildung des Neuralrohrs führen, werden als **Neurulation** bezeichnet.

Die Neuralleiste

Während der Verschmelzung der Neuralfalten verlieren die an deren Rand liegenden Neuroektodermzellen ihren Kontakt mit den Nachbarzellen und bilden zwischen Oberflächenektoderm und Neuralrohr die **Neuralleiste** aus. Ihre Zellen differenzieren sich zu den in → Tab. 5.1 aufgeführten Strukturen, darunter große Teile des **PNS**.

Das Neuralrohr

Am Anfang besteht die Wand des Neuralrohrs aus dem Neuroepithel. Die Zellen dieses Epithels sind teilungsaktive Stammzellen, welche die Ursprungszellen für Nervenzellen (Proneurone) und Gliazellen des ZNS (Glioblasten) liefern. Man bezeichnet die Neuroepithelschicht auch als **Ventrikulärzone**, da sie nach innen an den Hohlraum des Neuralrohrs, den sog. Ventrikel, grenzt. In der weiteren Entwicklung verlängern sich die nach außen gerichteten Fortsätze der Neuroepithelzellen zunehmend und bilden zusammen mit Fortsätzen der Radialglia (spezialisierte Gliazellen, s. u.) eine weitere Zone, die **Marginalzone**. Im Folgenden wandern dann Proneurone, die in der Proliferationszone (Ventrikulärzone) gebildet wurden, entlang der „Schiene" aus Radialglia zwischen die Fortsätze der Marginalzone ein und bilden zwischen den beiden Zonen eine dritte Zone aus, die **Mantelzone**. Ausgehend von diesen drei Zonen entwickeln sich die einzelnen Abschnitte von Rückenmark und Gehirn. Das Gehirn geht aus dem vorderen, das Rückenmark aus dem hinteren Abschnitt des Neuralrohrs hervor.

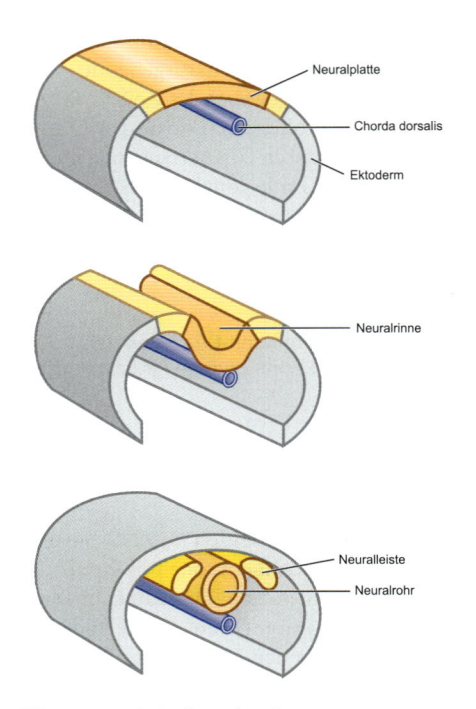

Abb. 5.1 Neurulation [R363/L141]

Entwicklung des Rückenmarks

Aus der **Mantelzone** (→ Abb. 5.2, → Tab. 5.2) entsteht die graue Substanz des Rückenmarks, während aus der **Marginalzone** die weiße Substanz hervorgeht. In der Ventrikulärzone entwickeln sich – nach Abschluss der Bildung von Proneuronen und Glioblasten – schließlich Ependymzellen, welche den Ventrikel bzw. den Zentralkanal des Rückenmarks auskleiden (**Ependym**). Diesen dreischichtigen Aufbau findet man allerdings nur an den seitlichen Wänden (**Seitenplatten**), nicht aber in den ventralen und dorsalen Wänden des Neuralrohrs. Letztere Areale, als **Boden- und Deckplatte** bezeichnet, enthalten lediglich Nervenfasern, die von der einen auf die andere Seite kreuzen. Die Seitenplatten verdicken sich hingegen durch zunehmende Einwanderung von Proneuronen in die Mantelzone immer mehr. Jede der Seitenplatten kann man bald in die ventrolateral gelegene **Grundplatte** und die dorsolateral gelegene **Flügelplatte** gliedern. Getrennt werden beide Platten durch eine Furche, den Sulcus limitans. Aus der Grundplatte entsteht das motorische **Vorderhorn** mit somatoefferenten Neuronen, aus der Flügelplatte das sensible **Hinterhorn** mit somatoafferenten Neuronen. Zwischen Vorder- und Hinterhorn bildet sich das aus Grund- und Flügelplatte hervorgehende **Seitenhorn** aus. In diesem liegen ventral viszeroefferente und dorsal viszeroafferente Neurone. Im Folgenden wachsen die Axone der viszero- und somatoefferenten Neurone aus und bilden die Vorderwurzeln der Spinalnerven. In den Spinalnerven verlaufend, ziehen die Axone dann bis zu den Muskelanlagen in der Peripherie. Die sensiblen Hinterwurzeln der Spinalnerven gelangen zu den somato- und viszeroafferenten Neuronen des Seiten- und Hinterhorns und werden von den zentralen Fortsätzen der Neurone in den Spinalganglien (→ Neuralleiste, s. o.) gebildet. Deren periphere Fortsätze laufen in den Spinalnerven bis zu den Rezeptororganen der Peripherie.

Tab. 5.1 Abkömmlinge der Neuralleiste

Nervenzellen des PNS	• Viszerosensible und somatosensible Nervenzellen der Spinalganglien und der sensiblen Hirnnervenganglien • Viszeromotorische Nervenzellen der vegetativen (sympathischen und parasympathischen) Ganglien • Nervenzellen intramuraler Ganglien
Gliazellen des PNS	• Schwann-Zellen (Gliazellen der peripheren Nervenfasern) • Mantelzellen (Gliazellen des Spinalganglions)
Sonstige Zellen	• Chromaffine Zellen des Nebennierenmarks • C-Zellen der Schilddrüse • Melanozyten der Haut • Zellen des Glomus caroticum • Mesektoderm des Kopfs: Knochen und Muskeln des Schädels, Kiemenbogenknorpel, Dentin, Zahnzement

Tab. 5.2 Differenzierung des Rückenmarks

Schichten des Neuralrohrs	Strukturen im reifen Rückenmark
Ventrikulärzone	Ependym
Mantelzone • Grundplatte • Flügelplatte	Graue Substanz • Vorderhorn • Seitenhorn • Hinterhorn
Marginalzone	Weiße Substanz (Vorder-, Seiten- und Hinterstrang)

Fehlbildungen

Spina bifida
Bei der Spina bifida handelt es sich um angeborene Spaltbildungen des Rückgrats, die sich auf die Wirbelbögen, die Rückenmarkshäute, aber auch das Rückenmark selbst beziehen können. Sie kann durch Teratogene (u. a. Alkohol, Medikamente, ionisierende Strahlung), aber auch durch fehlende Induktion der Chorda dorsalis verursacht werden. Man unterscheidet folgende Formen:

Spina bifida occulta
Bei regelhafter Entwicklung wachsen aus den Wirbelkörperanlagen beiderseits Fortsätze aus (Wirbelbögen), die – um das Neuralrohr herum – aufeinander zu wachsen und miteinander verschmelzen. Bei der Spina bifida occulta unterbleibt bei einem oder zwei Wirbeln diese Verschmelzung, wodurch eine Wirbelbogenspalte entsteht. Diese ist außen von Haut bedeckt, die über dem Defekt häufig behaart und stärker pigmentiert ist. Da im Allgemeinen keine Symptome auftreten, wird die Spina bifida occulta meist zufällig bei Röntgenaufnahmen festgestellt. Sie tritt als häufige Fehlbildung bei ca. 10 % der Bevölkerung auf.

Spina bifida cystica
Hier ist der Verschluss mehrerer benachbarter Wirbel unterblieben, sodass sich die Rückenmarkshäute (Meningen) durch den Defekt zystenartig hervorstülpen (**Meningozele**). Enthält die Zyste zudem noch Rückenmark und Nerven, liegt eine **Meningomyelozele** vor. Diese Form ist meist mit zahlreichen neurologischen Symptomen

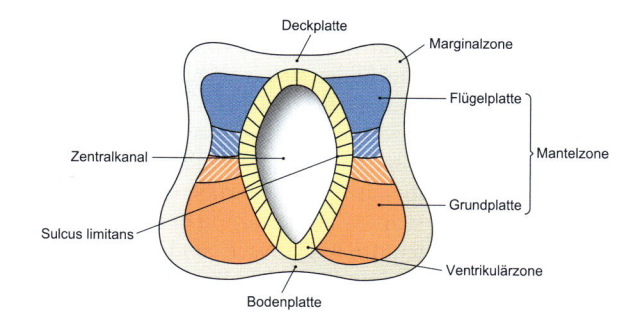

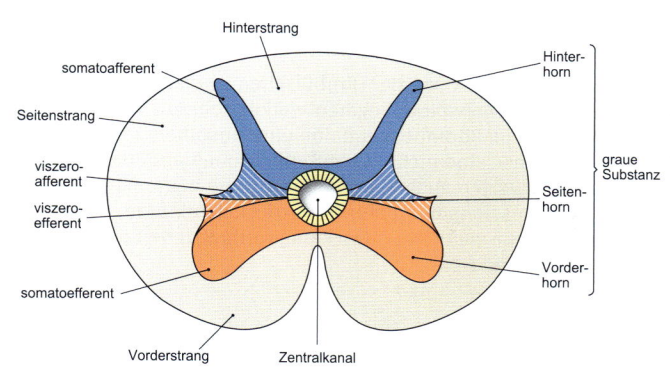

Abb. 5.2 Entwicklung des Rückenmarks; Querschnitte durch das Rückenmark im 2. (a) und 3. (b) Entwicklungsmonat [L141]

(Sensibilitätsstörungen, Lähmungen, Blasenentleerungsstörungen, Hydrozephalus durch Liquorabflussblockaden etc.) verbunden.

Spina bifida aperta (Rachischisis, Myelozele)
Bei dieser schwersten Form unterbleibt nicht nur der Schluss der Wirbelbögen, sondern auch das Zusammenwachsen der Neuralfalten, sodass die undifferenzierte Neuralplatte ohne bedeckende Haut frei am Rücken liegt. Das Gewebe infiziert sich meist kurz vor oder nach der Geburt und wird nekrotisch, sodass diese Form mit dem Leben nicht vereinbar ist.

> ### Zusammenfassung
> - Das Nervensystem entwickelt sich aus der Neuralleiste (→ große Anteile des PNS) und dem Neuralrohr (→ Gehirn, Rückenmark).
> - Das Neuralrohr wird in die drei Schichten Ventrikulärzone (Bildungsort von Proneuronen und Glioblasten), Mantelzone und Marginalzone gegliedert.

→ 6 Entwicklung des Gehirns

Das Gehirn entwickelt sich nach Verschluss des Neuroporus cranialis in der 4. Entwicklungswoche aus dem vorderen Teil des Neuralrohrs (→ Abb. 6.1). Dabei bilden sich im Neuralrohr zunächst drei **primäre Hirnbläschen** heraus (→ Tab. 6.1). Außerdem faltet sich die Hirnanlage nach vorn ein, wodurch zwei Krümmungen entstehen: die **Nackenbeuge** zwischen Rautenhirn und Rückenmark sowie die **Scheitelbeuge** im Mittelhirnbereich. In der 5. Entwicklungswoche teilen sich das Vorderhirn in das End- und Zwischenhirn und das Rautenhirn in das Nach- und Markhirn, sodass nun insgesamt fünf **sekundäre Hirnbläschen** entstehen. Durch eine weitere Einknickung im Bereich der Brücke entsteht die **Brückenbeuge**.

> Während der Entwicklung der Hirnbläschen sind an bestimmten Stellen kleine vorgewölbte Segmente erkennbar, die **Neuromere** (Rhombomere im Rhombencephalon und Prosomere im Prosencephalon). Diese sind nicht nur äußerlich voneinander abgrenzbar, sondern weisen auch auf zellulärer Ebene neuromerspezifische Genexpressionsmuster für Transkriptionsfaktoren, Rezeptoren etc. auf. Im weiteren Entwicklungsverlauf gehen diese Segmente wieder verloren.

Der Hirnstamm

Das Rautenhirn

Im Rautenhirn sind die Seitenwände wie ein Buch aufgeklappt. Dadurch liegt die Flügelplatte nicht wie im Rückenmark dorsal, sondern lateral der Grundplatte. Aus der Grundplatte entstehen die motorischen und aus der Flügelplatte die sensiblen Hirnnervenkerne (→ Abb. 6.2). Durch die Schlundbogennerven kommen die beiden Qualitäten speziell-viszeromotorisch und speziell-viszerosensibel hinzu. Im Rautenhirn bilden sich weitere Kerngebiete heraus, wie z. B. die Ncll. pontis. Das Lumen des Rautenhirns wird zum IV. Ventrikel mit dem dazugehörigen Plexus choroideus, der aus der Deckplatte hervorgeht.

Das Mittelhirn

Das Mittelhirn verändert sich im Vergleich mit den anderen Hirnbläschen weniger stark. In seiner Grundplatte entwickeln sich das Tegmentum mesencephali mit den motorischen Hirnnervenkernen III und IV sowie die im Dienst der Motorik stehenden Strukturen Ncl. ruber, Formatio reticularis (FR) und die ventral des Tegmentums liegende Substantia nigra. Aus den Flügelplatten geht die

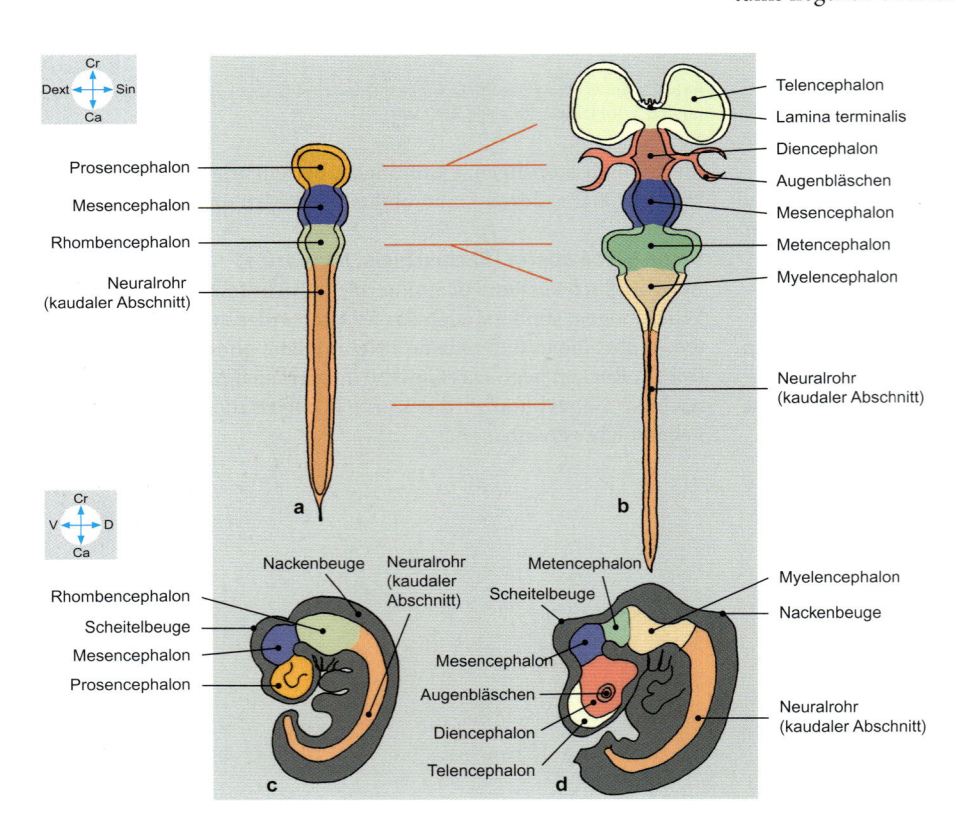

Abb. 6.1 Entwicklung des ZNS [M496]

Tab. 6.1 Primäre und sekundäre Hirnbläschen

Primäre Hirnbläschen	Sekundäre Hirnbläschen	Hirnventrikel	Strukturen
Prosencephalon (Vorderhirn)	Telencephalon (Endhirn)	Seitenventrikel	beide Hemisphären mit Cortex cerebri (Großhirnrinde), Marklager und subkortikalen Kerne
	Diencephalon (Zwischenhirn)	III. Ventrikel	Epithalamus, Thalamus, Hypothalamus mit Neurohypophyse, Auge
Mesencephalon (Mittelhirn)	Mesencephalon (Mittelhirn)	Aqueductus mesencephali	Tectum mesencephali (Vierhügelplatte), Tegmentum mesencephali, Crura cerebri (Pedunculus cerebri)
Rhombencephalon (Rautenhirn)	Metencephalon (Hinterhirn)	IV. Ventrikel	ventral: Pons (Brücke) dorsal: Cerebellum (Kleinhirn)
	Myelencephalon (Markhirn)	IV. Ventrikel mit Übergang in den Canalis centralis	Medulla oblongata (verlängertes Mark) mit Oliven

Entwicklung des Nervensystems

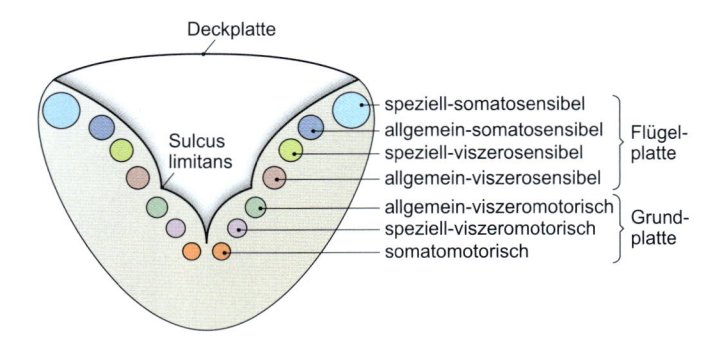

Abb. 6.2 Querschnitt durch das Rautenhirn, Anlage der Hirnnervenkerne [L141]

Vierhügelplatte (Tectum mesencephali) mit den Colliculi inferiores et superiores hervor, welche in auditive und visuelle Schaltkreise eingebunden sind. Die Marginalzone entwickelt sich zu den Crura cerebri (Hirnschenkel), in welchen Fasertrakte vom Cortex zum Hirnstamm und Rückenmark ziehen. Das weite Lumen des Mittelhirnbläschens verengt sich zum Aqueductus mesencephali.

Das Kleinhirn

Das Kleinhirn entwickelt sich aus den dorsolateralen Kanten der Flügelplatten des Metencephalons, welche sich nach medial umbiegen und die Rautenlippen bilden. Diese vereinigen sich durch weitere Einsenkung der Brückenbeuge zur Kleinhirnplatte, aus welcher schon bald der Vermis cerebelli und die beiden Hemisphären hervorgehen. Die Neuroblasten aus der Ventrikulärzone wandern aus und differenzieren sich in der Mantelzone, die zur weißen Substanz des Kleinhirns wird, zu den Kleinhirnkernen sowie zu Purkinje-Zellen der Kleinhirnrinde. Aus der Marginalzone entwickelt sich die Kleinhirnrinde. Als Besonderheit der Kleinhirnentwicklung bildet sich neben der Ventrikulärzone in der Marginalzone eine zweite Proliferationszone, die sog. äußere Körnerschicht, heraus. Aus dieser wandern Proneurone nach innen und differenzieren sich unterhalb der Purkinje-Schicht zu Korb- und Sternzellen sowie zu den Körnerzellen der definitiven Körnerschicht. Diese Zellwanderung endet erst gegen Ende des 2. Lebensjahrs, nachdem die äußere Körnerschicht „aufgebraucht" ist. Aus der äußeren Körnerschicht wird das Stratum moleculare.

Das Zwischenhirn

Das Zwischenhirn entwickelt sich aus dem mittleren Abschnitt des Prosencephalons. Aus seiner Deckplatte gehen vorn der Plexus choroideus des III. Ventrikels und hinten die Epiphyse hervor. Aus den Flügelplatten, welche das Zwischenhirn seitlich begrenzen, entwickeln sich Thalamus und Hypothalamus, die durch den Sulcus hypothalamicus voneinander getrennt werden. Durch das schnelle Wachstum des Thalamus wird der III. Ventrikel zu einem schmalen Spaltraum verengt. Meist verschmelzen sogar beide Thalamusanlagen, wodurch die Adhesio interthalamica entsteht, die quer durch den III. Ventrikel zieht. Aus dem Diencephalon entwickeln sich auch das Auge und der N. opticus.

Hypophyse

Die Hypophyse gliedert sich in die Adeno- und die Neurohypophyse, wobei beide aus unterschiedlichen Strukturen hervorgehen.
- **Adenohypophyse:** Aus dem Dach der Mundbucht stülpt sich eine epitheliale Tasche (Rathke-Tasche) heraus, die dem Diencephalon entgegenwächst. Dabei wird der Epithelstrang, der die Rathke-Tasche noch mit der Mundbucht verbindet, immer enger, um letztlich vollständig zu obliterieren. Die Zellen der Rathke-Tasche proliferieren, und es entsteht die Hypophyse mit den Partes tuberalis, distalis et intermedia.
- **Neurohypophyse:** Nachdem die Rathke-Tasche das Diencephalon erreicht hat, stülpt sich am Boden des III. Ventrikels ein Fortsatz aus, der obliteriert und sich zum Infundibulum (Hypophysenstiel) sowie zur Neurohypophyse entwickelt.

Das Endhirn (Großhirn)

Die beiden Hemisphären des Endhirns gehen aus den Endhirnbläschen hervor. Aus ihren Hohlräumen entwickeln sich die Seitenventrikel, die über die Foramina interventricularia mit dem III. Ventrikel in Verbindung stehen. Bei den Hemisphären werden ein dickerer, basaler Teil (**Eminentia ventricularis**) am Boden des Seitenventrikels und ein dünnwandiger Teil (**Pallium**) unterschieden (→ Abb. 6.3). Aus dem basalen Teil entstehen die subkortikalen Kerne wie Striatum und Amygdala. Aus dem Pallium hingegen entwickeln sich der Cortex cerebri (Großhirnrinde) und die weiße Substanz. Letztere besteht aus den Axonen der Neurone der Großhirnrinde, welche sich zu Projektions- (z. B. Capsula interna), Assoziations- und Kommissurenbahnen (z. B. Corpus callosum) formieren.

Die Hemisphären dehnen sich im Verlauf der Entwicklung immer mehr aus und überwachsen das Diencephalon und Teile des Hirnstamms. Dabei wird die zum Endhirn gehörende Lamina terminalis nach innen verlagert. Die Hemisphärenexpansion erfolgt dabei als rotierende Wachstumsbewegung (**Hemisphärenrotation**), die im Zusammenhang mit der äußeren Gestalt des Endhirns genauer beschrieben wird (→ Kap. 19).

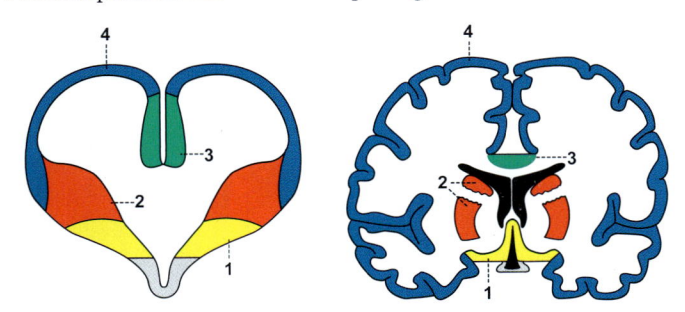

Abb. 6.3 Entwicklung der Hemisphären; embryonales (links) und adultes (rechts) Gehirn. Der Cortex entwickelt sich aus dem Pallium und kann nach phylogenetischen Aspekten in den Paläocortex (**1**), den Archicortex (**3**) und den Neocortex (**4**) gegliedert werden. Weitere Informationen zur Entwicklung des Cortex siehe → Kap. 21. Aus der Eminentia ventricularis entsteht u. a. das Striatum (**2**). [R363/L141]

> ### Zusammenfassung
> - Das Gehirn entwickelt sich aus dem vorderen Teil des Neuralrohrs.
> - An diesem sind erst drei, dann fünf Hirnbläschen sichtbar: Telencephalon, Diencephalon, Mesencephalon, Metencephalon und Myelencephalon.
> - Die Hohlräume dieser Bläschen werden zu den Ventrikeln des Gehirns.

Spezieller Teil

PERIPHERES NERVENSYSTEM

- 7 Aufbau des peripheren Nervensystems 16
- 8 Organisation der Spinalnerven 18
- 9 Segmentale und periphere Innervation 20
- 10 Plexus cervicalis, Rr. posteriores der Nn. cervicales (C1–C3) 22
- 11 Plexus brachialis 24
- 12 Plexus lumbosacralis 30

ZENTRALES NERVENSYSTEM

- 13 Aufbau des zentralen Nervensystems im Überblick 36
- 14 Rückenmark 38
- 15 Hirnstamm 44
- 16 Kleinhirn 50
- 17 Zwischenhirn 54
- 18 Hypophyse und zirkumventrikuläre Organe 60
- 19 Äußere Gestalt und Gliederung des Großhirns ... 62
- 20 Subkortikale Kerne des Großhirns 64
- 21 Histologie und Entwicklung des Cortex 66
- 22 Funktionelle Gliederung des Isocortex 68
- 23 Kortikale Repräsentation komplexer Leistungen ... 70
- 24 Fasersysteme des Großhirns 72

HIRNNERVEN

- 25 Hirnnerven und Hirnnervenkerne im Überblick ... 74
- 26 Augenmuskelnerven (N. III, N. IV, N. VI) 76
- 27 N. trigeminus (N. V) 78
- 28 N. facialis (N. VII) 82
- 29 N. glossopharyngeus (N. IX) 84
- 30 N. vagus (N. X) 86
- 31 N. accessorius (N. XI), N. hypoglossus (N. XII), Hirnnervenganglien 88

BLUTVERSORGUNG DES ZENTRALEN NERVENSYSTEMS

- 32 Arterien 90
- 33 Mikrozirkulation und Venen 92

HIRN- UND RÜCKENMARKSHÄUTE, LIQUORRÄUME

- 34 Meningen und äußerer Liquorraum 94
- 35 Innerer Liquorraum 96

SOMATOSENSORISCHES SYSTEM

- 36 Somatosensorisches System 98

SPEZIELL-SENSORISCHE SYSTEME

- 37 Visuelles System 102
- 38 Auditorisches und vestibuläres System 106
- 39 Olfaktorisches und gustatorisches System 108

SOMATORISCHES SYSTEM

- 40 Organisation der Somatomotorik im Überblick ... 110
- 41 Spinales Grundsystem 112
- 42 Motorische Bahnen des Hirnstamms 114
- 43 Motorische Bahnen des Kleinhirns 118
- 44 Basalganglien 120
- 45 Motorische Cortexareale und Pyramidenbahn ... 122

LIMBISCHES SYSTEM

- 46 Limbisches System 124

AUTONOMES NERVENSYSTEM

- 47 Aufbau des autonomen Nervensystems im Überblick 128
- 48 Sympathikus 130
- 49 Parasympathikus und intrinsisches Nervensystem 132
- 50 Vegetative Innervation der einzelnen Organe ... 134
- 51 Viszerale und gemischte Reflexe, Head-Zonen ... 136

→ 7 Aufbau des peripheren Nervensystems

Das periphere Nervensystem (PNS) ist das Bindeglied zwischen dem zentralen Nervensystem (ZNS) und der Peripherie. Es führt dem ZNS Impulse aus den Rezeptororganen wie z. B. den Muskelspindeln zu und leitet umgekehrt Steuerkommandos des ZNS zu den Effektororganen wie z. B. den Muskeln. Die „Leitungskabel" des PNS sind die **Nerven.** Diese bestehen aus Bündeln von **Nervenfasern,** deren zugehörige Perikarya im ZNS oder in peripheren Ganglien liegen.

Nerven, die ihre Ursprungs- bzw. Projektionsorte im Gehirn haben, werden als **Hirnnerven** bezeichnet. Insgesamt gibt es 12 Paar Hirnnerven. Da für ihr Verständnis Kenntnisse des ZNS hilfreich sind, werden sie im Anschluss an den ZNS-Komplex abgehandelt. Stehen die Nerven dagegen mit dem Rückenmark in Verbindung, handelt es sich um **Spinalnerven.** Insgesamt gibt es 31–33 Spinalnervenpaare, wobei jeder Spinalnerv durch Vereinigung einer vorderen und einer hinteren Wurzel, die ihrerseits wiederum aus dem Rückenmark hervorgehen, entsteht. Zum PNS gehören außerdem zahlreiche Nervenfasern des autonomen Nervensystems, die z. T. nicht in Spinal- und Hirnnerven laufen, sondern eigene Nerven bilden **(autonome Nerven)** wie z. B. die Nn. cardiaci. Ebenfalls Teil des PNS sind die sensiblen und vegetativ motorischen **Ganglien** (Definition s. Anhang, → Kap. 54).

> Das **PNS** besteht v. a. aus Nervenzellfortsätzen, die – von Gliazellen umhüllt – die Nervenfasern bilden. Das **ZNS** hingegen besteht überwiegend aus kompletten Neuronen, d. h. Nervenzellfortsätzen und Perikarya.

Aufbau der Nervenfasern

Nervenfasern (→ Abb. 7.1) im PNS bestehen aus Nervenzellfortsätzen (Axone) und Schwann-Zellen (Gliazellen), welche die Axone umhüllen. Bei den **markhaltigen (myelinisierten) Nervenfasern** wird jedes einzelne Axon in seinem Verlauf von hintereinander gelegenen Schwann-Zellen umgeben. Diese legen sich um das Axon herum, bis sich die beiden Ränder der Schwann-Zelle berühren. Dabei entsteht eine plasmalemmale Duplikatur, das Mesaxon. Dieses wickelt sich nun viele Male um das Axon und bildet so die aus vielen lipidreichen Lamellen bestehende **Myelinscheide.** Die Myelinscheide ist an zahlreichen Stellen, den Ranvier-Schnürringen, unterbrochen. Bei den markhaltigen Nervenfasern können nur an diesen nichtmyelinisierten Stellen im Bereich der Schnürringe APs ausgebildet werden. Die Erregung „springt" daher durch den Aufbau eines elektrischen Felds jeweils von Schnürring zu Schnürring weiter **(saltatorische Erregungsleitung).** Der Bereich zwischen den Schnürringen wird als Internodium bezeichnet.

Auch bei den **marklosen** (nichtmyelinisierten) **Nervenfasern** liegen zahlreiche Gliazellen hintereinander. Allerdings umschließt bei diesen Fasern eine Schwann-Zelle mehrere Axone, sodass keine Markscheiden und keine Ranvier-Schnürringe ausgebildet werden. Infolgedessen breitet sich die Erregung auch nicht saltatorisch, sondern kontinuierlich entlang dem Axon aus. Dadurch ist die Leitungsgeschwindigkeit sehr viel langsamer als in myelinisierten Axonen.

> Im **ZNS** werden myelinisierte Nervenfasern von **Oligodendrozyten** umhüllt und nicht von Schwann-Zellen. Die Stelle, an der die Umhüllung von Oligodendrozyten zu Schwann-Zellen wechselt, markiert auch die Grenze zwischen dem ZNS und dem PNS. Außerdem besitzen nichtmyelinisierte Nervenfasern im ZNS überhaupt keine Gliazellhülle. Stattdessen treten stellenweise Astrozyten an diese Axone.

Für die Erregungsleitungsgeschwindigkeit gilt insgesamt: je dicker das Axon und die Markscheide und je länger die Internodien, umso höher die Geschwindigkeit (→ Tab. 7.1)!

> Die Bildung von Myelinscheiden beginnt im 4. Entwicklungsmonat und setzt sich nach der Geburt fort. In der Pyramidenbahn des ZNS ist z. B. der Myelinisierungsprozess erst nach ca. 7 Jahren beendet. Insgesamt dauert er bis zur Pubertät.

Faserqualitäten der Nervenfasern

Nervenfasern werden aufgrund ihrer Funktion folgenden sieben Kategorien zugeordnet:

- **Somatomotorische** Nervenfasern innervieren die quergestreifte Muskulatur (Skelettmuskulatur). Sie gehören zum somatischen Nervensystem („somato"), da über sie die Skelettmuskulatur willkürlich angesteuert werden kann.
- **Allgemein-viszeromotorische** Nervenfasern gehören zum autonomen Nervensystem, welches im Allgemeinen unbewusst und unwillkürlich arbeitet. Die Fasern innervieren die glatte Muskulatur der Eingeweide (= „viscera") und Blutgefäße sowie exokrine und endokrine Drüsen. Es handelt sich bei ihnen entweder um sympathische oder um parasympathische Fasern.

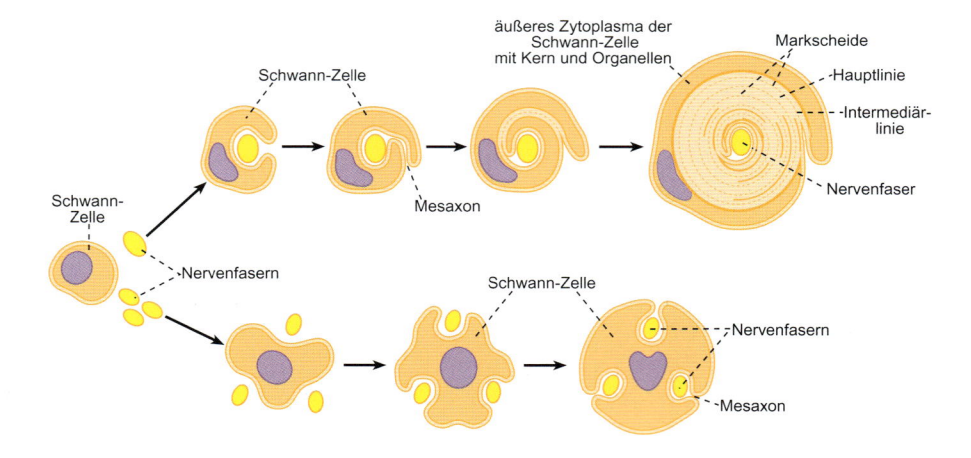

Abb. 7.1 Myelinisierte und nichtmyelinisierte Nervenfasern [R170]

Peripheres Nervensystem

Tab. 7.1 Klassifikation der Nervenfasern nach Erlanger/Gasser[1] (für motorische und sensible Fasern) und Lloyd/Hunt[2] (für sensible Fasern); A = Afferenzen aus, E = Efferenzen zu

Faserklasse[1]	Faserklasse[2]	Faserdurchmesser (µm)	Leitungsgeschwindigkeit (m/s)	Beispiele
Markhaltige Nervenfasern				
Aα	Ia	10–20	70–120	A: Muskelspindeln E: α-Motoneuronen
	Ib	7–12		A: Sehnenorgane
Aβ	II	5–10	30–70	A: Mechanorezeptoren der Haut
Aγ		4–8	15–30	E: Muskelspindeln
Aδ	III	2–5	10–30	A: Rezeptoren der Haut für Temperatur und Schmerz
B		1–3	5–20	präganglionäre vegetative Fasern
Marklose Nervenfasern				
C	IV	1	0,5–2	postganglionäre vegetative Fasern A: Rezeptoren für Schmerz und Temperatur

Aufbau der Nerven

Nerven bestehen nicht nur aus Nervenfaserbündeln, sondern auch aus bindegewebigen Anteilen, welche die Nervenfaserbündel umhüllen und zusammenhalten. Das gefäßführende Bindegewebe versorgt die Schwann-Zellen (nicht aber die Nervenfasern, die vom Perikaryon aus versorgt werden!) und ermöglicht eine gewisse Beanspruchbarkeit bei Druck- und Zugbelastung der Nervenfasern, wobei inadäquate Druckbelastung klinisch eine häufige Ursache für die Schädigung peripherer Nerven ist. Das Bindegewebe gliedert sich in folgende Anteile:

- Das **Endoneurium**, welches jede einzelne Nervenfaser umhüllt und an der Basalmembran der Schwann-Zellen befestigt ist. Zwischen Endoneurium und Perineurium liegt der Endoneuralraum.
- Das **Perineurium**, welches einige bis mehrere Hundert Nervenfasern zu Bündeln zusammenfasst. Es besteht aus mehreren Schichten epithelartig angeordneter Zellen, die eine Diffusionsbarriere zwischen Endoneuralraum und Epineurium ausbilden.
- Das **Epineurium**, welches die Nervenfaserbündel zu einem Nerv zusammenfasst. Es umhüllt dadurch den gesamten Nerv und bettet ihn verschieblich in das umgebende Gewebe ein.

- **Speziell-viszeromotorische (branchiomotorische) Fasern** kommen nur bei den Hirnnerven vor. Sie innervieren die Muskelgruppen, die entwicklungsgeschichtlich aus den Schlundbögen (Branchialbögen) hervorgingen. Zu diesen gehören u. a. Gesichts-, Kau- und Kehlkopfmuskulatur. Funktionell entsprechen sie jedoch somatomotorischen Fasern, da die von ihnen innervierte Muskulatur quergestreift und willkürlich ansteuerbar ist.
- **Allgemein-somatosensible Fasern** leiten unbewusst und bewusst bleibende Impulse aus der Haut sowie aus Propriozeptoren (Muskelspindeln, Sehnenorgane etc.) der Muskeln und Sehnen (Muskelspindeln, Sehnenorgane etc.).
- **Speziell-somatosensible Fasern** leiten als N. opticus (II. Hirnnerv) Impulse aus der Netzhaut des Auges sowie als N. vestibulocochlearis (VIII. Hirnnerv) Impulse aus dem Gleichgewichts- und Hörorgan im Innenohr.
- **Allgemein-viszerosensible Fasern** leiten Impulse aus den Eingeweiden (z. B. Dehnungszustand des Darms) und Blutgefäßen (z. B. O_2-Gehalt, Blutdruck). Die meisten Impulse bleiben unbewusst. Einige jedoch wie Völlegefühl, Hunger oder Eingeweideschmerz gelangen zu Bewusstsein.
- **Speziell-viszerosensible Fasern** vermitteln Informationen aus der Riechschleimhaut (N. olfactorius, I. Hirnnerv). Außerdem leiten sie – in den Hirnnerven VII (N. facialis), IX (N. glossopharyngeus) und X (N. vagus) verlaufend – Impulse aus den Geschmacksknospen der Zunge.

Die peripheren Nerven sind meist gemischte Nerven, d. h., sie führen Nervenfasern verschiedener Qualität, besitzen also z. B. somatomotorische und somatosensible Anteile.

> ## Zusammenfassung
> - Das periphere Nervensystem (PNS) besteht aus Nervenfaserbündeln, den Nerven. Zu ihnen gehören die Hirnnerven, die Spinalnerven und eigenständige autonome Nerven.
> - Die einzelnen Nervenfasern bestehen aus den Fortsätzen der Nervenzellen (Axone), deren zugehörige Perikarya im ZNS oder in ebenfalls zum PNS gehörigen sensiblen oder vegetativen Ganglien liegen.
> - Die peripheren Nervenfasern werden von Schwann-Zellen umhüllt, wobei man je nach Art der Umhüllung die schneller leitenden markhaltigen von den langsamer leitenden marklosen Nervenfasern unterscheidet.

8 Organisation der Spinalnerven

Die Spinalnerven (→ Abb. 8.1) dienen der Innervation von Rumpf und Extremitäten, aber auch von Hals und Hinterkopf. Sie treten paarweise zu beiden Seiten der Wirbelsäule aus den Foramina intervertebralia aus. Man gliedert die Spinalnerven in 8 Zervikal-, 12 Thorakal-, 5 Lumbal-, 5 Sakral- und 1–3 Kokzygealnervenpaare.

Die beiden Spinalnerven eines Spinalnervenpaars entstehen dabei jeweils durch die Vereinigung einer vorderen und einer hinteren Wurzel (Radix anterior und Radix posterior), die aus einem bestimmten Abschnitt des Rückenmarks hervorgehen. Ein solcher Abschnitt wird als Rückenmarksegment bezeichnet.

Radix anterior

Die Radix anterior tritt im Sulcus anterolateralis des Rückenmarks aus und enthält Axone motorischer Neurone, deren Perikarya im Vorder- oder Seitenhorn des Rückenmarks liegen. Bei den motorischen Nervenzellen im Vorderhorn handelt es sich um somatomotorische Neurone, welche die quergestreifte Skelettmuskulatur innervieren. Im Seitenhorn liegen die viszeromotorischen Neurone, die abhängig von der Lage im Rückenmark sympathischer (in den Segmenten C8–L2/L3) oder parasympathischer Natur (in den Segmenten S2–S4) sind und u. a. die glatte Muskulatur innervieren.

Radix posterior

Die Radix posterior tritt im Sulcus posterolateralis in das Rückenmark ein und enthält Nervenfasern sensibler (somatosensibler und viszerosensibler) Neurone, deren Perikarya im **Spinalganglion** (s. u.) liegen. Bei diesen Neuronen handelt es sich um solche des pseudounipolaren Typs (→ Kap. 2). Ihr peripherwärts gerichteter Fortsatz besitzt entweder selbst rezeptive Strukturen oder endet in Rezeptororganen. Die zentralwärts gerichteten Fortsätze enden z. T. im Hinterhorn des Rückenmarks und werden dort umgeschaltet. Andere Fasen ziehen jedoch am Hinterhorn vorbei und werden erst im Hirnstamm umgeschaltet.

Spinalganglion

Die sensiblen Spinalganglien liegen vor der Radix posterior in den Foramina vertebralia und sind nicht mit den motorischen vegetativen Ganglien (→ Kap. 31, → Kap. 47) zu verwechseln! Im Spinalganglion befinden sich außer den Perikarya pseudounipolarer Nervenzellen (s. o.) Bindegewebe und Mantelzellen (periphere Gliazellen), wobei Letztere die Perikarya mantelartig umgeben. Auf Höhe der Foramina intervertebralia vereinigen sich beide Wurzeln zu Spinalnerven(stämmen), sodass Spinalnerven stets gemischte Nerven sind, also Nerven, die motorische und sensible Anteile aufweisen. Etwa 1 cm nach den Foramina intervertebralia teilt sich jeder Spinalnerv in die Äste R. anterior, R. posterior, Rr. communicantes albus et griseus und R. meningeus auf.

R. anterior (ventralis)

Der R. anterior geht als stärkster Ast aus dem Spinalnerv hervor. Während die Rr. anteriores der thorakalen Segmente (T1–T12) segmental voneinander getrennt als **Nn. intercostales** (s. u.) zur vorderen und seitlichen Rumpfwand ziehen, verlieren die restlichen R. anteriores ihre segmentale Anordnung und bilden Plexus (Nervengeflechte), in denen sie sich vermischen. Aus den Plexus gehen periphere Nerven hervor, die aufgrund der vielen Anastomosen gemischt, aber auch rein sensibel bzw. rein motorisch sein können.

Es gibt folgende Plexus:

- **Plexus cervicalis** (aus Rr. anteriores der Segmente C1–C4) für die Innervation des Halsbereichs (→ Kap. 10)
- **Plexus brachialis** (C5–T1) für die obere Extremität (→ Kap. 11)
- **Plexus lumbosacralis** (T12–S3), bestehend aus Plexus lumbalis und Plexus sacralis, für die untere Extremität (→ Kap. 12)

Nn. intercostales

Die Rr. anteriores der Nn. thoracici bilden die zwischen den Rippen verlaufenden Nn. intercostales. Sie ziehen in segmentaler Anordnung zunächst an der Innenfläche des Thorax und später innerhalb der Mm. intercostales bogenförmig nach vorn.

Die **Nn. intercostales I–VI** ziehen in Richtung Sternum und geben folgende Äste für die Innervation von Muskeln und Haut ab:

- **Rr. musculares** für alle Mm. intercostales, M. transversus thoracis, Mm. levatores costarum sowie die Mm. serrati posteriores superior et inferior
- **Rr. cutanei** für die Haut des Thorax:
    - Die Rr. cutanei laterales teilen sich in ventrale und dorsale Äste auf. Die oberen ventralen Äste ziehen dabei als Rr. mammarii laterales zu den seitlichen Anteilen der Brustdrüse.
    - Die Rr. cutanei anteriores treten nahe dem Sternum zur Haut und teilen sich in einen medialen und einen lateralen Ast auf. Die Rr. cutanei anteriores der oberen Interkostalnerven versorgen als **Rr. mammarii mediales** die medialen Anteile der Brustdrüse.

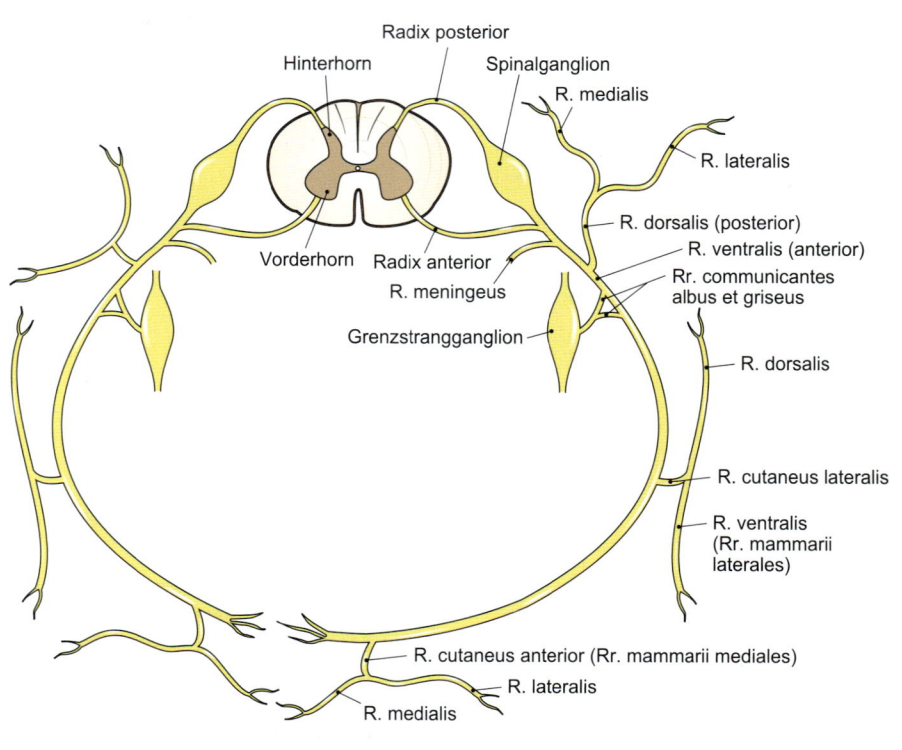

Abb. 8.1 Organisation der Spinalnerven am Beispiel der Thorakalnerven [L141]

Peripheres Nervensystem

Die **Nn. intercostales VII–XII** verlaufen unterhalb des Sternums und ziehen auf die Linea alba zu, wobei sie immer schräger abwärts laufen. Mit den **Rr. musculares** innervieren sie die Bauchwandmuskulatur (M. transversus abdominis, M. obliquus externus abdominis und M. obliquus internus abdominis, M. rectus abdominis und M. pyramidalis) und mit den **Rr. cutanei,** die wie diejenigen der oberen Interkostalnerven gegliedert sind, die Haut der Bauchwand.

„Besondere" Nn. intercostales

- Der N. intercostalis I beteiligt sich zum Großteil am Plexus brachialis.
- Der N. intercostalis II/III geht mit seinem R. cutaneus lateralis eine Verbindung mit dem N. cutaneus brachii medialis aus dem Plexus brachialis ein. Diese Verbindung wird daher auch als N. intercostobrachialis bezeichnet.
- Der N. intercostalis XII verläuft unterhalb der letzten Rippe, weshalb er auch N. subcostalis genannt wird, und gibt einen kleinen Ast an den Plexus lumbalis ab.

> Da die Nn. intercostales zusammen mit gleichnamigen Arterien und Venen am Unterrand der Rippen verlaufen, sticht man bei einer Pleurapunktion stets am Oberrand und nie am Unterrand einer Rippe ein.

R. posterior (dorsalis)

Der R. posterior ist wesentlich dünner als der R. anterior und teilt sich in einen R. medialis und einen R. lateralis. Mit seinen sensiblen Anteilen versorgt er segmental die Haut des Rückens und des Hinterkopfs und mit den motorischen Anteilen die autochthone Rückenmuskulatur. Die Rr. posteriores aus C1–C3 heißen **N. suboccipitalis** (C1), **N. occipitalis major** (C2) und **N. occipitalis tertius** (C3) und werden in → Kap. 10 besprochen. Sie sind plexusartig miteinander verbunden, wodurch erklärbar wird, dass sie nicht immer gemischt, sondern wie der N. suboccipitalis rein motorisch und wie der N. occipitalis tertius rein sensibel sind.

> Nicht nur die Rr. anteriores, sondern auch die **Rr. posteriores, communicantes** und **meningei** bilden in geringerem Ausmaß Geflechte aus.

Einige vorwiegend sensible Rr. laterales aus Rr. posteriores der Nn. lumbales – übrigens auch geflechtartig verbunden – versorgen als **Rr. clunium superiores** die obere Gesäßhaut. Des Weiteren ziehen einige schlingenartig verbundene Rr. laterales aus Rr. posteriores der Nn. sacrales als **Rr. clunium medii** zur medialen Gesäßhaut.

Rr. communicantes albus et griseus

Über den **R. communicans albus** ziehen präganglionäre sympathische Fasern (1. Neuron) zum Grenzstrang. Ein Teil der Fasern zieht dabei nach Umschaltung im Grenzstrang über den **R. communicans griseus** (postganglionäre Fasern des 2. Neurons) zurück, um sich wieder den Rr. anteriores et posteriores der Spinalnerven anzuschließen. Da sich die ersten Neurone des Sympathikus nur in thorakolumbalen Segmenten finden, trifft man zervikal oder sakral ausschließlich Rr. communicantes grisei und nie Rr. communicantes albi an (→ Kap. 48).

R. meningeus

Der R. meningeus ist ein rein sensibler Ast, der über das Foramen intervertebrale wieder zurück in den Wirbelkanal zieht, um dort das Periost, die Disci intervertebrales und die Rückenmarkshäute zu innervieren. Die Rr. meningei der oberen Zervikalnerven beteiligen sich zudem an der Innervation der Dura mater (→ Kap. 34) der hinteren Schädelgrube.

Zusammenfassung

- Es gibt 31–33 Spinalnervenpaare, die aus der Vereinigung einer motorischen und einer sensiblen Wurzel entstehen, welche ihrerseits in das jeweilige Rückenmarksegment aus- bzw. eintreten. Gleich nach dieser Vereinigung teilt sich der Spinalnerv in folgende Äste auf:
  - R. anterior für die Muskulatur und Haut der vorderen Rumpfwand und der Extremitäten
  - R. posterior für die Muskulatur und Haut der hinteren Rumpfwand
  - R. meningeus für die Rückenmarkshäute
  - Rr. communicantes zur Verbindung der Spinalnerven mit dem sympathischen Grenzstrang
- Die Rr. anteriores bilden außer im Thorakalbereich, wo sie in segmentaler Anordnung verlaufen, sog. Plexus (Bsp.: Plexus brachialis) aus, in denen sie sich verflechten.

→ 9 Segmentale und periphere Innervation

Die Symptomatik spinaler Wurzelläsionen unterscheidet sich deutlich von peripheren Nervenläsionen. Um diese Unterscheidung in der neurologischen Diagnostik sicher treffen zu können, ist es daher von klinischer Relevanz, die Grundlagen segmentaler und peripherer Innervation zu kennen. Zur Wiederholung: Die beiden Spinalnerven eines Spinalnervenpaars entstehen jeweils durch Vereinigung einer vorderen und einer hinteren Wurzel, die aus einem Rückenmarksegment hervorgehen. Jeder Spinalnerv teilt sich dann kurz nach Verlassen des Spinalkanals in einen vorderen und hinteren Ast. Im Rumpfbereich ziehen diese Äste unter Beibehaltung ihrer segmentalen Anordnung als **Nn. intercostales** (Rr. anteriores der Nn. thoracici) zur vorderen und seitlichen Rumpfwand und als Rr. posteriores der Nn. thoracici zur hinteren Rumpfwand. So wird ein bestimmter Bereich der Rumpfwand von einem bestimmten Nerv (z. B. 6. Interkostalnerv) versorgt, der wiederum einem bestimmten Rückenmarksegment zuzuordnen ist. Im Bereich der Extremitäten und des Halses verlieren die Rr. anteriores aber ihre segmentale Anordnung und vermischen sich in den Plexus, sodass die aus den Plexus hervorgehenden peripheren Nerven Fasern mehrerer Segmente besitzen und einzelne Segmente wiederum mehrere periphere Nerven speisen. Die Plexusbildung hat zur Folge, dass die segmentale (radikuläre) Innervation, d. h. das Innervationsgebiet eines Segments, nur noch im Rumpfbereich mit der peripheren Innervation, d. h. mit dem Innervationsgebiet des peripheren Nervs, übereinstimmt.

Segmentale und periphere Innervation der Skelettmuskulatur

Da aus den Plexus periphere Nerven (z. B. N. axillaris) hervorgehen, die ihre motorischen Fasern aus verschiedenen Segmenten beziehen, werden die jeweiligen Skelettmuskeln (z. B. M. deltoideus) mindestens durch zwei Rückenmarksegmente (z. B. C5–C6) versorgt (**multisegmentale Innervation,** → Abb. 9.1), wobei es Ausnahmen im Rumpfbereich gibt. Für die Klinik bedeutet das:
- Bei Schädigung einer Vorderwurzel ist der Muskel nur inkomplett gelähmt (Parese). Komplette Lähmungen treten erst bei Läsion mehrerer Vorderwurzeln auf!
- Da eine Vorderwurzel mehrere periphere Nerven und somit mehrere Muskeln versorgt, sind bei ihrem Ausfall aber auch gleich mehrere Muskeln betroffen!
- Bei Schädigung des peripheren Nervs fällt der von ihm versorgte Muskel komplett aus; es resultiert das Bild einer schlaffen Lähmung.

Für die Diagnostik radikulärer Schädigungen gibt es sog. **Kennmuskeln.** Das sind Muskeln, die nur, oder wenigstens vorwiegend, von einem Segment innerviert werden, sodass sie – im Fall ihrer isolierten Lähmung – auf eine Läsion in dem/den entsprechenden spinalen Segment/en hinweisen können (→ Tab. 9.1).

Segmentale und periphere Innervation der Haut

Auch die sensiblen Fasern der Rr. anteriores vermischen sich in den Plexus. Im Gegensatz zur Skelettmuskulatur spalten sich aber die sensiblen Fasern, die zu einem Rückenmarksegment gehören, in der Peripherie vom peripheren Nerv ab und schließen sich wieder in segmentaler Anordnung zu Nerven für die Innervation der Haut zusammen (→ Abb. 9.2). Das bedeutet, dass man jedem Hautgebiet ein Segment zuordnen kann. Ein solches Hautareal, das von einem ganz bestimmten Segment innerviert wird, bezeichnet man als **Dermatom.** Es gibt ca. 30 Dermatome (Anhang, → Abb. 55.1), wobei Segment C1 – da aus ihm meist nur motorische Fasern hervorgehen – kein Dermatom besitzt. Benachbarte Dermatome überlappen sich nun stark, sodass es beim Ausfall eines Segments bzw. einer Hinterwurzel nicht zum kompletten Ausfall, sondern lediglich zu einer Minderung der Sensibilität im betroffenen Segment kommt. Da sich die Dermatome der Schmerzempfindung weniger stark überlappen als die der Berührungsempfindung, kann man durch Überprüfung der Schmerzempfindung das/die betroffen/n Dermatom/e (z. B. bei radikulärer Läsion, s. u.) zuverlässiger identifizieren! Ein peripherer Nerv wird nun mit sensiblen Fasern aus verschiedenen Seg-

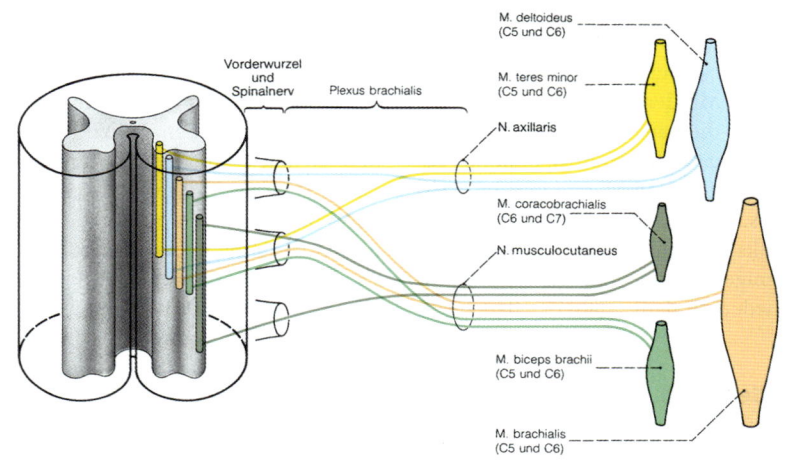

Abb. 9.1 Segmentale und periphere Innervation der Skelettmuskulatur [S010-2-16]

Tab. 9.1 Klinisch wichtige Segmente, deren zugehörige Nervenwurzeln z. B. durch Bandscheibenvorfälle komprimiert werden können (Wurzelkompressionssyndrom). Dadurch kommt es zu Kennmuskelbeeinträchtigungen und Sensibilitätsstörungen in den jeweiligen Dermatomen.

Segment (→ Syndrom)	Kennmuskel (→ Muskelbeeinträchtigung)	Dermatom (→ Sensibilitätsausfall)
C5	M. deltoideus, M. biceps brachii	Schulter und lateraler Oberarm
C6	M. biceps brachii, M. brachioradialis	unterer lateraler Oberarm, radialer Unterarm, Daumen und Zeigefinger
C7	M. triceps brachii, M. pronator teres	dorsaler lateraler Unterarm, mittlere drei Finger
C8	kleine Handmuskeln	dorsaler medialer Unterarm, Ring- und Kleinfinger
L3	M. quadriceps femoris, M. iliopsoas	lateral vom Trochanter major über den Oberschenkel nach medial bis zum Knie
L4	M. quadriceps femoris, M. tibialis anterior	Verlaufsrichtung wie Dermatom von L3, aber tiefer: vom lateralen Oberschenkel zum medialen Knöchel
L5	M. tibialis posterior, M. extensor hallucis longus	lateral vom Oberschenkel über Kniegelenk, entlang der Schienbeinkante zur Dorsalseite des Fußes bis zur Großzehe
S1	M. triceps surae, M. gluteus maximus	Dorsalseite von Ober- und Unterschenkel, äußerer Knöchel, Kleinzehenbereich und laterale Fußsohle

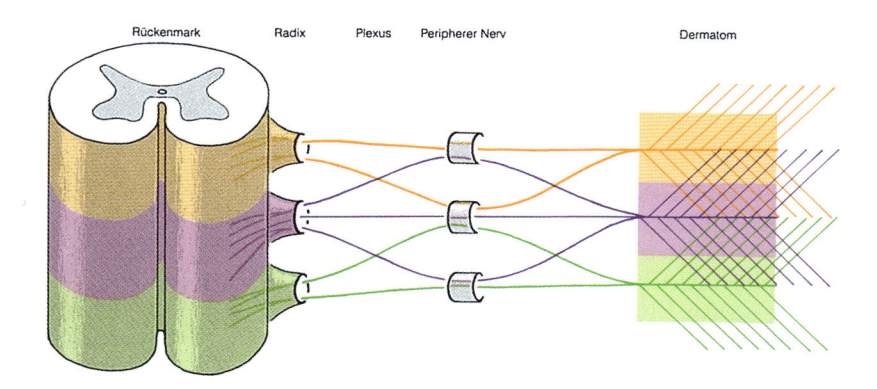

Peripheres Nervensystem

Abb. 9.2 Segmentale und periphere Innervation der Haut [S010-2-16]

menten gespeist, d. h., er versorgt mehrere Dermatome. Gleichzeitig versorgt ein Segment verschiedene Nerven mit sensiblen Fasern. Dadurch stimmen auch hier – der Rumpfbereich wieder ausgenommen – die Versorgungsgebiete der peripheren Nerven (Anhang, → Abb. 55.2) nicht mit den Dermatomen überein. Das von einem peripheren Nerv sensibel versorgte Areal wird als **Maximalgebiet** bezeichnet. Da sich aber auch die Felder der peripheren Innervation überlappen, wird das Maximalgebiet auch von anderen Nerven mitversorgt. Nur ein kleines Areal innerhalb des Maximalgebiets, das **Autonomiegebiet,** wird nicht von anderen Nerven mitversorgt. Bei Schädigung eines peripheren Nervs kommt es daher zu Sensibilitätsstörungen im Maximalgebiet, aber nur in seinem Autonomiegebiet zum kompletten Sensibilitätsausfall!

> Eine typisch segmentale Erkrankung ist die **Gürtelrose.** Sie wird durch Herpes-Zoster-Viren hervorgerufen, welche die sensiblen Spinalganglien befallen und sich von dort aus in die Peripherie ausbreiten. Im dazugehörigen Dermatom kommt es zu starken Schmerzen, Rötung und Bläschenbildung.

Spinale Wurzelkompression (radikuläres Syndrom)

Ein spinales Wurzelkompressionssyndrom (z. B. C6-Syndrom) entsteht durch Druck auf die Spinalwurzel, welcher meist durch Bandscheibenvorfälle (→ topografische Nähe zwischen Bandscheiben und Rückenmark!) im Lenden- und Halsbereich hervorgerufen wird. Es kommt zu Symptomen, die dem Muster der segmentalen Innervation entsprechen:
- Schmerzen und Sensibilitätsausfälle im Dermatom des/der betroffenen Segments/Spinalwurzel
- Beeinträchtigung des/der Kennmuskel/n des betroffenen Segments
- Reflexstörungen
- Keine Störungen der Schweißsekretion bei Schädigungen oberhalb von T2 und unterhalb von L2, wo Bandscheibenvorfälle meist auftreten, da es in diesen Segmenten keine sympathischen Ursprungsgebiete für die Schweißsekretion gibt und die sympathischen Fasern erst distal der Wurzeln über den Grenzstrang zu den peripheren Nerven treten; Bei peripheren Läsionen ist hingegen eine Störung der Schweißsekretion (trockene, heiße Haut) zu erwarten!

> ## Zusammenfassung
> - Aufgrund der Plexusbildung der Rr. anteriores erhalten die peripheren Nerven motorische und sensible Zuflüsse unterschiedlicher Rückenmarksegmente, die ihrerseits mehrere periphere Nerven speisen. Dadurch versorgt ein Segment **mehrere** Muskeln und jeder Muskel wird von mindestens zwei Segmenten versorgt (multisegmentale Innervation). Die sensiblen Nervenfasern hingegen „entmischen" sich in der Peripherie wieder, sodass sie sich zur Innervation der Haut wieder in segmentaler Anordnung vorfinden. So versorgt jedes Segment **ein** spezielles Hautgebiet, das Dermatom. Diese sind nicht identisch mit den Hautfeldern der peripheren Nerven!
> - Im Rumpfbereich bleibt die segmentale Gliederung der Rr. anteriores erhalten, sodass die Dermatome (Hautinnervationsgebiete der Segmente) mit den Hautfeldern der peripheren Nerven übereinstimmen.

10 Plexus cervicalis, Rr. posteriores der Nn. cervicales (C1–C3)

Plexus cervicalis

Der Plexus cervicalis (→ Abb. 10.1) wird von den Rr. anteriores/ventrales der ersten vier zervikalen Spinalnerven (**C1–C4** und kleinere Anteile aus C5) gebildet und liegt lateral der Halswirbelsäule, vor den Ursprüngen des M. scalenus medius und des M. levator scapulae. Die Rr. anteriores geben jedoch, bevor sie den Plexus cervicalis bilden, kurze, tiefe Muskeläste ab, welche folgende Halsmuskeln innervieren:
- M. rectus capitis anterior, M. rectus capitis posterior
- M. longus capitis, M. longus colli
- Mm. scaleni
- Mm. intertransversarii anteriores cervicis und intertransversarii posteriores cervicis, wobei Letztere hauptsächlich durch hintere Spinalnervenäste versorgt werden
- M. levator scapulae (zusammen mit N. dorsalis scapulae)
- Längere Äste zu M. sternocleidomastoideus, M. trapezius (beide werden zusätzlich noch vom N. accessorius versorgt)

Da der Plexus cervicalis der motorischen und sensiblen Innervation der vorderen und seitlichen Halsregion dient, besitzt er sowohl eine motorische als auch eine sensible Wurzel (Radix motoria und Radix sensoria).

Radix motoria

Ansa cervicalis (profunda)

Aus C1 und C2 ziehen Fasern zum N. hypoglossus (XII. Hirnnerv), den sie allerdings als **Radix superior** der Ansa cervicalis wieder verlassen. Die Radix superior schließt sich mit Fasern aus C2 und C3, welche die **Radix inferior** der Ansa cervicalis bilden, zusammen. Über die Ansa cervicalis werden die **untere Zungenbeinmuskulatur** (infrahyale Muskulatur), der M. geniohyoideus (Muskel der suprahyalen Muskulatur) sowie über einen R. thyrohyoideus der M. thyrohyoideus versorgt. „Ansa" kommt übrigens aus dem Lateinischen und bedeutet so viel wie Griff, Henkel.

N. phrenicus

Der N. phrenicus (→ Abb. 10.2) entsteht aus Ästen von C3–C5 (v. a. aus C4) und innerviert motorisch das **Zwerchfell** (*griech.* phrenos = Zwerchfell) sowie mit sensiblen Anteilen **Pleura, Perikard und Peritoneum**.

> **Merke:** Three, four and five keep the diaphragma alive!

Er zieht an der Vorderfläche des M. scalenus anterior abwärts, um zwischen A. und V. subclavia in den Thorax zu gelangen. Dort läuft er zwischen Pars mediastinalis der Pleura parietalis und Perikard abwärts, wobei er mit Ästen das Perikard sowie Pars mediastinalis der Pleura parietalis und Pars diaphragmatica der Pleura parietalis innerviert. Er erreicht dann das Zwerchfell mit motorischen Fasern. Als Endäste des N. phrenicus gelangen die Rr. phrenicoabdominales über das Foramen venae cavae (rechter R. phrenicoabdominalis) bzw. über den Hiatus oesophageus (linker R. phrenicoabdominalis) in den Bauchraum. Dort innervieren sie das Peritoneum parietale am Zwerchfell sowie den Peritonealüberzug einiger Oberbauchorgane (z. B. der Gallenblase).

> Beim **Ausfall des N. phrenicus** kommt es auf der betroffenen Seite zum **Zwerchfellhochstand**. Da der N. phrenicus der wichtigste Atemmuskel ist, führt ein beidseitiger Ausfall zu einer schweren Beeinträchtigung der Atmung, ein einseitiger Ausfall ist dagegen zu verkraften.
> Eine **Reizung des N. phrenicus** (z. B. durch zu schnelles Trinken, viel Essen) ruft den pathologisch meist unbedeutenden **Schluckauf** (Singultus) hervor. Dabei kommt es zu unwillkürlichen Zwerchfellzuckungen, die mit einem Lufteinstrom verbunden sind. Allerdings schließt sich beim Einatmen die Stimmritze plötzlich, statt wie üblich die Luft durchströmen zu lassen. Daraus ergeben sich dann die charakteristischen Schluckaufgeräusche.

Abb. 10.1 Plexus cervicalis [S010-2-16]

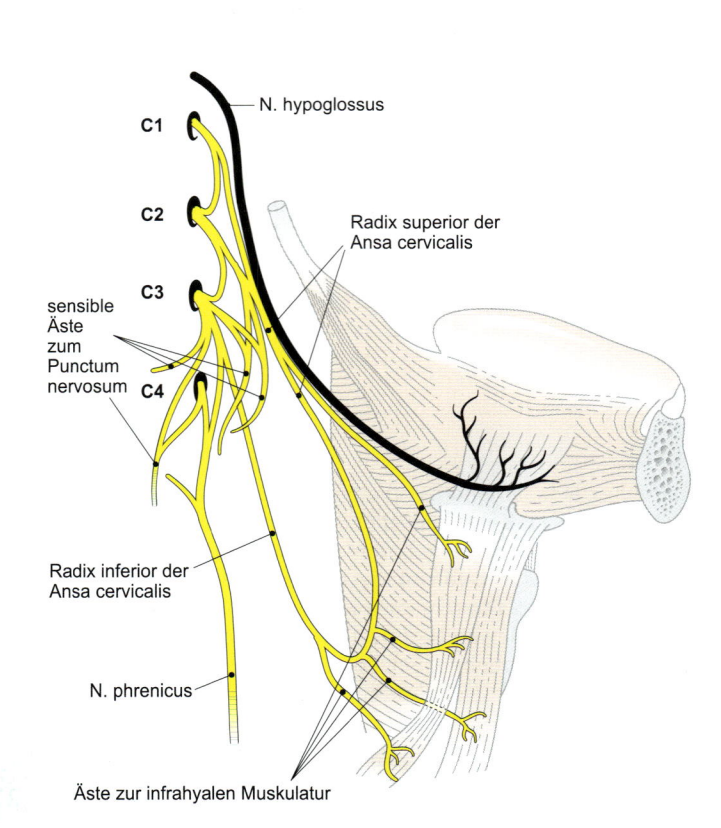

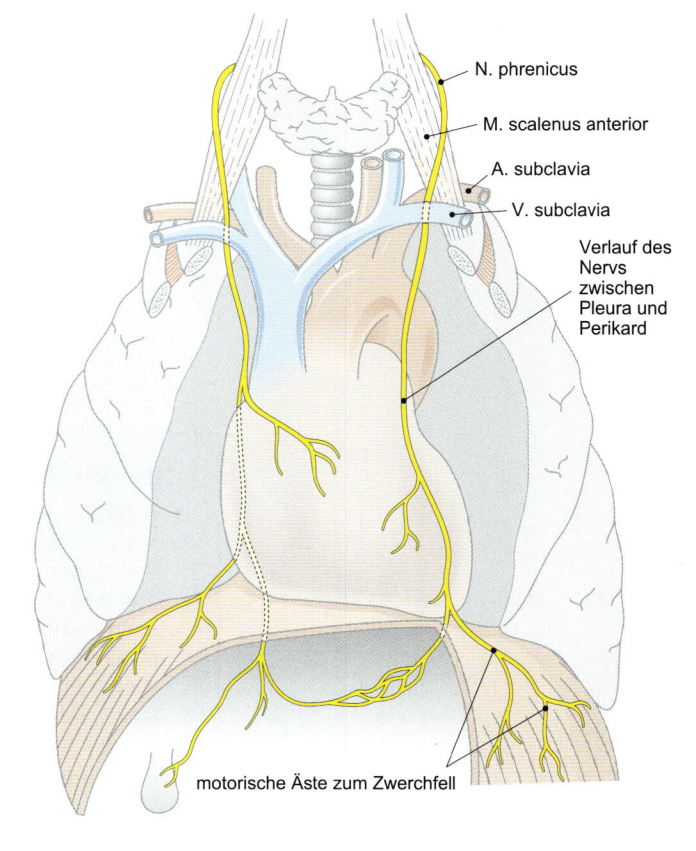

Abb. 10.2 N. phrenicus [R363/L141]

Peripheres Nervensystem

Radix sensoria

Die Radix sensoria des Plexus cervicalis durchbricht am Hinterrand des M. sternocleidomastoideus die Lamina superficialis der Fascia cervicalis und gelangt so aus tiefer gelegenen Muskelschichten in die Subcutis. Vom Punctum nervosum (→ Abb. 10.3) aus ziehen dort dann die vier sensiblen Hauptäste strahlenförmig zu ihren Innervationsgebieten.

N. occipitalis minor (C2)

Der N. occipitalis minor zieht am Hinterrand des M. sternocleidomastoideus nach oben und versorgt die Haut des **seitlichen Hinterkopfs** bis zum Innervationsgebiet des N. occipitalis major aus dorsalen Spinalnervenästen.

N. auricularis magnus (C2, C3)

Der N. auricularis magnus zieht als kräftigster Ast des Plexus cervicalis aufwärts, überkreuzt dabei den M. sternocleidomastoideus und versorgt die Haut der unteren, seitlichen Gesichtshälfte, einen Teil der Ohrmuschel sowie die Haut knapp hinter dem **Ohr**.

N. transversus colli (C2, C3)

Auch dieser Nerv überquert den M. sternocleidomastoideus und innerviert die **vordere Halsregion** zwischen Unterkieferrand und Sternum. Über eine Anastomose ist er mit dem R. colli n. facialis (**Ansa cervicalis superficialis**) verbunden, welcher das Platysma versorgt.

> Der Begriff Ansa cervicalis superficialis wird in neuerer Nomenklatur nicht mehr verwendet, sodass – wenn man von der Ansa cervicalis spricht – die Ansa cervicalis profunda gemeint ist.

Nn. supraclaviculares (C3, C4)

Diese kräftigen Äste versorgen in drei Gruppen (Nn. supraclaviculares mediales, intermedii und laterales) die Haut der **unteren** seitlichen **Halsgegend** und der **Schulter** sowie einen wenige Zentimeter breiten Streifen unterhalb des Schlüsselbeins.

Rr. posteriores der Nn. cervicales aus C1–C3

N. suboccipitalis (C1)

Der motorische N. suboccipitalis zieht oberhalb des hinteren Atlasbogens unter der A. vertebralis in das Trigonum suboccipitale. Das Trigonum wird im Übrigen durch den M. rectus capitis posterior major und die Mm. obliqui capitis superior et inferior gebildet. Der N. suboccipitalis innerviert die **kurzen Nackenmuskeln** (Mm. recti capitis posteriores major et minor, Mm. obliqui capitis superior et inferior) sowie den M. semispinalis capitis und den M. longissimus capitis.

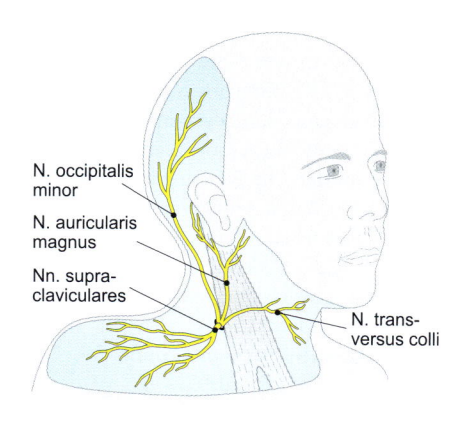

Abb. 10.3 Nerven des Punctum nervosum [R363/L141]

N. occipitalis major (C2)

Der N. occipitalis major kommt zwischen Atlas und Axis hervor und biegt unterhalb des M. obliquus capitis inferior nach oben ab. Er durchbricht dann den M. semispinalis capitis und den M. trapezius sowie die Fascia nuchae (Fortsetzung der Lamina superficialis der Fascia cervicalis). Seine Äste begleiten und überkreuzen die A. occipitalis und versorgen die **Haut des Nackens** und des **Hinterkopfs**. Mit den motorischen Anteilen versorgt er die **Mm. semispinalis, longissimus und splenius capitis**.

N. occipitalis tertius (C3)

Der sensible N. occipitalis tertius durchbricht den M. semispinalis capitis und M. trapezius und beteiligt sich an der **Innervation der Nackenhaut**.

Zusammenfassung

- Der Plexus cervicalis aus den Rr. anteriores der ersten vier Zervikalnerven versorgt sensibel die Haut der vorderen und seitlichen Halsregion, der Schulter und des seitlichen Hinterkopfs sowie Teile der Ohrmuschel. Der N. phrenicus aus dem Plexus cervicalis innerviert zudem Pleura und Perikard sowie Teile des Peritoneums sensibel. Die motorischen Äste des Plexus versorgen die infrahyale Muskulatur sowie über den N. phrenicus das Zwerchfell.
- Die Rr. posteriores der ersten drei Zervikalnerven innervieren die autochthone Rückenmuskulatur des Nacken- und Kopfbereichs sowie die Haut des Hinterkopfs und des Nackens.

11 Plexus brachialis

Der Plexus brachialis (→ Abb. 11.1) dient der Innervation von Arm und Schulter und wird von den Rr. anteriores/ventrales der Spinalnerven aus den Segmenten **C5–T1** und von einem kleineren Faseranteil aus C4 und T2 gebildet. Die Rr. anteriores treten zusammen mit der A. subclavia in der (hinteren) Skalenuslücke (zwischen M. scalenus anterior und M. scalenus medius) hervor und formieren sich oberhalb der Clavicula zunächst zu drei Strängen:
- **Truncus superior** (aus C5 und C6)
- **Truncus medius** (aus C7)
- **Truncus inferior** (aus C8 und T1)

> Im Engpass der Skalenuslücke können der Plexus brachialis und die A. subclavia durch Hypertrophie der Skalenusmuskeln oder durch Halsrippen (treten bei ca. 1% der Menschen auf) komprimiert werden. Dadurch kommt es zum **Skalenus-Syndrom** mit Schmerzen sowie Sensibilitäts- und Durchblutungsstörungen im Bereich der Schulter und der oberen Extremität.

Die drei Trunci teilen sich dorsal der Clavicula jeweils in einen ventralen und dorsalen Ast (Divisiones anteriores und Divisiones posteriores). Die Divisiones schließen sich dann im Bereich der Achselhöhle zu drei Bündeln zusammen, die nach ihrer Lage zur A. axillaris benannt werden.
- **Fasciculus posterior**: entsteht aus den dorsalen Divisiones aller drei Trunci und liegt **hinter** der A. axillaris. Aus ihm gehen folgende Äste hervor:
  - N. subscapularis
  - N. thoracodorsalis
  - N. axillaris
  - N. radialis
- **Fasciculus lateralis**: entsteht aus den ventralen Divisiones des Truncus superior und des Truncus medius und liegt **lateral** der A. axillaris. Aus ihm gehen folgende Äste hervor:
  - N. musculocutaneus
  - N. pectoralis lateralis
  - Radix lateralis des N. medianus
- **Fasciculus medialis**: entsteht aus der ventralen Divisio des Truncus inferior und liegt **medial** der A. axillaris. Aus ihm gehen folgende Äste hervor:
  - Radix medialis des N. medianus
  - N. ulnaris
  - N. pectoralis medialis
  - N. cutaneus brachii medialis
  - N. cutaneus antebrachii medialis

> Eine **obere Plexuslähmung (Duchenne-Erb)** entsteht z. B. durch Auskugelung des Schultergelenks und betrifft die Wurzeln aus C5 und C6. Dabei kommt es zum Ausfall der Abduktoren und Außenrotatoren des Schultergelenks, der Oberarmbeuger sowie des M. supinator.
> Eine **untere Plexuslähmung (Déjerine-Klumpke)** betrifft die Wurzeln C8 und T1, wobei hier v. a. die kleinen Handmuskeln und oft die langen Fingerbeuger ausfallen.

Der Plexus brachialis wird in einen supraklavikulären Teil (Pars supraclavicularis) zwischen Wirbelsäule und Clavicula und einen infraklavikulären Teil zwischen Clavicula und Achselhöhle gegliedert. Eine Grafik zu den sensiblen Innervationsgebieten der einzelnen Äste des Plexus brachialis findet sich im Anhang (→ Abb. 55.2).

Pars supraclavicularis

Die Äste des supraklavikulären Teils gehen direkt aus den **Rr. anteriores** oder aus den **Trunci** hervor.

N. dorsalis scapulae (C4, C5)
Der N. dorsalis scapulae durchzieht den M. scalenus medius und zieht nach dorsal zum **M. levator scapulae** sowie zu den **Mm. rhomboidei major et minor**, die er motorisch innerviert.

N. thoracicus longus (C5–C7)
Auch dieser Nerv durchbohrt den M. scalenus medius, zieht dann aber in ventraler Richtung auf dem **M. serratus anterior**, den er innerviert, nach kaudal.

> Durch seinen Verlauf entlang der Thoraxwand wird der **N. thoracicus longus** häufig **lädiert**, z. B. bei Operationen, aber auch durch mechanische Schädigungen (z. B. beim längeren Tragen eines Rucksacks → Rucksacklähmung). Der Arm kann infolge einer Lähmung des M. serratus anterior kaum mehr über die Horizontale angehoben werden. Außerdem steht der mediale Schulterblattrand ab (Scapula alata).

N. subclavius (C5, C6)
Der N. subclavius zieht in kurzem Verlauf zum **M. subclavius**, den er innerviert.

N. suprascapularis (C4–C6)
Der N. suprascapularis zieht durch die Incisura scapulae nach dorsal zum **M. supraspinatus** sowie zum **M. infraspinatus**, die er beide innerviert.

Pars infraclavicularis

Die Äste des infraklavikulären Teils entspringen aus den **Faszikeln** (s. o.).

N. subscapularis (C5–C7)
Der N. subscapularis geht aus dem Fasciculus posterior hervor und versorgt den **M. subscapularis** und z. T. noch den M. teres major.

N. thoracodorsalis (C6–C8)
Der N. thoracodorsalis entspringt ebenfalls aus dem Fasciculus posterior und zieht zur Innenseite des **M. latissimus dorsi**. Er versorgt diesen sowie den **M. teres major**.

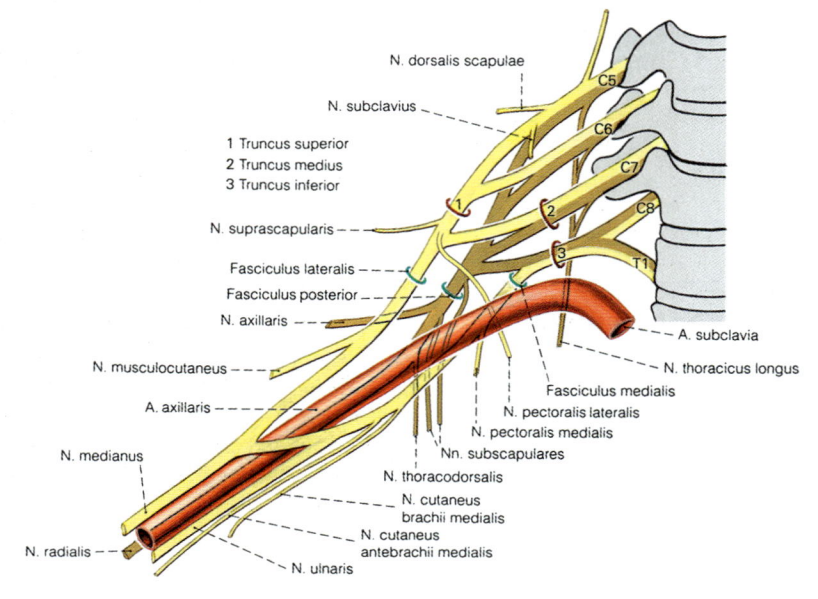

Abb. 11.1 Plexus brachialis [S101-2-16]

Peripheres Nervensystem

N. axillaris (C5, C6)

Verlauf

Der N. axillaris (→ Abb. 11.2) entspringt aus dem posterioren Faszikel und zieht nach dorsal, wo er unter dem M. deltoideus gemeinsam mit der A. circumflexa humeri posterior entlang dem Collum chirurgicum durch die **laterale Achsellücke** zieht. Er liegt der Schultergelenkkapsel dicht an, wodurch er bei Schultergelenkluxationen sehr gefährdet ist (s. u.).

Äste

- **Rr. musculares** für:
  - M. deltoideus
  - M. teres minor
- Der sensible Endast **N. cutaneus brachii lateralis superior**: tritt am hinteren Rand des M. deltoideus hervor und versorgt die Haut des oberen seitlichen und hinteren Oberarms

> Bei Schultergelenkluxationen, aber auch bei Oberarmfrakturen im Bereich des Collum chirurgicum kann der **N. axillaris geschädigt** werden. Daraus resultieren dann v. a. eine verminderte Abduktionsfähigkeit (Ausfall des M. deltoideus) im Schultergelenk sowie Sensibilitätsstörungen im Bereich des vom N. axillaris versorgten Hautgebiets.

N. radialis (C5–T1)

Verlauf

Der N. radialis (→ Abb. 11.2) stellt die Fortsetzung des Fasciculus posterior dar. Er verläuft mit der A. profunda brachii zwischen medialem und lateralem Kopf des M. triceps brachii zum **Sulcus n. radialis** des Humerus, in welchem er schraubenartig nach distal zieht. Ungefähr in der Mitte des Humerus durchbricht er das Septum intermusculare brachii laterale, wodurch er von der Extensoren- in die Flexorenloge gelangt. Proximal des Epicondylus lateralis des Humerus tritt er in den **Radialistunnel** zwischen M. brachioradialis und M. brachialis und erreicht dann die Ellenbeuge. Vor dem Caput radii teilt er sich dann in einen R. profundus und einen R. superficialis. Der **R. profundus** zieht durch den Supinatorkanal (zwischen dem oberflächlichen und tiefen Teil des M. supinator) und erreicht mit seinem dünnen sensiblen Endast N. interosseus antebrachii posterior das Handgelenk. Der sensible **R. superficialis** zieht mit der A. radialis nach distal, wo er zwischen Radius und M. brachioradialis auf den Handrücken gelangt.

Äste

- Proximal des Sulcus n. radialis:
  - **N. cutaneus brachii posterior** zur Versorgung der Haut an der Dorsalseite des Oberarms
  - **N. cutaneus brachii lateralis inferior** zur Versorgung der Haut des unteren seitlichen Oberarms
  - **Rr. musculares** für den M. triceps brachii und den M. anconeus
- Im Sulcus n. radialis:
  - **N. cutaneus antebrachii posterior** zur Versorgung der Haut an der Dorsalseite des Unterarms
- Nach dem Sulcus n. radialis bis zur Aufspaltung in R. profundus und R. superficialis:
  - **Rr. musculares** für die Innervation der radialen Muskelgruppe des Unterarms (Mm. brachioradialis, extensores carpi radiales longus et brevis)
  - **R. profundus**: versorgt mit seinen Ästen sämtliche Muskeln der Extensorengruppe des Unterarms (M. extensor digitorum communis, M. extensor digiti minimi etc.)
- **R. superficialis**: versorgt den radialen Handrücken sensibel und endet in den **Nn. digitales dorsales** zur sensiblen Innervation der Grund- und Mittelphalangen der radialen 2½ Finger auf der Streckseite (Daumen, Zeigefinger, radiale Hälfte des Mittelfingers)

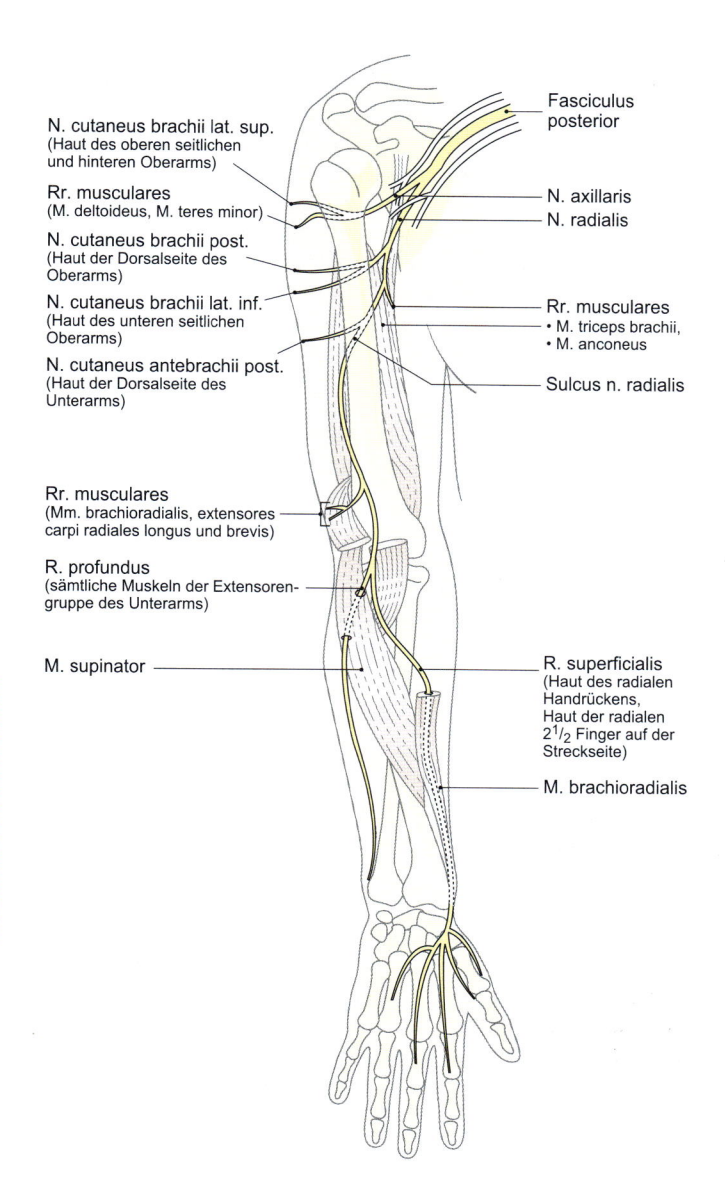

Abb. 11.2 N. radialis und N. axillaris [L141]

→ 11 Plexus brachialis

Proximale Läsionen des N. radialis in der Achselhöhle (z. B. durch Druck von Krücken ausgelöst → Krückenlähmung) führen zum Ausfall des M. triceps brachii sowie zu Sensibilitätsstörungen in den vom N. radialis versorgten Arealen. Durch den Ausfall der Brachioradialis- und Extensorengruppe des Unterarms ist der Faustschluss nicht mehr vollständig möglich, da hierzu die Hand gestreckt werden muss. Zudem führt die fehlende Streckmöglichkeit in Finger- und Handgelenken zum Überwiegen der Flexoren und damit zum klinischen Bild der **Fallhand** (→ Abb. 11.3). Diese tritt auch bei Schädigungen im Bereich des Sulcus n. radialis (Frakturen; chronischer Druck → Parkbanklähmung) auf, wobei der M. triceps brachii hier noch intakt ist und sich die Sensibilitätsausfälle auf Hand und Unterarm beschränken.
Distale Schädigungen, die den R. profundus im Supinatorkanal (Frohse-Arkade) betreffen **(Supinatorsyndrom),** führen nicht zu Sensibilitätsstörungen, sondern „nur" zu Paresen der Unterarmextensoren und damit nicht zum klinischen Vollbild der „Fallhandsymptomatik" (da der sensible R. superficialis sowie die Rr. musculares für die brachioradiale Muskelgruppe vor Eintritt in den Supinatorkanal abgegeben werden).

N. musculocutaneus (C5–C7)
Verlauf
Der N. musculocutaneus (→ Abb. 11.4) geht aus dem Fasciculus lateralis hervor und durchbohrt den **M. coracobrachialis.** Anschießend verläuft er in der Flexorenloge zwischen M. brachialis und M. biceps brachii nach distal. Im Bereich der Ellenbeuge durchbricht er die Faszie und zieht unter der Haut als N. cutaneus antebrachii lateralis bis zum Handgelenk.

Äste
Mit den **Rr. musculares** innerviert er die Beugemuskulatur des Oberarms. Dabei gibt er nacheinander Äste für folgende Muskeln ab:
- M. coracobrachialis
- M. biceps brachii
- M. brachialis

Mit seinem sensiblen Endast **N. cutaneus antebrachii lateralis** versorgt er die Haut an der Radialseite des Unterarms.

Bei **Ausfall des N. musculocutaneus** ist die Beugefähigkeit im Ellbogen eingeschränkt, aber nicht völlig aufgehoben, da einige vom N. radialis innervierte Unterarmmuskeln beugend wirken.
Bei einer **Schädigung im Bereich des Ellbogengelenks** (z. B. durch intravenöse Injektionen) kommt es dagegen lediglich zu sensiblen Ausfällen, da die Rr. musculares bereits weiter proximal aus dem Nerv hervorgegangen sind.

Nn. pectorales lateralis et medialis (C8–T1)
Der N. pectoralis lateralis entspringt aus dem Fasciculus lateralis und innerviert neben dem M. pectoralis minor v. a. den M. pectoralis major. Der N. pectoralis me-

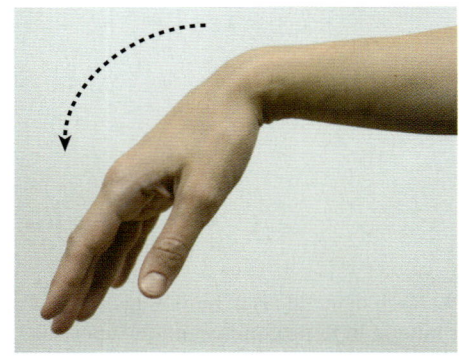

Abb. 11.3 Fallhand [S007-1-24]

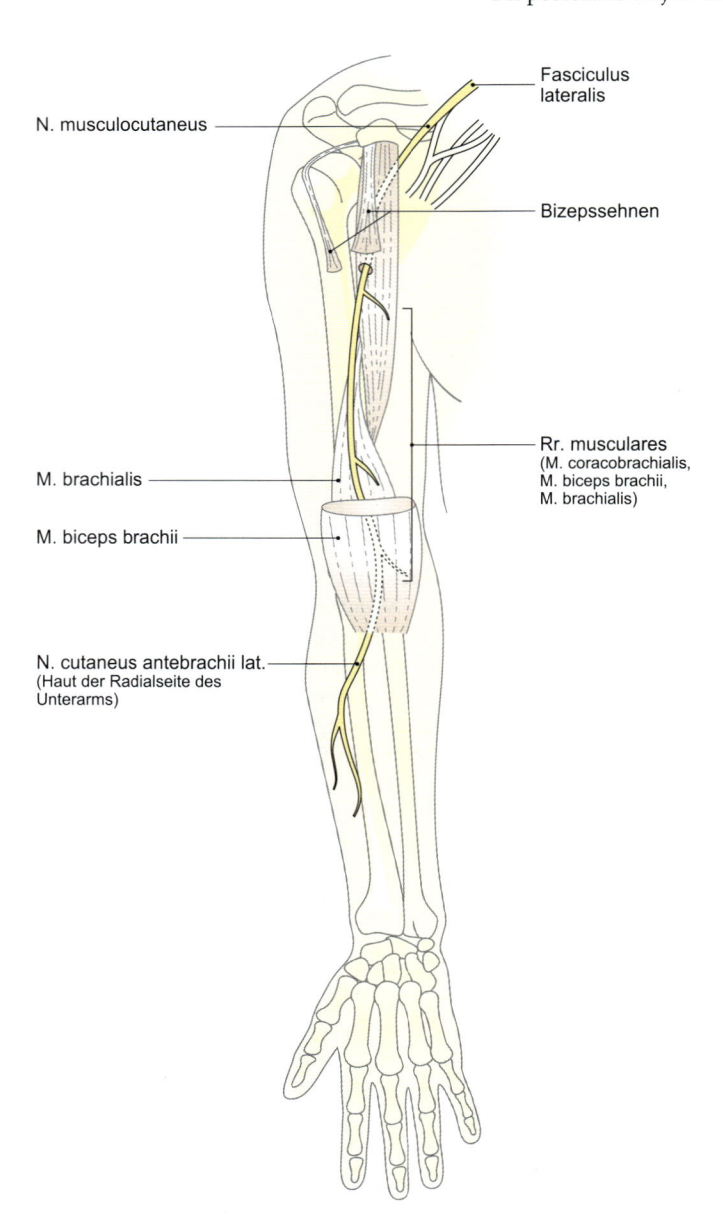

Abb. 11.4 N. musculocutaneus [L141]

...dialis geht vom Fasciculus medialis ab und innerviert v. a. den M. pectoralis minor.

N. medianus (C6–T1)
Verlauf
Der N. medianus (→ Abb. 11.5) geht aus zwei Wurzeln hervor: Radix lateralis aus dem Fasciculus lateralis und Radix medialis aus dem Fasciculus medialis. Beide Wurzeln vereinigen sich auf der A. axillaris und bilden die Medianusgabel. Der Nerv zieht dann mit der A. brachialis in der medialen Bizepsfurche (**Sulcus bicipitalis medialis**) und am Septum intermusculare entlang zur Ellenbeuge. Hier tritt er zwischen den beiden Köpfen des **M. pronator teres** hindurch, gibt unterhalb dieses Muskels den N. interosseus antebrachii ab und zieht dann zwischen M. flexor digitorum superficialis und M. flexor digitorum profundus nach distal. Vor dem Handgelenk befindet er sich zwischen den Sehnen des M. flexor carpi radialis und des M. palmaris longus in oberflächlicher Lage, sodass er bei Schnittverletzungen in diesem Bereich leicht geschädigt werden kann. Anschließend zieht er unter dem Retinaculum musculorum flexorum im **Canalis carpi** zur Hohlhand, wo er sich in drei Nn. digitales palmares communes aufspaltet, die ihrerseits in insgesamt sieben Nn. digitales palmares proprii enden.

Äste
- **Rr. musculares** direkt aus dem N. medianus versorgen:
  - M. pronator teres
  - M. flexor digitorum superficialis
  - M. palmaris longus
  - M. flexor carpi radialis
- Der **N. interosseus antebrachii** verläuft auf der Membrana interossea antebrachii nach distal und versorgt
  - M. flexor digitorum profundus (2. und 3. Finger)
  - M. flexor pollicis longus
  - M. pronator quadratus
- Der sensible **R. palmaris** geht oberhalb des Handgelenks aus dem N. medianus hervor, zieht über das Retinaculum musculorum flexorum und versorgt die Haut der radialen Hohlhand inkl. Handwurzel und Daumenballen.
- Der **N. digitalis palmaris communis I** gibt einen motorischen Ast für den Daumenballen ab, mit welchem er folgende Muskeln versorgt:
  - M. abductor pollicis brevis
  - M. flexor pollicis brevis (oberflächlicher Kopf)
  - M. opponens pollicis
- Die Nn. digitales palmares communes II–III versorgen:
  - Mm. lumbricales I und II (für 2. und 3. Finger)
- Die sensiblen **Nn. digitales palmares proprii** gehen aus den Nn. digitales palmares communes hervor und versorgen die Haut der radialen 3½ Finger auf der Palmarseite.

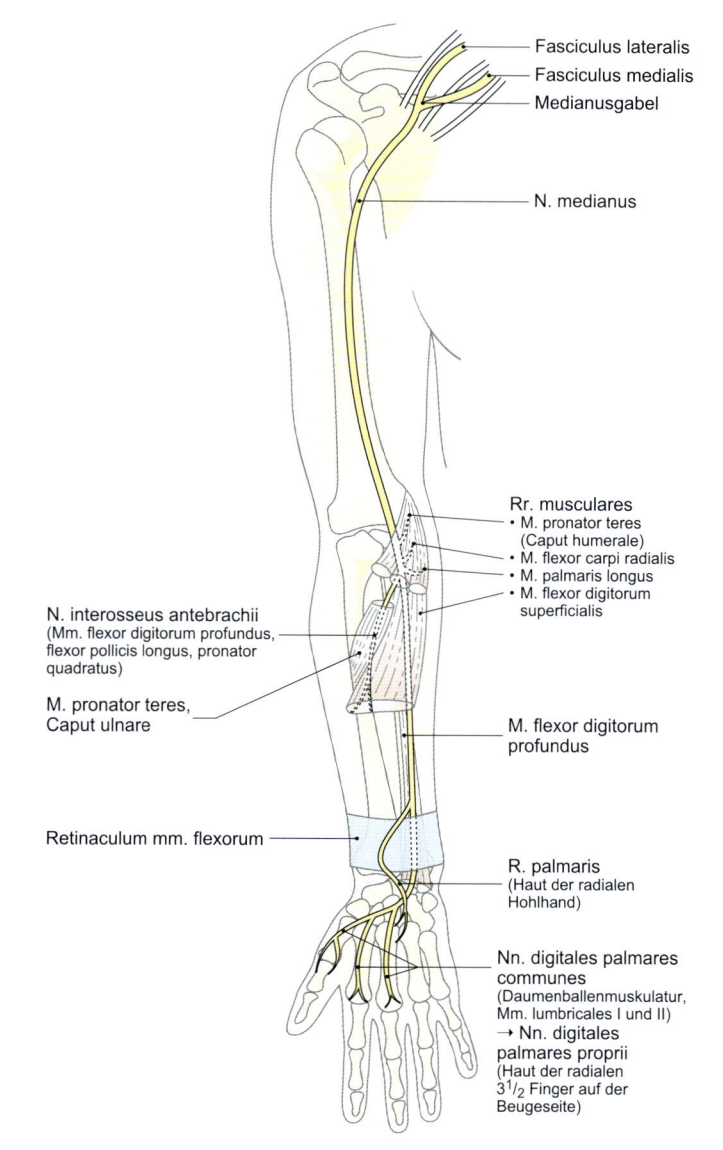

Abb. 11.5 N. medianus [L141]

11 Plexus brachialis

Bei **proximalen Schädigungen des N. medianus** (z. B. im Pronatorkanal) kommt es beim Faustschlussversuch zur **„Schwurhand"** (→ Abb. 11.6), da Zeige- und Mittelfinger sowie der Daumen nicht mehr gebeugt werden können, während die vom N. ulnaris innervierten 4. und 5. Finger noch intakt sind. Außerdem kann der Daumen nicht mehr opponiert werden; dadurch fällt die „Daumen-Kleinfinger-Probe" (Versuch, den Daumen an die Kleinfingerkuppe anzunähern) negativ aus. Die Abduktionsfähigkeit des Daumens ist aufgehoben, wodurch das „Flaschenzeichen" (Versuch, eine Flasche zu umgreifen) positiv ausfällt. Der Daumen gerät zudem durch den vom N. ulnaris innervierten und damit noch intakten M. adductor pollicis in Adduktionsstellung („Affenhand"). Des Weiteren atrophieren die Thenarmuskeln, und es kommt zu Sensibilitätsstörungen in dem vom N. medianus versorgten Gebiet.
Bei **distalen Schädigungen** (z. B. bei Karpaltunnelsyndrom) kommt es nicht zur „Schwurhand", da die entsprechenden Äste weiter proximal abgehen. Allerdings tritt aufgrund der Atrophie der vom N. medianus versorgten kurzen Handmuskeln ein positives Flaschenzeichen auf. Auch die sensible Innervation ist bei distalen Läsionen betroffen, ausgenommen der Bereich von Daumenballen und Handwurzel, da der R. palmaris noch intakt ist.

N. ulnaris (C8–T1)
Verlauf
Der N. ulnaris (→ Abb. 11.7) entspringt aus dem Fasciculus medialis und läuft zunächst im Sulcus bicipitalis medialis mit der A. brachialis abwärts. In der Mitte des Oberarms gelangt er durch das Septum intermusculare brachii mediale nach dorsal in die Extensorenloge und von dort aus in den **Sulcus n. ulnaris** des Epicondylus medialis des Humerus. An dieser Stelle liegt er dicht unter der Haut: Stößt man sich den Ellbogen an, so wird ein heftiger Schmerz ausgelöst, der von dort bis in die beiden ulnaren Finger ausstrahlt.
Der N. ulnaris tritt dann zwischen den beiden Köpfen des **M. flexor carpi ulnaris** wieder auf die Beugeseite zurück. Zusammen mit der A. ulnaris zieht er unter dem M. flexor carpi ulnaris zum Handgelenk, wo er oberhalb des Retinaculum musculorum flexorum in der Guyon-Loge verläuft. Dort teilt er sich anschließend in seine beiden Endäste, R. profundus und R. superficialis, auf. Der R. superficialis liegt unter der Palmaraponeurose, wo er sich in weitere Äste aufteilt, während der R. profundus in die Tiefe zieht, wo er parallel zum Arcus palmaris bogenförmig verläuft.

Äste
- Äste im Bereich des Unterarms zu M. flexor carpi ulnaris und M. flexor digitorum profundus (ulnare Hälfte)
- **R. dorsalis n. ulnaris:** spaltet sich ungefähr im Bereich der Unterarmmitte ab, zieht unter dem M. flexor carpi radialis zur Streckseite zurück und innerviert mit den Endästen **Nn. digitales dorsales** die Haut der ulnaren Streckseite der Hand sowie der dorsalen 2½ ulnaren Finger (die 2½ radialen Finger und die radiale Hand auf der Streckseite werden vom N. radialis versorgt!)
- **R. palmaris:** versorgt die Haut des ulnaren Handgelenkbereichs

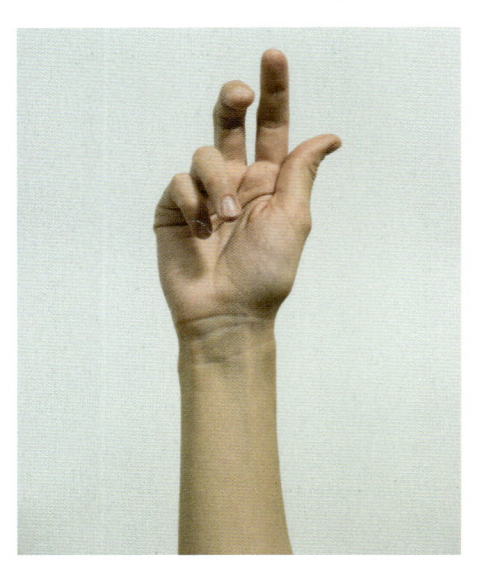

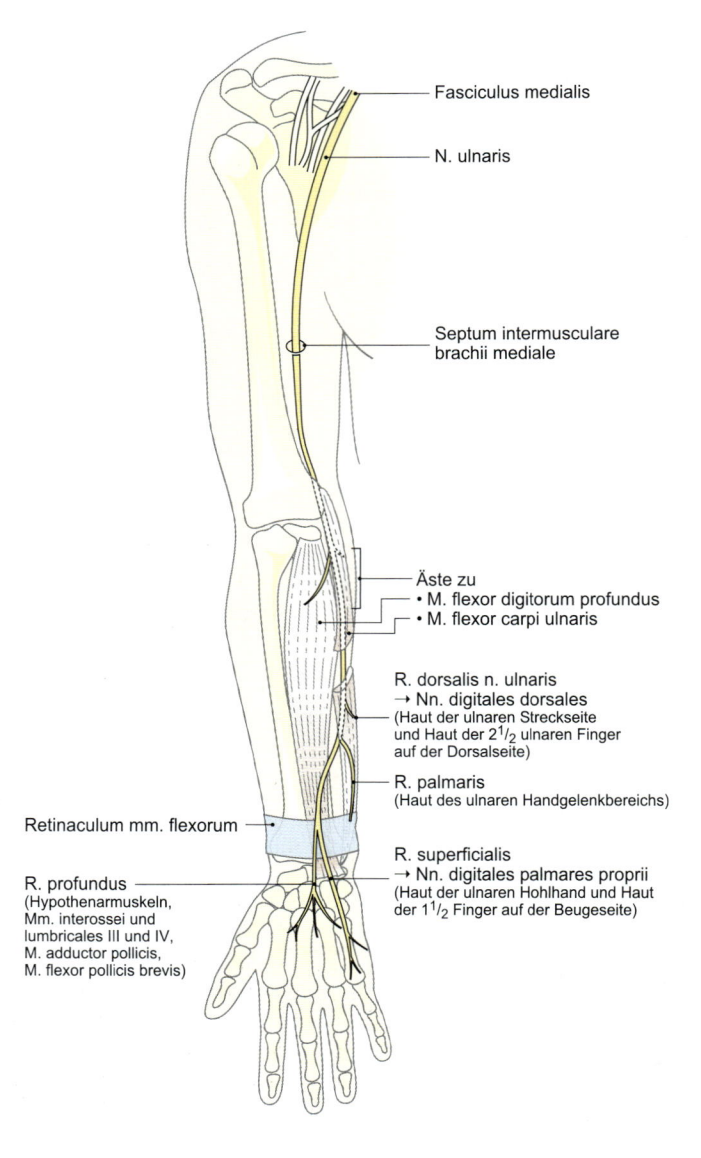

Abb. 11.6 Schwurhand [S007-1-24]

Abb. 11.7 N. ulnaris [L141]

Peripheres Nervensystem

- **R. profundus** für:
  - Alle Hypothenarmuskeln
  - Alle Mm. interossei
  - Mm. lumbricales III und IV
  - M. adductor pollicis
  - M. flexor pollicis brevis (tiefer Kopf)
- **R. superficialis:** innerviert mit einem motorischen Ast den M. palmaris brevis und spaltet sich dann in die **Nn. digitales palmares communes** auf, aus denen die **Nn. digitales palmares proprii** für die Haut der ulnaren Hohlhand sowie der ulnaren 1½ Finger (Beugeseite, Palmarseite) hervorgehen. Zur Wiederholung: Die Haut der radialen 3½ Finger auf der Beugeseite sowie die Haut der radialen Hohlhand werden vom N. medianus versorgt!

> Bei **proximalen Schädigungen des N. ulnaris** (Druckschädigungen am Sulcus n. ulnaris, Humerusfraktur etc.) kommt es neben entsprechenden sensiblen Störungen zum klinischen Bild der „**Krallenhand**" (→ Abb. 11.8). Durch den Ruhetonus der Extensoren und die Lähmung der Mm. lumbricales und der Mm. interossei, welche sonst im Fingergrundgelenk beugen und in den Mittel- und Endgelenken strecken, kommt es zur Überstreckung in den Grundgelenken und zur Beugung in den Mittel- und Endgelenken. Die Parese der Mm. interossei führt zudem zur Atrophie, wodurch die metakarpalen Zwischenräume einfallen. Die Daumen-Kleinfinger-Probe fällt negativ aus, da der M. adductor pollicis nicht adduziert werden kann, aber v. a. deshalb, weil die Hypothenarmuskulatur ausfällt (abgeschwächte Kleinfingerendgliedbeugung). **Distale Läsionen**, die nur den R. profundus betreffen, sind mit derselben Symptomatik verbunden, allerdings ohne Sensibilitätsausfälle (R. superficialis geht zuvor ab).

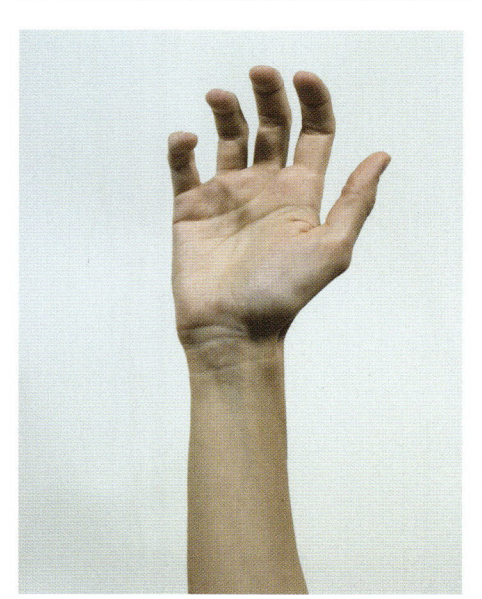

Abb. 11.8 Krallenhand [S007-1-24]

N. cutaneus brachii medialis (C8, T1)

Der sensible N. cutaneus brachii medialis entspringt aus dem medialen Faszikel, verläuft mit den Vv. brachiales, durchbricht die Faszie des Oberarms und versorgt die mediale Seite des Oberarms. Außerdem bildet er eine Anastomose zum 2. bzw. 3. Interkostalnerv (N. intercostobrachialis).

> Mammakarzinome metastasieren v. a. in die Lymphknoten der Achselhöhlen, wodurch der N. intercostobrachialis gereizt werden kann. Durch seine Verbindung zum N. cutaneus brachii medialis kann es so zu ziehenden Schmerzen am medialen Oberarm kommen, die dem Untersucher erste Hinweise auf ein Mammakarzinom geben sollten.

N. cutaneus antebrachii medialis (C8, T1)

Der ebenfalls sensible N. cutaneus brachii medialis entspringt aus dem medialen Faszikel und verläuft im Sulcus bicipitalis medialis zusammen mit dem subfaszialen Teil der V. basilica. Gemeinsam mit dieser tritt er durch die Faszie und versorgt mit dem
- **R. anterior** die Haut der vorderen Unterarmbeugeseite
- **R. ulnaris** die Haut des ulnaren Unterarmbereichs

Zusammenfassung

- Der Plexus brachialis wird von den Rr. anteriores der Spinalnerven aus C5–T1 gebildet und dient der Innervation von Schulter und oberer Extremität. Die Rr. anteriores formieren sich zunächst zu Trunci, aus denen dann die sog. Divisiones hervorgehen, welche sich wiederum zu drei Fasciculi zusammenschließen. Gegliedert wird der Plexus brachialis in einen supra- und einen infraklavikulären Teil.
- Die supraklavikulären Äste des Plexus (N. dorsalis scapulae, N. thoracicus longus, N. subclavius, N. suprascapularis) gehen direkt aus den Rr. anteriores oder den Trunci hervor und versorgen die Schulter- und Schultergürtelmuskulatur.
- Die Nerven des infraklavikulären Teils gehen aus den Faszikeln hervor und ziehen zu folgenden Muskeln und Hautgebieten (vereinfacht dargestellt):
  - N. subscapularis: M. subscapularis, teils M. teres major
  - N. thoracodorsalis: M. latissimus dorsi, M. teres major
  - N. axillaris: M. deltoideus, M. teres minor; Haut über dem M. deltoideus
  - N. radialis: Streckmuskeln des Ober- und Unterarms; Hautareale an der dorsalen oberen Extremität inkl. der dorsalen 2½ radialen Finger und Hand
  - N. musculocutaneus: Beuger des Oberarms; Haut der Radialseite des Unterarms
  - Nn. pectorales medialis et lateralis: Mm. pectorales major et minor
  - N. medianus: Beuger des Unterarms, Muskeln des Daumenballens; Haut der radialen Palma manus inkl. der palmaren 3½ radialen Finger
  - N. ulnaris: Muskeln des Kleinfingerballens, alle anderen kurzen Handmuskeln, die nicht vom N. medianus versorgt werden, wie z. B. die Mm. interossei und der M. adductor pollicis; Haut der ulnaren Seite der Hand mit den palmaren 1½ und den dorsalen 2½ Fingern
  - N. cutaneus brachii medialis und N. cutaneus antebrachii medialis: Haut der medialen Hälfte des Ober- und Unterarms
- Ein Ausfall der Nerven – durch Frakturen, chronische Druckeinwirkung etc. verursacht – resultiert in Muskelparesen und Sensibilitätsausfällen. Läsionen der Nn. medianus, ulnaris und radialis führen u. a. zu typischen Handstellungen. Merkspruch: Ich schwöre beim heiligen Medianus (N. medianus → Schwurhand), dass ich dir die Augen mit der Ulna auskratze (N. ulnaris → Krallenhand), wenn du vom Rad fällst (N. radialis → Fallhand).

12 Plexus lumbosacralis

Der Plexus lumbosacralis dient der Innervation der unteren Extremität und setzt sich aus dem Plexus lumbalis und dem Plexus sacralis zusammen. Der Plexus lumbalis wird von den Rr. anteriores aus **T12–L4** gebildet, während der Plexus sacralis seine Zuflüsse von den Rr. anteriores aus **L4–S4** erhält.
Eine Grafik zu den sensiblen Innervationsgebieten der einzelnen Äste des Plexus lumbosacralis findet sich im Anhang (→ Abb. 55.2).

Plexus lumbalis

Vor den Processus costales der Lendenwirbelkörper und noch innerhalb des M. psoas major formieren sich die Rr. anteriores der Spinalnerven aus den Segmenten T12–L4 zum Plexus lumbalis. Bevor dann nachfolgende sechs Nerven aus dem Plexus hervorgehen, spalten sich kurze **Rr. musculares** (T12–L4) für die Mm. psoas major et minor, die Mm. intertransversarii und den M. quadratus lumborum ab.

N. iliohypogastricus (L1)
Der N. iliohypogastricus (→ Abb. 12.1) tritt am lateralen Rand des M. psoas major aus und verläuft hinter der Niere und auf dem M. quadratus lumborum schräg nach kaudal. Er zieht dann zwischen M. transversus abdominis und M. obliquus inferior abdominis nach ventral, wo er kranial des äußeren Leistenrings die Aponeurose des M. obliquus externus durchbohrt und als sensibler R. cutaneus anterior endet.

Äste
- **Rr. musculares** für:
  - M. obliquus internus abdominis
  - M. transversus abdominis
- **R. cutaneus lateralis,** der oberhalb der Crista iliaca abgeht und die Haut der seitlichen Hüftregion versorgt
- **R. cutaneus anterior** für die Haut oberhalb des Leistenkanals und des Mons pubis

N. ilioinguinalis (L1)
Der N. ilioinguinalis verläuft kaudal des N. iliohypogastricus über dem M. quadratus lumborum nach schräg unten und tritt weiter ventral als der N. iliohypogastricus zwischen M. transversus abdominis und M. obliquus inferior abdominis. Er zieht dann durch den Leistenkanal (beim Mann zusammen mit dem Samenstrang, bei der Frau mit dem Lig. teres uteri), den er über den äußeren Leistenring mit sensiblen Fasern (Rr. scrotales anteriores bzw. labiales anteriores bei der Frau) verlässt.

Äste
- **Rr. musculares,** die vor dem Leistenkanal abgehen und folgende Muskeln versorgen:
  - M. obliquus internus abdominis
  - M. transversus abdominis
- **Rr. scrotales anteriores/Rr. labiales anteriores** für Scrotum und Peniswurzel (♂) bzw. für die Labia majora (♀)

N. genitofemoralis (L1–L2)
Der N. genitofemoralis durchbricht den M. psoas major und teilt sich auf diesem Muskel in seine beiden Endäste:
- Der **R. genitalis** zieht beim Mann mit dem Samenstrang und bei der Frau mit dem Lig. teres uteri durch den Leistenkanal in das Scrotum bzw. die Labia majora, deren Haut er sensibel versorgt. Zudem innerviert er die dem Scrotum bzw. den Labia majora benachbarten Hautareale des Oberschenkels. Beim Mann versorgt er außerdem noch mit motorischen Fasern den M. cremaster sowie die aus glatter Muskulatur bestehende Tunica dartos.
- Der **R. femoralis** zieht lateral der A. femoralis unterhalb des Leistenbands durch die Lacuna vasorum, erreicht über den Hiatus saphenus die Haut und besitzt auch in dessen Umgebung sein sensibles Innervationsgebiet.

N. cutaneus femoris lateralis (L2–L3)
Der sensible N. cutaneus femoris lateralis tritt lateral am M. psoas major aus und zieht über dem M. iliacus zur Spina iliaca superior. Unterhalb dieser zieht er mit dem N. femoralis und den beiden Muskeln (M. psoas major und M. iliacus) durch die Lacuna musculorum, durchbricht die Fascia lata und versorgt mit seinen Ästen die Haut des lateralen Oberschenkels.

> **Kompressionen des N. cutaneus femoris lateralis** führen zum sog. **Inguinaltunnelsyndrom** (Meralgia paraesthetica) mit Schmerzen und Sensibilitätsausfällen im Versorgungsgebiet des Nervs. Die Kompressionen können u. a. in der Schwangerschaft auftreten, aber auch beim Tragen einer engen Hose, weshalb das Syndrom auch als Jeans-Krankheit bezeichnet wird.

N. femoralis (L1–L4)
Der N. femoralis (→ Abb. 12.2) zieht als dickster und längster Ast des Plexus brachialis zwischen M. iliacus und M. psoas major zur Lacuna musculorum, die er u. a. mit den beiden Muskeln durchläuft. Von dort gelangt er in die Fossa iliopectinea und verzweigt sich in zahlreiche Äste.

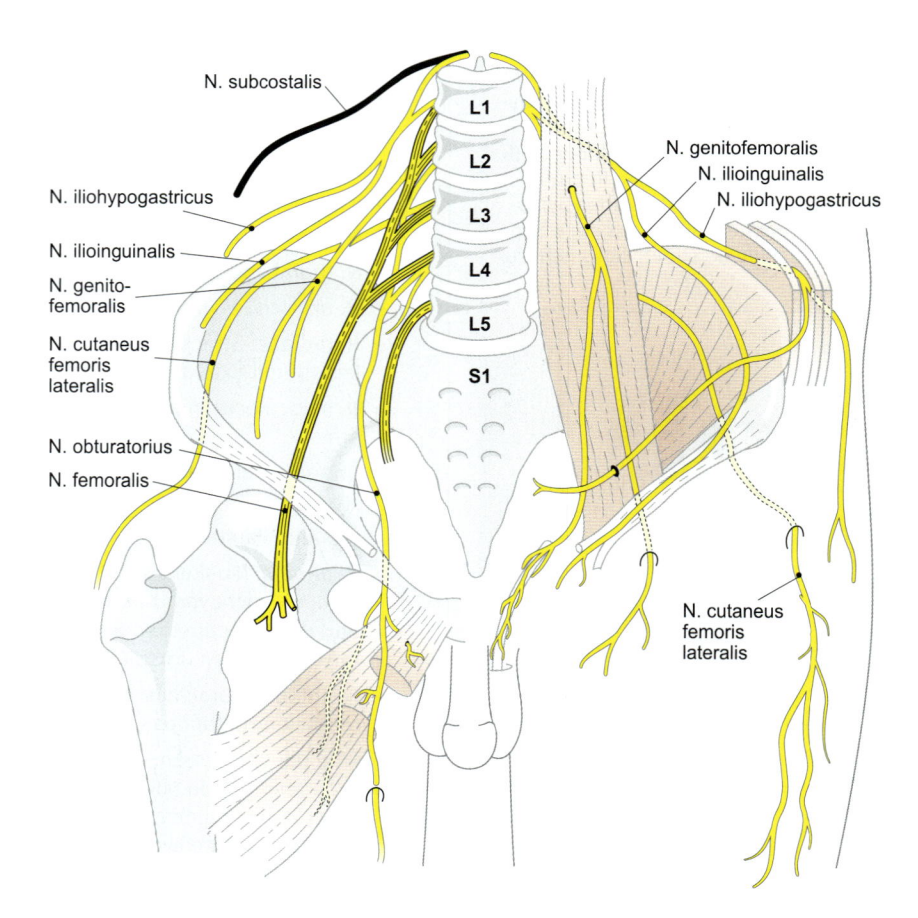

Abb. 12.1 Plexus lumbalis [R363/L141]

Peripheres Nervensystem

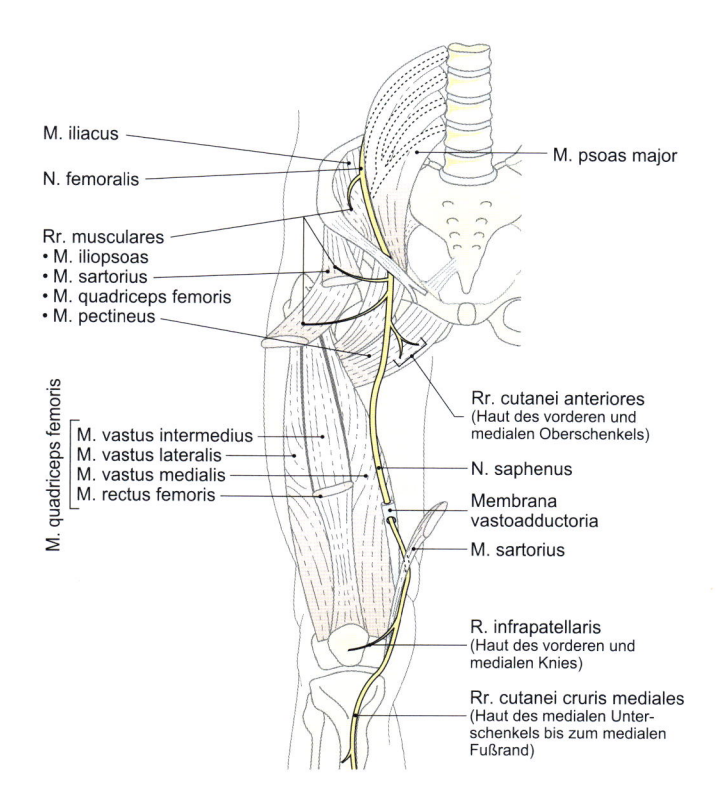

Abb. 12.2 N. femoralis [L141]

Äste
- **Rr. musculares** für die Mm. iliopsoas und pectineus sowie für die Extensoren des Oberschenkels (M. sartorius und M. quadriceps femoris)
- **Rr. cutanei anteriores** für die Haut des vorderen und medialen Oberschenkels
- **N. saphenus:** Dieser sensible Ast zieht mit den Vasa femoralia in den Canalis adductorius, verlässt diesen jedoch durch das Septum intermusculare vastoadductorium wieder, um unterhalb des M. sartorius nach distal zu ziehen. Auf seinem Weg zum medialen Fußknöchel wird er von der V. saphena magna begleitet. In seinem Verlauf gibt er folgende Äste ab:
  - **R. infrapatellaris** für die Haut des vorderen und medialen Knies
  - **Rr. cutanei cruris mediales** für die Haut des medialen Unterschenkels bis zum medialen Fußrand

> Ein **Ausfall des N. femoralis** führt je nach Läsionsort zu Sensibilitätsstörungen im entsprechenden Ober- und Unterschenkelbereich sowie zu Muskelparesen. Bei eher seltener kompletter Läsion fallen alle Extensoren des Oberschenkels aus, und auch der M. psoas major ist in seiner Funktion stark eingeschränkt, fällt aber nicht komplett aus, da er noch von Ästen direkt aus dem Plexus lumbalis innerviert wird! Durch die Lähmung der Muskeln kann im Kniegelenk nicht mehr gestreckt und im Hüftgelenk nur schwer gebeugt werden, was u. a. zu Schwierigkeiten beim Treppensteigen führt und ein Aufstehen aus dem Sitzen erschwert. Außerdem fällt der Patellarsehnenreflex aus oder ist stark vermindert.

N. obturatorius (L2–L4)
Der N. obturatorius tritt als einziger Nerv am medialen Rand des M. psoas major aus und zieht an der Wand des kleinen Beckens nach vorn, wobei er die Vasa iliaca communia unterkreuzt und lateral des Ureters liegt. Über den Canalis obturatorius und das Foramen obturatum gelangt er zum Oberschenkel, wobei er sich noch im Kanal in die beiden Endäste R. anterior und R. posterior aufteilt, die vor bzw. hinter dem M. adductor brevis nach distal ziehen.

Äste
- **Rr. musculares** gehen noch innerhalb des Canalis obturatorius ab und versorgen den M. obturatorius externus.
- **R. anterior** und **R. posterior** versorgen mit motorischen Anteilen sämtliche **Adduktoren**, wobei der M. adductor magnus noch zusätzlich vom N. tibialis und der M. pectineus noch zusätzlich vom N. femoralis innerviert werden. Der R. anterior innerviert mit sensiblen Fasern zudem noch die Haut des unteren Drittels der Oberschenkelinnenseite.

> Ein **Ausfall des N. obturatorius** (z. B. durch Beckenfrakturen verursacht) führt zu Sensibilitätsstörungen im entsprechenden Hautgebiet sowie zu Lähmungen der Adduktoren, sodass die Beine nicht mehr adduziert werden können. Daher lässt sich u. a. das kranke Bein nicht mehr über das gesunde schlagen. Bei Frauen können entzündliche oder tumoröse Prozesse der Ovarien durch ihre topografische Nähe den N. obturatorius im kleinen Becken reizen und damit Schmerzen oder Sensibilitätsstörungen in seinem Autonomiegebiet auslösen.

Plexus sacralis

Der Plexus sacralis wird von den Rr. anteriores der Spinalnerven aus **L4–S4** gebildet und befindet sich im kleinen Becken. Er liegt hinter der Fascia pelvis auf dem M. piriformis, den er mit Rr. musculares innerviert, und wird von der A. iliaca interna bedeckt. Zum Plexus sacralis gehören die im Folgenden dargestellten Nerven.

N. gluteus superior (L4–S1)
Der N. gluteus superior zieht mit den gleichnamigen Gefäßen über das Foramen suprapiriforme aus dem Becken und innerviert mit seinen motorischen Fasern die Mm. glutei medius et minimus sowie den M. tensor fasciae latae.

→ 12 Plexus lumbosacralis

N. tibialis

Der N. tibialis (→ Abb. 12.5) zieht mitten durch die Kniekehle und gelangt unter dem Arcus tendineus m. solei zwischen oberflächliche und tiefe Flexoren.
Zusammen mit den Vasa tibialia posteriora verläuft er in der tiefen Flexorenloge nach distal. Er gelangt dann in den Canalis malleolaris, wo er sich in seine beiden Endäste **Nn. plantares lateralis et medialis** aufteilt. Auf seinem Weg nach distal gibt er folgende Äste ab:

- **Rr. musculares** (aus dem Tibialisanteil des N. ischiadicus) im Oberschenkelbereich:
  - Äußere Hüftmuskeln (M. quadratus femoris, M. obturatorius internus, Mm. gemelli)
  - M. adductor magnus
  - Flexoren des Oberschenkels (Mm. semitendinosus und semimembranosus, Caput longum des M. biceps femoris, M. popliteus)
- **Rr. musculares** im Unterschenkelbereich:
  - Sämtliche Flexoren des Unterschenkels (M. triceps surae, M. plantaris, M. tibialis posterior, M. flexor digitorum longus, M. flexor hallucis longus)
- **N. interosseus cruris** für die sensible Versorgung des Periosts der Tibia
- Den sensiblen **N. cutaneus surae medialis**, der in der Kniekehle aus dem N. tibialis hervorgeht, mit der V. saphena parva nach kaudal zieht und sich mit dem R. communicans des N. fibularis zum N. suralis zusammenschließt
- **N. suralis**, der mit seinen Ästen Rr. calcanei laterales und N. cutaneus dorsalis lateralis die Haut der Ferse und des lateralen Fußrands inkl. der kleinen Zehe versorgt

> Eine **proximale Läsion des N. tibialis** (z. B. bei Tibiafrakturen) führt neben Sensibilitätsstörungen zur Lähmung der Flexoren des Unterschenkels, sodass der Achillessehnenreflex ausfällt und der Fuß nicht mehr plantarflektieren kann. Außerdem fallen die kurzen Fußmuskeln der Fußsohle aus, sodass auch die Zehen weder nach unten gebeugt noch gespreizt und adduziert werden können. Dadurch ist kein Zehenstand mehr möglich. Das Überwiegen der Extensoren führt zur Ausbildung eines „**Hackenfußes**", bei welchem der Fuß stark dorsalextendiert ist. Zudem sind die Mm. interossei sowie ein Teil der Mm. lumbricales gelähmt, wodurch es wie bei einer Ulnarislähmung zur Krallenstellung – in diesem Fall allerdings der Zehen – kommt. Bei einer Schädigung im Bereich des medialen Fußknöchels kann der Fuß noch plantarflektiert werden. Auch die Sensibilität ist noch im Wadenbereich, nicht aber im Fußsohlenbereich erhalten. Der Stand ist zumindest auf dem Vorderfuß weiterhin möglich.

N. plantaris medialis

Der N. plantaris medialis zieht zwischen M. flexor digitorum brevis und M. abductor hallucis nach vorn zur medialen Fußsohle und gibt folgende Äste ab:

- **Rr. musculares** für:
  - Muskeln der Großzehe (M. abductor hallucis, Caput mediale des M. flexor hallucis brevis)
  - M. flexor digitorum brevis
  - Mm. lumbricales I und II
- **Nn. digitales plantares communes**, die zusammen mit den aus ihnen hervorgehenden **Nn. digitales plantares proprii** die plantare Haut der medialen 3½ Zehen versorgen

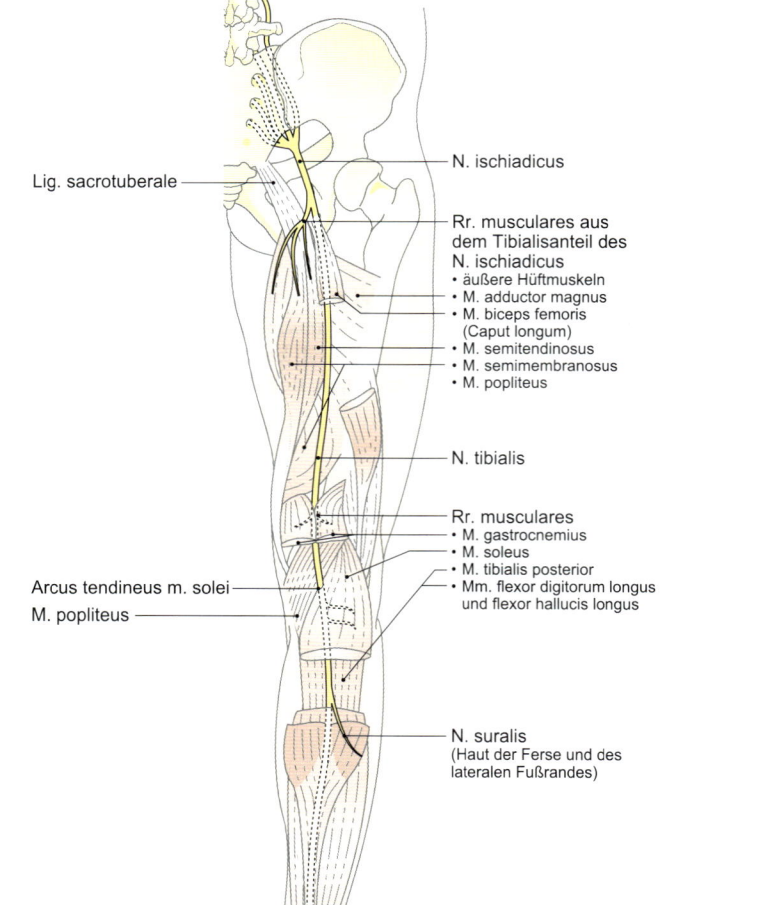

N. plantaris lateralis

Der schwächere N. plantaris lateralis zieht zwischen M. flexor digitorum brevis und M. quadratus plantae nach vorn zur medialen Fußsohle und spaltet sich in folgende zwei Endäste auf:

- Der sensible **R. superficialis** teilt sich in die **Nn. digitales plantares communes**, aus denen wie beim N. plantaris medialis die Nn. digitales proprii hervorgehen, allerdings für die plantare Haut der lateralen 1½ Zehen.
- Der **R. profundus** innerviert:
  - Muskeln der Großzehe (M. adductor hallucis, Caput laterale des M. flexor hallucis brevis)
  - Muskeln der Kleinzehe (M. abductor digiti minimi, M. flexor digiti minimi brevis, M. opponens digiti minimi)

Abb. 12.5 N. tibialis [L141]

Peripheres Nervensystem

- M. quadratus plantae
- Mm. lumbricales III und IV
- Mm. interossei

N. pudendus (S2–S4)

Der N. pudendus (→ Abb. 12.6) gelangt durch das Foramen infrapiriforme aus dem Becken und verläuft mit den Vasa pudenda interna um die Spina ischiadica herum, wobei er zwischen Lig. sacrospinale und Lig. sacrotuberale durch das Foramen ischiadicum minus zieht. Er erreicht die Fossa ischioanalis und zieht in deren lateraler Wand von der Faszie des M. obturatorius internus bedeckt – im sog. Canalis pudendalis (Alcock-Kanal) – nach vorn. In seinem Verlauf gibt der Nerv folgende Äste ab:

- **Nn. anales (rectales) inferiores:** Haut um den Anus und Muskulatur des M. sphincter ani externus
- **Nn. perineales:** versorgen mit den aus ihnen hervorgehenden
  - sensiblen **Nn. scrotales posteriores** (♂) bzw. **Nn. labiales posteriores** (♀) die dorsale Skrotalhaut (♂) bzw. die dorsalen Gebiete der Labia majora (♀) sowie bei beiden Geschlechtern die Haut des Damms
  - motorischen Ästen die Mm. transversi perinei profundus et superficialis, M. bulbospongiosus und M. ischiocavernosus
- **N. dorsalis penis/clitoridis,** der die Haut des Penis bzw. der Clitoris sowie die jeweiligen Schwellkörper (Corpus cavernosum penis/clitoridis) sensibel versorgt. Außerdem gibt er Äste zum M. transversus perinei profundus sowie zum M. sphincter urethrae externus ab.

> Bei einer **Schädigung des N. pudendus** (z. B. infolge von Dammverletzungen bei der Geburt) kommt es zu Sensibilitätsausfällen in Damm- und Genitalbereich. Motorisch resultiert der Ausfall der Sphinkteren und der übrigen Beckenbodenmuskulatur in Harn- und Stuhlinkontinenz. Beim Mann führt der Ausfall der Schwellkörpermuskeln außerdem zur Impotenz.

> Um Schmerzen während des Geburtsvorgangs zu lindern, wird häufig ein **Pudendusblock** durchgeführt. Dabei wird der Nerv transvaginal ventral der tastbaren Spina ischiadica und noch vor dem Eintritt in den Canalis pudendalis mit einem Lokalanästhetikum ausgeschaltet.

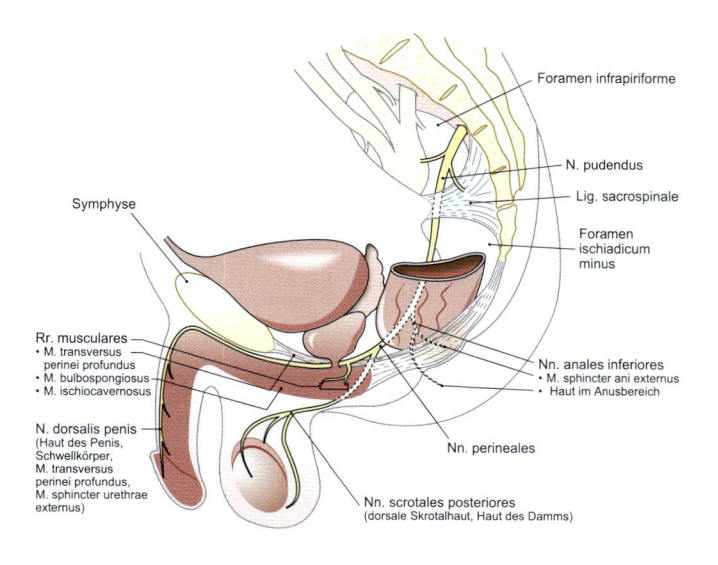

Abb. 12.6 N. pudendus [L141]

Zusammenfassung

Der Plexus lumbalis geht aus den Rr. anteriores der Spinalnerven der Segmente T12–L4 hervor und gibt sechs große Äste ab, die folgende Muskeln und Hautareale innervieren (vereinfacht dargestellt):

- N. iliohypogastricus und N. ilioinguinalis: M. obliquus internus abdominis, M. transversus abdominis; Haut im Bereich der Leistengegend sowie des Scrotums und der Labia majora
- N. genitofemoralis: M. cremaster, Haut unterhalb des Leistenbands sowie Haut des Scrotums und der Labia majora
- N. cutaneus femoris lateralis: Haut des lateralen Oberschenkels
- N. femoralis: M. iliopsoas, M. pectineus, Extensoren des Oberschenkels; Haut des vorderen und medialen Oberschenkels und mit dem sensiblen Ast N. saphenus Haut des medialen Unterschenkels
- N. obturatorius: Adduktoren; Hautgebiet des distalen medialen Oberschenkels

Der Plexus sacralis wird von den Rr. anteriores der Spinalnerven aus den Segmenten L4–S4 gebildet und innerviert mit seinen Ästen folgende Muskeln und Hautareale (vereinfacht dargestellt):

- N. gluteus superior: Mm. glutei medius et minimus, M. tensor fasciae latae
- N. gluteus inferior: M. gluteus maximus
- N. cutaneus femoris posterior: Gesäßhaut, Haut des Dammbereichs, des Scrotums bzw. der Labia majora
- N. ischiadicus, bestehend aus:
  - N. fibularis communis: M. biceps femoris (Caput breve); Haut des lateralen Unterschenkels
  - N. fibularis superficialis: Mm. fibulares longus et brevis; Haut des Fußrückens und der Zehen außer der Haut der benachbarten Seiten der 1. und 2. Zehe
  - N. fibularis profundus: Extensoren des Unterschenkels und Muskeln des Fußrückens; Haut der einander zugekehrten Seiten der 1. und 2. Zehe
  - N. tibialis: Flexoren des Ober- (außer Caput breve des M. biceps femoris) und Unterschenkels, sämtliche Muskeln der Fußsohle; Haut des lateralen Fußrands inkl. der kleinen Zehe sowie Haut der Fußsohle
- N. pudendus: Beckenbodenmuskulatur (außer M. levator ani); Haut in Damm- und Genitalbereich

13 Aufbau des zentralen Nervensystems im Überblick

Das zentrale Nervensystem (ZNS) ist das Steuerungs- und Koordinationszentrum des Körpers. Man kann es mit einer großen Firma vergleichen, die aus vielen Abteilungen besteht. In diesen Abteilungen treffen Informationen ein, werden auf ihre Relevanz überprüft, verarbeitet, gespeichert und an andere Abteilungen weitergeleitet. Durch eine starke Vernetzung der Abteilungen untereinander können Handlungen schnell geplant und koordiniert sowie Anweisungen in Richtung Peripherie gesendet werden. Darüber hinaus sind sämtliche psychischen und geistigen Fähigkeiten wie Lernvermögen, Gedächtnis, Emotionen und die Ausbildung der eigenen Persönlichkeit ohne das ZNS nicht denkbar.

Das ZNS besteht aus dem Gehirn (Encephalon) und dem Rückenmark (Medulla spinalis), wobei das Gehirn mit seinen zahlreichen Teilelementen (→ Abb. 13.1) noch innerhalb des knöchernen Schädels liegt. Das Rückenmark schließt sich dem Gehirn direkt an, liegt aber außerhalb der Schädelhöhle im knöchernen Wirbelkanal. Im Folgenden werden die einzelnen Teilelemente des ZNS und ihre Aufgaben innerhalb des Gesamtsystems überblickartig erläutert.

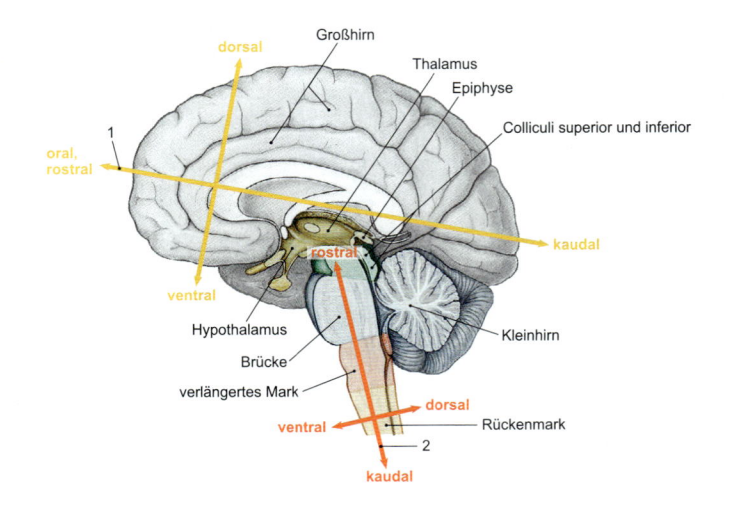

Abb. 13.1 Gliederung des ZNS, Sagittalschnitt. Beachte: Durch das Abknicken des Neuralrohrs nach ventral während der Entwicklung kippt die Längsachse des Prosencephalons (Zwischen- und Endhirn) nach vorn. Obwohl dadurch z. B. zuvor dorsal gelegene Anteile nach kranial gelangen, werden sie trotzdem als dorsale Anteile bezeichnet. Die topografische Achse des Zwischen- und Großhirns heißt Forel-Achse (**1**), die des Hirnstamms Meynert-Achse (**2**). [S007-1-24]

Das Rückenmark (Medulla spinalis)

Das Rückenmark wird in 8 Zervikalsegmente, 12 Thorakalsegmente, 5 Lumbalsegmente, 5 Sakralsegmente und 1–3 Kokzygealsegmente gegliedert, wobei aus jedem Segment ein Spinalnervenpaar hervorgeht. Über die Spinalnerven werden sensible Impulse aus Rezeptoren der Haut, des Bewegungsapparats und der Eingeweide dem Rückenmark zugeführt und motorische Kommandos vom Rückenmark an Muskeln und Eingeweide geleitet.

Als Vermittler zwischen Peripherie und Gehirn wird das Rückenmark von supraspinalen Fasertrakten angesteuert und gibt in umgekehrter Richtung Informationen aus der Peripherie an das Gehirn weiter. Über einen Eigenapparat kann das Rückenmark unter Umgehung des Gehirns eintreffende Informationen verarbeiten.

Das Gehirn

Der Hirnstamm (Truncus encephali)

Der Hirnstamm besteht aus dem **verlängerten Mark (Medulla oblongata)**, dem **Brückenhirn (Pons)** und dem **Mittelhirn (Mesencephalon)**.

Das verlängerte Mark

Das verlängerte Mark ist die intrakraniale Fortsetzung des Rückenmarks und enthält neben zahlreichen Faserbahnen die **Oliven** sowie Hirnnervenkerne (Ursprungs- und Projektionsgebiete von Hirnnerven). Über die Oliven wirkt die Medulla oblongata an der Koordination und Modulation von Bewegungen mit. Wichtigstes Strukturelement ist jedoch die Formatio reticularis (ein diffuses Neuronennetz), die u. a. eine wichtige Rolle bei der Regulation vegetativer Funktionen wie Atmung und Puls spielt.

Das Brückenhirn

Das Brückenhirn liegt zwischen Medulla oblongata und Mittelhirn und enthält wie die Medulla oblongata Faserverbindungen sowie Teile von Hirnnervenkernen und der Formatio reticularis. Über die Brückenkerne (Ncll. pontis) leitet es motorische Impulse von den Großhirnhemisphären zum Kleinhirn.

Das Mittelhirn

Das Mittelhirn ist der oberste Abschnitt des Hirnstamms und enthält analog zu den anderen Hirnstammstrukturen Faserverbindungen, Teile der Formatio reticularis und die Hirnnervenkerne des III. und IV. Hirnnervs. Über die **unteren Vierhügel (Colliculi inferiores)** ist das Mittelhirn in auditive Schaltkreise, über die **oberen Vierhügel (Colliculi superiores)** in visuelle Bahnen und über den **Nucleus ruber** in motorische Schaltkreise einbezogen. Das bedeutendste Strukturelement des Mittelhirns ist jedoch die **Substantia nigra,** ein wichtiger Bestandteil des motorischen Systems.

Das Kleinhirn (Cerebellum)

Das Kleinhirn ist dem Hirnstamm dorsal aufgelagert und spielt eine entscheidende Rolle beim Erlernen motorischer Fähigkeiten, bei der Aufrechterhaltung des Gleichgewichts, der Kontrolle und Koordination der Stütz- und Zielmotorik sowie der Planung willkürlicher Zielbewegungen. Über Verbindungen mit der Großhirnrinde, dem Rückenmark und dem Hirnstamm moduliert es Kraft und Ausmaß motorischer Abläufe.

Das Zwischenhirn (Diencephalon)

Das Zwischenhirn besteht aus Thalamus, Epithalamus, Hypothalamus und Subthalamus.

Der Thalamus

Als „Tor zum Bewusstsein" ist der Thalamus die wichtigste Sammel- und Umschaltstation fast aller sensiblen Informationen von Rezeptororganen der Peripherie und des Gehirns selbst. Die eintreffenden Impulse werden im Thalamus verarbeitet und anschließend an das Großhirn weitergeleitet. Da der Thalamus auch mit motorischen Arealen der Großhirnrinde verbunden ist, beteiligt er sich zudem an der Koordination von Bewegungen.

Zentrales Nervensystem

Der Epithalamus
Der Epithalamus enthält die Zirbeldrüse, welche durch das Hormon Melatonin sowohl die Entwicklung der Geschlechtsorgane als auch die zirkadiane Rhythmik beeinflusst.

Der Hypothalamus
Der Hypothalamus ist das übergeordnete Zentrum des vegetativen Nervensystems und als solches an der Regulation wichtiger vegetativer Parameter wie z. B. Körpertemperatur, Blutdruck und Atmung beteiligt. Darüber hinaus kontrolliert er über Steuer- und Effektorhormone die Funktion endokriner und nichtendokriner Organe und koordiniert das Zusammenwirken von endokrinem und vegetativem System.

Der Subthalamus
Der Subthalamus ist Teil der Basalganglien und spielt damit eine wichtige Rolle bei der Umsetzung von Bewegungsabläufen.

Das Endhirn/Großhirn (Telencephalon)

Das Endhirn besteht aus zwei Hemisphären, die in je vier Lappen gegliedert werden: Frontal-, Parietal-, Okzipital- und Temporallappen. Zudem finden sich pro Hemisphäre zwei Strukturen, die sich nicht den genannten Lappen zurechnen lassen: der Gyrus cinguli sowie die von Frontal-, Parietal- und Temporallappen überlagerte „Insel". Jede Hemisphäre besteht aus der **Gehirnrinde (Cortex cerebri)** und dem **Marklager,** in dem die **subkortikalen Kerne** liegen.

Der Cortex
Nach phylogenetischen und histologischen Gesichtspunkten gliedert man den Cortex in:
- **Allocortex,** bestehend aus:
  – Paläocortex: ältester Teil der Hirnrinde, besteht v. a. aus Riechhirnanteilen
  – Archicortex: Sein größter Anteil ist der **Hippocampus,** der mit weiteren archikortikalen Anteilen zum limbischen System gehört. Dieses System steht im Zusammenhang mit Trieb- und Affektverhalten und spielt eine wichtige Rolle für Gedächtnis und emotionales Lernen.
- **Isocortex** (Neocortex)

Der Isocortex macht den größten Teil des menschlichen Cortex aus und kann funktionell in Primär-, Sekundär- und Assoziationsfelder eingeteilt werden.
Primärfelder sind – vom motorischen Primärfeld abgesehen – kortikale Gebiete, in denen die sensiblen Bahnen im Großhirn enden. Die Primärfelder (Hörrinde, Sehrinde etc.) erhalten ihre Afferenzen direkt vom Thalamus und dienen dazu, die Sinnesinformationen interpretationsfrei zum Bewusstsein zu bringen. In den **Sekundärfeldern** werden die Informationen dann interpretiert, sodass das Wahrgenommene erkannt werden kann. Durch die **Assoziationsfelder** können höhere kortikale Leistungen wie z. B. die Sprache realisiert werden, da sie im Unterschied zu den Primär- und Sekundärfeldern nicht einer einzelnen Sinnesqualität zugeordnet, sondern mit vielen Arealen vernetzt sind.

> **Cave:** Die Nomenklatur hinsichtlich des phylogenetischen Alters der Groß- und Kleinhirnanteile weicht voneinander ab. Der älteste Anteil des Kleinhirns wird als Archicerebellum bezeichnet, der älteste Anteil des Großhirns als Paläocortex.

Subkortikale Kerne
Zu den subkortikalen Kernen gehören u. a.:
- **Die Amygdala (Mandelkern, Corpus amygdaloideum):** Die Amygdala ist ein wichtiges Element des limbischen Systems. Sie spielt eine entscheidende Rolle für das Entstehen von Emotionen, beeinflusst vegetative Funktionen und steht in Zusammenhang mit Aufmerksamkeit und Gedächtnis.
- **Das Corpus striatum** und **das Pallidum:** Das Corpus striatum, bestehend aus Nucleus caudatus und Putamen, gehört zusammen mit dem Pallidum zu den **Basalganglien,** welche entscheidend an der Regulation der Motorik beteiligt sind.

Zusammenfassung
- Das ZNS ist die Steuerungszentrale des Körpers und besteht aus dem Rückenmark und dem Gehirn.
- Die Aufgaben des Rückenmarks liegen v. a. in der Vermittlung zwischen Gehirn und Peripherie, wobei es unter Umgehung des Gehirns auch eigenständig agieren kann.
- Motorische Cortexareale, Hirnstamm, Basalganglien und Kleinhirn sind für die Planung und Koordination von Bewegungen verantwortlich.
- Sensible Informationen gelangen über den Thalamus zu entsprechenden Arealen im Cortex und werden dort bewusst wahrgenommen und interpretiert.
- Vegetative Funktionen wie Reproduktion, Atmung und Kreislauf werden v. a. über den Hypothalamus und die Formatio reticularis im Hirnstamm gesteuert.

14 Rückenmark

Lage

Das ca. 45 cm lange Rückenmark liegt im knöchernen Wirbelkanal und erstreckt sich vom Foramen magnum, wo es in die Medulla oblongata übergeht, bis zum 1. oder 2. Lendenwirbel. Da das Wachstum des Rückenmarks hinter dem der Wirbelsäule zurückbleibt, kommt das kaudale, spitz zulaufende Ende des Rückenmarks, der **Conus medullaris**, im Wirbelkanal immer weiter kranial zu liegen („Aszensus" des Rückenmarks): Beim Fetus reicht der Conus medullaris noch bis in den Sakralkanal, während er sich beim Säugling schon auf Höhe des 3. Lendenwirbels befindet. Das sich an den Conus medullaris anschließende **Filum terminale** aus Gliazellen befestigt das Rückenmark am unteren Ende des Wirbelkanals. Ebenso wie das Gehirn ist das Rückenmark von Meningen umgeben (→ Kap. 34).

Gestalt

Das Rückenmark hat eine stabförmige Gestalt und weist einen Durchmesser von ca. 1 cm auf (→ Abb. 14.1). An zwei Stellen, der **Intumescentia cervicalis** (C5–T1) und der **Intumescentia lumbosacralis** (L2–S2), ist es jedoch verdickt, weil von dort aus neben dem Rumpf noch die Extremitäten versorgt werden und dadurch ein größeres Aufgebot an Neuronen und Nervenfasern vonnöten ist. An seiner Oberfläche weist das Rückenmark mehrere Längsfurchen auf: Ventral mittig liegt die **Fissura mediana anterior**; ihr dorsales Gegenstück, der **Sulcus medianus posterior**, ist wesentlich flacher ausgeprägt. Er setzt sich als Septum medianum posterius innerhalb des Rückenmarks fort. Seitlich befinden sich jeweils ein **Sulcus ventrolateralis**, aus dem die Vorderwurzeln der Spinalnerven austreten, und ein **Sulcus posterolateralis**, in welchem die Hinterwurzeln der Spinalnerven in das Rückenmark eintreten. Jeweils eine Vorder- und Hinterwurzel vereinigen sich zu einem Spinalnerv, der durch das Foramen intervertebrale den Wirbelkanal verlässt (→ Kap. 8). Im Zervikalmark gibt es zudem noch den Sulcus intermedius posterior (von außen sichtbare Grenze zwischen Fasciculi gracilis und cuneatus), der zwischen Sulcus posterolateralis und Sulcus medianus posterior liegt.

Gliederung

Die mit dem Rückenmark in Verbindung stehenden Wurzelfasern der Spinalnerven bündeln sich zu Vorder- und Hinterwurzeln, die sich wiederum zu Spinalnerven zusammenschließen. Diese Bündelung ermöglicht es, das Rückenmark in **Segmente** zu gliedern, wobei jedem Segment ein Spinalnervenpaar zugeordnet wird (→ Abb. 14.2). Von außen oder innen kann man diese Segmente aber nicht morphologisch voneinander abgrenzen! Entsprechend der Anzahl der Spinalnervenpaare gibt es 31–33 Segmente:
- 8 Zervikalsegmente (C1–C8), die das Zervikalmark bilden
- 12 Thorakalsegmente (T1–T12), die das Thorakalmark bilden
- 5 Lumbalsegmente (L1–L5), die das Lumbalmark bilden
- 5 Sakralsegmente (S1–S5), die das Sakralmark bilden
- 1–3 Kokzygealsegmente (Co1–3), die das Kokzygealmark bilden

Während das Rückenmark im Wirbelkanal aufgrund der langsameren Wachstumsgeschwindigkeit (s. o.) scheinbar nach oben wandert, verbleiben die Spinalnerven in ihren zugehörigen Foramina intervertebralia des Wirbelkanals. Das hat zur Folge, dass sich die Wurzelfasern umso mehr verlängern müssen, je tiefer ihr zugehöriges Rückenmarksegment liegt. Ab dem 1. Lendenwirbelkörper, wo das Rückenmark endet, finden sich daher nur noch Wurzelfasern. Diese bilden die pferdeschweifähnliche **Cauda equina**.

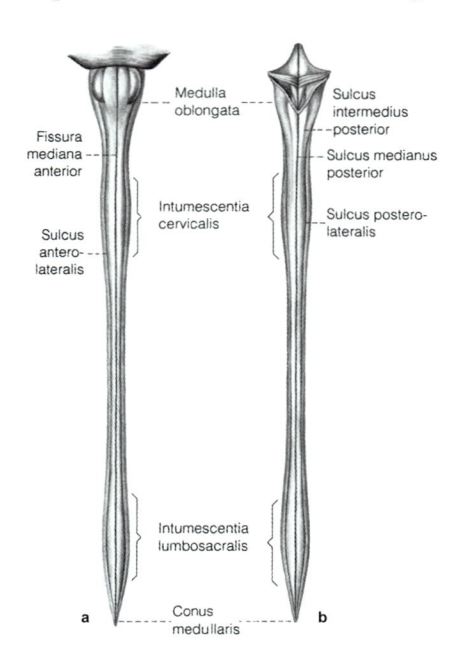

Abb. 14.1 Rückenmark, Ansicht von ventral (a) und dorsal (b); Filum terminale nicht dargestellt [S010-2-16]

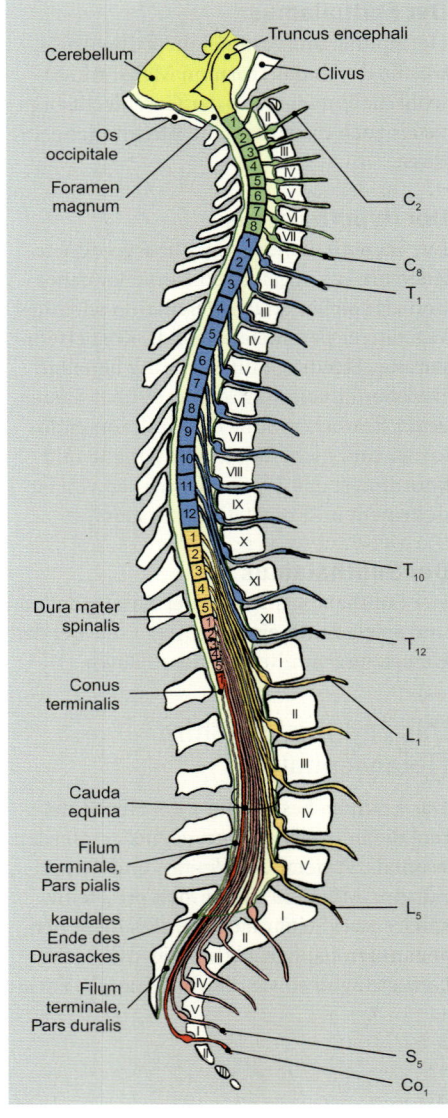

Abb. 14.2 Rückenmark, Ansicht von lateral [M496]

> **Beachte:** Die Zahl der Rückenmarksegmente stimmt mit Ausnahme des Zervikalmarks – hier treffen 8 Zervikalsegmente auf nur 7 Zervikalwirbel – mit der Zahl der Wirbelkörper überein. Das 1. Zervikalspinalnervenpaar tritt zwischen 1. Halswirbel und Schädel aus. Infolgedessen werden die im Zervikalmark austretenden Spinalnerven nach dem darunterliegenden Wirbel benannt (z. B. tritt C3 zwischen C2 und C3 aus, → Abb. 14.2), während die Spinalnerven ab dem Thorakalmark nach dem darüberliegenden Wirbel benannt werden.

Zentrales Nervensystem

Innerer Aufbau

Das Rückenmark ist aus zwei spiegelbildlichen Hälften (→ Abb. 14.3) aufgebaut und besteht aus grauer und weißer Substanz. Im Querschnitt weist die graue Substanz, die v. a. aus den Perikarya der Neurone aufgebaut ist, eine schmetterlingsförmige Gestalt auf. Sie wird mantelartig von der weißen Substanz umgeben, welche die Fortsätze der Neurone sowie Gliazellen enthält. In der Mitte liegt der Canalis centralis, der zum inneren Liquorraum gehört, der aber – da er blind endet – nicht an der Liquorzirkulation teilnimmt.

Graue Substanz

Die graue Substanz besteht aus den Perikarya von multipolaren Neuronen, die meist nicht einzeln, sondern in Neuronengruppen vorliegen. Außerdem beinhaltet die graue Substanz ein dichtes Geflecht aus Dendriten, myelinisierten und nichtmyelinisierten Axonen und Gliazellen, welches als Neuropil bezeichnet wird und die Perikarya umgibt.

Man unterteilt die graue Substanz in drei Säulen, die das Rückenmark von oben bis unten durchziehen: **Columna anterior** (Vordersäule), **Columna intermedia** (Zwischen- oder Seitensäule) und **Columna posterior** (Hintersäule). Im Rückenmarksquerschnitt rufen die Säulen drei Hörner hervor, die analog den Säulen benannt werden: Cornu anterius (**Vorderhorn**), Cornu laterale (**Seitenhorn**) und Cornu posterius (**Hinterhorn**). Die Zwischensäulen beider Seiten sind durch die Commissurae griseae miteinander verbunden. Histologisch kann man die graue Substanz sowohl in Laminae als auch in Kerngebiete (Nuclei, Ansammlung von Perikarya) einteilen, wobei sich die Kerne topografisch z. T. mit den Laminae decken (s. u.).

Zellen der grauen Substanz

In der grauen Substanz unterscheidet man nach Funktion und Morphologie drei Zelltypen:

Wurzelzellen

Die motorischen Wurzelzellen befinden sich in der Vorder- (somatoefferent; Motoneuronen) oder Zwischensäule (viszeroefferent; sympathische bzw. parasympathische Neurone). Ihre Axone verlassen das Rückenmark über die Vorderwurzeln.

Interneurone (Binnenzellen)

Die Fortsätze dieser Neurone verlassen die graue Substanz des Rückenmarks nicht, sondern verbinden als Schaltzellen Neurone untereinander, wodurch sie meist über hemmende Transmitter (Glycin, GABA) integrative Funktionen ausüben. Man untergliedert sie in folgende Typen:
- **Kommissurenzellen:** Neurone, deren Axone innerhalb des gleichen Segments zur Gegenseite ziehen
- **Assoziationszellen:** Neurone, deren T-förmig nach kaudal und kranial gegabelten Äste verschiedene Segmente derselben Seite verbinden
- **Renshaw-Zellen:** Neurone, die über Feedbackhemmung auf α-Motoneuronen rückwirken (→ Kap. 3, → Kap. 41)

Strangzellen

Die Strangzellen liegen in der Hinter- und Zwischensäule. Ihre Axone verlaufen in der weißen Substanz z. T. in den Grundbündeln (s. u.), wobei sich die meisten zu den großen aufsteigenden Bahnen des Verbindungsapparats (s. u.) zusammenschließen. Verbleiben die Fasern auf einer Seite, nennt man sie Assoziationsfasern, kreuzen sie zur Gegenseite, heißen sie Kommissurenfasern – in Analogie zu den gleich benannten Fasern des Großhirns.

Hintersäule (Columna posterior)

Die Hintersäule umfasst die Laminae I–VI (→ Abb. 14.3). In ihr liegen neben den kleineren Interneuronen v. a. die größeren **Strangzellen**. Diese bekommen als 2. Neurone der sensiblen Bahn (s. u.) Informationen aus der Peripherie von den 1. Neuronen der sensiblen Bahnen (deren Perikarya in den Spinalganglien liegen) über die Hinterwurzeln zugeleitet und übermitteln sie über die Bahnen der weißen Substanz dem Gehirn.

Laminae I (Substantia spongiosa) und II (Substantia gelatinosa)

Diese Schichten erhalten v. a. nozizeptive Impulse und stehen damit im Dienst der Schmerzverarbeitung. Über den Tractus spinothalamicus werden die Schmerzreize nach kranial geleitet, wobei absteigende Bahnen vom Gehirn wie z. B. der Tractus reticulospinalis aus den Raphekernen (→ Kap. 15) die Übertragung der nozizeptiven Information auf die Neurone der Laminae I und II durch Aktivierung inhibitorischer Interneurone hemmen können.

> Die Interneurone hemmen die Weiterleitung von Schmerzreizen über **endogene Opioide** als **Transmittersubstanz** (z. B. Endorphin, Enkephalin). Die schmerzhemmende Wirkung dieser Substanzen nutzt man auch bei der Schmerztherapie durch Gabe von Opioiden wie Morphin.

Laminae III–IV und Laminae V–VI

Der **Ncl. proprius** (Laminae III–IV) bildet den größten Teil des Hinterhorns und leitet u. a. propriozeptive Signale aus der Peripherie über den Tractus spinocerebellaris anterior zum Kleinhirn (s. u.). Auch der **Ncl. dorsalis** (Ncl. thoracicus posterior, Stilling-Clarke) der Laminae V–VI ist Zielort von Afferenzen der Tiefensensibilität. Die Axone seiner Neurone bilden den in das Kleinhirn ziehenden Tractus spinocerebellaris posterior.

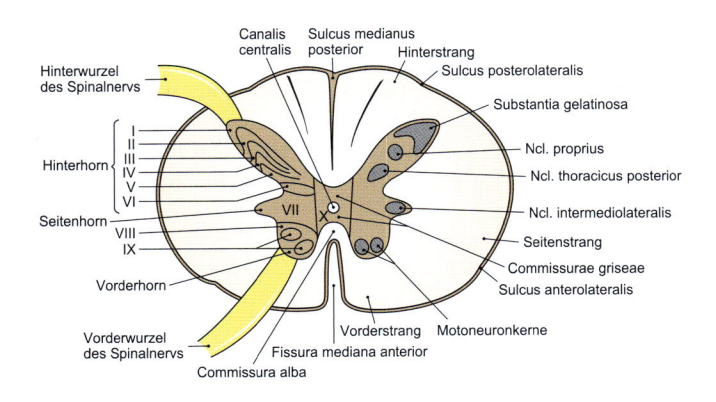

Abb. 14.3 Rückenmarksquerschnitt, Gegenüberstellung der Gliederung der grauen Substanz in Laminae I–X (linke Rückenmarkshälfte) und in Kerne (rechte Rückenmarkshälfte) [L141]

14 Rückenmark

Zwischensäule (Columna intermedia)

Die Zwischensäule wird v. a. von der **Lamina VII** gebildet. Sie enthält **vegetative Wurzelzellen**, im Thorakal- und Lumbalmark sympathische, im Sakralmark parasympathische. Im Zervikalmark finden sich mit Ausnahme von C8 keine vegetativen Wurzelzellen. Die Perikarya der präganglionären sympathischen Neurone liegen im **Ncl. intermediolateralis** (C8–L2/L3) und entsenden ihre Axone zum Grenzstrang, wo sie meist umgeschaltet werden. Die Perikarya der präganglionären parasympathischen Neurone liegen in den **Ncll. parasympathici sacrales** (S2–S4). Ihre Axone ziehen als Nn. splanchnici zu den organnahen Ganglien. Neben diesen viszeromotorischen (sympathischen und parasympathischen) Neuronen im ventralen Bereich des Seitenhorns liegen im dorsalen Bereich (Übergang zum Hinterhorn) viszeroafferente Neurone, die Informationen aus den Eingeweiden erhalten.

Vordersäule (Columna anterior)

Die Vordersäule wird von den **Laminae VIII und IX** gebildet und enthält im Wesentlichen die großen **somatomotorischen** Wurzelzellen, die α-Motoneurone. An ihnen enden Bahnen aus dem Gehirn wie z. B. die Pyramidenbahn (s. u.) aus dem motorischen Cortex, die den Motoneuronen im Rückenmark motorische Kommandos zuleiten. Über die Axone der Motoneurone der Vordersäule, die das Rückenmark zur Radix anterior gebündelt verlassen, gelangen die Signale zu den Skelettmuskeln. In der Vordersäule gibt es außerdem noch γ-Motoneurone für die Muskelspindeln und – wie in jeder Säule – Interneurone, wie z. B. die Renshaw-Zellen. Die Motoneurone sind, wie häufig im ZNS der Fall, somatotop gegliedert: Medial im Vorderhorn **(Ncll. anteromedialis et posteromedialis)** liegen die Neurone für die Versorgung der Rumpfmuskulatur und lateral **(Ncll. anterolateralis et posterolateralis)** jene für rumpfnahe (proximale Extremitäten, Schulter) und rumpfferne Muskeln (distale Extremitäten). Dabei gilt: Je weiter lateral die Neurone liegen, desto weiter distal ihr Innervationsgebiet. Diese Kenntnisse helfen, pathologische Prozesse (z. B. Tumoren im Rückenmark) mithilfe der Ausfallsymptomatik im Rückenmark zu lokalisieren.

> Erkrankungen wie die durch das Poliovirus hervorgerufene Kinderlähmung (Poliomyelitis) oder die spinale Muskelatrophie führen zur **Zerstörung der Motoneuronen der Vordersäule**, in deren Folge eine periphere, schlaffe Lähmung der Muskulatur auftritt. Die Sensibilität bleibt hingegen unbeeinträchtigt.

Weiße Substanz

Die weiße Substanz besteht vorwiegend aus markhaltigen und marklosen Axonen sowie aus Gliazellen (Oligodendrozyten für die Markscheiden, Faserastrozyten um Blutgefäße und als Grenzmembranen der Rückenmarkoberfläche). Man gliedert die weiße Substanz in drei mehr oder weniger gut voneinander abgrenzbare Stränge. Der **Vorderstrang** (Funiculus anterior) reicht von der Fissura mediana anterior bis zum Bereich des Eintritts der Vorderwurzel in das Rückenmark und geht dann unscharf in den **Seitenstrang** (Funiculus lateralis) über. Die beiden Vorderstränge sind durch die Commissura alba anterior miteinander verbunden. Der **Hinterstrang** (Funiculus posterior) liegt dorsal zwischen Sulcus medianus posterior und Hinterwurzel. Die Stränge bestehen aus Nervenfaserbündeln, die – als Tractus oder Fasciculi bezeichnet – vom Gehirn zum Rückenmark ab- oder vom Rückenmark in umgekehrter Richtung zum Gehirn aufsteigen. Dadurch wird das Rückenmark mit supraspinalen Zentren verbunden (**Verbindungsapparat**, s. u.). Außer den drei Strängen gibt es noch eine dünne Schicht weißer Substanz, die sich dicht um die graue Substanz legt, die sog. Grundbündel (**Fasciculi proprii**). Diese gehören zum **Eigenapparat** des Rückenmarks und führen Fasern, die nicht in das Gehirn ziehen, sondern innerhalb der Rückenmarksegmente Verbindungen herstellen.

Leitungsapparat

Zum Leitungssystem des Rückenmarks gehören der Eigen- und der Verbindungsapparat. Über den **Eigenapparat** laufen – unter Umgehung des Gehirns – spinale Reflexe wie z. B. der Patellarsehnenreflex ab (→ Kap. 41). Er besteht daher aus Neuronenketten, die spinospinal, also innerhalb des Rückenmarks, miteinander verknüpft sind. Seine Leitungsbahnen verlaufen in der grauen und der weißen Substanz (Fasciculi proprii mit Tractus posterolateralis = Lissauer-Randzone). Der **Verbindungsapparat** verknüpft hingegen das Rückenmark mit dem Gehirn. Zu ihm gehören die **aufsteigenden Bahnen**, die das Gehirn mit sensiblen Informationen versorgen, sowie die aus supraspinalen Zentren **absteigenden Bahnen**. Letztere enden dabei an Interneuronen und Motoneuronen, die Teil des Eigenapparats sind. Auf diese Weise kann der Verbindungsapparat hemmend auf die spinalen Reflexe einwirken, aber auch komplexe motorische Bewegungsprogramme des Gehirns an die Neurone des Eigenapparats vermitteln. So ist der Eigenapparat nicht nur in spinale Reflexbögen eingebunden, sondern bringt auch motorische Bewegungskommandos von supraspinal zur Ausführung. Eine detaillierte Darstellung der auf- und absteigenden Bahnen findet sich in → Kap. 36 und → Kap. 40 ff. An dieser Stelle genügt es, sich zunächst einen Eindruck von der Funktion und dem Verlauf der Bahnen zu verschaffen, nicht zuletzt um die Ausfallerscheinungen bei Läsionen des Rückenmarks (z. B. Querschnittslähmung, s. u.) verstehen zu können.

Aufsteigende Bahnen

Grundsätzliche Verschaltung

Die 1. Neurone (primärafferente Neurone) der sensiblen Bahnen sind pseudounipolare Neurone, deren Perikarya in den Spinalganglien liegen. Die Endigungen ihrer peripherwärts gerichteten (dendritischen) Axone dienen der Aufnahme propriozeptiver (Information über Stellung und Bewegungen des Körpers im Raum) Reize sowie exterozeptiver Reize aus der Haut (Berührung, Druck, Vibration, Schmerz, Temperatur). Diese sensiblen Impulse werden dann mittels der zentralwärts gerichteten Axone (sensible/afferente Nervenfasern) zum ZNS geleitet, wo sie entweder bereits im Hinterhorn des Rückenmarks auf 2. Neurone umgeschaltet werden oder am Hinterhorn vorbeiziehen und erst kranial im Hirnstamm umgeschaltet werden. Die 2. Neurone projizieren dann zum Thalamus, wo die Umschaltung auf das 3. Neuron der afferenten Strecke erfolgt. Die 3. Neurone erreichen schließlich mit ihren Axonen den primären

Zentrales Nervensystem

somatosensiblen Cortex (Gyrus postcentralis), wo die Informationen zu Bewusstsein gelangen.

Anterolaterales System

Die Bahnen des anterolateralen Systems verlaufen im Vorderseitenstrang und leiten Impulse der protopathischen Sensibilität, d. h. Temperatur- und Schmerzimpulse sowie grobe Informationen aus Propriozeptoren (Informationen zur groben Stellung der Extremitäten im Raum) und kutanen Exterozeptoren (grobe Druck- und Berührungsempfindung). Die Axone der 2. Neurone im Hinterhorn kreuzen noch auf Höhe des jeweiligen Rückenmarksegments in der Commissura alba anterior zur Gegenseite und ziehen als **Tractus spinothalamici lateralis et anterior** im Rückenmark nach kranial zum Thalamus (→ Abb. 14.4).

Hinterstrangsystem

Die Bahnen des Hinterstrangsystems leiten Impulse der epikritischen Sensibilität, d. h. genaue Informationen aus Propriozeptoren (Informationen zur genauen Stellung der Extremitäten im Raum) und kutanen Exterozeptoren (genaue Druck- und Berührungsempfindung, Vibrationsempfindung). Die sensiblen Impulse werden auch hier über die Hinterwurzel in das Rückenmark geleitet. Dort werden die Axone der 1. Neurone allerdings nicht im Hinterhorn umgeschaltet, sondern ziehen an diesem vorbei, um als **Fasciculus gracilis** (Informationen aus unterer Rumpfhälfte und Beinen) und **Fasciculus cuneatus** (Informationen aus oberer Rumpfhälfte und Armen) aufzusteigen, wo sie in Ncl. cuneatus und Ncl. gracilis in der Medulla oblongata auf die 2. Neurone der afferenten Strecke umgeschaltet werden. Deren Axone kreuzen dann zur Gegenseite und ziehen als Lemniscus medialis zum Thalamus.

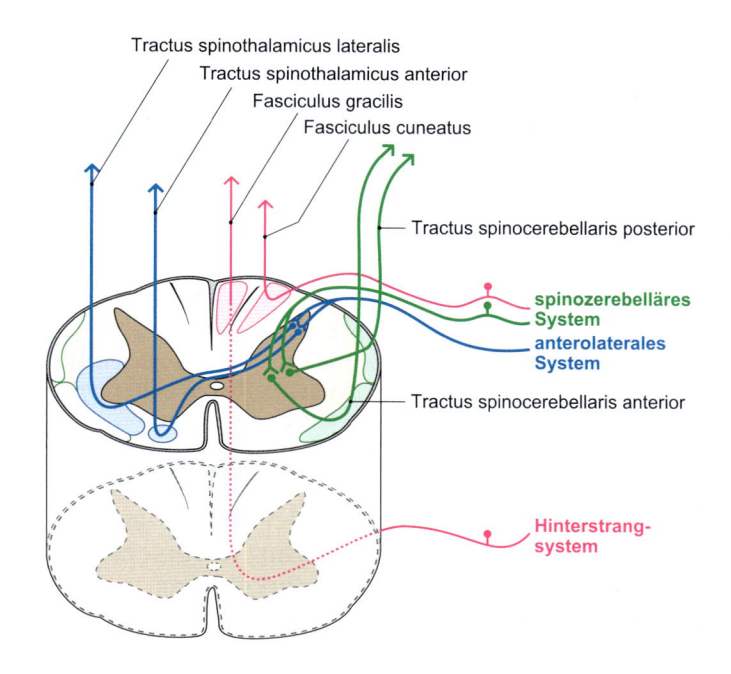

Abb. 14.4 Aufsteigende Bahnen [L141]

Spinozerebelläres System

Die Bahnen des spinozerebellären Systems (→ Abb. 14.4) leiten propriozeptive Impulse aus dem Bewegungsapparat an das Kleinhirn. Die Axone der 2. Neurone im Hinterhorn (Ncl. dorsalis, Ncl. proprius) ziehen als **Tractus spinocerebellaris posterior** und **Tractus spinocerebellaris anterior** zum Kleinhirn. Die Fasern der spinozerebellären Bahnen kreuzen entweder nicht (Tractus spinocerebellaris posterior) oder zweimal (Tractus spinocerebellaris anterior). So erhält jede Kleinhirnhälfte letztlich nur Fasern der ipsilateralen Körperhälfte.

Absteigende Bahnen

Pyramidenbahn

Die Pyramidenbahn besteht aus Fibrae corticonucleares (→ Kap. 45) und **Fibrae corticospinales** (→ Abb. 14.5). Letztere stellen den größten Teil der Pyramidenbahn dar und vermitteln Kommandos aus dem motorischen Cortex an die Motoneuronen im Vorderhorn des Rückenmarks. Auf ihrem Weg nach kaudal kreuzen nahezu 90 % der Fibrae corticospinales im unteren Bereich der Medulla oblongata (Decussatio pyramidum) zur Gegenseite **(Tractus corticospinalis lateralis)** und ziehen im Seitenstrang zu den Zielneuronen. Die ungekreuzten Fasern ziehen hingegen als **Tractus corticospinalis anterior** im Vorderstrang abwärts und kreuzen erst auf Höhe des Zielsegments zur Gegenseite. Die Pyramidenbahn steht im Dienste der willkürlichen Motorik und nimmt v. a. Einfluss auf die Motorik der distalen Extremitätenmuskeln.

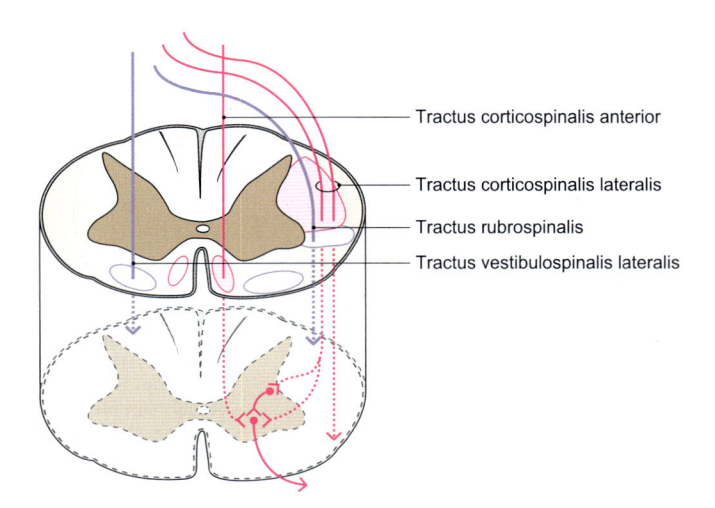

Abb. 14.5 Wichtige absteigende Bahnen [L141]

14 Rückenmark

Extrapyramidale Bahnen

Alle Bahnen, die in das Rückenmark absteigen und nicht in der Pyramidenbahn verlaufen, werden als extrapyramidale Bahnen bezeichnet. Sie entspringen in verschiedenen Gebieten des Hirnstamms und verlaufen im Rückenmark sowohl gekreuzt als auch ungekreuzt. Man bezeichnet sie nach ihrem Ursprungsort als Tractus vestibulospinales lateralis et medialis (→ Ncll. vestibulares), Tractus reticulospinalis (→ Formatio reticularis), Tractus tectospinalis (→ Colliculus superior), Tractus rubrospinalis (→ Ncl. ruber) und Tractus olivospinalis (→ unterer Olivenkernkomplex). Die extrapyramidalen Bahnen projizieren bevorzugt auf die Motoneuronen der Rumpf- und proximalen Extremitätenmuskulatur und stehen v. a. im Dienst der unwillkürlichen Motorik (Stützmotorik, automatischer Ablauf erlernter Bewegungen). Allerdings ist zu beachten, dass sämtliche Willkürbewegungen an unwillkürliche Bewegungen gekoppelt sind und beide Systeme, also Pyramidenbahn und extrapyramidale Bahnen, sowohl willkürliche als auch unwillkürliche Komponenten besitzen und eng zusammenarbeiten. Mehr dazu findet sich in → Kap. 40 f.

Somatotope Gliederung der Bahnen

Die langen Bahnen sind meist somatotop gegliedert (→ Abb. 14.6). Das bedeutet, dass die Regionen, die in der Peripherie einander benachbart sind, auch in den Bahnen in ähnlicher Nachbarschaftsbeziehung repräsentiert werden. Dies sieht man besonders im Zervikalmark, da hier noch bzw. schon alle Bahnen vorzufinden sind. Die Faseranteile der Bahnen mit kurzem Verlauf im Rückenmark (Fasern zu bzw. von oberem Rumpfbereich und oberen Extremitäten) liegen innen bzw. nahe der grauen Substanz, diejenigen mit langem Verlauf (Fasern zu bzw. von unterem Rumpfbereich und unteren Extremitäten) liegen weiter außen bzw. weiter entfernt von der grauen Substanz.

Ausprägung der grauen und weißen Substanz in verschiedenen Rückenmarkshöhen

Je nach Höhe des Querschnitts sind graue und weiße Substanz unterschiedlich stark ausgeprägt. Die weiße Substanz nimmt von kaudal nach kranial immer mehr zu, da sich zum einen nach kranial immer mehr aufsteigende Fasern anschließen und zum anderen kranial noch eine größere Menge absteigender Bahnen durch das Rückenmark zieht. Im Bereich des Zervikal- und Lumbalmarks (Intumeszenzienbereich) sind besonders die Vorderhörner und im Lumbalmark außerdem noch die Hinterhörner stark ausgeprägt, da hier außer dem Rumpf auch die Extremitäten mitversorgt werden. Im Thorakalmark hingegen ist die graue Substanz geringer ausgeprägt.

Rückenmarksläsionen

Komplettes Querschnittssyndrom

Eine Schädigung des gesamten Rückenmarksquerschnitts (meist traumatisch, selten entzündlich verursacht) führt zum kompletten Querschnittssyndrom. Unterhalb der Läsion bestehen – aufgrund der Unterbrechung sämtlicher Bahnen – im akuten Stadium („spinaler Schock") eine komplette schlaffe Lähmung mit Reflexausfall sowie ein Sensibilitätsausfall sämtlicher Qualitäten. Ferner kommt es – da auch vegetative Bahnen betroffen sind – sowohl zur Aufhebung der Blasen- und Mastdarmfunktion sowie der Potenz als auch zu verminderter Schweißsekretion und Wärmeregulationsproblemen. Später geht die schlaffe in eine spastische (→ Kap. 40) Lähmung mit erhöhtem Muskeltonus und gesteigerten Reflexen über. Auch Defäkation und Miktion funktionieren ab einem bestimmten Füllungsgrad wieder reflektorisch (nicht mehr willkürlich!). Die Schwere der Symptomatik hängt vom Läsionsort ab: Bei Läsionen des Halsmarks (C1–C3) tritt daher eine Tetraplegie (Lähmung aller vier Extremitäten) mit Atemlähmung (ohne Beatmung sofort letal!) auf, tiefer gelegene Läsionen betreffen meist „nur" zwei symmetrische Extremitäten (Paraplegie).

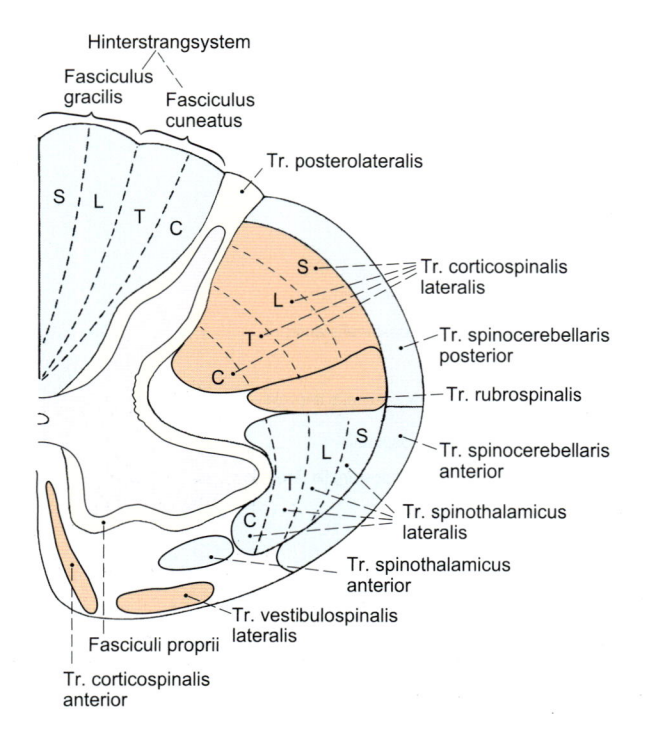

Abb. 14.6 Rückenmarksquerschnitt (halbseitig), somatotope Gliederung der aufsteigenden (rot) und absteigenden Bahnen (blau): **C** zervikal, **L** lumbal, **S** sakral, **T** thorakal [S010-2-16]

Zentrales Nervensystem

Halbseitensyndrom des Rückenmarks (Brown-Séquard)

Bei halbseitiger Läsion des Rückenmarks (z. B. aufgrund von Traumen, Stichverletzungen oder Bandscheibenvorfällen) kommt es zum Brown-Séquard-Syndrom: Kaudal der Läsion fällt ipsilateral die epikritische Sensibilität (Druck, Berührung, Vibration, Propriozeption) aus, und es tritt eine Lähmung (erst schlaff, dann spastisch) der Muskulatur ein, da die Kleinhirnseiten- und Hinterstrangbahnen sowie die motorischen Bahnen oberhalb der Läsion bzw. gar nicht kreuzen. Kontralateral fällt kaudal der Läsion die protopathische Sensibilität aus, da die Vorderseitenstrangbahnen bereits auf Segmentebene kreuzen. Im sensiblen Bereich liegt daher eine dissoziierte Empfindungsstörung vor.

> Bei **isolierter Läsion des Conus medullaris (Konussyndrom)** im Bereich von S3–S5 kommt es zu Miktions-, Defäkations- und Sexualfunktionsstörungen (→ Kap. 50). Außerdem treten Sensibilitätsstörungen an der Oberschenkelinnenseite („Reithosenanästhesie") sowie im perianalen Bereich auf. Die Somatomotorik ist nicht betroffen.

> Beim **Kaudasyndrom** (Schädigungen der Cauda equina z. B. aufgrund eines medialen Bandscheibenvorfalls) liegt eine ähnliche Symptomatik vor, allerdings tritt zusätzlich eine schlaffe (periphere) Lähmung der Beine auf.

Zusammenfassung

- Das Rückenmark ist Vermittler zwischen Gehirn und Peripherie und liegt als kaudaler Teil des ZNS geschützt im Wirbelkanal.
- Es wird in 31–33 Segmente gegliedert, wobei jedem Segment ein Spinalnervenpaar zugeordnet wird, welches die Verbindung des Rückenmarks mit der Umwelt herstellt.
- Die graue Substanz des Rückenmarks besteht aus Wurzel- und Strangzellen sowie aus Interneuronen und kann in zehn Laminae gegliedert werden.
- Die weiße Substanz enthält die großen auf- und absteigenden Nervenfaserbahnen (Rückenmark ↔ Gehirn) sowie den auf Rückenmarksebene verbleibenden Eigenapparat (Rückenmark ↔ Rückenmark).

→ 15 Hirnstamm

Lage und Gliederung

Der Hirnstamm (Truncus encephali, → Abb. 15.1) schließt sich dem Zwischenhirn nach kaudal an und geht im Bereich des Foramen magnum bzw. am Abgang des 1. Zervikalnervenpaars in das Rückenmark über. Von kranial nach kaudal gliedert man ihn in die drei Etagen **Mittelhirn** (Mesencephalon), **Brücke** (Pons) und **verlängertes Mark** (Medulla oblongata). Darüber hinaus kann man den Hirnstamm nach seiner inneren Struktur von ventral nach dorsal in die drei Abteilungen Basis, Haube und Dach einteilen (→ Tab. 15.1), wobei ein Dach praktisch nur im Mittelhirn existiert. Zwischen Haube und Dach liegt der innere Liquorraum.

Aufbau

Der Hirnstamm besteht aus auf- und absteigenden Bahnen (weiße Substanz) sowie aus grauer Substanz. Die absteigenden motorischen Bahnen (z. B. Pyramidenbahn) verlaufen v. a. in der Basis, während die aufsteigenden Bahnen (z. B. Lemniscus medialis) vorwiegend lateral durch das Tegmentum ziehen. Im Tegmentum liegt auch der Hauptteil der grauen Substanz. Diese besteht aus:
- Ncl. ruber, Substantia nigra und Tectum mesencephali im Mittelhirn
- Brückenkernen
- Hinterstrangkernen und unterem Olivenkomplex im verlängerten Mark
- Kernen der Hirnnerven III–XII

Darüber hinaus gehört die Formatio reticularis (FR), ein diffuses Neuronennetz, in welches o. g. Kerngebiete eingebettet sind, zur grauen Substanz des Hirnstamms. Vor Abhandlung der drei Etagen Mittelhirn, Brücke und verlängertes Mark sollen diejenigen Strukturen dargestellt werden, die sich über den gesamten Hirnstamm (vom Mittelhirn bis zur Medulla oblongata) erstrecken, also Hirnnervenkerne, FR und Bahnen.

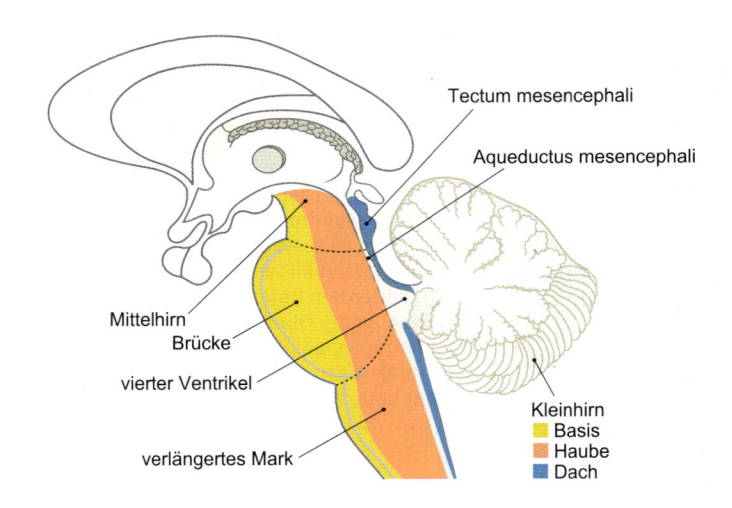

Abb. 15.1 Hirnstamm [E406]

Hirnnervenkerne

Die sich im gesamten Hirnstamm verteilenden Hirnnervenkerne sind – ähnlich den Vorder- und Hinterhörnern der Spinalnerven – Ursprungs- bzw. Zielorte der 12 Hirnnerven. Die genaue Lage, Qualitäten und Funktionen der einzelnen Hirnnervenkerne werden im Zusammenhang mit den Hirnnerven (→ Kap. 25) erläutert. Hier soll lediglich auf folgende Systematik bzgl. ihrer Lage aufmerksam gemacht werden: Da sich während der Entwicklung das Neuralrohr nach dorsal wie ein Buch aufklappt, liegt die Flügelplatte, aus der die sensiblen Hirnnervenkerne hervorgehen, lateral der Grundplatte, aus der die motorischen Hirnnervenkerne hervorgehen. So ergeben sich letztlich von medial nach lateral folgende vier Kernsäulen im Hirnstamm (→ Abb. 6.2, → Abb. 20.1, → Abb. 20.2):
- Somatomotorische Säule
- Allgemein- und speziell-viszeromotorische Säule
- Allgemein- und speziell-viszerosensible Säule
- Allgemein- und speziell-somatosensible Säule

Formatio reticularis

Die FR (lat. formatio reticularis = Netzformation) besteht aus mehr oder weniger gut abgrenzbaren Gruppen von Nervenzellen, die sich diffus im gesamten Tegmentum verteilen und untereinander netzartig verknüpft sind. Wenige gut abgrenzbare Gebiete sind die Raphekerne und der Locus caeruleus (s. u.). Über **auf- und absteigende Bahnen** ist die FR mit fast allen Zentren des ZNS verbunden, wodurch sie als wichtiges Integrationszentrum für die Regulation und Steuerung zahlreicher Funktionen gilt.

Gliederung

Die FR lässt sich trotz ihrer funktionell wie anatomisch diffus anmutenden Struktur sowohl nach zytoarchitektonischen Kriterien in drei Längszonen – mediane, mediale und laterale Zone – als auch nach histochemisch nachweisbaren Transmittersubstanzen in monoaminerge (serotoninerge, adrenerge) und cholinerge Neuronenverbände bzw. Systeme gliedern. Die zytoarchitektonische Gliederung deckt sich dabei nur z. T. mit der histochemischen.

> Die **monoaminen** und **cholinergen Verbände** reichen über den Hirnstamm hinaus bis in das Zwischenhirn und können über diffuse Projektionen wohl das gesamte ZNS beeinflussen. Sie spielen somit u. a. eine wichtige Rolle für Aufmerksamkeit, Stressreaktionen, Bewegungskoordination, Stimmung, Schmerzverarbeitung und die Kontrolle vegetativer Funktionen (Atmung, Kreislauf etc.).

Mediane Längszone

Die mediane Längszone (→ Abb. 15.2) besteht aus den **Raphekernen,** die zugleich den Hauptteil des **serotoninergen Neuronenverbands** der FR bilden. Über aufsteigende Bahnen unterhalten sie zum einen intensive Verbindungen mit dem limbischen System, wodurch sie Einfluss auf Emotionen und Verhalten nehmen; zum anderen wirken sie durch Projektionen zu Kernen des ARAS-Systems (s. u.) auf die Bewusstseinslage ein. Über die in das Rü-

Tab. 15.1 Topografische Gliederung des Hirnstamms

	Basis	Haube (Tegmentum)	Liquorraum	Dach
Mittelhirn	Großhirnschenkel (Crura cerebri)		Aqueductus mesencephali	Tectum mesencephali
Brücke	Pars basilaris pontis	Tegmentum	IV. Ventrikel	–
Medulla oblongata	Pyramiden		IV. Ventrikel, Canalis centralis	–

ckenmark ziehenden Tractus reticulospinales hemmen sie auf Rückenmarksebene – durch Ausschüttung von Serotonin an inhibitorischen Interneuronen – die Übertragung der nozizeptiven Information. Den Raphekernen kommt somit eine schmerzhemmende Wirkung zu.

> **Störungen im Monoamin-System** haben eine wichtige Bedeutung bei der Entstehung vieler psychiatrischer Erkrankungen wie Psychosen, Zwangskrankheiten und Depressionen. Letztere beruhen einer Hypothese zufolge auf einem Monoamin-Mangel, bes. Serotonin und Noradrenalin, der zu Veränderungen der synaptischen Rezeptoren für Noradrenalin und Serotonin führt. Dies erklärt den erfolgreichen Einsatz von Medikamenten, welche die Monoamin-Konzentration im synaptischen Spalt erhöhen (u. a. Serotonin- und Noradrenalin-Wiederaufnahme-Hemmer), als Antidepressiva.

> **Migräne** wird einer Hypothese zufolge durch eine Überaktivität von Nerven (besonders des N. trigeminus) hervorgerufen, infolge derer massiv vasoaktive Neuropeptide freigesetzt werden, die zur Erweiterung der Hirngefäße führen. Daraufhin setzt sekundär eine serotoninvermittelte Gefäßverengung ein, um die Wirkung der Neuropeptide zu drosseln. Letztere überwiegen jedoch und führen zu maximaler Gefäßdilatation (→ pochender Kopfschmerz!) und entzündlichen Reaktionen. Zur Behandlung der Migräne setzt man daher u. a. Serotoninagonisten wie die Triptane ein.

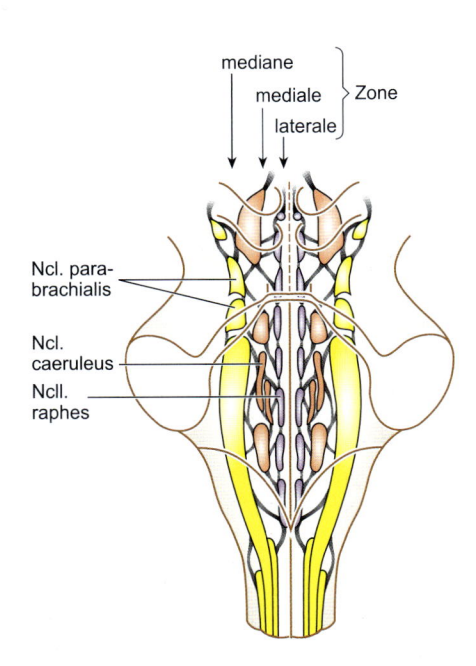

Abb. 15.2 Zonen der FR [R363/L141]

Mediale Längszone
In der medialen Längszone dominieren besonders große Neurone. Diese Zone beinhaltet wichtige Kerngebiete des **acetylcholinergen Neuronenverbands** (z. B. Ncl. tegmentalis pedunculopontinus), zu welchem natürlich auch die somatomotorischen und parasympathischen Hirnnervenkerne gehören. Die mediale Längszone erhält eine Vielzahl von Impulsen unterschiedlichster Qualität aus Rückenmark (Tractus spinoreticularis), Hirnnervenkernen (u. a. vestibuläre, akustische Impulse), Tectum (optische Impulse) und Kleinhirn (Tractus cerebelloreticularis) sowie aus anderen Zonen der FR. Sie kann nun über diese Impulse erregt werden und daraufhin – über vorwiegend acetylcholinerge Projektionen zum Thalamus – den gesamten Cortex aktivieren. Man bezeichnet dieses System, dessen Hauptteil die mediale Zone der FR des Mittelhirns darstellt, als **ARAS (aszendierendes retikuläres aktivierendes System,** → Kap. 17). Es spielt eine wichtige Rolle für den Schlaf-Wach-Rhythmus und die Bewusstseinslage, da es zum einen – bei Aktivierung – den Organismus schlagartig in einen hellwachen Zustand versetzen kann und zum anderen – bei Hemmung – Müdigkeit auslösen und Schlaf einleiten kann. Ferner steuert die mediale Zone motorische Funktionen, und zwar über wichtige okulomotorische Zentren (→ Kap. 37), über den Tractus reticulocerebellaris und zusammen mit der medianen Zone über den Tractus reticulospinalis.

Laterale Längszone
In der lateralen Zone liegen v. a. kleine Neurone vor, die verglichen mit den anderen beiden Zonen weniger ausgedehnte, sondern eher lokale Verbindungen zu den Hirnnervenkernen eingehen. Ihre Aufgabe liegt größtenteils in der Vermittlung zahlreicher, meist polysynaptischer Hirnstammreflexe (→ Kap. 42) wie z. B. Schluck- oder Saugreflex. Außerdem beinhaltet die laterale Zone auf Höhe der Brücke, im Boden des IV. Ventrikels die größte Zellgruppe des **noradrenergen Neuronenverbands,** den sog. Ncl. caeruleus, der seinen Namen wegen seiner blauschwarzen Färbung (lat. caeruleus = himmelblau) erhielt. Er projiziert in unterschiedlichste ZNS-Elemente, vom Cortex bis zum Rückenmark. Der Ncl. caeruleus beeinflusst so u. a. das limbische System, die Signalverarbeitung in der Kleinhirnrinde, aber auch den Neocortex über Projektionen zum ARAS. Des Weiteren wird er besonders in Stresssituationen aktiviert und sorgt für Vigilanz und Reaktionsbereitschaft des Körpers auf neue, unerwartete Reize.

Zentren
In der FR befinden sich Zentren, die lebenswichtige vegetative Funktionen wie Atmung und Kreislauf regulieren. Diese Zentren sind morphologisch nicht genau abgrenzbar und auch nicht einzelnen o. g. Längszonen zuzuordnen. Es sind vielmehr funktionelle Netze z. T. weitverstreuter Neurone, die sich über größere Bereiche der FR erstrecken. Wichtige vegetative Zentren zeigt → Tab. 15.2.

Kreislaufzentrum
Um vegetative Steuervorgänge ausführen zu können, sind die einzelnen Zentren intensiv mit Hirnnervenkernen verbunden, über welche sie Informationen aus der Peripherie erhalten und Steuerbefehle an diese entsenden. Das soll am Beispiel des Kreislaufzentrums verdeutlicht werden: Innerhalb dessen unterscheidet man ein Depressor- (bewirkt RR ↓, HF ↓) und ein Pressorzentrum (bewirkt RR ↑, HF ↑). Beide erhalten über die Hirnnervenkerne Ncll. tractus solitarii (die selbst wiederum von den Hirnnerven Nn. glossopharyngeus und vagus erreicht werden) wichtige Informationen über RR und HF. Liegt z. B. ein erhöhter RR vor, wird das Depressorzentrum aktiviert, das über seine efferenten Verbindungen den parasympathischen Hirnnervenkern Ncl. dorsalis n. vagi aktiviert und zugleich über Bahnen zum Thorakalmark sympathische Neurone hemmt. Es kommt zu RR-Abfall und HF-Senkung. Ferner unterhalten die Zentren Verbindungen zu Hypothalamus und Cortex. Über Letztere werden z. B. psychische Auswirkungen auf das Vegetativum wie Herzrasen bei Aufregung vermittelt.

Tab. 15.2 Wichtige vegetative Zentren der FR

Zentrum	Aufgabe	Lokalisation
Atemzentrum	großzellige inspiratorische und kleinzellige exspiratorische Neurone, die abwechselnd aktiv sind und dadurch den Atemrhythmus generieren → Untergang dieser Neurone soll bei älteren Menschen zur Schlafapnoe führen	ventrolaterale FR im Bereich der Medulla oblongata
Miktionszentrum	fördernder Einfluss auf die Harnblasenentleerung (→ Kap. 50)	laterale FR in der Brücke
Kreislaufzentrum	Regulation von RR und HF	laterale FR im Bereich der Medulla oblongata
Brechzentrum	Triggerzone für den Brechreiz; u. a. aktiviert durch Dopamin, Magen-Darm-Impulse, erhöhten Hirndruck	Area postrema in der FR der Medulla oblongata; am Boden der Rautengrube

15 Hirnstamm

Bahnen

Im Hirnstamm verlaufen lange auf- und absteigende Bahnen sowie Faserbündel, die Verbindungen innerhalb des Hirnstamms herstellen.

Faserbündel innerhalb des Hirnstamms

Fasciculus longitudinalis medialis (mediales Längsbündel)

Das mediale Längsbündel im Tegmentum ist kein einheitlicher Fasertrakt, sondern besteht aus Fasern, die in verschiedenen Höhen des Hirnstamms ein- und austreten. Als größte Assoziationsbahn des Hirnstamms verknüpft das Bündel die Kerngebiete des Hirnstamms, besonders die Hirnnervenkerne, untereinander und mit der FR. Hervorzuheben sind die Verbindungen der Augenmuskelkerne (Hirnnervenkerne der Augenmuskeln) untereinander sowie mit denen des Vestibularorgans (Vestibulariskerne) und des Ncl. n. facialis, da über sie wichtige okuläre Reflexe (vestibulookulärer Reflex, Kornealreflex etc.) ablaufen. Das mediale Faserbündel stellt auch die Verbindungen für zahlreiche andere Hirnstammreflexe (→ Kap. 42) wie z. B. den Schluckreflex her.

Fasciculus longitudinalis posterior/dorsalis (posteriores Längsbündel, Schütz)

Dieser Fasertrakt läuft im dorsalen Tegmentum in Ventrikelnähe und reicht vom Zwischenhirn bis zum oberen Rückenmark. Er stellt die größte Bahn dar, die über auf- und absteigende Faseranteile den Hirnstamm reziprok mit dem Hypothalamus verknüpft. Über die aufsteigenden Anteile führt der Hirnstamm dem Hypothalamus vegetative Informationen (z. B. Geschmacksreize) aus der Peripherie zu. Dieser koordiniert dann als „Chef" des vegetativen Nervensystems die Impulse mit zahlreichen anderen aus unterschiedlichsten ZNS-Gebieten und entsendet über die absteigenden Fasern hemmende oder aktivierende Befehle zu den parasympathischen Hirnnervenkernen des Hirnstamms und den sympathischen Kerngebieten im Rückenmark. Er kann auf diese Weise zusammen mit anderen absteigenden Signalen (u. a. olfaktorische Impulse aus den Ncll. habenulares) Einfluss auf vegetative Funktionen wie z. B. die Speichelsekretion nehmen.

Tractus tegmentalis centralis (zentrale Haubenbahn)

Er verläuft im Tegmentum vom Mittelhirn bis zum unteren Olivenkomplex in der Medulla oblongata und stellt eine wichtige, im Dienste der Motorik stehende Verbindungsbahn des Hirnstamms dar (→ Kap. 42).

Lemniscus lateralis

Der Lemniscus lateralis ist ein Teil der Hörbahn (→ Kap. 38).

Lange auf- und absteigende Bahnen

Den Hirnstamm durchziehen lange auf- und absteigende Bahnen (→ Tab. 15.3), welche in → Kap. 36 und → Kap. 42 beschrieben werden.

Das Mittelhirn

Lage und äußere Gestalt

Das ca. 1,5 cm lange Mittelhirn (→ Abb. 15.3, → Abb. 15.4, → Abb. 15.5) erstreckt sich vom Oberrand des Pons bis zum Zwischenhirn. An der Vorderseite sieht man zwei kräftige Faserbündel, die beiden Crura cerebri (s. u.). Zwischen ihnen liegt die Fossa interpeduncularis, in welcher der N. oculomotorius (III) das Mittelhirn verlässt. An der Dorsalseite erkennt man das Tectum mesencephali (Lamina tecti),

Tab. 15.3 Überblick über wichtige, den Hirnstamm durchziehende auf- und absteigende Bahnen

Absteigende Bahnen → Leiten motorische Impulse aus dem Cortex nach kaudal bis zum Rückenmark	Aufsteigende Bahnen → Leiten sensible Impulse aus der Peripherie zu Thalamus bzw. Colliculi inferiores
• Tractus corticonuclearis • Tractus corticopontinus • Tractus corticospinalis • Extrapyramidale Bahnen (u. a. Tractus rubrospinalis, Tractus reticulospinales, Tractus vestibulospinales, Tractus olivospinalis)	• Lemniscus medialis • Lemniscus trigeminalis • Tractus spinothalamicus • Tractus spinocerebellares ant. et post. • Tractus spinoolivaris

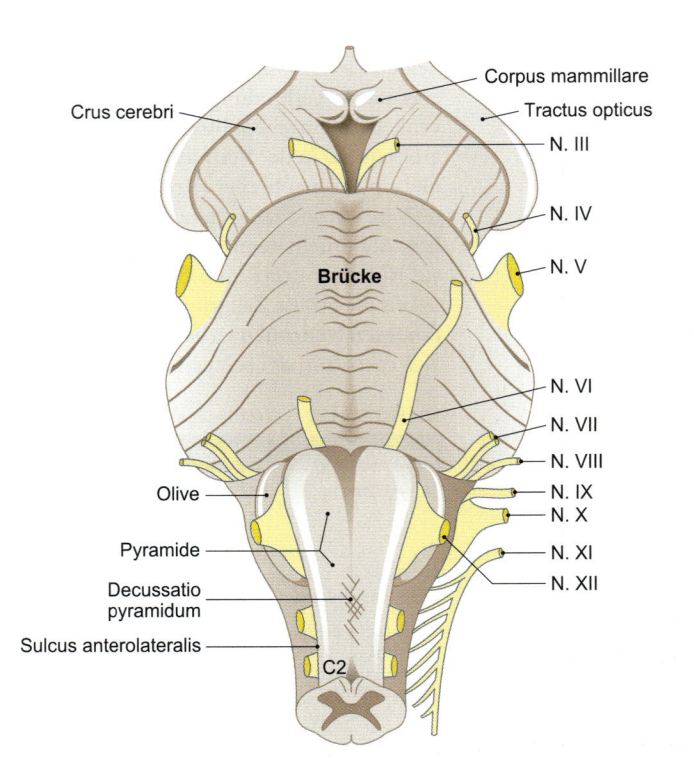

Abb. 15.3 Hirnstamm, Ansicht von ventral [L141]

Zentrales Nervensystem

das aufgrund seiner Form auch als Vierhügelplatte bezeichnet wird: Die beiden oberen Vorwölbungen heißen Colliculi superiores (obere Hügel), die beiden unteren Colliculi inferiores. Beide Hügel stehen jeweils beidseits durch Faserarme (Brachium colliculi superioris bzw. inferioris) mit dem Zwischenhirn in Verbindung. Unterhalb der Colliculi inferiores verlässt der N. trochlearis (IV) als einziger Hirnnerv dorsal den Hirnstamm. Kaudal des Tectums verlaufen die Pedunculi cerebellares superiores, die das Kleinhirn mit dem Mittelhirn verbinden. In der Seitenansicht erkennt man das Trigonum lemnisci lateralis, eine durch den Lemniscus lateralis und den Tractus spinothalamicus hervorgerufene Vorwölbung.

Innere Gliederung

Das Mittelhirn wird in die drei Etagen Basis, Tegmentum und Dach gegliedert. Tegmentum und Basis werden auch als Pedunculus cerebri zusammengefasst.

Basis

Die Basis wird von den Hirnschenkeln (Pars anterior pedunculi cerebri, Crura cerebri) gebildet. Diese reichen von der Capsula interna bis zum Oberrand des Pons. In ihnen verlaufen die langen, vom Cortex absteigenden motorischen Bahnen in somatotoper Ordnung. Von medial nach lateral liegen folgende Bahnen:

- Fibrae frontopontinae
- Fibrae corticonucleares
- Fibrae corticospinales (je weiter kranial die Fasern im Rückenmark enden, desto weiter medial liegen sie; Fasern zum Sakralmark liegen also ganz lateral)
- Fibrae temporopontinae

Tegmentum mesencephali

Das Tegmentum beinhaltet die mesenzephalen Anteile der FR, die Kerne der Hirnnerven III und IV, auf- und absteigende Bahnen sowie folgende Elemente:

Substantia grisea centralis (zentrales Höhlengrau)

Das zentrale Höhlengrau umgibt den Aqueductus mesencephali und unterhält u. a. intensive reziproke Verbindungen mit dem limbischen System, der FR, dem Hypothalamus und dem Cortex. Es soll v. a. an der zentralen Schmerzunterdrückung, der Vermittlung von Angst- und Fluchtreflexen sowie der Regulation vegetativer Vorgänge beteiligt sein.

Substantia nigra (schwarze Substanz)

Die Substantia nigra liegt als Platte ganz vorn im Tegmentum, an der Grenze zu den Crura cerebri. Man gliedert sie in zwei Bereiche:

- **Pars reticularis:** Diese Zone liegt ventral und enthält nur wenige Nervenzellen, die aufgrund ihrer Eisenpigmente der Zone eine rötliche Farbe verleihen.
- **Pars compacta:** Die zellreichere Zone liegt dorsal und enthält dopaminerge Neurone. Bei der Dopaminbiosynthese entsteht Melanin als Nebenprodukt, welches in den Neuronen abgelagert wird und dieser Zone eine schwarze Farbe gibt.

Die Substantia nigra erhält Afferenzen vom Striatum und vom motorischen Cortex und projiziert mit ihren Fibrae nigrostriatales v. a. in das Striatum zurück. Sie gehört zu den Basalganglien und wird daher in → Kap. 44 erläutert.

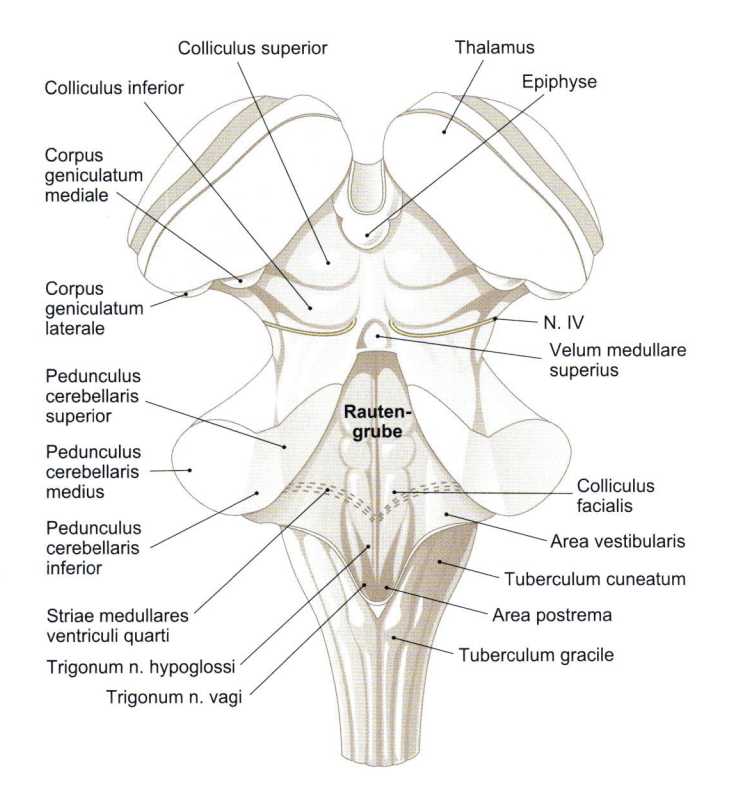

Abb. 15.4 Hirnstamm, Ansicht von dorsal [L141]

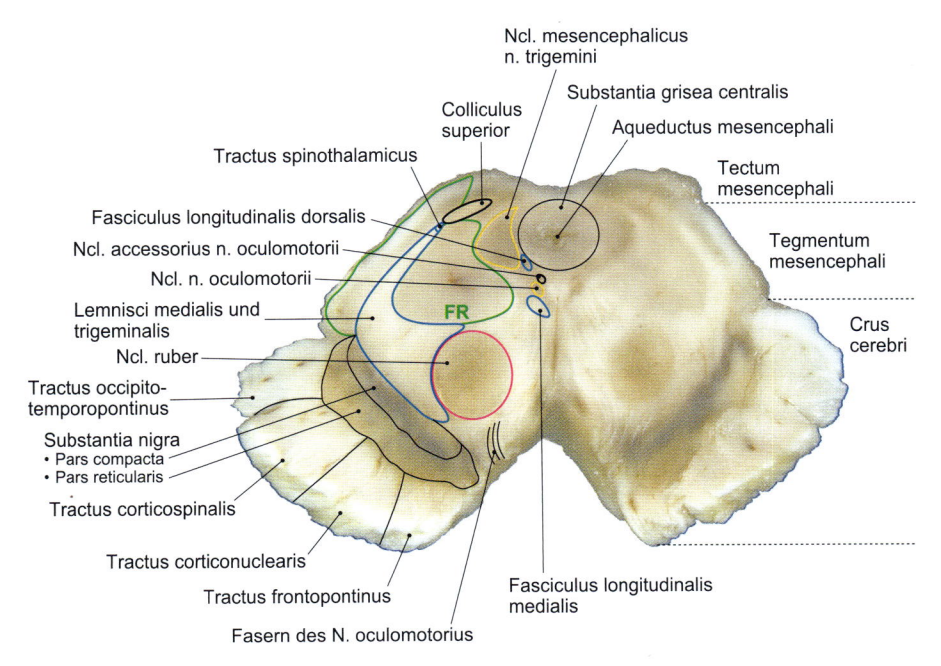

Abb. 15.5 Mittelhirn, Querschnitt auf Höhe der Colliculi superiores [M496]

15 Hirnstamm

Ncl. ruber

Der Ncl. ruber (roter Kern) ist ein zylinderförmiger Kern, der sich bis in das Zwischenhirn erstreckt. Im Querschnitt erscheint er als großer, runder Bereich, der aufgrund seiner eisenhaltigen Neurone an frischen Schnitten rot gefärbt ist. Gegliedert wird der Kern in einen entwicklungsgeschichtlich älteren Teil aus großen Zellen (Pars magnocellularis) und einen größeren jüngeren Teil aus kleinen Zellen (Pars parvocellularis). Der Ncl. ruber ist eine wichtige Station des motorischen Systems (→ Kap. 42).

Tectum mesencephali

Das Tectum mesencephali besteht aus den **Colliculi superiores et inferiores.** Die Colliculi superiores sind ein wichtiges Schaltzentrum für optische Reflexe (→ Kap. 37), die Colliculi inferiores Umschaltstationen der Hörbahn (→ Kap. 38).

Die Brücke

Lage und äußere Gestalt

Die Brücke (Pons, → Abb. 15.6) liegt zwischen den Crura cerebri des Mittelhirns und dem verlängerten Mark. Von Letzterem ist sie durch den Sulcus bulbopontinus abgegrenzt, durch den die Hirnnerven VI–VIII austreten. Die Brücke imponiert durch ihre quer verlaufende Faserung und wird so bezeichnet, da sie, von ventral betrachtet, die beiden Kleinhirnhemisphären wie eine Brücke zu verbinden scheint. Ventral zwischen den beiden Erhebungen, die von den Pyramidenbahnen hervorgerufen sind, läuft der Sulcus basilaris, in dem die gleichnamige Arterie verläuft. Zu beiden Seiten der Brücke erkennt man die gebündelten Brückenfasern, die als Pedunculus cerebellaris medius zum Kleinhirn ziehen. Seitlich tritt aus der Brücke der V. Hirnnerv aus. Die dorsale Fläche der Brücke bildet, wie nach Abtragung des Kleinhirns zu erkennen, den oberen dreieckförmigen Teil der Rautengrube. Sie stellt den Boden des IV. Ventrikels dar.

Innere Gliederung

Pars basilaris pontis

In der Pars basilaris verlaufen zahlreiche quer und längs verlaufende Fasern. Die längs verlaufenden Fasern bilden die Fortsetzung der Crura cerebri und beinhalten so die kortikonukleären und kortikospinalen Fasern (Pyramidenbahn) sowie kortikopontine Fasern. Letztere enden ipsilateral an den Dendriten der Neurone der **Ncll. pontis,** zahlreicher in die Fasermassen eingelagerter Kerne. Die quer verlaufenden Fasern werden von den Axonen der Ncll. pontis gebildet, welche zur Gegenseite kreuzen und im kontralateralen Pedunculus cerebellaris medius zum Kleinhirn ziehen. Diese kortikopontozerebellären Bahnen (Cortex → Fibrae fronto-/temporopontinae → Umschaltung in den ipsilateralen Ncll. pontis → Tractus pontocerebralis → kontralaterale Kleinhirnhemisphäre) spielen eine wichtige Rolle für die Motorik und werden in → Kap. 42 näher erläutert.

Tegmentum pontis

Im Tegmentum pontis überwiegt die FR (s. o.), außerdem finden sich Teile der Hirnnervenkerne sowie auf- und absteigende Bahnen. Darüber hinaus beinhaltet es den Locus caeruleus (s. o.), das **Corpus trapezoideum** und die **Ncll. olivares superiores (oberer Olivenkernkomplex).** Die beiden Letzteren sind Teil der Hörbahn (→ Kap. 38).

Das verlängerte Mark

Lage und äußere Gestalt

Das verlängerte Mark (Medulla oblongata, → Abb. 15.7) schließt sich dem Pons nach kaudal an. Ventral erkennt man die beiden durch die Fissura anterior getrennten Pyramiden. Sie werden durch die Pyramidenbahnen hervorgerufen und sind an der Grenze zum Rückenmark durch die Decussatio pyramidum (Pyramidenbahnkreuzung), in welcher die Fasern zur Gegenseite kreuzen, miteinander verbunden. Seitlich der Pyramiden befinden sich die Oliven. Die obere dorsale Fläche der Medulla oblongata bildet den unteren dreieckförmigen Teil der Rautengrube und wird vom Dach des IV. Ventrikels überspannt. An der Rautengrube sind verschiedene durch Hirnnervenkerne hervorgerufene Vorwölbungen erkennbar: das Trigonum n. vagi, das Trigonum n. hypoglossi, die Area vestibularis und oberhalb der Stria medullaris ventriculi quarti (markhaltige Faserbündel aus den Oliven) der Colliculus facialis (bereits auf Höhe des Pons!). Am dorsalen unteren Teil der Medulla oblongata, der in das Rückenmark übergeht, erkennt man das mediale Tuberculum gracile sowie das lateral davon gelegene Tuberculum cuneatum. Die Tubercula werden durch die gleichnamigen Nuclei hervorgerufen, an welchen die Fasern der Hinterstränge auf das 2. Neuron umgeschaltet werden. Im Sulcus anterolateralis zwischen Pyramide und Olive tritt der XII. Hirnnerv aus, die Hirnnerven IX–XI erscheinen hinter der Olive im Sulcus posterolateralis. Über den Pedunculus cerebellaris inferior ist die Medulla oblongata mit dem Kleinhirn verbunden.

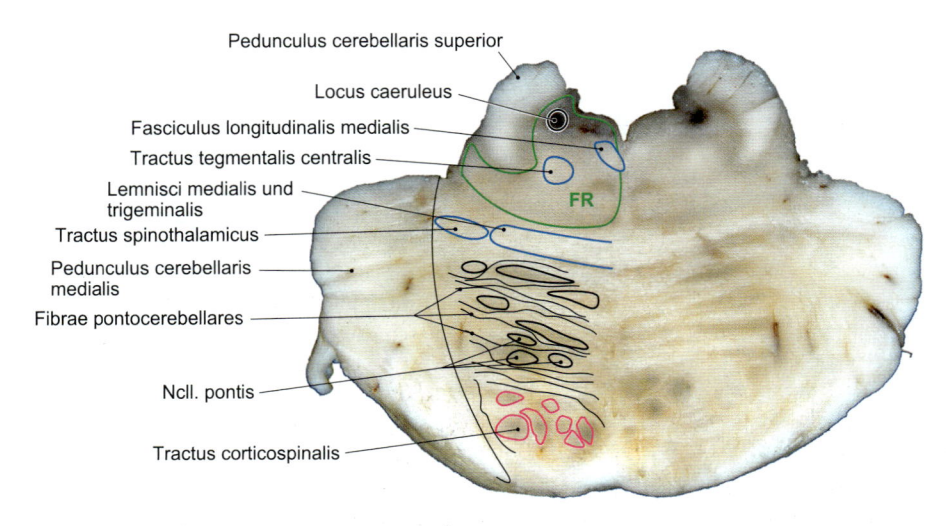

Abb. 15.6 Brücke, Querschnitt auf Höhe des Colliculus facialis [M496]

Zentrales Nervensystem

Fasciculus longitudinalis medialis
Ncl. vestibularis inferior
Pedunculus cerebellaris inferior
Ncl. tractus spinalis n. trigemini
Tractus spinothalamicus
Tractus spinocerebellaris anterior
Tractus tegmentalis centralis
Ncl. olivaris inferior
Lemniscus medialis
Tractus corticospinalis

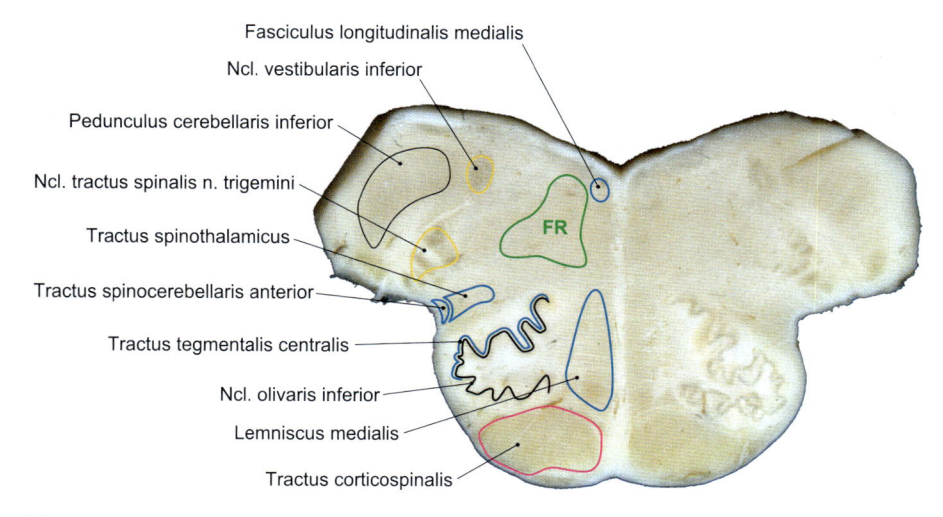

Abb. 15.7 Medulla oblongata, Querschnitt [M496]

Innere Gliederung

Auch die Medulla oblongata besteht aus Basis (anteriorer Teil) und Tegmentum. Darüber hinaus existiert ein posteriorer Teil, in dem sich die Ncll. gracilis und cuneatus befinden. Die Basis wird von den Pyramiden, d. h. den Fasermassen des Tractus corticospinalis gebildet.

Tegmentum

Das Tegmentum nimmt den größten Teil der Medulla oblongata ein. Es beinhaltet Teile der Hirnnervenkerne sowie der FR und Faserbahnen. Außerdem enthält es in den makroskopisch sichtbaren Oliven den **unteren Olivenkernkomplex (Ncll. olivares inferiores)**. Der Hauptkern dieses Komplexes (Ncl. olivaris principalis) ähnelt einem Sack, durch dessen Öffnung die Bahnen die Olive verlassen bzw. erreichen. Der untere Olivenkernkomplex ist eine wichtige Station im Zusammenhang mit der Motorik (→ Kap. 42).

> Okklusion der A. inferior posterior cerebelli oder A. vertebralis kann zum **Wallenberg-Syndrom** führen. Aufgrund der Schädigung von Hirnnervenkernen kommt es u. a. zu Schwindel (N. VIII) und Heiserkeit (Nn. IX, X) sowie zu Miosis (Unterbrechung der Bahnen zwischen Hypothalamus und Sympathikus des Spinalmarks), Sensibilitätsstörungen der kontralateralen Seite (N. V, Läsion des Tractus spinothalamicus) und ipsilateraler Hemiataxie (Läsion des Pedunculus cerebellaris inferior). Äußerst gefährlich sind bilaterale Verschlüsse der A. basilaris; durch Unterversorgung lebensnotwendiger Hirnstammzentren können hier schwerste Ausfälle (Tetraplegie, Koma, Locked-in-Syndrom) auftreten.

Zusammenfassung

- Der Hirnstamm besteht aus den drei Anteilen Mittelhirn, Brücke und verlängertes Mark.
- Die Formatio reticularis durchzieht den gesamten Hirnstamm und koordiniert lebenswichtige Aufgaben wie Atmung, Kreislauf und Bewusstsein (ARAS).
- Der Hirnstamm beherbergt ferner die Hirnnervenkerne, Ursprungs- und Zielorte der 12 Hirnnerven. Die Hirnnerven versorgen Kopf, Hals und Eingeweide (bis in den Bauchraum!) motorisch und sensibel.
- Über zahlreiche Kerngebiete ist der Hirnstamm Bestandteil motorischer (z. B. Substantia nigra, Ncl. ruber) und sensibler (z. B. Ncl. gracilis) Systeme.
- Sämtliche Bahnen zwischen Großhirn und Peripherie durchziehen den Hirnstamm, sodass dieser auch reich an weißer Substanz ist.

16 Kleinhirn

Lage

Das Kleinhirn befindet sich in der hinteren Schädelgrube und ist durch das Tentorium cerebelli, eine Duraduplikatur, vom Großhirn getrennt. Es liegt von hinten Medulla oblongata und Pons auf und ist durch die drei **Kleinhirnstiele** (Pedunculi cerebellares superior, medius et inferior), in welchen Fasertrakte zum Kleinhirn ziehen und es wieder verlassen, mit dem Hirnstamm verbunden. Die beiden **Kleinhirnsegel** (Vela medullaria superius et inferius) bilden das Dach des IV. Ventrikels.

Makroskopische Gliederung

Makroskopisch gliedert man das Kleinhirn in die beiden **Hemisphären**, die durch den **Kleinhirnwurm** (Vermis cerebelli) miteinander verbunden sind. Weiter unterscheidet man den paarigen Flocculus, der durch einen Stiel mit dem Nodulus (Teil des Wurms) in Verbindung steht. Die Oberfläche des Kleinhirns ist durch quer verlaufende, dicht liegende Windungen (**Folia**) charakterisiert. Diese sind wie Blätter eines Buchs (*lat.* folium = Blatt) parallel hintereinander angeordnet und ermöglichen wie die Windungen des Großhirns eine starke Oberflächenvergrößerung. Insgesamt ist dadurch weniger als $1/5$ der Kleinhirnrinde von außen sichtbar! Zwischen den Folia befinden sich Furchen, wovon einige besonders tief reichen und eine „Querglierung" des Kleinhirns in Lappen hervorrufen:
- **Fissura prima:** teilt das Kleinhirn in Lobi cerebelli ant. et post.
- **Fissura posterolateralis:** trennt den Lobus cerebelli post. vom Lobus flocculonodularis (Flocculus und Nodulus)

An der Kleinhirnoberfläche unterscheidet man drei Flächen: eine anteriore, die zum Hirnstamm zeigt (→ Abb. 16.2), eine superiore, die an das Tentorium cerebelli grenzt (→ Abb. 16.1), und eine inferiore, die in der Fossa cerebellaris der hinteren Schädelgrube liegt. Die **Fissura horizontalis** stellt eine ungefähre Grenze zwischen Facies inferior und Facies superior dar.

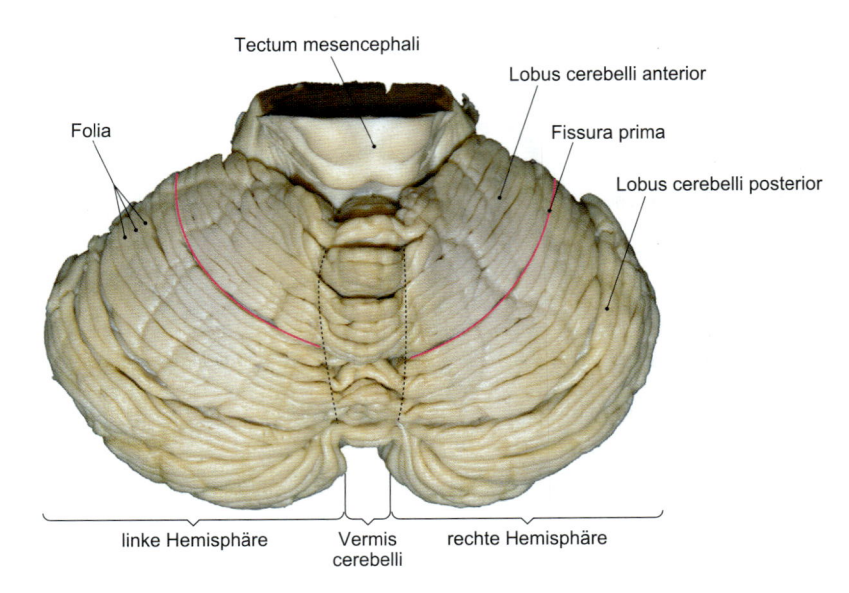

Abb. 16.1 Kleinhirn von hinten oben (superiore Oberfläche) [M496]

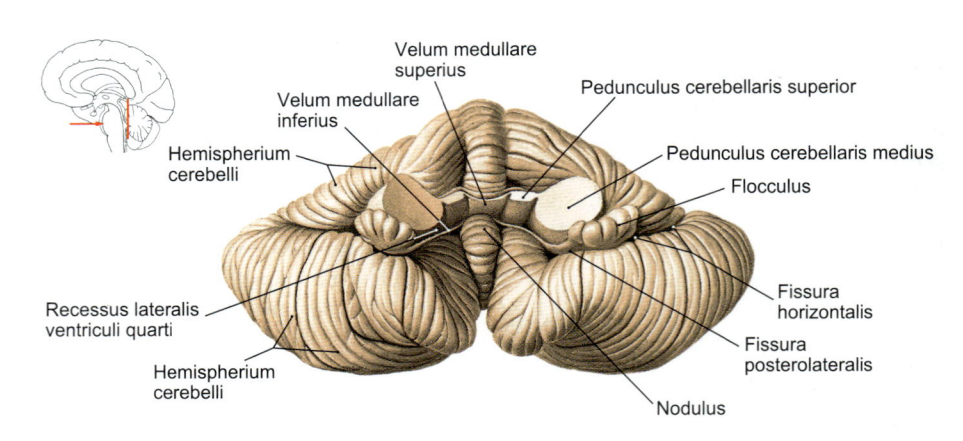

Abb. 16.2 Kleinhirn von vorn (anteriore Oberfläche) nach Durchtrennung der Kleinhirnstiele [S007-1-24]

> Bei **Zunahme des intrakraniellen Drucks** (z. B. durch Blutung oder Tumor) können die Kleinhirntonsillen (kaudale Anteile der Hemisphären) durch das Foramen magnum zwischen knöcherne Strukturen und Medulla oblongata gedrückt werden, wodurch Letztere komprimiert wird. Da in der Medulla oblongata lebensnotwendige Zentren liegen, kann eine solche „**untere Einklemmung**" zum Tod führen. Bei der „**oberen Einklemmung**" wird hingegen Hirngewebe aus der mittleren Schädelgrube durch das Tentorium cerebelli in die hintere Schädelgrube gedrückt, wodurch der obere Hirnstamm (Mittelhirn, Pons) komprimiert wird.

Aufbau

Das Kleinhirn besteht aus der Kleinhirnrinde (Cortex cerebelli) und dem unter der Rinde liegenden Marklager (Corpus medullare cerebelli). Das Marklager ist die weiße Substanz des Kleinhirns und beinhaltet neben Faserbahnen folgende paarig angelegte Kleinhirnkerne aus grauer Substanz (→ Abb. 16.3):
- **Ncl. dentatus:** größter Kern, auffällig gezackte Form (*lat.* dentatus = gezahnt)
- **Ncl. emboliformis** (*lat.* embolus = Pfropfen) und **Ncl. globosus** (*lat.* globus = Kugel), die auch als Ncl. interpositus zusammengefasst werden, da sie funktionell ähnlich sind
- **Ncl. fastigii:** liegt im Dach des IV. Ventrikels (*lat.* fastigium = Giebel)

Zentrales Nervensystem

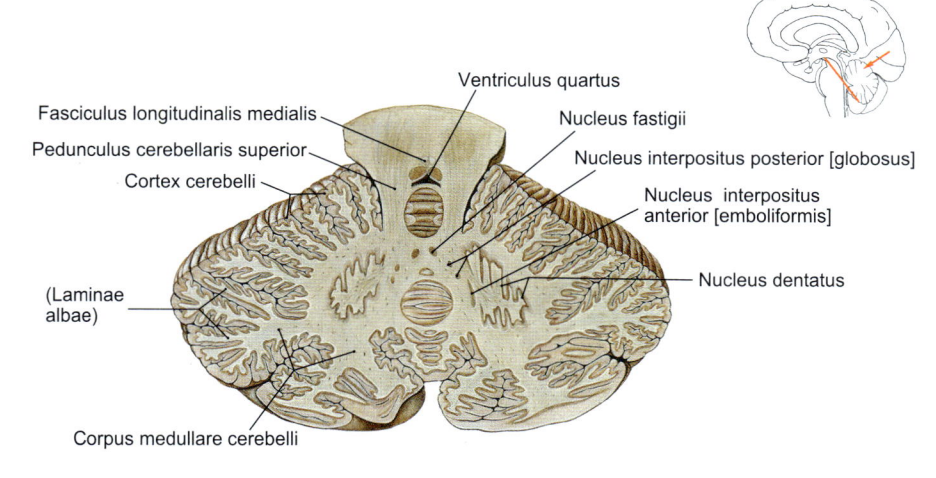

Abb. 16.3 Querschnitt durch das Kleinhirn; „Arbor vitae" [S007-1-24]

Vom Marklager aus ziehen feine Marklamellen in Richtung Folia, die sich immer mehr verzweigen. Dieses Verästelungsmuster verleiht dem sagittalen Schnittbild ein charakteristisches baumartiges Aussehen, weshalb man auch vom „Arbor vitae" (Lebensbaum) spricht, der im Kleinhirn gelegen ist.

Phylogenetische Gliederung und Funktion

Das Kleinhirn kann auch nach phylogenetischen Gesichtspunkten gegliedert werden, wobei die phylogenetische Gliederung weitgehend mit der funktionellen Einteilung übereinstimmt.
Man unterscheidet drei Kompartimente:
- Das **Archicerebellum** (phylogenetisch ältester Teil) erfüllt vorwiegend Gleichgewichtsaufgaben und heißt daher auch Vestibulocerebellum. Zum ihm gehört der Lobus flocculonodularis.
- Das **Paleocerebellum,** auch Spinocerebellum genannt, kontrolliert den Muskeltonus und wirkt an der Koordination von Stütz- und Zielmotorik mit. Zu ihm gehören der Vermis und die an ihn grenzende paravermale Zone.
- Das **Neocerebellum,** auch Pontocerebellum (Cerebrocerebellum), beteiligt sich an der Erstellung von Bewegungsprogrammen und besteht im Wesentlichen aus den beiden Hemisphären.

Über diese motorische Funktionen hinaus soll das Kleinhirn auch vegetative, kognitive und emotionale Vorgänge beeinflussen. Die detaillierte Besprechung der drei funktionellen Kompartimente und ihrer Faserbahnen erfolgt im Zusammenhang mit der Motorik (→ Kap. 43). An dieser Stelle soll zunächst nur der grundsätzliche Informationsfluss zum und vom Kleinhirn dargestellt werden (→ Abb. 16.4).

Eingangssysteme

Die beiden wichtigsten Eingangssysteme zum Kleinhirn sind die jeweils exzitatorisch wirkenden Kletterfasern und Moosfasern. Die **Moosfasern** entspringen aus den Ncll. pontis, den Ncll. vestibulares, dem Rückenmark und der FR, während die **Kletterfasern** ihren Ursprung ausschließlich von den Ncll. olivares inferiores nehmen. Außerdem erhält das Kleinhirn diffuse monoaminerge Projektionen (z. B. Noradrenalin aus dem Locus caeruleus, Serotonin aus den Raphekernen).
Die Fasern gelangen dann von den Ursprungsgebieten als Fasertrakte über die verschiedenen Pedunculi cerebellares (→ Tab. 16.1) zu den funktionell entsprechenden Kleinhirnrindenarealen (z. B. im Lobus flocculonodularis/Archicerebellum). Außerdem geben sie wichtige Kollateralen zu den Kernen im Mark ab.

Ausgangssysteme

Nach Verschaltung der Impulse in der Rinde projizieren die Purkinje-Zellen, welche die einzige Efferenz aus der Kleinhirnrinde heraus darstellen, zu den jeweils funktionell entsprechenden Kleinhirnkernen. Diese wiederum sind Ursprungsort efferenter Bahnen, die das Kleinhirn über die Pedunculi verlassen und zu entsprechenden extrazerebellären Arealen ziehen. Zu diesen ge-

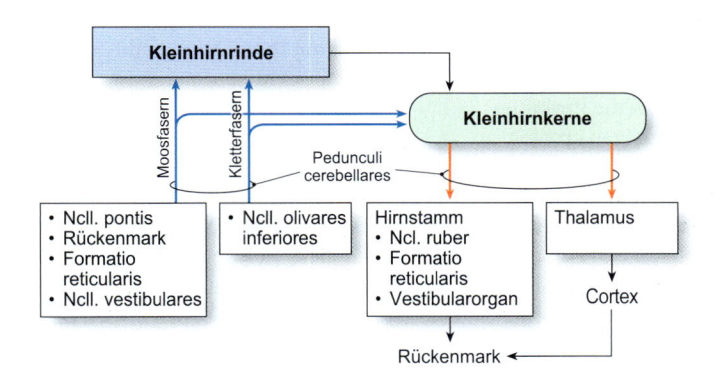

Abb. 16.4 Grundsätzlicher Informationsfluss zum und vom Kleinhirn; Eingangs- (blau) und Ausgangssystem (rot) [L141]

Tab. 16.1 Die in den jeweiligen Kleinhirnstielen verlaufenden afferenten und efferenten Bahnen; k = Bahn kreuzt im Verlauf zur Gegenseite (Informationen zu/von der Gegenseite), u = Bahn verläuft ungekreuzt (Informationen zu/von der gleichen Seite).

Pedunculus	Afferente Bahn	Efferente Bahn
Pedunculus cerebellaris sup. (Verbindung zum Mittelhirn)	Tractus spinocerebellaris ant. (u)	• Tractus cerebellothalamicus (k) • Tractus cerebellorubralis (k)
Pedunculus cerebellaris med. (Verbindung zum Pons)	Tractus pontocerebellaris (k)	
Pedunculus cerebellaris inf. (Verbindung zur Medulla oblongata)	• Tractus vestibulocerebellaris (u) • Tractus olivocerebellaris (k) • Tractus spinocerebellaris post. (u) • Tractus cuneocerebellaris (u)	Tractus cerebellovestibularis (u)

16 Kleinhirn

hören Thalamus, Hirnstamm, Ncl. ruber, FR und das Vestibularorgan.

Jedes der drei phylogenetischen/funktionellen Kompartimente ist nun mit bestimmten extrazerebellären Arealen verbunden, woraus sich Unterschiede in ihrer Funktion für die Motorik ergeben (→ Kap. 43). Das Vestibulocerebellum z. B. erhält seine afferenten Fasern (Moosfasern) aus den Ncll. vestibulares. Diese Fasern ziehen als Tractus vestibulocerebellaris über den Pedunculus cerebellaris inf. zu entsprechenden Arealen der Kleinhirnrinde, und zwar zu denen des Lobus flocculonodularis. Die Rinde projiziert dann in den zugehörigen Kleinhirnkern, nämlich den Ncl. fastigii. Von diesem aus ziehen dann efferente Faserbahnen als Tractus cerebellovestibularis ebenfalls über den Pedunculus cerebellaris inf. zum Vestibularorgan.

Histologie und Verschaltung der Kleinhirnrinde

Die Kleinhirnrinde wird von innen nach außen in drei Schichten gegliedert:
- Die Körnerschicht (Stratum granulosum)
- Die Purkinje-Zellschicht (Stratum purkinjense/Stratum ganglionare)
- Die Molekularschicht (Stratum moleculare)

Stratum granulosum

Das Stratum granulosum (→ Tab. 16.2, → Abb. 16.5, → Abb. 16.6) ist die zellreichste aller drei Schichten und besteht v. a. aus sehr kleinen, dicht gepackten Neuronen, den **Körnerzellen.** Diese kommen in ca. 3000-mal höherer Zahl vor als die Purkinje-Zellen (s. u.) und sind die einzigen erregenden Zellen der Kleinhirnrinde. Die Körnerzellen bilden über ihre kurzen Dendriten Synapsenfelder (**Glomeruli cerebellares**) mit den exzitatorisch wirkenden **Moosfasern** (s. u.) aus und entsenden ihre Axone als **Parallelfasern** in die Molekularschicht, wo sie mit Stern-, Korb- und Purkinje-Zellen Kontakte ausbilden. Die Parallelfasern haben ihren Namen aufgrund ihrer T-förmigen Aufzweigung in der Molekularschicht und ihres parallel zur Oberfläche gerichteten Verlaufs erhalten.

Weiter finden sich in der Körnerschicht die größeren **Golgi-Zellen,** welche über ihre Dendriten, die in die Molekularschicht ziehen, Impulse von Parallel- und Moosfasern erhalten und mit ihren Axonen die Körnerzellen rückkoppelnd hemmen.

Stratum purkinjense

Die mittlere Zellschicht der Kleinhirnrinde besteht aus sehr großen Neuronen, den **Purkinje-Zellen,** welche von Bergmann-Gliazellen (Astrozyten) umgeben sind. Die Dendriten der Purkinje-Zellen ziehen in die Molekularschicht, wo sie sich alle in einer Ebene quer zur Oberfläche verzweigen (spalierobstähnliche Dendritenbäume) und in Kontakt mit inhibitorischen Stern- und Korbzellen sowie exzitatorischen Parallelfasern stehen. Außerdem endet an jeder Purkinje-Zelle jeweils eine exzitatorische Kletterfaser (s. u.), die mit ihren Aufzweigungen an den Dendriten der Purkinje-Zellen wie Efeu emporklettert. Die Purkinje-Zellen besitzen jeweils ein Axon, welches zu den Kleinhirnkernen im Marklager zieht und über GABA hemmend auf diese wirkt. Die Axone der Purkinje-Zellen sind somit die einzigen Efferenzen der Kleinhirnrinde.

Stratum moleculare

Die faserreiche, zellarme Molekularschicht ist die äußerste Schicht der Kleinhirnrinde und wird von Pia mater bedeckt. Die aus-

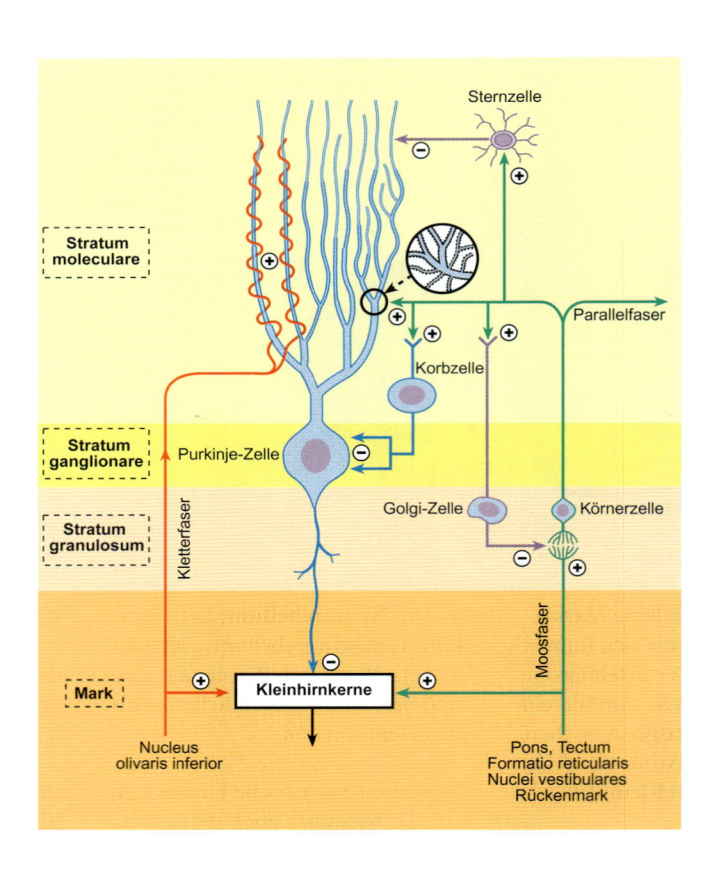

Abb. 16.5 Neurone und Verknüpfungen in der Kleinhirnrinde; + = erregende Synapse (Glutamat), − = hemmende Synapse (GABA) [R170]

Tab. 16.2 Neurone der Kleinhirnrinde; GABA = hemmender Transmitter, Glutamat = erregender Transmitter

Schicht	Neuronentyp	Transmitter	Afferenzen	Efferenzen
Stratum granulosum	Körnerzellen	Glutamat	Moosfasern Golgi-Zellen	Korb- und Sternzellen Purkinje-Zellen Golgi-Zellen
	Golgi-Zellen	GABA	Körnerzellen Moosfasern	Körnerzellen
Stratum purkinjense	Purkinje-Zellen	GABA	Kletterfasern Körnerzellen Korb- und Sternzellen	Kleinhirnkerne
Stratum moleculare	Korbzellen	GABA	Körnerzellen	Purkinje-Zellen
	Sternzellen	GABA	Körnerzellen	Purkinje-Zellen

Zentrales Nervensystem

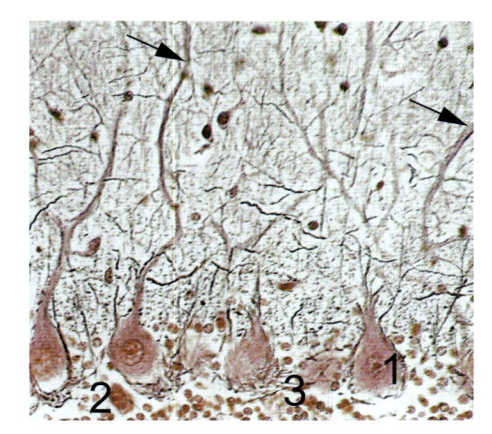

Abb. 16.6 Ausschnitt aus der Kleinhirnrinde; **1** Perikarya der Purkinje-Zellen (Purkinje-Schicht) mit ihren Dendriten (Pfeile) in der Molekularschicht, **2** Golgi-Zellen, **3** Körnerzellen [R170]

schließlich **marklosen Fasern** des Stratum moleculare setzen sich im Wesentlichen aus den flächig verlaufenden Dendriten der Purkinje-Zellen und den an sie heranreichenden Kletterfasern, aus Parallelfasern der Körnerzellen sowie aus Dendriten der Golgi-Zellen zusammen. Außerdem ziehen Fortsätze der Bergmann-Gliazellen durch die Molekularschicht, um an der Oberfläche des Kleinhirns die Membrana limitans gliae superficialis sowie die Membrana limitans gliae perivascularis um Blutgefäße auszubilden.

Die Neurone des Stratum moleculare sind die Stern- und Korbzellen. Die **Korbzellen** besitzen kleine Perikarya und lange Axone, die um die Perikarya der Purkinje-Zellen korbartige Fasernetze ausbilden. Die **Sternzellen** liegen weiter an der Oberfläche, haben sternförmig verzweigte Fortsätze und erreichen mit ihren Axonen v. a. die Dendriten der Purkinje-Zellen. Korb- wie auch Sternzellen werden von Parallelfasern der Körnerzellen über Glutamat erregt und wirken über GABA inhibierend auf die Purkinje-Zellen.

Verschaltungsprinzip

Die Verarbeitungsmechanismen in der Kleinhirnrinde beruhen auf äußerst komplexen konvergenten und divergenten Verschaltungsprozessen, die durch hemmende Interneurone (Golgi-, Korb- und Sternzellen) ergänzt werden. Die glutamatergen Moosfasern verzweigen sich stark und aktivieren zahlreiche Körnerzellen. Diese aktivieren wiederum mit ihren Parallelfasern viele Purkinje-Zellen (Signaldivergenz). An einer Purkinje-Zelle (P-Zelle) enden zugleich Tausende Parallelfasern, sodass sich die Signale in den P-Zellen sammeln (Signalkonvergenz). An den P-Zellen enden zudem exzitatorische Kletterfasern, wobei jede P-Zelle von genau einer Kletterfaser erreicht wird. Da diese mit der P-Zelle jedoch viele Synapsen ausbildet, führt eine Erregung der Kletterfaser immer zu einer Erregung der P-Zelle. Neben diesen exzitatorischen Impulsen treffen auch hemmende Impulse über die Interneurone an den P-Zellen ein. Zentrale Integrationseinheit ist also die Purkinje-Zelle. In ihr sammelt sich quasi das Ergebnis der kortikalen Verarbeitung, und ihre Impulse können als Einzige die Rinde verlassen: Der Erregungszustand (Summe aus Hemmung und Aktivierung) der P-Zelle bestimmt das Ausmaß der Inhibition der Kleinhirnkerne. In Letzteren werden ursprüngliche Informationen (von Moos- und Kletterfaserkollateralen) und modulierte Informationen (von den P-Zellen) verarbeitet und weitergeleitet.

> ### Zusammenfassung
> - Das Kleinhirn befindet sich dorsal von Medulla oblongata und Pons und wird durch das Tentorium cerebelli vom Großhirn getrennt. Über die Pedunculi cerebellares geht es zahlreiche Verbindungen mit Hirnstamm, Rückenmark und Cortex ein. Aufgebaut ist das Kleinhirn aus dem Marklager, in welches die Kleinhirnkerne eingebettet sind, sowie der Kleinhirnrinde, die das Mark umgibt.
> - Das Kleinhirn wird in drei funktionelle Kompartimente gegliedert, die v. a. motorische Aufgaben erfüllen: Aufrechterhaltung des Gleichgewichts (Vestibulocerebellum), Kontrolle und Koordination der Stütz- und Zielmotorik (Spinocerebellum), Beteiligung an der Planung willkürlicher Zielbewegungen (Pontocerebellum).
> - Grundsätzlicher Informationsfluss zum und vom Kleinhirn: Moos- und Kletterfasern aus extrazerebellären Arealen → Kleinhirnrinde und Kollateralen zu Kleinhirnkernen → Verarbeitung in der Rinde → Kleinhirnkerne → extrazerebelläre Areale
> - In der Kleinhirnrinde, die aus drei Schichten besteht (Strata moleculare, purkinjense und granulosum), findet eine komplexe Verschaltung der Impulse statt, wobei der Erregungszustand der Purkinje-Zellen über das Schicksal der die Kleinhirnrinde verlassenden Impulse entscheidet.

→ 17 Zwischenhirn

Lage und Gliederung

Das Zwischenhirn (**Diencephalon**, →Abb. 17.1) schließt sich kranial an das Mittelhirn an, wobei es nicht in der gleichen Achse wie der Hirnstamm verläuft, sondern zusammen mit dem Großhirn nach vorn (Forel-Achse, →Kap. 13) abknickt. Beachte: Nach dieser Achse erfolgen auch die Richtungsangaben wie kaudal und dorsal! Das Zwischenhirn umschließt den III. Ventrikel und kann auf beiden Seiten jeweils in folgende Anteile gegliedert werden:
- Epithalamus
- Thalamus (dorsalis)
- Hypothalamus
- Subthalamus (Thalamus ventralis)

Begrenzt wird das Zwischenhirn nach **rostral** von der Commissura anterior und der Lamina terminalis, welche sich von der Commissura anterior bis zum Chiasma opticum erstreckt. Nach **kaudal** wird es von Teilen des Epithalamus, nämlich Commissura posterior, Commissura habenularum und Epiphyse, begrenzt und nach **lateral** durch die Capsula interna. **Dorsal** des Zwischenhirns befinden sich Balken, Seitenventrikel und Großhirnhemisphären. Da das Zwischenhirn von Letzteren fast vollständig überlagert wird, sind von außen nur Anteile des Hypothalamus (Corpora mammillaria, Tuber cinereum und Infundibulum) sichtbar.

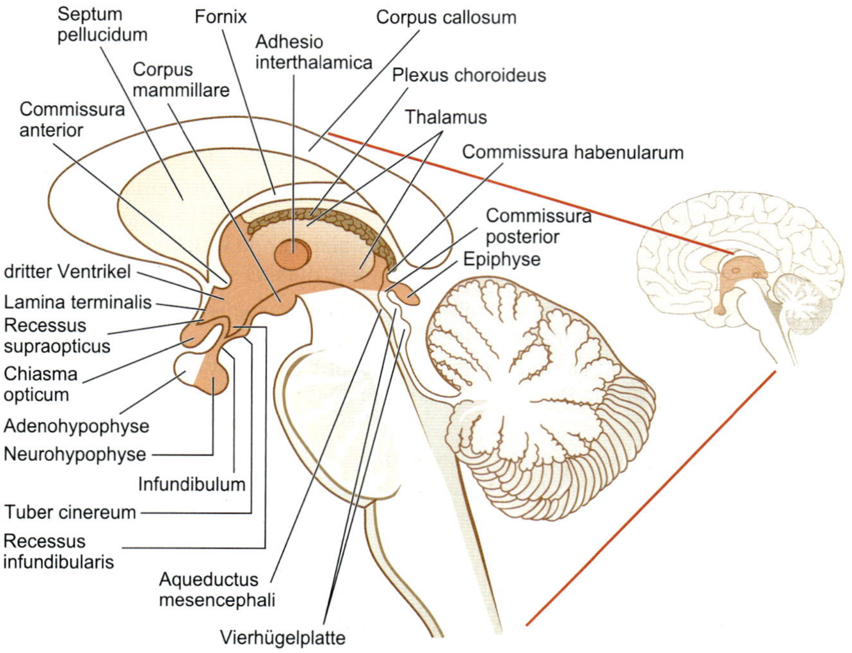

Epithalamus

Zum Epithalamus gehören folgende Strukturen:
- Striae medullares thalami (s. u.), Habenulae, Ncll. habenulares und Commissura habenularum, welche beide Habenulae verbindet
- Commissura posterior/epithalamica (→Kap. 26)
- Area pretectalis (→Kap. 26)
- Glandula pinealis

Habenulae

Die **Striae medullares thalami** verlaufen entlang der Taenia thalami (s. u.) auf dem Thalamus und leiten olfaktorische Impulse aus Substantia perforata anterior und Area septalis (→Kap. 20), aber auch Impulse aus Corpus amygdaloideum und Hypothalamus. Die Striae medullares thalami ziehen über den Thalamus hinweg und setzen sich in den **Habenulae** fort. Dort erreichen die Impulse die in die Habenulae eingelagerten **Ncll. habenulares**, welche u. a. als Umschaltstation für olfaktorische Signale dienen: Efferente Bahnen ziehen von den Ncll. habenulares u. a. zu Hirnnervenkernen wie den Speichelkernen, wodurch Geruchsempfindungen mit vegetativen Funktionen (Speichelsekretion beim Riechen einer Mahlzeit) verknüpft werden.

Glandula pinealis (Zirbeldrüse, Epiphyse, Pinealorgan)

Die ca. 1 cm lange Zirbeldrüse (→Abb. 17.2) liegt wie ein Pinienzapfen (daher auch der Name Glandula pinealis) an der Hinterwand des III. Ventrikels zwischen den beiden Colliculi superiores. Im Parenchym der in Läppchen unterteilten Drüse liegen Gliazellen (besondere Astrozyten), Nervenfasern, kalkhaltige Konkremente (Acervulus) und spezialisierte Neurone, die **Pinealozyten**. Diese leiten sich entwicklungsgeschichtlich übrigens von Photorezeptoren ab und sind bei niederen Wirbeltieren auch noch in der Lage, direkt Lichtreize aufzunehmen! Die Pinealozyten synthetisieren Melatonin und geben das Hormon anschließend über lange Zellfortsätze, die mit Gefäßen in Kontakt treten, in das Blut ab. Wie alle endokrinen Organe ist die Zirbeldrüse daher stark vaskularisiert und besitzt – als zirkumventrikuläres Organ – keine Blut-Hirn-Schranke. Die Epiphyse wird im **zirkadianen Rhythmus** gesteuert: Bei Dunkelheit, also in der Nacht, wird die Melatoninausschüttung gefördert, bei Tag wird sie gehemmt. Die Information über die Lichtverhältnisse erhält die Drüse über folgenden Weg: Photorezeptoren der Retina leiten Signale zum Ncl. suprachiasmaticus (SCN) im Hypothalamus (Tractus retinohypothalamicus). Von dort aus gelangen sie über den Ncl. paraventricularis (s. u.) zum Ganglion cervicale superius des Sympathikus, von wo aus postganglionäre Fasern zu den Pinealozyten ziehen. Melatonin senkt die Körpertemperatur, wirkt dämpfend auf das ZNS (→ Schlafhormon) und inhibierend auf andere endokrine Organe (hemmt z. B. die Freisetzung gonadotroper Hormone in der Hypophyse). Außerdem wirkt es rückkoppelnd auf den SCN und hilft diesem bei der Synchronisation des endogenen Rhythmus mit den Rhythmen der Umwelt.

> Die **Kalkablagerungen (Hirnsand, Acervulus)** in der Epiphyse sind röntgendicht und zeigen die Lage der Epiphyse an. Verschiebungen der Drüse aus der Mittellinie weisen auf raumfordernde Prozesse wie Hirntumoren hin.

Abb. 17.1 Das Zwischenhirn im Sagittalschnitt [R363/L141]

Zentrales Nervensystem

Thalamus (dorsalis)

Beim Thalamus (→ Abb. 17.3) handelt es sich um zwei eiförmige Zellkomplexe des Diencephalons, die in den meisten Fällen durch die Adhesio interthalamica miteinander verbunden sind. Linker und rechter Thalamus grenzen jeweils nach medial an den III. Ventrikel und nach lateral an die Capsula interna. Ventral ist der Thalamus mit dem Hypothalamus verwachsen. Blickt man von oben auf den Thalamus, erkennt man die Taenia thalami, an welcher der Plexus choroideus ventriculi tertii befestigt ist. Lateral der Taenia thalami liegt die Stria terminalis (s. u.) und zwischen beiden die Lamina affixa, eine Ependymschicht, die den Thalamus überzieht.

Im Thalamus werden sämtliche sensiblen Impulse der Außenwelt und des Körpers umgeschaltet, bevor sie den Cortex erreichen und zu Bewusstsein gelangen (lediglich ein Teil der olfaktorischen Impulse und einige Projektionen aus der FR gelangen unter Umgehung des Thalamus zum Cortex). Aus diesem Grund bezeichnet man den Thalamus auch als **Tor zum Bewusstsein**. Darüber hinaus ist der Thalamus an vegetativen Funktionen sowie über Verbindungen mit den Basalganglien, dem Kleinhirn und dem motorischen Cortex auch an motorischen Funktionen beteiligt. Im Tha-

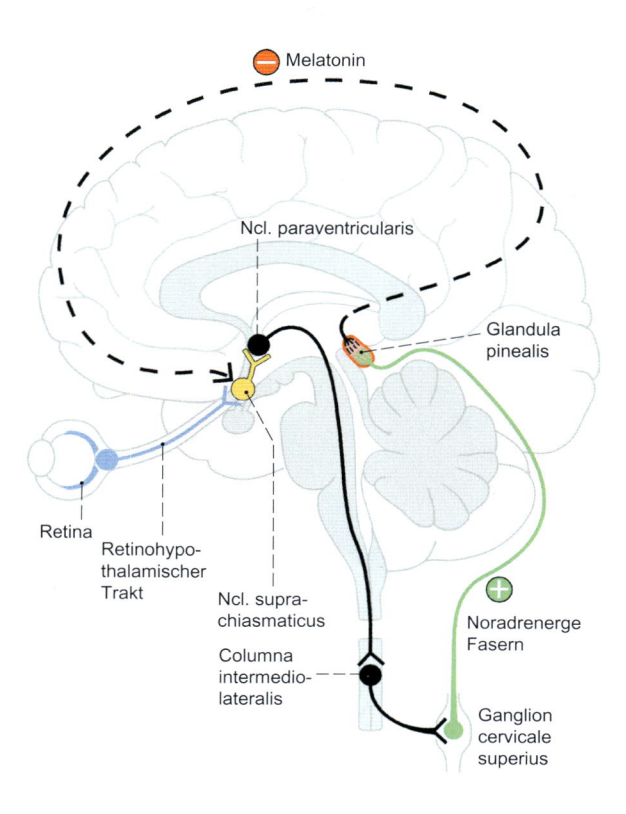

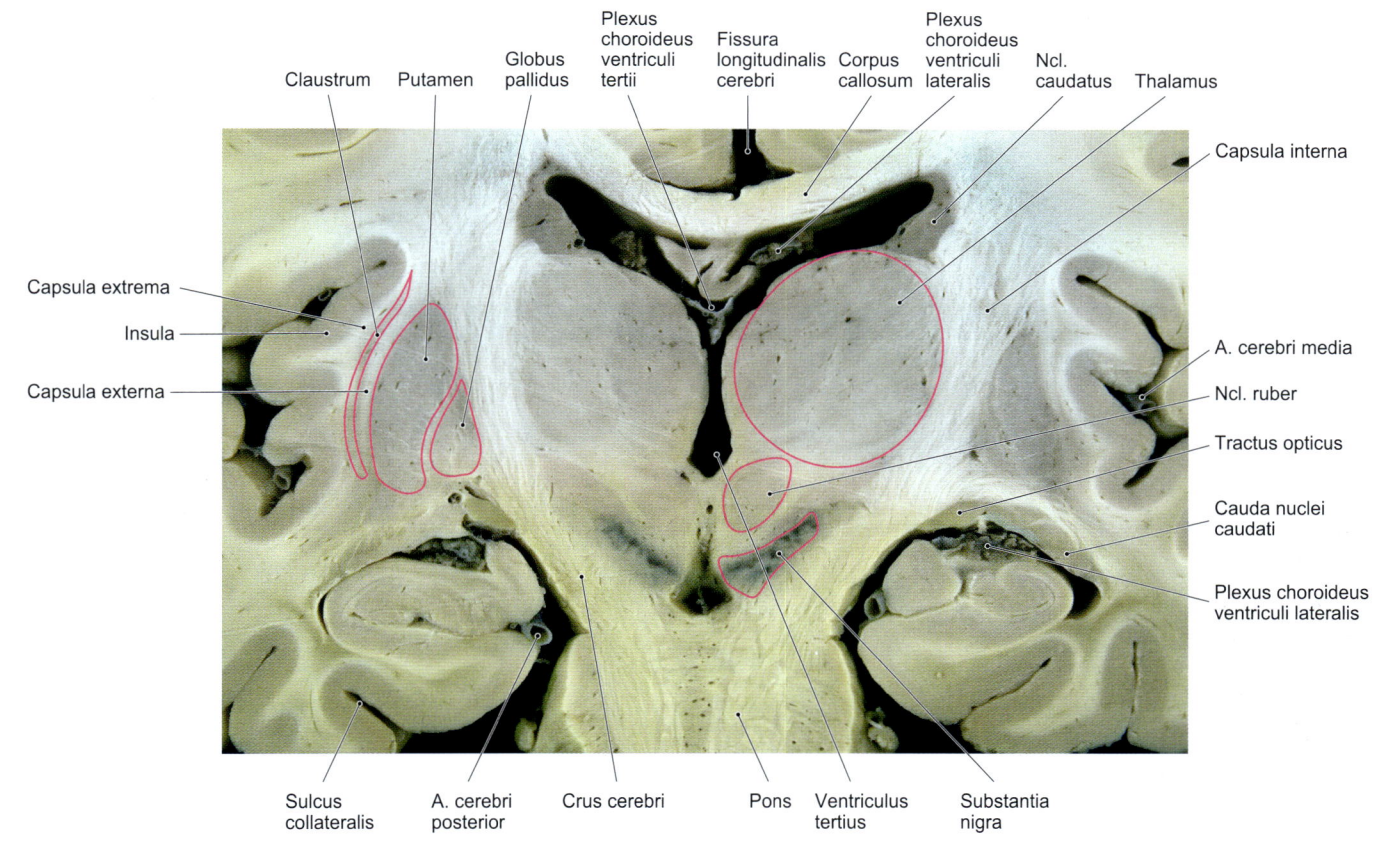

Abb. 17.2 Schaltkreis für die Steuerung der Zirbeldrüse [S010-2-16]

Abb. 17.3 Frontalschnitt durch das Hirn auf Höhe der Fossa interpeduncularis [M496]

17 Zwischenhirn

lamus werden die Signale nicht nur umgeschaltet, sondern auch mit anderen Signalen verglichen und abgestimmt, sodass ihm eine wichtige Koordinations- und Integrationsfunktion zukommt. Darüber hinaus werden insbesondere Schmerzimpulse bereits auf thalamischer Ebene grob wahrgenommen, wobei für eine differenzierte Wahrnehmung (z. B. Herkunft und Stärke der Schmerzimpulse) der Großhirncortex unerlässlich ist. Aufgrund dieser vielfältigen Verbindungen wird die Funktion des Thalamus jeweils im thematischen Zusammenhang an verschiedenen Stellen dieses Buchs erläutert.

Der Thalamus ist aus mehr als 100 Kerngebieten, sog. Nuclei, aufgebaut, die jeweils unterschiedliche afferente und efferente Verbindungen unterhalten. Weiße Substanz (Marklamellen) untergliedert den Thalamus in folgende vier große Kerngruppen, die ihrerseits weiter unterteilt werden können:

- Ncll. anteriores an der rostralen Spitze des Thalamus
- Ncll. mediales
- Ncll. ventrolaterales
  - Ncll. ventrales (u. a. bestehend aus Ncl. ventralis anterolateralis)
  - Ncll. laterales
- Pulvinar am kaudalen Ende

Corpora geniculata laterale et mediale liegen unter dem Pulvinar und werden oft als **Metathalamus** bezeichnet. Funktionell gehören sie aber zum Thalamus.

Nach funktionellen Gesichtspunkten werden die Kerne nun in spezifische und unspezifische Kerne gegliedert.

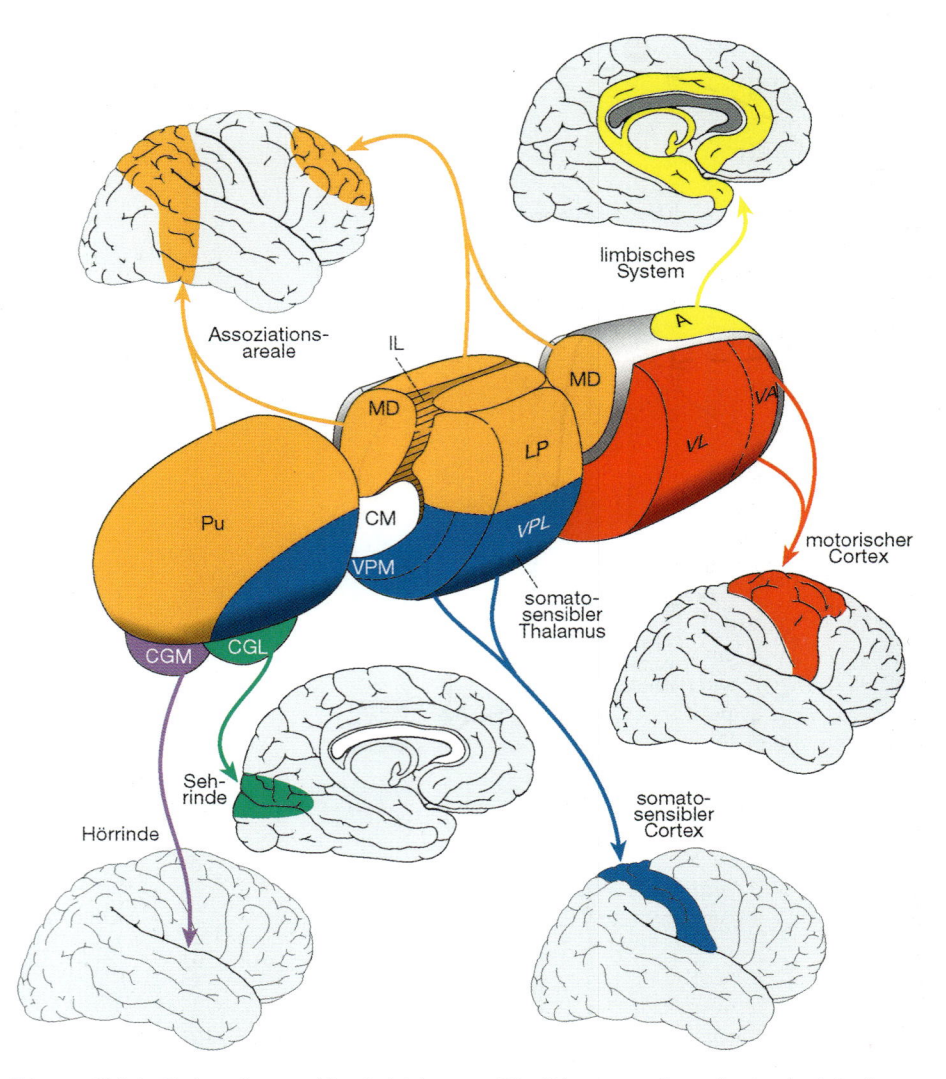

Abb. 17.4 Wichtige Thalamuskerne und ihre Projektionsorte; CM = Ncl. centromedianus, IL = intralaminäre Kerngruppe, MD = Ncl. mediodorsalis; weitere Abkürzungen → Tab. 17.1 [R363]

Tab. 17.1 Spezifische Thalamuskerne

Thalamuskern	Afferenzen	Efferenzen	Funktion
Ncll. anteriores thalami (A)	Corpus mammillare (Tractus mammillothalamicus)	kortikale Areale des limbischen Systems wie Gyrus cinguli und Gyrus parahippocampalis	eingebunden in den Papez-Neuronenkreis → Beteiligung an limbischen Funktionen (→ Kap. 46)
Ncll. mediales thalami (u. a. MD)	Hypothalamus, Mittelhirn, Amygdala, olfaktorische Areale, Pallidum	Frontallappen	Verhalten und kognitive Fähigkeiten; Ausfall führt zu schweren Persönlichkeitsstörungen wie Aggression und Verwirrtheit
Ncl. ventralis anterior (VA) und Ncl. ventralis lateralis (VL) = Ncl. ventralis anterolateralis	Basalganglien, Kleinhirn	motorische Cortexareale (prämotorischer und supplementär-motorischer Cortex, primärmotorischer Cortex)	Verarbeitung motorischer Impulse aus Kleinhirn und Basalganglien (→ Kap. 43 f.)
Ncl. ventralis posterolateralis (VPL)	Lemniscus medialis, Tractus spinothalamici anterior et lateralis	somatosensible Großhirnrinde	Umschaltung sensibler Impulse (→ Kap. 36)
Ncl. ventralis posteromedialis (VPM)	Trigeminuskerne	somatosensible Großhirnrinde	Umschaltung sensibler Impulse (→ Kap. 36)
Ncl. lateralis dorsalis und Ncl. lateralis posterior (LP)	Thalamuskerne	Thalamuskerne	Integrationsfunktion innerhalb des Thalamus
Corpus geniculatum laterale (CGL)	Tractus opticus	Sehrinde	wichtige Schaltstation der Sehbahn (→ Kap. 37)
Corpus geniculatum mediale (CGM)	Colliculi inferiores	Hörrinde	wichtige Schaltstation der Hörbahn (→ Kap. 38)
Pulvinar (Pu)	Thalamuskerne, visuelle Zentren im Mittelhirn	Assoziationsfelder in Parietal- und Okzipitallappen	wichtig für Wahrnehmung, Gedächtnis, Erkennung und Sprache

Zentrales Nervensystem

Spezifische Thalamuskerne (Palliothalamus)

Spezifische Thalamuskerne erhalten ihre Signale aus umschriebenen Arealen des ZNS und PNS und leiten sie an bestimmte Areale des Cortex (sowohl primäre Projektionsfelder als auch Assoziationsfelder) weiter. Eine Übersicht über Lage, Funktion und Verbindungen der einzelnen Kerne zeigen → Tab. 17.1 und → Abb. 17.4.

Unspezifische Thalamuskerne (Truncothalamus)

Unspezifische Thalamuskerne erhalten im Gegensatz zu spezifischen Thalamuskernen Afferenzen aus zahlreichen Gebieten und unterhalten kaum oder gar keine Verbindungen zum Cortex. Sie sind stattdessen aber afferent mit dem Hirnstamm, den Basalganglien, dem Kleinhirn und anderen Thalamuskernen sowie efferent v. a. mit den Basalganglien und spezifischen Thalamuskernen verbunden. Die wenigen Fasern zum Cortex sind sehr unspezifisch, d. h., man kann sie keinem bestimmten Cortexareal zuordnen. Die unspezifische Kerngruppe wird durch die **Ncll. mediani**, aber v. a. durch die **intralaminäre Kerngruppe** gebildet, deren größter „Unterkern" der **Ncl. centromedianus** ist. Gemäß ihrer diffusen Cortexverbindung ist die intralaminäre Kerngruppe an der unspezifischen, globalen Erregung des Cortex, d. h. an seiner Überführung in einen hellwachen, aktivitätsbereiten Zustand beteiligt. Dieses „Aufwecken" des Cortex geschieht folgendermaßen: Die intralaminäre Kerngruppe erhält entsprechende „Weckbefehle" aus dem ARAS (→ Abb. 17.5) der FR (→ Kap. 15) und führt dessen Befehle aus, indem sie selbst, aber v. a. über spezifische Thalamuskerne die gesamte Großhirnrinde erregt.

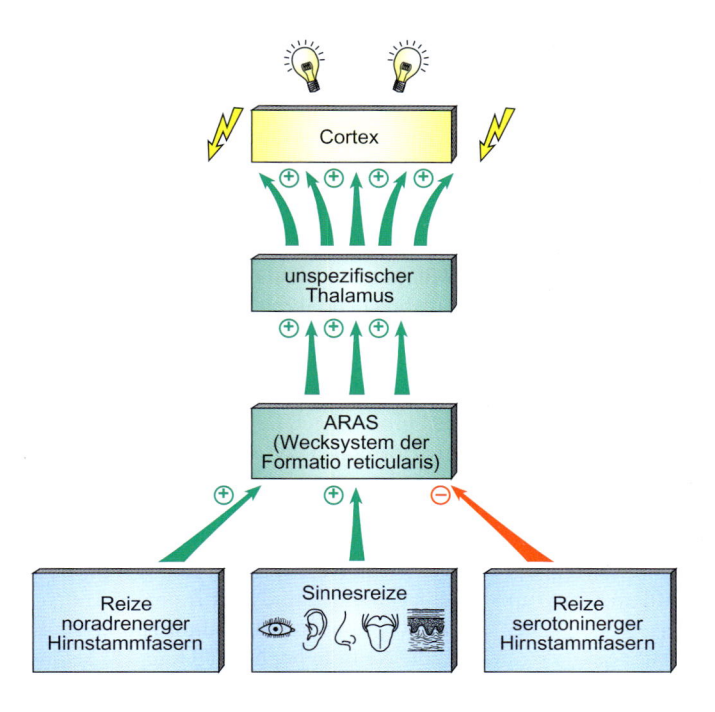

Abb. 17.5 Aufsteigendes retikuläres System, + = erregende Wirkung, – = hemmende Wirkung; spezifische Thalamuskerne nicht berücksichtigt [R563]

> **Läsionen in der unspezifischen Kerngruppe** führen v. a. zu einer Herabsetzung des Bewusstseins und zu gestörter Aufmerksamkeit.
> **Läsionen in den spezifischen Kernen** führen hingegen je nach Lokalisation zu Sensibilitätsstörungen und Hemianopsie (Ncl. ventralis posterolateralis), schweren Schmerzsyndromen („Thalamusschmerz"), motorischen Störungen wie Paresen und Ataxien (Ncl. ventralis anterolateralis), aber auch zu schweren Persönlichkeitsveränderungen.

Subthalamus

Die wichtigsten Strukturen des Subthalamus sind der **Ncl. subthalamicus** und der **Globus pallidus**. Beide Kerngebiete gehören zu den Basalganglien (→ Kap. 44).

Hypothalamus

Der Hypothalamus koordiniert als übergeordnetes Steuerzentrum des vegetativen Nervensystems viele Vitalfunktionen wie Atmung, Kreislauf und Wasserhaushalt und reguliert durch Produktion und Sekretion von Steuerhormonen endokrine Drüsen und nichtendokrine Organe. Darüber hinaus unterhält er Verbindungen mit dem gesamten ZNS, so auch mit dem Cortex und dem limbischen System. Dadurch ist der Hypothalamus entscheidend an der Entstehung von Emotionen beteiligt und vermittelt als Schaltstelle zwischen Großhirn und Hirnstamm vegetative Reaktionen auf psychische Vorgänge. Wie bereits auf in → Kap. 15 erläutert, regulieren auch Zentren im Hirnstamm ohne unsere bewusste Mithilfe vegetative Vorgänge (Atemfrequenz, Blutdruck etc.). Allerdings gibt es Zustände

Zwischenhirn

(z. B. leere Energiespeicher), die erst durch die Erzeugung eines Bedürfnisses (Hunger) und damit einer bewussten Handlung (Nahrungssuche) behoben werden können. In diesen Fällen spielt nun der Hypothalamus mit seinen zahlreichen Verbindungen eine entscheidende Rolle, da er maßgeblich an der Entstehung emotionaler Zustände und körperlicher Bedürfnisse (Sexualität, Angst, Hunger etc.) beteiligt ist, die der Selbst- und Arterhaltung dienen.
Der Hypothalamus bildet den Boden des Diencephalons und ist durch den Sulcus hypothalamicus vom Thalamus getrennt. Er besitzt zahlreiche Kerngebiete, die nach ihrer Lage gegliedert werden (vordere, mittlere und hintere Kerngruppe). Im markreichen hinteren Abschnitt liegt die hintere Kerngruppe, im markarmen vorderen Abschnitt die vordere und mittlere Kerngruppe.

Kerngebiete des Hypothalamus

Vordere Kerngruppe
Ncl. suprachiasmaticus
Der Ncl. suprachiasmaticus (→ Abb. 17.6) liegt über dem Chiasma opticum und ist der zentrale Schrittmacher des zirkadianen (*lat.* circa = ungefähr, dies = Tag), d. h. des endogenen periodischen Rhythmus. Zirkadian gesteuerte Vorgänge sind u. a. der Schlaf-Wach-Zyklus, die Regulation der Körpertemperatur und des Blutdrucks. Der Ncl. suprachiasmaticus erhält über Projektionen aus der Retina (→ Kap. 12) Hinweise (sog. Zeitgeber) aus der Außenwelt, sodass er seinen Eigenrhythmus, der isoliert von der Umwelt existiert und in der Regel länger, teils auch kürzer als 24 h ist, mit dem 24-h-Rhythmus der Außenwelt synchronisiert.

> Bei Flügen in Richtung Osten wird der Tag verkürzt, sodass körpereigener Rhythmus und äußere Zeitgeber (hell/dunkel) nicht mehr synchron zueinander sind. Es kommt zum sog. **Jetlag** mit Schlafstörungen und vegetativen Problemen.

Ncll. paraventricularis und supraopticus
Entsprechend ihren Namen liegen der Ncl. supraopticus über dem Tractus opticus und der Ncl. paraventricularis dicht neben der Seitenwand des III. Ventrikels. Die beiden großzelligen Kerngebiete produzieren die Hormone **Oxytocin** und **ADH** (Vasopressin), wobei der Ncl. paraventricularis hauptsächlich Oxytocin, der Ncl. supraopticus vorwiegend ADH bildet. Die Hormone werden an Neurophysin, ein Transportprotein, gebunden und über axonalen Transport (**Tractus hypothalamohypophysialis**) in die Neurohypophyse (→ Kap. 18) befördert. Von dort aus gelangen sie dann in die Blutbahn. Oxytocin löst am Ende der Schwangerschaft die Wehen aus, indem es die Kontraktion des Uterus stimuliert, und bewirkt nach der Geburt die Milchejektion durch Kontraktionen der Myoepithelzellen der Brustdrüse. ADH bewirkt bei geringem Blutvolumen und hoher Elektrolytkonzentration des Blutes eine Rückresorption von Wasser in den Sammelrohren der Niere. Außerdem wirkt ADH in hohen Konzentrationen vasokonstriktorisch.

> Eine **Schädigung der beiden Kerne**, v. a. des Ncl. supraopticus, führt zu einem ADH-Mangel, wodurch es zum Diabetes insipidus kommt. Die Patienten scheiden hierbei bis zu 20 l Urin/Tag aus, da nicht genug Wasser in der Niere rückresorbiert wird.

Ncll. preoptici
Die Ncll. preoptici liegen vor dem Chiasma opticum und dienen der Regulation des Blutdrucks, der Körpertemperatur und des Sexualverhaltens. Bei der Frau beeinflussen die Kerne den Menstruationszyklus, indem sie die Freisetzung von Gonadotropin aus der Hypophyse regulieren.

Mittlere Kerngruppe
Zur mittleren Kerngruppe gehören die **Ncll. tuberales** im Tuber cinereum, **Ncl. dorsomedialis**, **Ncl. ventromedialis**, **Ncl. arcuatus** und **Ncl. infundibularis**. Diese parvozellulären Kerngebiete bilden Steuerhormone (→ Kap. 18), welche Produktion und Sekretion von Hormonen in der Adenohypophyse fördern (**Releasing-Hormone**) oder hemmen (**Release-inhibiting-Hormone**). Darüber hinaus beeinflussen sie in komplexen Regelkreisen Nahrungs- und Wasseraufnahme. Der Ncl. ventromedialis scheint im Zusammenhang mit dem Sättigungsgefühl zu stehen (Läsion führt zu Übergewicht), während der Ncl. dorsomedialis die Nahrungsaufnahme fördert (Läsion führt zu Gewichtsabnahme).

Hintere Kerngruppe
Die hintere Kerngruppe gehört zum markreichen Hypothalamus und wird v. a. von den Ncll. corporis mammillaris gebildet, die in den Corpora mammillaria liegen. Die Ncll. corporis mammillaris sind durch Afferenzen aus dem Fornix und Efferenzen zum Thalamus (**Tractus mammillothalamicus**) in den Papez-Neuronenkreis des limbischen Systems (→ Kap. 46) einbezogen. Sie nehmen dadurch neben der Beeinflussung von Sexualfunktionen eine wichtige Rolle für Gedächtnisleistungen und Emoti-

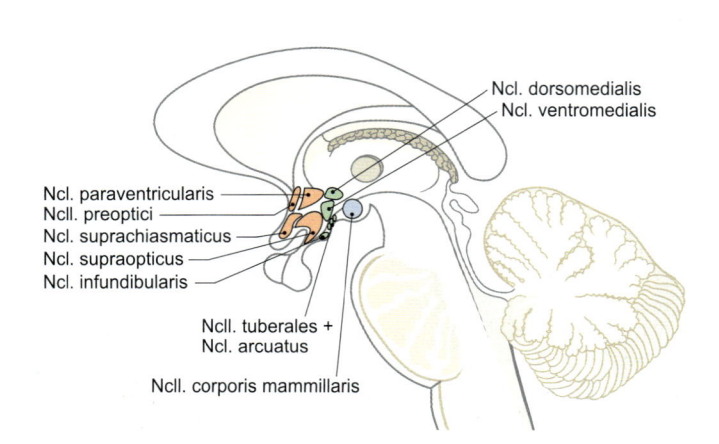

Abb. 17.6 Wichtige Kerngebiete des Hypothalamus [L141]

Zentrales Nervensystem

onen ein. Über den **Fasciculus mammillotegmentalis** stehen sie mit dem Tegmentum mesencephali und über dieses mit der FR in Verbindung.

> Eine **Zerstörung der Corpora mammillaria**, hervorgerufen durch chronischen Alkoholabusus (**Korsakow-Syndrom**), führt zu schweren Gedächtnisstörungen, Desorientiertheit und Konfabulationen (Gedächtnislücken werden vom Patienten überspielt, indem Begebenheiten erzählt werden, die nur in der Phantasie existieren bzw. keinen Bezug zur Situation aufweisen).

Wichtigste Verbindungen des Hypothalamus

Tractus mammillotegmentalis und -thalamicus
Siehe oben (hintere Kerngruppe).

Fasciculus medialis telencephali (mediales Vorderhirnbündel)
Dieses Faserbündel zieht von Riechzentren durch den Hypothalamus zur FR und verknüpft den Hypothalamus reziprok mit beiden Strukturen. Die Verbindung zwischen den Riechzentren und dem Hypothalamus bewirkt z. B. bei Nagetieren, dass der Geruch der Jungen zu vermehrter Milchejektion (Oxytocinfreisetzung) aus der Brustdrüse führt.

Stria terminalis
Die Stria terminalis nimmt ihren Ursprung vom Corpus amygdaloideum und zieht über dem Thalamus v. a. zu den vorderen Hypothalamuskernen (u. a. Ncll. preoptici). Auch sie vermittelt olfaktorische Impulse und ermöglicht – als eine der vielen Verbindungen, die zwischen limbischem System und Hypothalamus existieren – das enge Zusammenspiel von vegetativen und emotionalen Vorgängen.

Fornix
Der Fornix ist eine wichtige Bahn des limbischen Systems. Er geht von Hippocampus und Subiculum im Temporallappen aus und zieht bogenförmig über den III. Ventrikel zum Corpus mammillare, wobei auf diesem Weg auch Faserzüge u. a. zu vorderen Hypothalamuskernen, Thalamus und Habenulae abgegeben werden. In dem Bereich, wo die beiden Fornices dem Balken anliegen, verbinden sie sich ein kurzes Stück lang (**Commissura fornicis**), wobei einige Fasern auf die Gegenseite kreuzen.

Fasciculus longitudinalis dorsalis/posterior
Dieser Fasertrakt ist die größte Bahn, über welche der Hypothalamus efferent mit dem Hirnstamm und dem Rückenmark verbunden ist. Allerdings können auch aufsteigende Impulse aus Hirnstamm und Rückenmark über den Trakt den Hypothalamus erreichen.

Tractus hypothalamohypophysialis
Dieser Tractus besteht aus Axonen der Neurone der Ncll. supraopticus und paraventricularis und zieht zur Neurohypophyse, wo die Hormone ADH und Oxytocin in die Blutbahn abgegeben werden.

Der Hypothalamus als „Regierung" des vegetativen Nervensystems

Der Hypothalamus ist das übergeordnete Steuerungszentrum des vegetativen Nervensystems (→ Kap. 47) und damit maßgeblicher Koordinator von Sympathikus und Parasympathikus. Beeinflusst werden Sympathikus und Parasympathikus dabei über die absteigenden Bahnen Tractus mammillotegmentalis, Fasciculus longitudinalis dorsalis und das mediale Vorderhirnbündel. Aufgrund der komplexen Verschaltungen, auch innerhalb des Hypothalamus, kann man die einzelnen Funktionen des Hypothalamus meist nur schlecht bestimmten Kerngebieten zuordnen. Durch elektrische Reizungen des Hypothalamus an verschiedenen Stellen hat man jedoch herausgefunden, dass der vordere und mediale Hypothalamus (trophotrope Zone) bei elektrischer Stimulation eher die parasympathische Aktivität fördert (Blutdruckabfall, Bradykardie etc.), während der hintere und laterale Hypothalamus eher die sympathische Aktivität (Blutdruckanstieg, Tachykardie etc.) steigert. Generalisierend kann man also sagen, dass im Hypothalamus zwei verschiedene Zonen existieren, die einerseits regenerierend wirken und damit den Parasympathikus (trophotrope Zone) stimulieren als auch aktivierend wirken und damit den Sympathikus (dynamogene Zone) stimulieren.

Zusammenfassung
- Die Epiphyse bildet mit ihren organspezifischen Zellen, den Pinealozyten, lichtabhängig Melatonin, welches im zirkadianen Rhythmus andere endokrine Organe beeinflusst.
- Im Thalamus, dem „Tor zum Bewusstsein", sammeln sich fast sämtliche sensiblen Impulse, um dort umgeschaltet, integriert und an den Cortex weitergeleitet zu werden. Der Thalamus beteiligt sich des Weiteren an motorischen und vegetativen Vorgängen und wird in spezifische und unspezifische Kerngruppen gegliedert. Erstere steuern ein definiertes Cortexareal an, während Letztere v. a. Verbindungen mit dem Hirnstamm und wenige, diffuse Verbindungen mit dem Cortex eingehen.
- Der Hypothalamus unterhält wie der Thalamus mannigfaltige Beziehungen zu unterschiedlichsten Gebieten des ZNS. Er ist das übergeordnete Zentrum des vegetativen Nervensystems und reguliert über Steuerhormone (Releasing- und Release-inhibiting-Hormone) die Funktion endokriner Organe und über Effektorhormone (ADH und Oxytocin) die Tätigkeit nichtendokriner Organe. Der Hypothalamus ist eine wichtige Schaltstelle zwischen Großhirn und Hirnstamm und an der Entstehung von Emotionen und körperlichen Bedürfnissen (Durst, Fortpflanzung, Angst) beteiligt, die der Erhaltung des Körpers und der Art dienen.

18 Hypophyse und zirkumventrikuläre Organe

Hypophyse

Die Hypophyse (→ Abb. 18.1) liegt in der Sella turcica und wird durch das Diaphragma sellae von der Schädelhöhle abgegrenzt. Über das Infundibulum, welches durch ein Loch im Diaphragma sellae zieht, ist die Hypophyse mit dem Hypothalamus verbunden. Gegliedert wird sie in die Neurohypophyse und die Adenohypophyse, die auch entwicklungsgeschichtlich verschiedenen Ursprungs sind (→ Kap. 6).

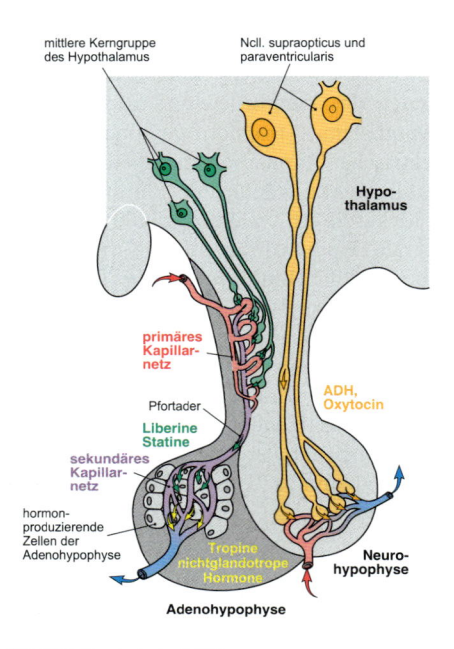

Neurohypophyse (Hypophysenhinterlappen)

Die Neurohypophyse besteht aus Gefäßen, Gliazellen (Pituizyten) und marklosen Axonen. Letztere bilden den **Tractus hypothalamohypophysialis** und gehören zu Perikarya in den Ncll. supraopticus und paraventricularis des Hypothalamus. Deren Hormone ADH und Oxytocin werden in den Axonen in Form von Granula gespeichert, welche sich lichtmikroskopisch als sog. Herring-Körper nachweisen lassen. Die Axone enden in der Neurohypophyse an fenestrierten Kapillaren, über welche sie die Hormone – auf entsprechende Signale hin – an die Blutbahn abgeben. Die stark vaskularisierte Neurohypophyse besitzt aus diesem Grund keine Blut-Hirn-Schranke und wird zu den zirkumventrikulären Organen (s. u.) gerechnet. Außerdem verfügt sie über spezielle Gliazellen, die Pituizyten. Sie stehen in enger Beziehung zu den Axonendigungen und sollen die Hormonabgabe in das Blut beeinflussen.

Adenohypophyse (Hypophysenvorderlappen)

Die Adenohypophyse gliedert sich in die **Pars distalis** als größten Teil, die **Pars tuberalis,** welche das Infundibulum umgreift, und die schmale **Pars intermedia** zwischen Adeno- und Neurohypophyse.

Die endokrinen Epithelzellen der Drüse produzieren Steuerhormone, die auf andere endokrine Organe wirken wie z. B. ACTH, und Effektorhormone, die auf nichtendokrine Drüsen wirken wie z. B. Prolaktin (→ Tab. 18.1). Aufgrund der unterschiedlichen Anfärbbarkeit ihrer Sekretgranula teilt man sie in drei Gruppen ein: chromophobe (schlecht anfärbbar), azidophile (erscheinen bei HE/Azan-Färbung rot) und basophile (erscheinen bei HE/Azan-Färbung blau) Zellen. Die chromophoben Zellen enthalten keine Granula und können Stammzellen, bereits degranulierte chromophile Zellen oder Sternzellen sein. Letztere sollen über Signale die Hormonsekretion der Adenohypophyse beeinflussen. Zwischen den endokrinen Epithelsträngen liegt zartes Bindegewebe mit weitlumigen Kapillaren, in welche die Zellen ihre Hormone abgeben. Die Hormonsekretion wird von übergeordneten Releasing- und Release-inhibiting-Hormonen aus der mittleren Kerngruppe des Hypothalamus reguliert, welche ein Stück weit über Axone (**Tractus tuberoinfundibularis**) zur Eminentia mediana des Infundibulums gelangen. Dort werden sie in fenestrierte Kapillaren (1. Kapillarnetz) abgegeben. Die Kapillaren münden ihrerseits in Portalvenen, welche zur Adenohypophyse ziehen und sich erneut in Kapillaren aufspalten. Aus diesem 2. Kapillarnetz gelangen die hypothalamischen Hormone dann zu den hypophysären Zielzellen.

Abb. 18.1 Hypophyse [L141]

Tab. 18.1 Hormone der Adenohypophyse und ihre zugehörigen hypothalamischen Releasing- und Release-inhibiting-Hormone; + = Stimulation, – = Hemmung

Adenohypophyse			Mittlere Kerngruppe des Hypothalamus	
Hormon	**Produzierende Zellen**	**Funktion**	**Releasing-Hormon**	**Release-inhibiting-Hormon**
TSH (**T**hyreotropin; **t**hyroidea**s**timulierendes **H**ormon)	basophile thyreotrope Zellen	+ Bildung und Freisetzung der Schilddrüsenhormone und Schilddrüsenwachstum	TRH (**T**hyreoliberin, Thyreotropin-**r**eleasing-**H**ormon)	GHRIH (**G**rowth-**h**ormone-**r**elease-**i**nhibiting-**H**ormon, Somatostatin)
ACTH (**K**ortikotropin, **A**drenocor**t**icotropic **h**ormone)	kortikotrope basophile Zellen	+ Bildung und Freisetzung der Hormone der Nebennierenrinde	CRH (**K**ortikoliberin, **C**orticotropin-**r**eleasing-**H**ormon)	GHRIH
MSH (**m**elanozyten**s**timulierendes **H**ormon)		+ Pigmentierung der Haut	MRH (**M**elanotropin-**r**eleasing-**H**ormon)	MIH (**M**elanotropin-release-**i**nhibiting-**H**ormon)
FSH (**f**ollikel**s**timulierendes **H**ormon)	gonadotrope basophile Zellen	♂: + Spermiogenese ♀: + Follikelreifung	GnRH (**G**onadoliberin, **G**onadotropin-**r**eleasing-**H**ormon)	Inhibine aus Follikel und Hoden, Östrogen, Progesteron
LH (**l**uteinisierendes **H**ormon)		♂: + Testosteronproduktion im Hoden ♀: + Ovulation und Gelbkörperbildung (Corpus luteum)		
Prolaktin	laktotrope azidophile Zellen	+ Milchbildung in der Brustdrüse – GnRH	Prolaktin-releasing-Hormon = TRH	Prolaktin-release-inhibiting Hormon = Dopamin
STH (**S**omatotropin, **s**omatotropes **H**ormon)	somatotrope azidophile Zellen	+ Somatomedine (Wachstumsfaktoren) → Muskel- und Knochenwachstum, Lipolyse, Blutzuckeranstieg	GHRH (**G**rowth-**h**ormone-**r**eleasing-**H**ormon, Somatoliberin)	GHRIH

Zentrales Nervensystem

Vor allem in der Adenohypophyse können sich **hormonbildende Tumoren** entwickeln, am häufigsten **Prolaktinome** (prolaktinproduzierende Tumoren) mit den Symptomen Galaktorrhö (Milchfluss) und Amenorrhö (Ausbleiben der Regelblutung).
Ein **STH-Zell-Adenom** bewirkt bei Kindern Riesenwuchs und bei Erwachsenen Akromegalie (verstärktes Wachstum von Händen, Füßen, Nase).
ACTH-Zell-Adenome führen zur Überfunktion der Nebennierenrinde (Cushing-Syndrom u. a. mit Steroiddiabetes, Vollmondgesicht). Aufgrund der topografischen Nähe können Tumoren das Chiasma opticum komprimieren und Sehstörungen (bitemporale Hemianopsie) hervorrufen.

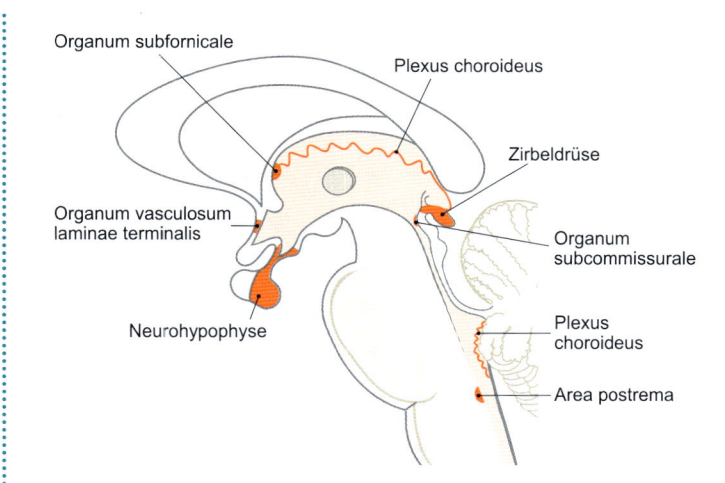

Abb. 18.2 Zirkumventrikuläre Organe [L141]

Zirkumventrikuläre Organe

Zu den zirkumventrikulären Organen (→ Abb. 18.2) gehören die **Neurohypophyse**, die **Zirbeldrüse**, die **Eminentia mediana** sowie die Strukturen in → Tab. 18.2. Gelegentlich werden die Plexus choroidei hinzugerechnet. Es handelt sich dabei um Strukturen in der Wand der Ventrikel, die stark vaskularisiert sind und ein modifiziertes Ependym besitzen. Da sie keine bzw. eine veränderte Blut-Hirn-Schranke (→ Kap. 33) aufweisen, können Bestandteile aus dem Blut in das Hirngewebe gelangen und im Gehirn gebildete Hormone in das Blut übertreten, um ihre Erfolgsorgane zu erreichen. Außerdem können Neurone so verschiedene Parameter des Blutes wie z. B. die Osmolalität messen. Statt einer Blut-Hirn-Schranke bilden die zirkumventrikulären Organe eine **Blut-Liquor-Schranke** (→ Abb. 18.3) über Tanyzten aus. Letztere sind spezielle Ependymzellen, die durch Tight Junctions miteinander verbunden sind und gewährleisten, dass (nahezu) keine Substanzen aus dem Blut in den Liquor übertreten. Auch in den Plexus choroidei (→ Kap. 35) besteht eine Blut-Liquor-Schranke, die aber schwächer ausgebildet ist. So ist ein gewisser Austausch zwischen Blut, Nervengewebe und Liquorraum möglich!

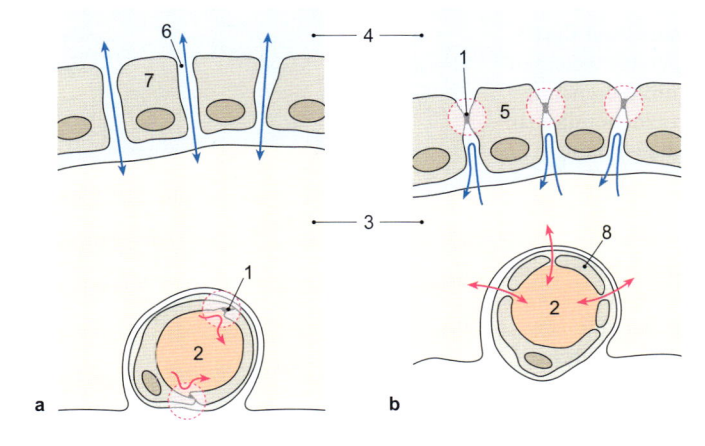

1: Tight junctions
2: Kapillarlumen
3: Hirngewebe
4: Liquor
5: Plexusepithelzelle
6: Interzellularspalte
7: Ependymzelle
8: Kapillarendothelzelle (fenestriert)

Abb. 18.3 Gegenüberstellung von Blut-Hirn-Schranke (a) und Blut-Liquor-Schranke (b) [L141]

Tab. 18.2 Zirkumventrikuläre Organe; nicht aufgeführt sind Zirbeldrüse, Neurohypophyse und Eminentia mediana

Organ	Lage	Funktion
Organum vasculosum laminae terminalis	in der Lamina terminalis hinter dem Chiasma opticum	u. a. Regulation von Blutvolumen und Blutdruck, Abgabe von Hormonen (Angiotensin, Somatostatin etc.), Auslösen von Fieber
Organum subfornicale	zwischen den Columnae fornicis	
Organum subcommissurale (nur in der Fetal- und Neugeborenenphase vorhanden!)	in der dorsalen Wand des Aqueductus mesencephali	Abgabe eines glykoproteinreichen Sekrets
Area postrema	am Boden der Rautengrube	Triggerzone für den Brechreflex

> ### Zusammenfassung
> - Die Hypophyse besteht aus der Neurohypophyse und der Adenohypophyse. Die Adenohypophyse produziert und sezerniert unter hypothalamischem Einfluss Steuer- und Effektorhormone (z. B. ACTH, FSH). Die Neurohypophyse stellt einen Teil des Hypothalamus dar. Sie speichert die im Hypothalamus gebildeten Effektorhormone ADH und Oxytocin und gibt sie an das Blut ab.
> - Gemeinsame Merkmale der zirkumventrikulären Organe sind eine starke Vaskularisierung, ein modifiziertes Ependym und die Ausbildung einer Blut-Liquor-Schranke anstelle einer Blut-Hirn-Schranke.

19 Äußere Gestalt und Gliederung des Großhirns

Gestalt und Gliederung in Lappen

Das Telencephalon (Großhirn, Endhirn) stellt den größten Teil des menschlichen Gehirns dar. Es besteht aus zwei Hemisphären, die jeweils aus der **Großhirnrinde** (Cortex, graue Substanz), dem darunter liegenden **Marklager** (weiße Substanz) sowie den im Marklager liegenden **subkortikalen Kernen** (u. a. Basalganglien, Amygdala) aufgebaut sind. An jeder Hemisphäre unterscheidet man eine laterale (→ Abb. 19.1), eine mediale (→ Abb. 19.2) und eine basale (→ Abb. 19.3) Fläche. Den Übergang von der dorsolateralen zur medialen Fläche bezeichnet man als Mantelkante.

Die beiden Hemisphären sind zwar durch die Fissura longitudinalis cerebri voneinander getrennt, über die Kommissurensysteme des Marklagers aber trotzdem miteinander verbunden. In der medialen Ansicht sieht man das mächtigste Kommissurensystem, das Corpus callosum (Balken). Unter diesem liegt der Fornix, welcher den Hippocampus mit dem Hypothalamus verbindet. Zwischen Corpus callosum und Fornix befindet sich das Septum pellucidum, das die Seitenventrikel nach medial begrenzt. Jede Hemisphäre wird in vier Lappen gegliedert:

- Frontallappen (**Lobus frontalis**)
- Parietallappen (**Lobus parietalis**)
- Temporallappen (**Lobus temporalis**)
- Okzipitallappen (**Lobus occipitalis**)

Man kann zudem noch zwei weitere Lappen unterscheiden: den **Lobus limbicus** (seinen Hauptanteil macht der Gyrus cinguli aus, es gehören aber auch Gyrus parahippocampalis und Uncus dazu) und den **Lobus insularis** (Insel), der von den Opercula der Frontal-, Parietal- und Temporallappen verdeckt ist.

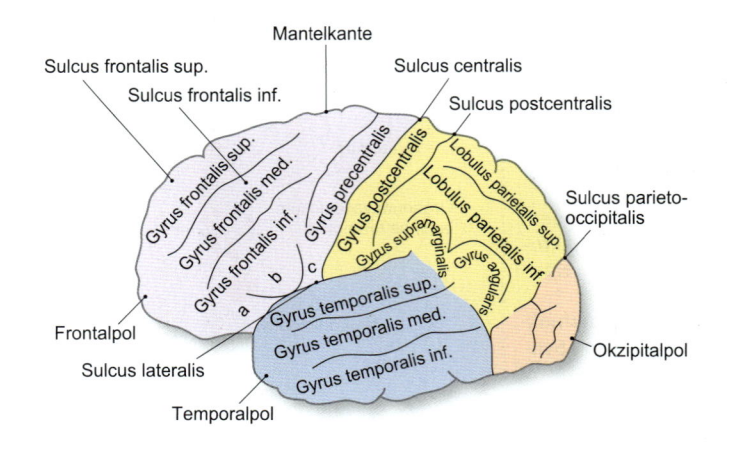

Abb. 19.1 Lateralansicht des Gehirns; Gyrus frontalis inferior mit Pars orbitalis (**a**), Pars triangularis (**b**) und Pars opercularis (**c**) [L141]

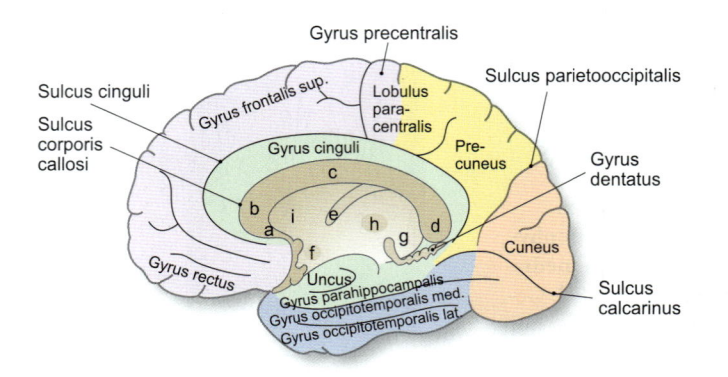

Abb. 19.2 Medialansicht des Gehirns; Corpus callosum mit seinen Anteilen Rostrum (**a**), Genu (**b**), Truncus (**c**) und Splenium (**d**); Fornix (**e**), Commissura anterior (**f**), Thalamus (**g**) mit Adhesio interthalamica (**h**), Septum pellucidum (**i**) [L141]

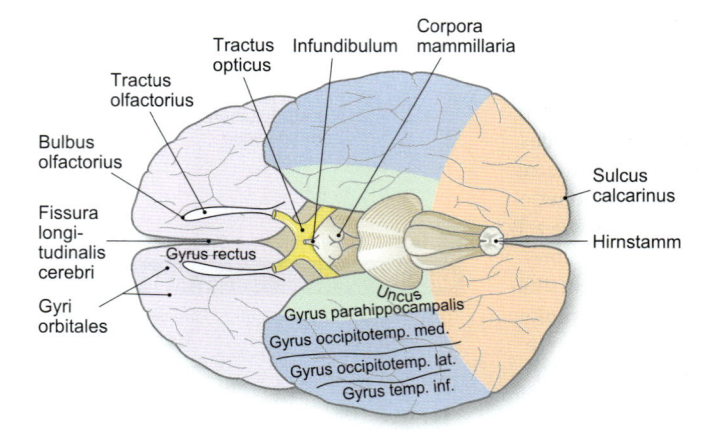

Abb. 19.3 Basalansicht des Gehirns; man erkennt u. a. den Frontallappen mit den über der Orbita liegenden Gyri orbitales, weiter den Bulbus und Tractus olfactorius, die zum Paläocortex gerechnet werden, sowie das Chiasma opticum, Strukturen des Zwischenhirns (Corpora mammillaria, Infundibulum) und des Hirnstamms. [L141]

Zentrales Nervensystem

Gliederung in Gyri und Sulci

Durch das enorme Wachstum der Hirnrinde während der Entwicklung kommt es zur Ausbildung zahlreicher Furchen (Sulci) und Windungen (Gyri) an der Oberfläche des Telencephalons. Die Auffaltung der Rinde bewirkt eine enorme Oberflächenvergrößerung, sodass mindestens ⅔ des Cortex von außen nicht sichtbar ist! Ungefähr am Ende des 8. Entwicklungsmonats sind alle Primärfurchen (→ Tab. 19.1) ausgebildet. Sie sind bei allen Menschen regelmäßig vorhanden. Daran anschließend bilden sich individuell variabel die Sekundär- und Tertiärfurchen aus. → Abb. 19.1, → Abb. 19.2 und → Abb. 19.3 zeigen die in den jeweiligen Lappen ausgebildeten Gyri und Sulci, wobei das Windungsrelief sehr vereinfacht dargestellt ist.

Entwicklung, Hemisphärenrotation

Anhand der Entwicklungsgeschichte lassen sich die Gestalt und Lappengliederung des Telencephalons sehr schön rekapitulieren: Die Hemisphären dehnen sich im Zuge ihrer Entwicklung immer mehr aus und überwachsen so das Diencephalon und Teile des Hirnstamms. Die Hemisphärenexpansion vollzieht sich dabei als Rotationsbewegung um eine Achse, die quer durch die Inselregion verläuft (**Hemisphärenrotation**, → Abb. 19.4). Dadurch gelangen die Hemisphären immer mehr nach frontal (→ Frontallappen), parietal (→ Parietallappen), okzipital (→ Okzipitallappen) und temporal (→ Temporallappen), aber kaum nach lateral. Über der lateral gelegenen Insel entsteht so eine Grube, die Fossa lateralis. Später wird diese durch auswachsende Opercula (Deckel) der Frontal-, Parietal- und Temporallappen überdeckt. Neben dem Pallium (→ Cortex cerebri, weiße Substanz) beteiligen sich auch einige innere Strukturen der Hemisphären wie z. B. Corpus callosum, Ncl. caudatus und Seitenventrikel an dem rotierenden Wachstum, wodurch sie eine gebogene Form annehmen.

Tab. 19.1 Primärfurchen des Cortex

Sulcus	Lage/Verlauf
Sulcus centralis	verläuft zwischen Frontal- und Parietallappen (trennt damit den motorischen Gyrus precentralis vom sensiblen Gyrus postcentralis)
Sulcus lateralis	trennt Frontal-, Parietal- und Temporallappen voneinander; in der Tiefe liegen Fossa lateralis und Insel
Sulcus parietooccipitalis	verläuft von der Mantelkante an der medialen Hemisphärenfläche bis zum Sulcus calcarinus; trennt Parietal- und Okzipitallappen
Sulcus calcarinus	verläuft wie der Sulcus parietooccipitalis an der medialen Fläche und begrenzt mit ihm den Cuneus
Sulcus cinguli	trennt den Gyrus cinguli (Lobus limbicus) von Frontal- und Parietallappen

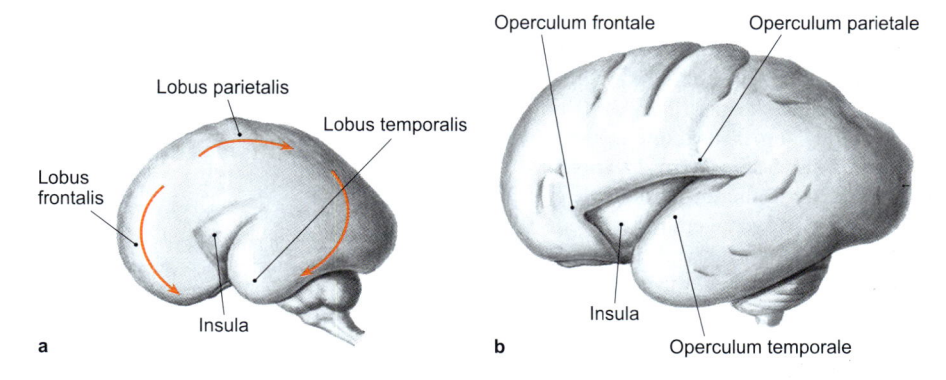

Abb. 19.4 Entwicklung der Hemisphären im 5. (a) und 7. (b) Entwicklungsmonat; Hemisphärenrotation (Pfeile) [S010-2-16]

Zusammenfassung

- Das Telencephalon besteht aus den paarigen Hemisphären, die jeweils in vier bzw. sechs Lappen gegliedert werden können: Lobi frontales, parietales, occipitales et temporales sowie Lobi limbicus et insularis.
- Aufgrund des starken Wachstums der Hemisphären kommt es während der Entwicklung zur Auffaltung der Großhirnrinde (Cortex cerebri), wodurch zahlreiche Furchen (Sulci) und Windungen (Gyri) entstehen.

20 Subkortikale Kerne des Großhirns

Striatum (Ncl. caudatus und Putamen)

Ncl. caudatus und Putamen (→ Abb. 20.1, → Abb. 20.2) gehören entwicklungsgeschichtlich und funktionell betrachtet zusammen. Ursprünglich waren die beiden miteinander verbunden und wurden erst im Laufe der Entwicklung durch die Faserbahnen, welche sich zunehmend zwischen Cortex und subkortikalen Arealen ausbildeten (Capsula interna), voneinander getrennt. An Schnittbildern kann man noch streifenförmige Züge grauer Substanz erkennen, welche Ncl. caudatus und Putamen miteinander verbinden. Die beiden werden daher zum sog. Streifenkörper (Corpus striatum oder kurz Striatum) zusammengefasst. Der **Ncl. caudatus** (Schweifkern) ist entsprechend der Hemisphärenrotation wie ein Kometenschweif gebogen und folgt in seinem Verlauf dem Seitenventrikel. Aufgrund seiner C-förmigen Struktur ist der Ncl. caudatus bei Frontal- und Horizontalschnitten oft zweimal angeschnitten. Er wird in Caput (Kopf), Corpus (Körper) und Cauda (Schweif) gegliedert: Das Caput bildet laterale Wand und Boden des Vorderhorns des Seitenventrikels, das Corpus laterale Wand und Boden der Pars centralis des Seitenventrikels (→ Kap. 35) und das Schweifende, welches bis zur Amygdala reicht, das Dach des Unterhorns des Seitenventrikels. Das **Putamen** (Schalenkern) liegt lateral und basal des Ncl. caudatus und umgibt das medial von ihm liegende Pallidum wie ein Schale. Nach lateral ist das Putamen durch die Capsulae externa und extrema sowie durch das Claustrum von der Inselrinde getrennt. Ncl. caudatus und Putamen sowie das Pallidum (s. u.) gehören zu den Basalganglien und sind als solche an der Regulation der Motorik beteiligt (→ Kap. 44).

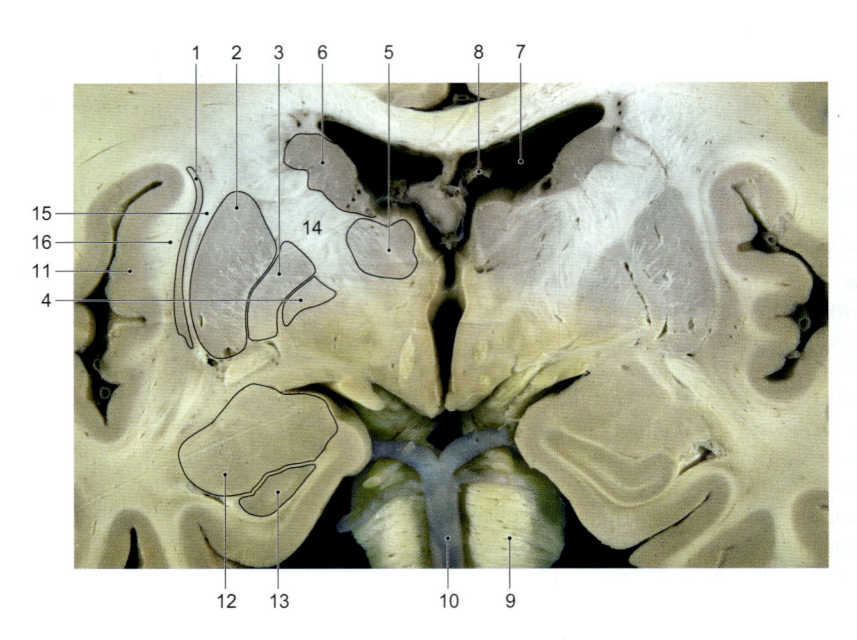

Abb. 20.2 Frontalschnitt durch das Gehirn, Ansicht von vorn; **1** Claustrum, **2** Putamen, **3** Pallidum laterale, **4** Pallidum mediale, **5** Thalamus, **6** Ncl. caudatus, **7** Seitenventrikel mit Plexus choroideus (**8**), **9** Pons, **10** A. basilaris, **11** Inselrinde, **12** Amygdala, **13** Hippocampus, **14** Capsula interna, **15** Capsula externa, **16** Capsula extrema [M496]

Pallidum

Das Pallidum (Globus pallidus, bleicher Kern) gehört zum Diencephalon. Die Lamina medullaris medialis untergliedert den Globus pallidus in das Pallidum laterale (Pars externa) und das Pallidum mediale (Pars interna). Putamen und Pallidum werden auch unter dem Begriff **Ncl. lentiformis** (Linsenkern) zusammengefasst.

Ncl. accumbens

Im vorderen Bereich, in topografischer Nähe zur Area septalis, stehen Ncl. caudatus und Putamen über den Ncl. accumbens in Verbindung. Er ist eine wichtige Schaltstelle zwischen verschiedenen limbischen Strukturen und den Basalganglien, wodurch er psychomotorische (Emotion/Motivation ↔ Motorik) Vorgänge vermittelt. Als Bestandteil des limbischen Systems wirkt der Ncl. accumbens auch an der Entstehung psychiatrischer Erkrankungen (als eine mögliche Ursache der Schizophrenie diskutiert) mit und ist zusammen mit der Area tegmentalis ventralis (mesolimbisches Dopaminsystem) wesentlich an der Suchtentstehung beteiligt.

Claustrum

Das Claustrum, bestehend aus einer dünnen Platte grauer Substanz, liegt im Bereich der Inselrinde zwischen Capsulae externa und extrema. Über seine Funktion ist noch wenig bekannt.

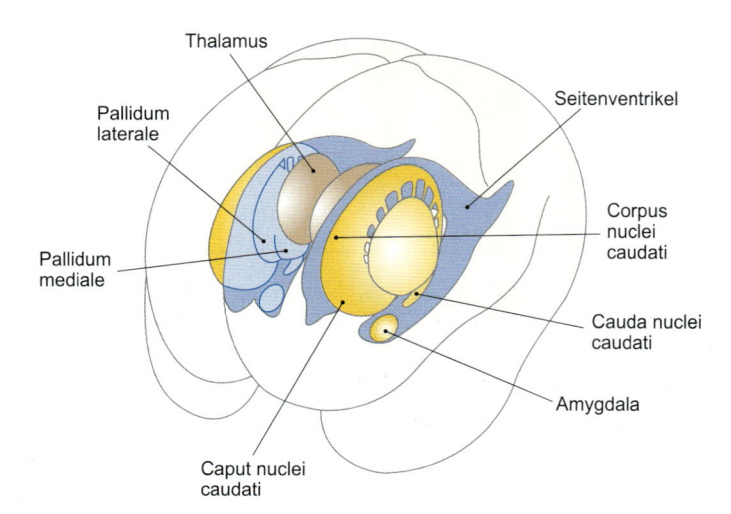

Abb. 20.1 Lage der Basalganglien und der Amygdala im Großhirn [L141]

Zentrales Nervensystem

Corpus amygdaloideum (Mandelkernkomplex, Amygdala)

Lage, Gliederung und Verbindungen

Die Amygdala liegt im Temporallappen, vor dem anterioren Ende des Hippocampus. Man gliedert sie in eine phylogenetisch ältere kortikomediale und eine phylogenetisch jüngere basolaterale Kerngruppe. Die **kortikomediale** Kerngruppe kann in eine oberflächliche und eine zentromediale Kerngruppe eingeteilt werden: Die **oberflächliche Kerngruppe** ähnelt paläokortikalen Arealen (daher auch als Cortex amygdaloideum bezeichnet) und weist analog dazu intensive reziproke Verbindungen mit dem olfaktorischen Cortex auf. Bei niederen Vertebraten ist die oberflächliche Kerngruppe besonders ausgeprägt und spielt, da sie olfaktorische Reize verarbeitet, eine wichtige Rolle bei der Nahrungssuche. Die **zentromediale Gruppe** ist über die Stria terminalis (→ Kap. 17) mit Hypothalamus und Hirnstamm verbunden. Ihr Ncl. centralis ist die Hauptausgangsstation der gesamten Amygdala. Die **basolaterale Gruppe** ist reziprok v. a. mit zahlreichen sensorischen (visuell, gustatorisch, viszeral etc.) Assoziationsarealen sowie mit Ncl. centralis, Hippocampus und Thalamus verknüpft. Efferenzen aus dieser Gruppe erreichen darüber hinaus das Striatum.

Funktion

Die Amygdala ist eine wichtige limbische Struktur (→ Kap. 46) und nimmt als solche eine zentrale Schaltstelle in Bezug auf Emotionen ein, v. a. auf jene, die negativ eingefärbt sind. Emotionen bestehen dabei immer aus zwei Komponenten: dem bewussten subjektiven Erleben (Gefühle) sowie den körperlichen (vegetativen, neuroendokrinen und somatomotorischen) Reaktionen. Durch die afferenten Verbindungen zu den sensorischen Kortizes (s. o.) erhält die Amygdala Informationen über externe Reize (z. B. Anblick einer Spinne), die sie emotional einfärbt (z. B. Furcht): Sie vermittelt dann zum einen über die Projektionen zu Hirnstamm und Hypothalamus (s. o.) die körperlichen Reaktionen emotionaler Zustände (z. B. Blutdruckanstieg, Fluchtreaktion bei angstauslösendem Stimulus) und zum anderen über Rückprojektionen zu kortikalen Arealen die bewusste Wahrnehmung der Emotionen. Afferenzen der Amygdala zum Striatum sollen emotional ausgelöste motorische Reaktionen initiieren (z. B. Lachen bei Freude). Die Amygdala speichert die Verknüpfung zwischen Ereignis/Ort und Emotion, sodass in Zukunft gleiche bzw. ähnliche Orte/Ereignisse dieselben körperlichen Reaktionen hervorrufen können. Dieses „emotionale Gedächtnis" erklärt auch, dass die Amygdala eine entscheidende Rolle bei der Furchtkonditionierung (Affektbeladung an sich neutraler Reize nach dem Muster der klassischen Konditionierung) spielt. Weitere Informationen zur Funktion der Amygdala finden sich in → Kap. 46.

Ncl. basalis Meynert

Ventral des Pallidums zwischen Commissura anterior und Hirnbasis liegt der Ncl. basalis Meynert. Er besteht zum Großteil aus acetylcholinergen Neuronen und weist intensive reziproke Verbindungen mit limbischen und neokortikalen Strukturen auf. Er soll dadurch Lernvorgänge und Verhalten beeinflussen.

> Der **Ncl. basalis Meynert** gehört zu den Gebieten des ZNS, die im Rahmen einer **Alzheimer-Erkrankung** von starken Zellverlusten betroffen sind. Hierdurch kommt es zu einer Reduktion der cholinergen Innervation des Cortex, die besonders für Aufmerksamkeits- und Gedächtnisprozesse wichtig ist (Gedächtnisverlust bei Morbus Alzheimer!). Therapeutisch werden u. a. Acetylcholinesterase-Hemmer eingesetzt, wobei diese nur symptomatisch wirken und den pathologischen Prozess nicht aufhalten können. Die Wirksamkeit ist jedoch umstritten.

Ncll. septales

Lage, Gliederung und Verbindungen

Zur Area septalis gehören das **Septum pellucidum** (nervenzellfreie Gliazellwand zwischen Fornix und Balken), die **Stria diagonalis** (diagonales Broca-Band, verbindet die Ncll. septales mit der Amygdala) sowie die **Ncll. septales.** Letztere liegen unterhalb des Septum pellucidum vor der Commissura anterior und sind aus mehreren Kerngruppen aufgebaut. Diese unterhalten – als Teil des limbischen Systems – intensive reziproke Verbindungen zu anderen limbischen Kerngebieten (z. B. starke cholinerge/GABAerge Projektionen zum Hippocampus) sowie zu Thalamus, Hypothalamus und Hirnstamm (insbesondere monoaminerge Projektionen aus den Raphekernen, Ncl. caeruleus und Tegmentum).

Funktion

Durch ihre Verbindungen zu Hypothalamus und Hirnstamm beeinflussen die Ncll. septales vegetative Vorgänge wie Nahrungs- und Flüssigkeitsaufnahme, Sexual- und Reproduktionsfunktionen. Darüber hinaus spielen sie über ihre Verbindung zu limbischen Strukturen, insbesondere zum Hippocampus, eine wichtige Rolle bei Lern- und Gedächtnisfunktionen. Weitere Informationen zur Funktion der Ncll. septales finden sich in → Kap. 46.

Zusammenfassung

- Die subkortikalen Kerne sind die nicht zum Cortex gehörenden Areale grauer Substanz, welche sich im Marklager des Großhirns befinden. Dazu gehören folgende Elemente:
    - Ncl. caudatus, Putamen und Pallidum → Basalganglien
    - Ncl. accumbens, Amygdala, Ncll. septales und Ncl. basalis Meynert → limbisches System
    - Claustrum → Funktion unklar

21 Histologie und Entwicklung des Cortex

Entwicklung des Cortex

Der Cortex geht aus dem Pallium (→ Abb. 6.3) hervor und wird nach phylogenetischen Gesichtspunkten in den **Allocortex** und den **Isocortex (Neocortex)** gegliedert. Der Isocortex nimmt ca. 90 % des gesamten Cortex ein und weist überall die gleiche Anzahl an Schichten (*griech. isos = gleich*) auf. Er ist der entwicklungsgeschichtlich jüngste Abschnitt des Cortex, der sich praktisch erst bei den Vögeln und Säugetieren richtig entwickelt hat. Der Allocortex (*griech. allos = anders*) hingegen hat sich im Laufe der Evolution weitaus weniger stark verändert und ist bei primitiven Säugern sogar größer als der Isocortex. Er weist eine variable Schichtenzahl auf und besteht aus dem **Paläocortex** (phylogenetisch ältester Anteil, besteht v. a. aus Riechhirnanteilen, → Kap. 39), dem **Archicortex** (besteht v. a. aus Teilen des limbischen Systems) und dem Periarchicortex (Übergangszone zwischen Allo- und Isocortex). Im Paläocortex ist die Gliederung in Schichten kaum ausgeprägt, während der Archicortex drei Schichten aufweist.

Entstehung der Isocortexschichten

Der Entwicklung des Isocortex nimmt ihren Ausgang von den drei Schichten des Neuralrohrs: Ventrikulärzone, Intermediärzone und Marginalzone (→ Kap. 5). In der **Marginalzone** finden sich als kortikale Besonderheit sog. Cajal-Retzius-Zellen. Diese schmalen Nervenzellen sorgen über das von ihnen gebildete Glykoprotein Reelin für eine geordnete Migration von Neuronen und damit für die korrekte Schichtenbildung des Cortex. Die meisten Cajal-Retzius-Zellen verschwinden später aber wieder.

> **Mutationen im Reelin-Gen** können zu neuronalen und glialen Migrationsstörungen führen, wodurch sich schwere Fehlentwicklungen, wie die Lissenzephalie, ergeben. Hierbei findet eine Ausbildung von Gyri entweder gar nicht statt (Agyrie), oder die gebildeten Gyri sind plump und breit (Pachygyrie). Des Weiteren ließ sich bei Epilepsiepatienten eine verminderte Genexpression des Reelins finden.

Neben diesen drei Schichten entstehen durch Auswanderung von Proneuronen aus der Ventrikulärzone drei weitere (→ Abb. 21.1): die Subventrikulärzone, die kortikale Platte und die Unterplatte. Die **Subventrikulärzone** ist neben der Ventrikulärzone eine zweite aus Neuroepithelzellen bestehende Proliferationszone. Aus beiden Proliferationszentren wandern nun Proneurone entlang der Radialglia aus und bilden zwischen Marginal- und Intermediärzone eine dicht gepackte Zellschicht, die **kortikale Platte**. Vorübergehend befindet sich unter dieser noch die **Unterplatte**. Aus der Marginalzone entsteht zuerst die Lamina I des Cortex, während aus der kortikalen Platte nacheinander die Schichten VI–II hervorgehen. Deren Entstehung erfolgt dabei nach dem „Inside-out layering", d. h., neu auswandernde Neurone ziehen durch die schon bestehenden Schichten hindurch und bilden über ihnen eine weitere aus. In der tiefsten Schicht (Lamina VI) liegen daher die früh entstandenen Neurone, während die zuletzt entstandenen Neurone in Lamina II liegen. Aus Intermediär- und Subventrikulärzone entwickelt sich die weiße Substanz, aus der Ventrikulärzone das den Ventrikel auskleidende Ependym.

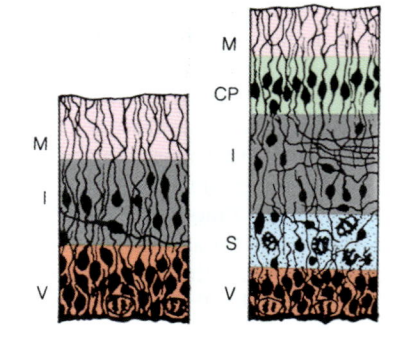

Abb. 21.1 Entwicklung des Isocortex; Marginalzone (M), Intermediärzone (I) und Ventrikulärzone (V), Subventrikulärzone (S), kortikale Platte (CP) und Unterplatte (nicht dargestellt) [S010-2-16]

Histologie des Isocortex

Der nur ca. 2–5 mm dicke Isocortex enthält über 10 Mrd. Neurone und mindestens 100 Mrd. Gliazellen (!). Bei den Neuronen des Cortex handelt es sich dabei zu 85 % um Pyramidenzellen und zu ca. 15 % um Nichtpyramidenzellen.

Pyramidenzellen

Die Pyramidenzellen haben ihren Namen wegen ihrer pyramidenförmigen Perikarya erhalten. Von der Spitze jedes Perikaryons geht ein kräftiger, in Richtung Hirnoberfläche gerichteter Dendrit ab, während die Basis mehrere Dendriten mit Dornen (Spines) entsendet. Über die Dornen bilden die Dendriten Synapsen mit den Axonen anderer Neurone aus. An der Basis entspringt zudem ein langes Axon, das senkrecht in Richtung weiße Substanz zieht und zusammen mit anderen Axonen die kortikalen Efferenzen (Projektions-, Kommissuren- und Assoziationsfasern) bildet. Der Transmitter der Pyramidenzellen ist das exzitatorisch wirkende Glutamat.

Nichtpyramidenzellen

Zu den Nichtpyramidenzellen gehören zahlreiche Zelltypen, darunter Sternzellen, Korbzellen und Kandelaberzellen. Sie unterscheiden sich von den Pyramidenzellen dadurch, dass sie nur kurze Axone und Dendriten ohne Dornen besitzen. Außerdem verlassen sie mit ihren Axonen kaum die Hirnrinde (Interneurone) und wirken zumeist – durch den Transmitter GABA – inhibitorisch.
Des Weiteren unterscheidet man die sog. **Körnerzellen**. Sie stellen keinen eigenen Zelltyp dar, sondern bestehen aus kleinen Pyramidenzellen und v. a. Sternzellen, die in den Laminae II und IV des Isocortex dicht gelagert sind – wie Ansammlungen kleiner Körner!
Die Neurone liegen nun in einer bestimmten Anordnung im Cortex vor, die zur Ausbildung horizontaler Schichten, der Laminae, führt (→ Tab. 21.1, → Abb. 21.2). Ganz außen im sechsschichtigen Isocortex liegt die Molekularschicht (Lamina I), ganz innen die Lamina VI, die bereits unscharf in die weiße Substanz, das Mark, übergeht.

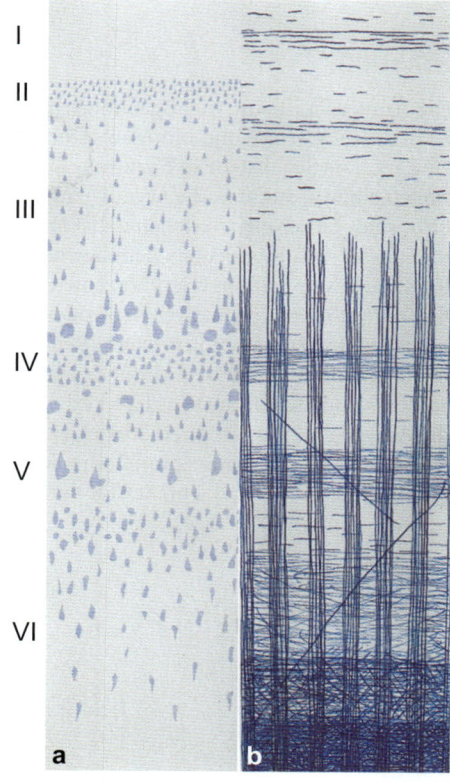

Abb. 21.2 Sechsschichtiger Aufbau des Isocortex, Nissl-Färbung (a), Markscheidenfärbung (b) [R363/ L141]

Tab. 21.1 Schichten des Isocortex

Lamina	Histologie	Funktion
I: Molekularschicht, Lamina molecularis	• Keine Pyramidenzellen, wenig Nichtpyramidenzellen mit parallel zur Oberfläche verlaufenden Fortsätzen • V. a. Fasern tiefer gelegener Neurone und viele Astrozyten	Nichtpyramidenzellen verbinden benachbarte Molekularschichten miteinander (Assoziationsneurone)
II: Äußere Körnerschicht, Lamina granularis externa	• Vorwiegend Körnerzellen (kleine, dicht gepackte Pyramidenzellen und Sternzellen)	Pyramidenzellen projizieren zum ipsilateralen Cortex (Assoziationsneurone)
III: Äußere Pyramidenschicht, Lamina pyramidalis externa	• Überwiegend große Pyramidenzellen, die von außen nach innen an Größe zunehmen	Pyramidenzellen projizieren zum ipsi- und kontralateralen Cortex (Assoziations- und Kommissurenneurone)
IV: Innere Körnerschicht, Lamina granularis interna	• Körnerzellen (überwiegend Sternzellen, aber auch kleine, dicht gepackte Pyramidenzellen) • Zum Teil weitere Untergliederung der Schicht durch den äußeren Baillarger-Streifen (weißes dickes Bündel markhaltiger Fasern, die parallel zur Hirnoberfläche verlaufen). Dieser Streifen ist besonders in der Sehrinde ausgebildet (Vicq-D'Azyr- oder Gennari-Streifen). Er ist das morphologische Korrelat der zahlreichen afferenten Fasern, das auch makroskopisch sichtbar ist.	Diese Schicht erhält v. a. Afferenzen aus dem Thalamus
V: Innere Pyramidenschicht, Lamina pyramidalis interna	• Pyramidenzellen aller Größen, wobei als Besonderheit Riesenpyramidenzellen (Betz-Pyramidenzellen, bis 100 μm groß) auftreten, die mit ihren Axonen die bis in das Rückenmark reichende Pyramidenbahn bilden • Außerdem weitere Gliederung durch den inneren Baillager-Streifen (s. o.)	Pyramidenzellen projizieren zu tiefer gelegenen Zentren wie Basalganglien, Hirnstamm und Rückenmark (Projektionsneurone)
VI: Multiforme Schicht, Lamina multiformis	• Hauptsächlich kleine modifizierte Pyramidenzellen	Pyramidenzellen projiziieren v. a. zum Thalamus (Projektionsneurone)

In den sensiblen Cortexarealen (z. B. somatosensibler Cortex) sind die Körnerschichten II und IV besonders stark entwickelt, die Pyramidenschichten III und V dagegen eher schwach. In diesen Arealen spricht man daher vom **granulären Cortex.** In den motorischen Arealen dominieren hingegen die Pyramidenschichten gegenüber den Körnerschichten (**agranulärer Cortex**). Feinere histologische Untersuchungen einzelner Rindenbereiche führten zudem zur Gliederung des Cortex in Areae (Felder). In diesen Feldern stimmt die Zytoarchitektonik, d. h. u. a. Form, Größe und Anordnung der Perikarya, weitgehend überein. Man bezeichnet sie nach ihrem Erstbeschreiber als **Brodmann-Felder** (Anhang, → Abb. 55.3).

> ### Zusammenfassung
> - Der Cortex kann phylogenetisch in den Allocortex (älterer Teil, bestehend aus dem Paläocortex und dem Archicortex) und den Isocortex (jüngster Cortexteil) gegliedert werden.
> - Der Isocortex weist sechs Schichten aus, die zum Großteil aus Pyramidenzellen bestehen.
> - Die Lamina I des Isocortex entwickelt sich aus der Marginalzone der Neuralrohrwand, während die anderen Schichten VI–II aus der kortikalen Platte hervorgehen. Aus Intermediär- und Subventrikulärzone entwickelt sich die weiße Substanz und aus der Ventrikulärzone die ventrikelauskleidende Ependymschicht.

22 Funktionelle Gliederung des Isocortex

Schon seit Langem beschäftigt sich die Neurowissenschaft mit der Frage, ob einzelnen Hirnarealen eine bestimmte Funktion zugeordnet werden kann. So hatte man z. B. die bei Patienten während des Ersten Weltkriegs aufgetretenen klinischen Ausfälle (Schussverletzungen am Kopf) mit den Sektionsbefunden post mortem korreliert. Im Laufe der Zeit entstanden umfangreiche funktionelle Hirnkartierungen, auf welchen z. B. Areale für das „Namensverständnis" oder für das „Selbst-und-Gemeinschafts-Ich" verzeichnet waren (Struktur-Funktions-Zuweisung). Heute benutzt man meist fMRT und PET zur Darstellung derjenigen Cortexareale, die bei bestimmten Aufgaben aktiviert sind. Dabei wird immer klarer, dass besonders die höheren kortikalen Funktionen (z. B. Sprache) an das Zusammenwirken vieler verschiedener kortikaler Areale gebunden sind und umgekehrt ein Großteil des Cortex aus Assoziationsfeldern besteht, welche im Dienste verschiedenster Funktionen stehen.

Primärfelder

Primärfelder (→ Tab. 22.1, → Abb. 22.1) erhalten ihre Afferenzen direkt vom Thalamus und bringen die Sinnesinformationen interpretationsfrei zum Bewusstsein. Sie stellen somit die Endpunkte der in das Gehirn aufsteigenden sensorischen Bahnen dar. Neben diesen sensorischen Primärfeldern gibt es auch ein motorisches Primärfeld, welches als letzte Station eines längeren kortikalen Verarbeitungsprozesses die motorischen Kommandos über die Pyramidenbahn ausführt. Eine Besonderheit der primären somatosensiblen und -motorischen Rinde ist die **somatotope Gliederung** (Punkt-zu-Punkt-Verbindungen, Definition s. Anhang, → Kap. 54), welche durch den sog. Homunkulus (*lat.* Menschlein, → Abb. 36.1 und → Abb. 45.1) – eine verzerrte Darstellung des menschlichen Körpers – veranschaulicht wird. Verzerrt deshalb, weil die einzelnen Körperregionen unterschiedlich stark kortikal repräsentiert sind: Mund und Hand z. B., die motorisch und sensibel besonders fein innerviert werden, sind überproportional repräsentiert. Analog dazu haben Rumpf und proximale Extremitäten, die „gröber" innerviert werden, wesentlich kleinere kortikale Felder.

Sekundärfelder (unimodale Assoziationsfelder)

Direkt an die Primärfelder grenzen die Sekundärfelder an (→ Tab. 22.2), welche keine direkten Primärafferenzen aus dem Thalamus erhalten, aber intensive Verbindungen mit den multimodalen Assoziationsfeldern (s. u.) haben. Durch die sensorischen Sekundärfelder finden eine erste Interpretation und Zuordnung der in den Primärfeldern zu Bewusstsein gelangten Sinnesreize statt, während die motorischen Sekundärfelder mit der Planung von Bewegungen betraut sind. Besondere motorische Felder sind das Broca-Zentrum (→ Kap. 23) sowie das frontale Augenfeld (→ Kap. 37).

Tab. 22.1 Primäre kortikale Felder; nicht aufgeführt sind das primäre olfaktorische Areal (Cortex prepiriformis), das zum Paläocortex gehört, sowie die zahlreichen vestibulären Primärfelder des Isocortex.

Primäres Rindenfeld	Lage	Brodmann-Areal(e)
Primäre somatomotorische Rinde (Motocortex)	Gyrus precentralis, Frontallappen	4
Primäre somatosensible Rinde	Gyrus postcentralis, Parietallappen	1, 2 und 3
Primäre Geschmacksrinde	unterer Bereich des Gyrus postcentralis (entspricht dem sensorischen kortikalen Repräsentationsfeld der Zunge!) im Bereich der Pars opercularis sowie Bereiche der Inselrinde	43
Primäre Sehrinde	im Bereich des Sulcus calcarinus, Okzipitallappen	17
Primäre Hörrinde	Gyri temporales transversi (Heschl-Querwindungen) des Gyrus temporalis superior, Temporallappen	41

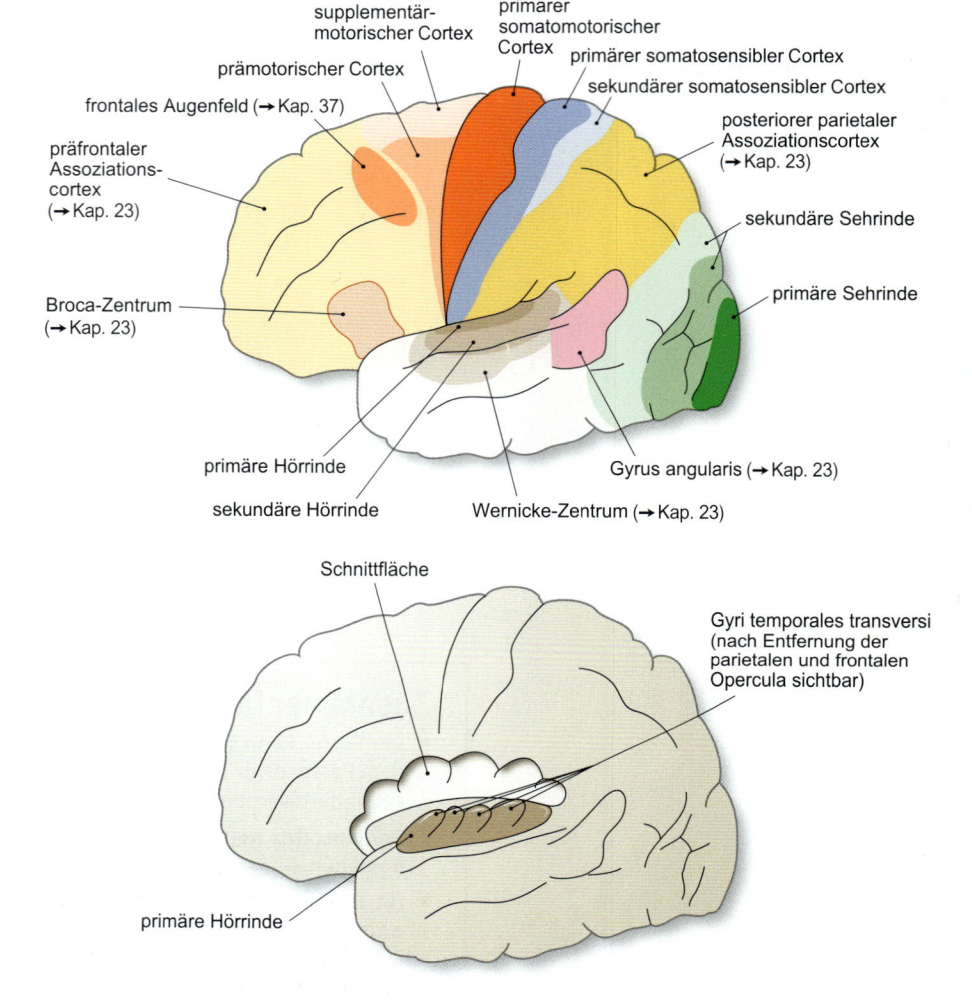

Abb. 22.1 Rindenfelder des Großhirns [L141]

Zentrales Nervensystem

Tab. 22.2 Wichtige sekundäre Rindenfelder

Sekundäres Rindenfeld	Lage	Brodmann-Areale
Sekundäre motorische Rindenfelder (prä- und supplementärmotorische Rinde)	vor der primären motorischen Rinde im Frontallappen	6, 8
Sekundäre somatosensible Rinde	hinterer Teil der primären somatosensiblen Rinde im Parietallappen	5
Sekundäre Sehrinde	angrenzend an die primäre Sehrinde im Okzipitallappen	18, 19
Sekundäre Hörrinde	angrenzend an die primäre Hörrinde, Temporallappen	42

(Multimodale) Assoziationsfelder

Die multimodalen Assoziationsfelder erhalten keine Primärafferenzen aus dem Thalamus und sind auch nicht mehr wie die Sekundär- und Primärfelder an eine einzige Sinnesmodalität gebunden. Sie erhalten stattdessen Impulse aus unterschiedlichsten Arealen, integrieren diese auf komplexe Weise und ermöglichen so assoziative Leistungen wie planendes Handeln, Lesen, Schreiben etc. Man unterscheidet folgende Assoziationcortices:
- Frontaler Assoziationscortex (= präfrontaler Assoziationscortex; → Kap. 23)
- Posteriorer parietaler Assoziationscortex (→ Kap. 23)
- Parietal-temporal-okzipitaler Assoziationscortex (beinhaltet u. a. Gyrus angularis, Wernicke-Areal, → Kap. 23)
- Limbischer Assoziationscortex (allo- und isokortikale Areale: Gyrus cinguli, Hippocampusformation, Amygdala, Teile des orbitofrontalen Cortex, → Kap. 46)

Hemisphärendominanz

Die beiden Hemisphären sind weder anatomisch noch funktionell identisch, sondern besitzen eigene „Begabungen" (→ Abb. 22.2). Die wichtigen Sprachzentren (Wernicke, Broca) werden z. B. nur in einer Hemisphäre (meist links) repräsentiert, welche daher auch als sprach**dominante Hemisphäre** bezeichnet wird. Ferner ist z. B. bei Rechtshändern die linke Seite für den motorischen Bereich dominant (links, da die Bahnen kreuzen!), was zur Folge hat, dass die linkshemisphärischen motorischen Areale stärker ausgeprägt sind als die rechten. Bei Linkshändern geht man hingegen von einer Kodominanz der Hemisphären aus.

Hemisphäreninteraktion

Die beiden Hemisphären sind durch dicke Faserbündel miteinander verbunden (Kommissurenfasern), wodurch sie Informationen austauschen und sich gegenseitig beeinflussen können. Dadurch tritt meist gar nicht zutage, dass manche Leistungen fast ausschließlich von nur einer Hemisphäre erbracht werden. Eine Störung dieses Austauschs wird z. B. bei **Split-brain-Patienten** deutlich. Bei ihnen wurde der Balken (→ Kap. 24) zur Ultima-Ratio-Therapie schwerer Epilepsieformen operativ durchtrennt, um ein Übergreifen der Anfälle von einer Hemisphäre auf die andere zu verhindern. Im Alltag sind die Patienten unauffällig. Die dennoch schwer beeinträchtigte Zusammenarbeit beider Hemisphären zeigt sich bei solchen Aufgaben, für deren Lösung kortikale Zentren vonnöten sind, die nur in einer Hemisphäre ausgebildet werden (z. B. Sprachzentren meist links). Zeigt man z. B. einem Split-brain-Patienten einen Gegenstand, etwa ein Spielzeugauto, im linken Gesichtsfeld, wird die visuelle Information der rechten Hemisphäre zugeleitet. Diese kann die Information aufgrund des durchtrennten Balkens nicht der zur Sprachproduktion befähigten linken Hemisphäre übermitteln. Der Patient kann den Gegenstand nicht benennen. Er kann aber z. B. ein vergleichbares Objekt, hier ein Spielzeugauto, aus einer Sammlung von verschiedenen verdeckten Objekten durch Ertasten identifizieren (die dafür zuständigen Areale sind in beiden Hemisphären repräsentiert). Zeigt man dem Patienten den Gegenstand im rechten Gesichtsfeld, treffen die visuellen Impulse in der linken, „sprechenden" Hemisphäre ein, sodass er den Gegenstand problemlos benennen kann.

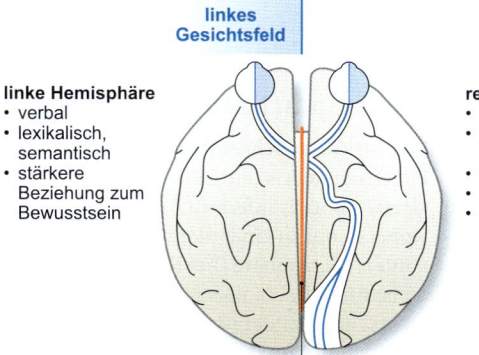

linkes Gesichtsfeld

linke Hemisphäre
- verbal
- lexikalisch, semantisch
- stärkere Beziehung zum Bewusstsein

rechte Hemisphäre
- nonverbal
- musikalisch, prosodisch
- geometrisch
- räumliches Erfassen
- stärkere Beziehung zum Unterbewusstsein

Corpus callosum durchtrennt

Abb. 22.2 Hemisphärendominanz [L141]

Zusammenfassung
- Der Isocortex kann funktionell in Primär-, Sekundär- und Assoziationsfelder gegliedert werden: Die Primär- und Sekundärfelder stehen im Dienste jeweils einer best. Sinnesinformation (z. B. visueller Cortex für Wahrnehmung und Interpretation visueller Impulse), während die Assoziationsfelder den größten Teil des Cortex einnehmen und unterschiedlichste Informationen komplex integrieren.

23 Kortikale Repräsentation komplexer Leistungen

Die höheren geistigen und psychischen Leistungen des menschlichen Gehirns sind v. a. an kortikale Assoziationsfelder gebunden. Im Folgenden werden zwei wichtige Assoziationsfelder vorgestellt; außerdem soll die Sprache, eine der komplexesten Fähigkeiten, die den Menschen auszeichnen, behandelt werden.

Präfrontaler Assoziationscortex

Der präfrontale Assoziationscortex liegt zwischen prämotorischer Rinde und Frontalpol. Er unterhält reziproke Verbindungen zu fast allen anderen Gebieten des Cortex, aber auch zum Thalamus, über welchen er Informationen aus anderen subkortikalen Gebieten wie dem Hypothalamus erhält. Die präfrontale Rinde erfüllt v. a. psychische und kognitive Funktionen, darunter Verhaltensplanung unter Berücksichtigung längerfristiger Konsequenzen, Steuerung sozialen und ethischen Handelns, kurzzeitige Speicherung von Informationen (Kurzzeitgedächtnis), Ausdauer und Konzentration („nichträumliche Aufmerksamkeit").

> Bei Patienten mit **Schädigung des frontalen Assoziationscortex (Morbus Pick)** zeigen sich u. a. Unfähigkeit zu planend-vorausschauendem Handeln, geringe Anpassungsfähigkeit an neue Situationen bis hin zur Perseveration, Antriebslosigkeit, Ablenkbarkeit, verminderte Empathie und gestörtes Sozialverhalten (u. a. Witzelsucht, Jähzorn, enthemmtes sexuelles Verhalten).

Posteriorer parietaler Assoziationscortex

Der posteriore parietale Assoziationscortex nimmt die Areae 5 und 7 dorsal der primären somatosensiblen Rinde ein. Er erhält sensorische Impulse (taktile, visuelle etc.) aus fast allen Cortexarealen und fügt sie zu komplexen Wahrnehmungen zusammen. Er fungiert damit als eine Art „Konstrukteur" unserer persönlichen Sinnes- und Raumwelt und ermöglicht, dass wir uns in dieser zurechtfinden. Das bedeutet konkret, dass er z. B. mit motorischen Arealen zusammenarbeitet, um Bewegungen im dreidimensionalen Raum vorzubereiten (z. B. Einschenken eines Getränks in ein Glas), also sensorische Informationen für Bewegungspläne (Richtung, Verlauf) aufbereitet. Er steuert aber auch unsere selektive Aufmerksamkeit für Umweltreize (d. h. gezielt gerichtete Aufmerksamkeit auf best. Dinge der Umgebung) und vermittelt das Gefühl der Körperidentität („Das bin ich, ich stecke in meinem Körper" ↔ „Das ist meine Umwelt").

> Eine **Störung des posterioren parietalen Assoziationscortex** kann verschiedene Symptome hervorrufen, darunter **Agnosien** (Objekte werden zwar primär wahrgenommen, aber in ihrer Bedeutung nicht erfasst), **Apraxien** (erlernte Bewegungen können trotz intakter Muskulatur und primärer Wahrnehmung nicht korrekt ausgeführt werden) und **Neglect** bei unilateralen Läsionen (sämtliche Informationen – v. a. visuelle – der kontralateralen Körper- und Außenweltseite werden völlig ignoriert; soll der Patient z. B. die Ziffern 1–12 in eine Uhr zeichnen, wird er sie allesamt in nur eine Hälfte zeichnen, ohne den Fehler zu bemerken). Durch Stimulationen des parietalen Cortex konnte man zudem merkwürdige Erlebniszustände hervorrufen, die sich als Trennung von Ich-Gefühl und Körper äußern (man glaubt z. B., seinen Körper von oben betrachten zu können). Solche Erlebnisse können auch bei Sauerstoffmangel auftreten und werden als Ursache für Nahtoderlebnisse diskutiert.

Sprache

Broca-Sprachzentrum

Das Broca-Sprachzentrum befindet sich in Pars triangularis und Pars opercularis des Gyrus frontalis inferior (Areae 44 und 45), wobei es nur in einer, der sog. sprachdominanten Hemisphäre (bei Rechtshändern meist links, bei Linkshändern links oder rechts) ausgebildet ist. Als **motorisches Sprachzentrum** unterhält es intensive direkte und indirekte (über Basalganglien, Kleinhirn und Thalamus) efferente Verbindungen zum primärmotorischen Cortex. Dieser aktiviert über kortikonukleäre Fasertrakte diejenigen Hirnnervenkerne, die für die Innervation der Sprechmuskulatur (Kehlkopf, Zunge, Kiefer, Lippen, mimische Muskulatur) zuständig sind. Das Broca-Zentrum aktiviert also nicht direkt die Sprechmuskulatur, sondern dient der Sprachproduktion (auch der Schriftsprache!), indem es die grammatische Struktur der Sätze sowie die Anordnung von Lauten innerhalb der Wörter formt. Um dieser Funktion nachzukommen, erhält es zahlreiche afferente Eingänge aus primärer und sekundärer Hörrinde sowie aus anderen Assoziationsgebieten, v. a. dem Gyrus angularis (s. u.).

> Bei **Zerstörung des Broca-Sprachzentrums** (meist durch Gefäßverschluss) kommt es zur motorischen Aphasie. Diese ist durch eine verminderte Sprachproduktion gekennzeichnet, d. h., die Betroffenen sprechen spontan fast gar nicht und nach Aufforderung nur langsam und mühsam, wobei die Artikulation gestört ist und phonematische Paraphasien sowie Agrammatismus auftreten. Das Sprachverständnis ist weitgehend normal, allerdings ist u. a. das Verständnis schwieriger grammatischer Strukturen eingeschränkt. Gestört sind meist auch Lesen (Alexie), Schreiben (Agrafie) und Rechnen (Akalkulie).

Wernicke-Sprachzentrum

Das Wernicke-Sprachzentrum (**sensorisches Sprachzentrum**) befindet sich im Gyrus temporalis superior (Areae 22 bzw. 42 und 22) und ist ebenfalls nur in der sprachdominanten Hemisphäre ausgebildet. Es erhält über den Gyrus angularis wichtige Impulse aus der Sehrinde und – da es quasi die sekundäre Hörrinde der sprachdominanten Hörrinde darstellt – v. a. auditorische Impulse aus der primären Hörrinde, die es interpretativ verarbeitet. So werden gesprochene Laute als Wörter erkannt und in ihrer Bedeutung verstanden. Das Wernicke-Zentrum ist also besonders für das Sprachverständnis zuständig.

Tab. 23.1 Wichtige Definitionen im Zusammenhang mit Aphasien; Bsp. „Apfel"

	Definition	Beispiel „Apfel"
Phonematische Paraphasie	Weglassen, Hinzufügen oder Vertauschen von Lauten	„Afel", „Afpel"
Semantische Paraphasie	Wortverwechslungen	„Birne", „Baum"
Semantischer Neologismus	Wortneubildung	„Beißfrucht"
Agrammatismus	Telegrammstil	„Gestern ... Apfel ... pflücken"
Paragrammatismus	Satzabbrüche, Verdoppelung von Satzteilen	„Gestern habe ich ... im Garten gestern ... dann ..."
Wortfindungsstörung	Umschreibung	„Was am Baum hängt"

Zentrales Nervensystem

> Eine **Läsion des Wernicke-Zentrums** führt zur sensorischen Aphasie, bei der das Sprachverständnis schwer gestört ist. Patienten können z. B. Wörter nur bis zu einem gewissen Grad nachsprechen. Der Redefluss ist nicht gestört, sogar eher überschießend. Allerdings ist das Gesagte sinnentleert, da nicht nur die Sprache der anderen, sondern auch die eigene nicht verstanden wird. Es treten Neologismen, phonematische und semantische Paraphasien sowie Paragrammatismus (→ Tab. 23.1) auf. Meist auch gestört sind Schreiben und Lesen.

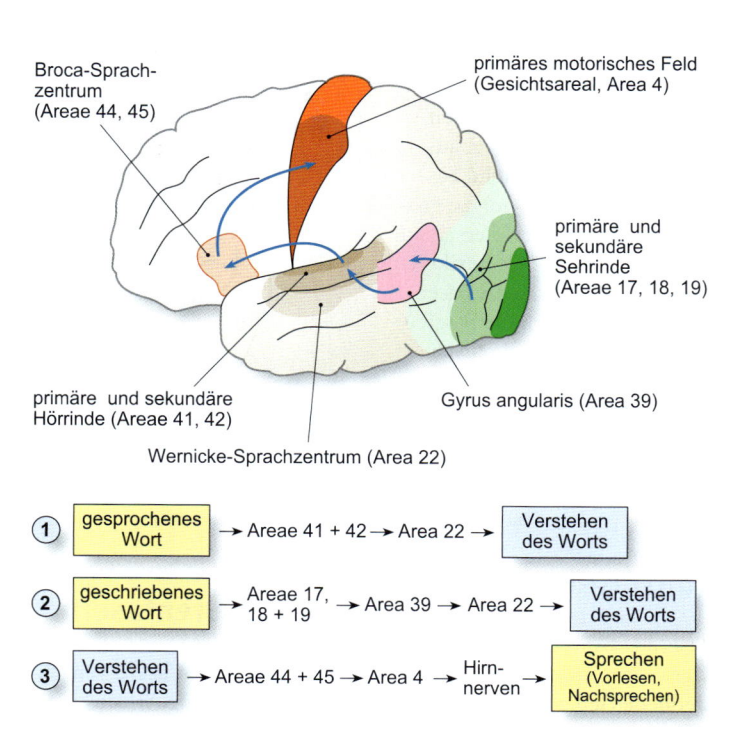

Abb. 23.1 Sprachverarbeitung [L141]

Gyrus angularis

Der Gyrus angularis (Area 39) umgreift wie ein Bogen das Ende des Sulcus temporalis superior. Als kortikales Assoziationsfeld ist er u. a. eine wichtige Schaltstelle für die Verknüpfung der sekundären Sehrinde mit dem Wernicke-Zentrum (s. u.), also für das Verbinden visueller Impulse mit sprachlichen Begriffen. Dadurch ist er unverzichtbar für den Lese- und Schreibvorgang. Sein Ausfall führt meist zu Agrafie und Alexie sowie zu ausgeprägten Wortfindungsstörungen (Verbindung zwischen visuellem Impuls und dem dazugehörigen Wort kann nicht hergestellt werden).

Sprachverarbeitung

Nach dem von Wernicke und Geschwind aufgestellten Modell wird die Sprache folgendermaßen verarbeitet (→ Abb. 23.1): Beim Lesen eines geschriebenen Worts wird die visuelle Information in der primären und sekundären Sehrinde verarbeitet und an den Gyrus angularis weitergeleitet. Dieser ordnet die Information durch Vergleich des Gesehenen mit gespeicherten Inhalten ein und leitet das „erkannte Muster" an das Wernicke-Zentrum weiter. Dort erfolgt die Verknüpfung des Schriftbilds mit dem passenden Wort (Benennung). Um es aber aussprechen zu können, muss die Information über den Fasciculus arcuatus an das Broca-Sprachzentrum weitergereicht werden. Dieses entwirft einen Plan (u. a. Artikulation, Lautbildung) für die notwendigen motorischen Schritte, welcher dann zur Ausführung an den primärmotorischen Cortex gesandt wird. Allerdings bleibt bei dem Modell unberücksichtigt, dass die Weiterleitung zum Motocortex meist nicht direkt erfolgt, sondern zuvor noch Kleinhirn, Thalamus und Basalganglien durchläuft, um eine Feinabstimmung zu ermöglichen. Neuere Forschungsergebnisse zeigen ferner, dass an der Verarbeitung der Sprache neben den genannten Strukturen zahlreiche weitere kortikale und subkortikale Areale, auch solche der „nichtsprachdominanten" Hemisphäre, in komplexer Weise beteiligt sind. Zudem soll das motorische Sprachzentrum auch in Prozesse zum Sprachverständnis involviert sein, ebenso wie das sensorische für die Sprachproduktion nötig ist, was man übrigens auch an den Symptomen der Aphasien sehen kann!

Zusammenfassung
- Kortikale Assoziationsgebiete wie z. B. präfrontaler und posteriorer parietaler Cortex ermöglichen komplexe geistige Fähigkeiten wie Handlungsplanung, Gedächtnis, Verhaltenskontrolle oder dreidimensionale Wahrnehmung.
- Für die komplexen Prozesse der Sprachverarbeitung sind u. a. Assoziationsfelder wie Wernicke-Zentrum (v. a. Sprachverständnis) und Broca-Zentrum (v. a. Sprachproduktion) vonnöten.

24 Fasersysteme des Großhirns

Unter der Großhirnrinde liegt das mächtige **Marklager** (weiße Substanz) des Großhirns, das bis zu den Ventrikeln und den subkortikalen Kernen reicht und v. a. aus myelinisierten Nervenfasern besteht. Fasern mit gleichem Verlauf schließen sich zu größeren Bündeln, den **Fasciculi** (Unterschied zwischen Fasciculi und Bahnen s. Lexikon im Anhang), zusammen. Durch die Faserpräparationstechnik lassen sich die Fasciculi (Anhang, → Abb. 55.4) makroskopisch darstellen und nach ihrem Verlauf in drei Typen einteilen:
- Assoziationsfasern
- Kommissurenfasern
- Projektionsfasern

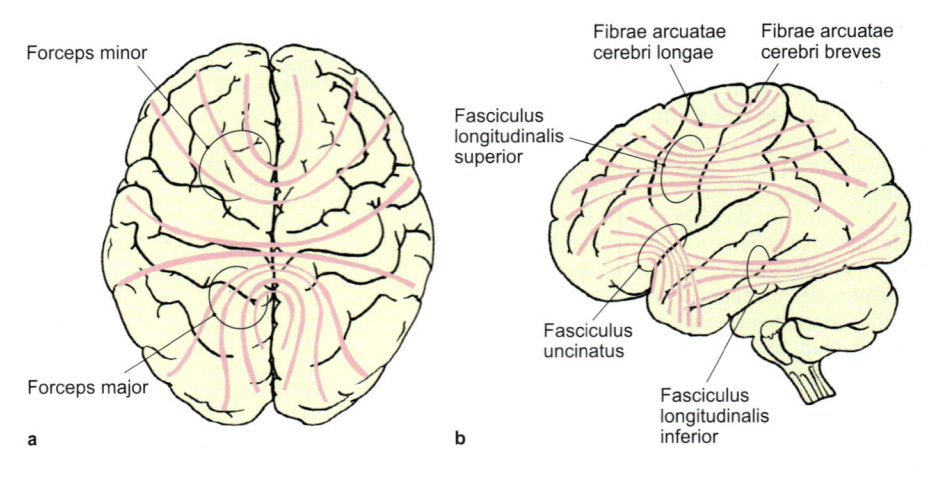

Abb. 24.1 Schemazeichnung der Assoziationsbahnen [M496]

Assoziationsfasern

Assoziationsfasern (→ Abb. 24.1), die den größten Teil der Fasern ausmachen, verbinden unterschiedliche Gebiete derselben Hemisphäre miteinander. Sie ermöglichen, wie ihre Bezeichnung vermuten lässt, durch die Vernetzung funktionell unterschiedlicher Areale assoziative und integrative Funktionen. Man untergliedert sie weiter in kurze und lange Assoziationsfasern. Erstere liegen cortexnah und verbinden benachbarte Windungen U-förmig (**Fibrae arcuatae cerebri**), während Letztere tiefer liegen und die Lappen untereinander verbinden. Die bedeutendsten langen Assoziationsfaserbündel sind:
- **Fasciculus longitudinalis superior:** verbindet als größtes Assoziationsbündel – unter Abgabe von Fasern zu Parietal- und Temporallappen – den Frontal- mit dem Okzipitallappen
- **Fasciculus arcuatus:** verbindet als Teil des Fasciculus longitudinalis superior im bogenförmigen Verlauf den Temporal- mit dem Frontallappen und dadurch auch das sensorische und motorische Sprachzentrum
- **Fasciculus longitudinalis inferior:** zieht vom Temporal- zum Okzipitallappen
- **Fasciculus uncinatus:** verbindet den Temporal- mit basalen Anteilen des Frontallappens
- **Cingulum:** verläuft im Mark des Gyrus cinguli und damit oberhalb des Balkens. Es zieht vom Frontal- zum Parietallappen sowie – als wichtiges Faserbündel des limbischen Systems – zum Gyrus parahippocampalis.

Kommissurenfasern

Die Kommissurenfasern verbinden v. a. korrespondierende Areale beider Hemisphären (homotope Verbindungen), aber auch nicht korrespondierende Areale miteinander (heterotope Verbindungen). Dadurch können Informationen zwischen den Hemisphären ausgetauscht und zusammengeführt werden (z. B. werden visuelle Informationen aus dem Gesichtsfeld der jeweiligen Hemisphäre zum visuellen Gesamteindruck integriert). Für jedes der drei phylogenetischen Großhirnteile existiert eine Kommissur: die Commissura anterior für den Paläocortex, die **Commissura fornicis** (→ Kap. 17) für den Archicortex und das Corpus callosum für den Neocortex.
Die **Commissura anterior** liegt in der Vorderwand des III. Ventrikels. Ihr vorderer Teil ist beim Menschen nur schwach ausgeprägt und verbindet die Tractus olfactorii und die Riechrinde beider Seiten miteinander. Ihr hinterer Teil dient v. a. dem Faseraustausch zwischen den beiden vorderen Temporallappen (v. a. Cortex und Amygdala).
Das prominenteste aller Kommissurenbündel stellt der ca. 10 cm lange Balken (**Corpus callosum**) dar. Er verbindet Frontal-, Parietal- und Okzipitallappen beider Hemisphären. Wie wichtig er für die Zusammenarbeit der Hemisphären ist, zeigt sich an sog. Split-brain-Patienten (→ Kap. 22). Von frontal nach okzipital unterscheidet man am Balken das Rostrum, das Genu, den Truncus und das über dem Epithalamus liegende Splenium (→ Abb. 19.2). Eine dünne Schicht grauer Substanz, das Indusium griseum, bedeckt den Balken.
Da der Balken kürzer ist als die Hemisphären, strahlen seine Fasern frontal- und okzipitalwärts fächerförmig in die einzelnen Lappen ein (Radiatio corporis callosi oder **Balkenstrahlung** mit Forceps minor und Forceps major).

> Nicht alle korrespondierenden Areale der beiden Hemisphären werden durch Kommissurenfasern verknüpft. Ausnahmen sind die primären Seh- und Hörrindenareale sowie die somatosensiblen Felder für Hand und Fuß.

Projektionsfasern

Projektionsfasern verbinden den Cortex mit tiefer gelegenen Strukturen des ZNS wie Thalamus und Hirnstamm. Sie ziehen im Bereich von Striatum und Pallidum durch drei „Engpässe", nämlich **Capsula interna, Capsula externa** (zwischen Ncl. lentiformis und Claustrum) und **Capsula extrema** (zwischen Inselrinde und Claustrum). Durch die Capsula interna zieht der Hauptteil der Projektionsfasern, während durch die anderen beiden Capsulae v. a. lange Assoziationsfasern laufen. Zwischen Capsula interna und Cortex sind die Projektionsfasern strahlenförmig angeordnet und bilden auf diese Weise die sog. **Corona radiata.**

Capsula interna

Die Capsula interna (→ Abb. 24.2, → Tab. 24.1) ist eine Struktur von großer klinischer Relevanz, da sie auf engem Raum fast alle kortikalen Projektionsbahnen beinhaltet. Sie wird nach medial vorn durch den Ncl. caudatus und nach medial hinten

Zentrales Nervensystem

durch den Thalamus begrenzt. Lateral liegen ihr Globus pallidus und Putamen an. Im Horizontalschnitt nimmt die Capsula interna eine gewinkelte Form ein, an welcher folgende Anteile unterschieden werden:
- **Vorderer Schenkel** (Crus anterius) zwischen Ncll. caudatus und lentiformis (Putamen und Pallidum)
- **Knie** (Genu)
- **Hinterer Schenkel** (Crus posterius) zwischen Thalamus und Ncl. lentiformis

Von Bedeutung ist die somatotope Gliederung der absteigenden Bahnen in der Capsula interna: Die kortikonukleären Fasern verlaufen im Knie, während die kortikospinalen Fasern für obere Extremität, Rumpf und untere Extremität von vorn nach hinten im hinteren Schenkel verlaufen.

> Im Bereich der **Capsula interna** kommt es häufig zu **Gefäßverschlüssen** sowie zu **Massenblutungen** nach Zerreißen eines Gefäßes (v. a. Aa. centrales anterolaterales) mit Einblutungen in die Capsula interna. Daraus resultiert eine Zerstörung der Faserbahnen, die das Bild des „**Schlaganfalls**" hervorruft. Dessen Schwere hängt von der Lokalisation des Vorfalls ab: Typisch sind das Auftreten von kontralateraler Lähmung (Hemiplegie), Empfindungsstörungen und ein Ausfall der kontralateralen Gesichtsfeldhälfte (Hemianopsie).

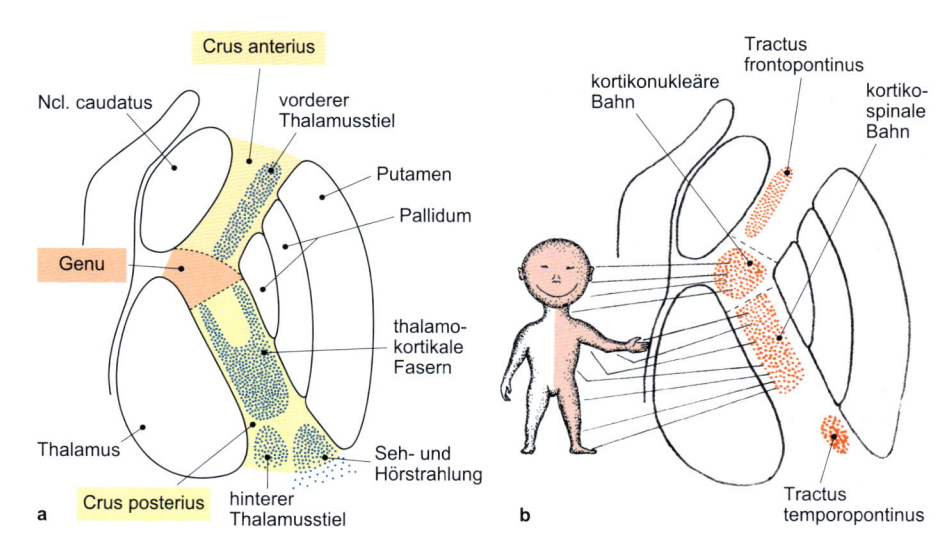

Abb. 24.2 Capsula interna; aufsteigende (a) und absteigende (b) Bahnen [R363/ L141]

Tab. 24.1 Bahnen und Gefäßversorgung der Capsula interna; Horizontalschnitt

Vorderer Schenkel	• Tr. frontopontinus (vom Frontallappen zum Pons) • Radiatio ant. thalami (vom Thalamus zum frontalen Cortex)	Aa. centrales anteromediales (→ U: A. cerebri ant.)
Knie	• Tr. corticonuclearis (Teil der Pyramidenbahn)	Aa. centrales anterolaterales (→ U: A. cerebri med.) = Aa. lenticulostriatae
Hinterer Schenkel	• Tr. corticospinalis • Tr. corticorubralis und Tr. corticoreticularis • Radiatio centralis thalami (von ventralen Thalamuskernen zum Motocortex) • Radiatio posterior thalami (vom Corpus geniculatum laterale und von weiteren Thalamuskernen zum Parietal- und Okzipitallappen) • Tr. temporopontinus und Tr. occipitopontinus (vom Lobus temporalis bzw. occipitalis zum Pons) • Radiatio optica (Sehstrahlung; vom Corpus geniculatum laterale zum Okzipitallappen) • Radiatio acustica (Hörstrahlung, vom Corpus geniculatum mediale zum Temporallappen)	Rr. capsulae internae (→ U: A. choroidea ant.)

> ## Zusammenfassung
> - Unter dem Cortex befindet sich die aus markhaltigen Nervenfasern, Gliazellen und Blutgefäßen bestehende weiße Substanz (Marklager) des Großhirns. Die Nervenfasern des Marklagers werden gegliedert in:
>   – Assoziationsfasern: verbinden kortikale Areale derselben Hemisphäre miteinander
>   – Kommissurenfasern: verbinden einander entsprechende Areale der beiden Hemisphären. Das größte Kommissurensystem (mit ca. 200 Mio. Nervenfasern) ist der Balken (Corpus callosum).
>   – Projektionsfasern: verbinden die Großhirnrinde mit tiefer gelegenen Strukturen wie z. B. Rückenmark und Thalamus. Die meisten von ihnen passieren auf ihrem Weg die Capsula interna.

25 Hirnnerven und Hirnnervenkerne im Überblick

Es gibt 12 Paar Hirnnerven (→ Tab. 25.1), die den Kopfbereich versorgen, aber auch wie der N. vagus bis in die Leibeshöhle ziehen. Sie gehören zusammen mit den Spinalnerven zu den peripheren Nerven, sind jedoch nicht wie diese segmental gegliedert und weisen z. T. auch nur eine einzige Faserqualität auf. Ähnlich wie die Spinalnerven, deren motorischer Anteil im Vorderhorn des Rückenmarks beginnt und deren sensibler Teil meist im Hinterhorn des Rückenmarks endet, haben auch die Hirnnerven Ursprungs- und Zielorte im ZNS: die **Hirnnervenkerne** im Hirnstamm. In den **Nuclei originis** (Ursprungskerne) beginnen die efferenten Hirnnervenfasern; an den **Nuclei terminationis** (Endkerne) enden die Hirnnervenfasern, deren zugehörige 1. Neurone in sensiblen Kopfganglien liegen und die in den Endkernen auf das 2. Neuron der afferenten Strecke umgeschaltet werden.
Im Unterschied zu den anderen 10 Hirnnerven besitzen N. olfactorius (I) und N. opticus (II) kein sensibles Ganglion und auch keine Hirnnervenkerne der oben genannten Art. So projiziert N. I in den Bulbus olfactorius, N. II in das Corpus geniculatum laterale. Außerdem ist N. II streng genommen gar kein peripherer Nerv, sondern entwicklungsgeschichtlich eine nach außen verlagerte Ausstülpung des Zwischenhirns. Beide Nerven sowie N. VIII werden bei den sensiblen Systemen behandelt (→ Kap. 37 bis → Kap. 39).

Einteilung der Hirnnervenkerne

Ebenso wie die Nervenfasern werden auch die Hirnnervenkerne nach ihrer Qualität den in → Kap. 7 bereits vorgestellten Kategorien zugeordnet (→ Tab. 25.2).

Tab. 25.1 Die 12 Hirnnerven und ihre wichtigsten Innervationsorte

Hirnnerv	Innervationsort
N. olfactorius (I)	Riechschleimhaut
N. opticus (II)	Netzhaut
N. oculomotorius (III)	innere und äußere Augenmuskeln
N. trochlearis (IV)	äußere Augenmuskeln
N. trigeminus (V)	Gesichtshaut, Kaumuskulatur
N. abducens (VI)	äußere Augenmuskeln
N. facialis (VII)	Gesichtsmuskulatur
N. vestibulocochlearis (VIII)	Hör- und Gleichgewichtsorgan
N. glossopharyngeus (IX)	Rachenmuskulatur
N. vagus (X)	Rachen, Kehlkopf, innere Organe
N. accessorius (XI)	Mm. sternocleidomastoideus und trapezius
N. hypoglossus (XII)	Zungenmuskulatur

Bei den Hirnnervenkernen kann man „allgemein-viszeromotorisch" und „parasympathisch" synonym verwenden, da die sympathischen Neurone nur im thorakolumbalen Rückenmark liegen, nicht aber in den Hirnnervenkernen.

Zuordnung der Hirnnerven zu den Hirnnervenkernen

Bei der Verbindung der Hirnnerven zu den Hirnnervenkernen gelten folgende Besonderheiten:
- Es gibt Hirnnerven, die mit nur jeweils einem Hirnnervenkern verbunden sind, welcher seinerseits auch nur für diesen und keinen anderen Hirnnerv Projektions- bzw. Ursprungsort ist. Zu dieser Kategorie gehören:
  – N. trochlearis mit Ncl. n. trochlearis
  – N. abducens mit Ncl. n. abducentis
  – N. accessorius mit Ncl. n. accessorii
  – N. hypoglossus mit Ncl. n. hypoglossi

Der N. accessorius besitzt eigentlich noch eine kraniale Wurzel aus dem Ncl. ambiguus. Da er diese Wurzel aber in seinem Verlauf wieder an den N. vagus abgibt, wird der Ncl. ambiguus im Folgenden nicht dem N. accessorius zugerechnet und umgekehrt.

- Manche Hirnnerven besitzen nicht nur jeweils einen Kern als Ursprungs- bzw. Projektionsort, sondern mehrere (→ Tab. 25.3).
- Manche Hirnnervenkerne sind umgekehrt nicht nur mit jeweils einem Hirnnerv verbunden, sondern jeweils Ursprungs- bzw. Projektionsorte mehrerer Hirnnerven (→ Tab. 25.4).

Tab. 25.3 Hirnnerven und dazugehörige Kerne

Nerv	Dazugehörige Kerne
N. oculomotorius	Ncl. n. oculomotorii Ncl. accessorius n. oculomotorii
N. trigeminus	Ncl. motorius n. trigemini Ncl. mesencephalicus n. trigemini Ncl. principalis n. trigemini Ncl. spinalis n. trigemini
N. facialis	Ncl. n. facialis Ncl. salivatorius superior Ncll. tractus solitarii
N. vestibulocochlearis	Ncll. vestibulares Ncll. cochleares
N. glossopharyngeus	Ncl. salivatorius inferior Ncl. ambiguus Ncl. spinalis n. trigemini Ncll. tractus solitarii
N. vagus	Ncl. dorsalis n. vagi Ncl. ambiguus Ncl. spinalis n. trigemini Ncll. tractus solitarii

Tab. 25.4 Hirnnervenkerne und dazugehörige Nerven

Kern	Dazugehörige Nerven
Ncl. ambiguus	N. glossopharyngeus N. vagus
Ncll. tractus solitarii	N. facialis N. glossopharyngeus N. vagus
Ncl. spinalis n. trigemini	N. trigeminus N. glossopharyngeus N. vagus

Tab. 25.2 Einteilung der Hirnnervenkerne

Nuclei originis	Nuclei terminationis
Somatomotorische Kerne	**Somatosensible Kerne**
• Ncl. n. oculomotorii • Ncl. n. trochlearis • Ncl. n. abducentis • Ncl. n. hypoglossi	• Ncl. principalis n. trigemini • Ncl. spinalis n. trigemini • Ncl. mesencephalicus n. trigemini
Allgemein-viszeromotorische (parasympathische) Kerne	**Speziell-somatosensible Kerne**
• Ncl. salivatorius superior • Ncl. salivatorius inferior • Ncl. dorsalis n. vagi • Ncl. accessorius n. oculomotorii	• Ncll. cochleares • Ncll. vestibulares
Speziell-viszeromotorische Kerne	**Allgemein- und speziell-viszerosensible Kerne**
• Ncl. motorius n. trigemini • Ncl. n. facialis • Ncl. ambiguus • Ncl. n. accessorii	• Ncll. tractus solitarii

Hirnnerven

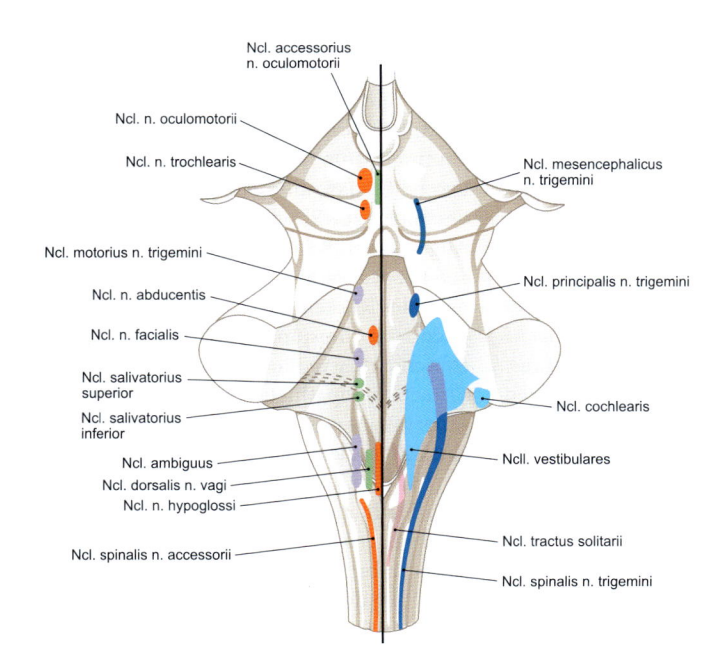

Abb. 25.1 Lage der Hirnnervenkerne, Ansicht von dorsal [L141]

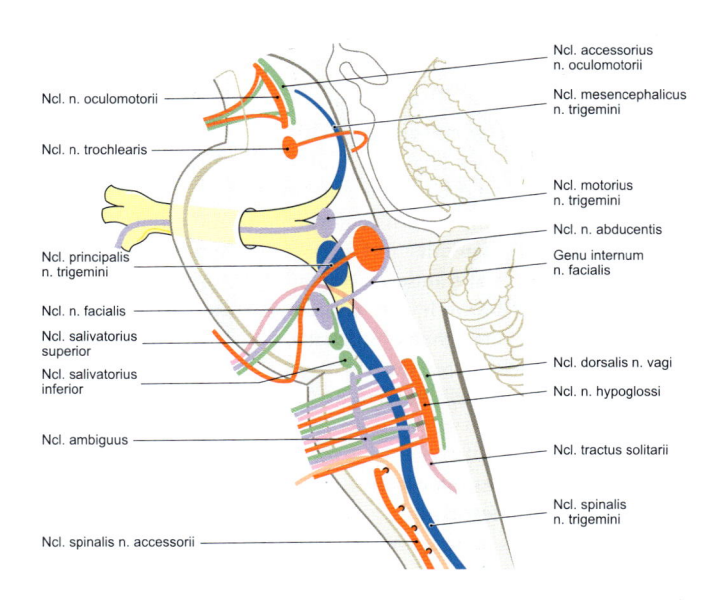

Abb. 25.2 Lage der Hirnnervenkerne, Mediansagittalschnitt [L141]

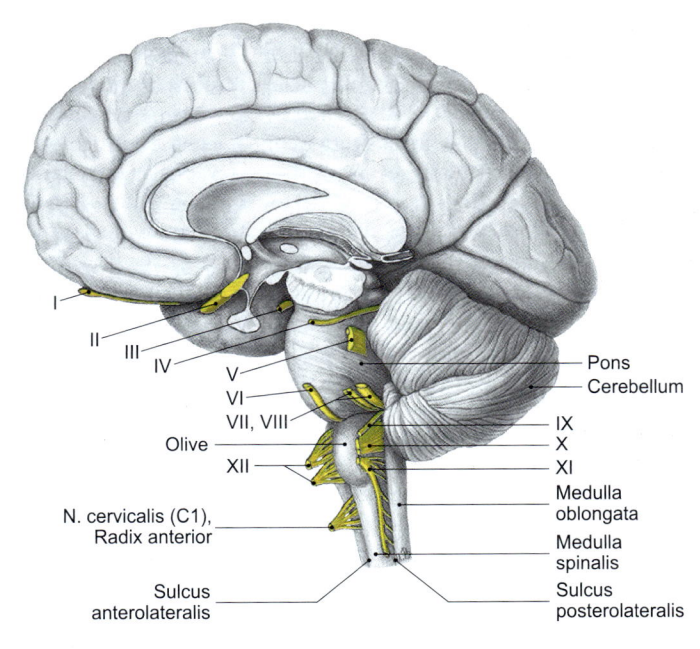

Abb. 25.3 Austritt der Hirnnerven aus dem Gehirn; Hirnnerven I–XII [L141]

Lage der Hirnnervenkerne im Hirnstamm

Die Kerngebiete des N. oculomotorius und des N. trochlearis liegen im Mesencephalon, die des N. trigeminus verteilen sich auf Pons, Mesencephalon und Medulla oblongata. Die Hirnnervenkerne der Hirnnerven VI–VIII liegen ebenfalls im Pons, die Kerne der restlichen Hirnnerven IX–XII befinden sich in der Medulla oblongata (→ Abb. 25.1, → Abb. 25.2).

Austritt der Hirnnerven aus dem Gehirn

Der N. oculomotorius verlässt das Gehirn in der Fossa interpeduncularis, der N. trochlearis dorsal (!) unter dem Colliculus inferior des Mittelhirns. Der N. trigeminus tritt seitlich durch den Pons, während am Unterrand des Pons der N. abducens erscheint. Der VII. und VIII. Hirnnerv verlassen das Gehirn über den Kleinhirnbrückenwinkel. Die Hirnnerven IX–XI treten hinter der Olive aus dem Sulcus posterolateralis hervor (→ Abb. 25.3), während der N. hypoglossus vor der Olive im Sulcus anterolateralis austritt.

Zusammenfassung

- Die 12 Hirnnerven besitzen, mit Ausnahme der ersten beiden Hirnnerven, Projektions- und Ursprungsorte, die als Ncll. terminationis bzw. originis bezeichnet werden.
- Diese Hirnnervenkerne verteilen sich im Hirnstamm und werden nach der Qualität in sechs Gruppen unterteilt.

→ 26 Augenmuskelnerven (N. III, N. IV, N. VI)

N. oculomotorius (III)

Ursprungskerne

Ncl. n. oculomotorii (somatomotorisch)
Der Ncl. n. oculomotorii liegt ventral des Aquädukts auf Höhe der Colliculi superiores im **Mittelhirn**. Seine Fasern versorgen außer dem M. rectus lateralis und dem M. obliquus superior alle äußeren Augenmuskeln, inklusive des M. levator palpebrae superioris. Afferent erreichen den Kern v. a. Fasern aus den Blickzentren des Hirnstamms sowie aus Ncl. n. abducentis und Ncll. vestibulares.

Ncl. accessorius n. oculomotorii (allgemein-viszeromotorisch)
Der Ncl. accessorius n. oculomotorii wird auch als Ncl. Edinger-Westphal bezeichnet und liegt wie der somatomotorische Okulomotoriuskern ventral des Aquädukts auf Höhe der Colliculi superiores im **Mittelhirn**. Afferenzen erreichen den Kern v. a. aus der Area pretectalis (s. u.) und aus den Colliculi superiores. Die aus dem Kern austretenden parasympathischen Fasern versorgen die inneren Augenmuskeln (M. ciliaris und M. sphincter pupillae).

Verlauf

Der N. oculomotorius (→ Abb. 26.1) verlässt das Mittelhirn im Bereich der Fossa interpeduncularis, zieht durch die hintere und mittlere Schädelgrube, durchbricht die Dura mater und verläuft dann lateral durch den Sinus cavernosus. Danach zieht er über die Fissura orbitalis superior durch den Anulus tendineus in die Orbita, wo er sich in einen oberen und unteren Ast aufteilt.
Der **R. superior** versorgt folgende äußere Augenmuskeln somatomotorisch:
- M. rectus superior (→ Abb. 26.2)
- M. levator palpebrae superioris

Der **R. inferior** versorgt folgende äußere Augenmuskeln somatomotorisch:
- M. rectus medialis
- M. rectus inferior
- M. obliquus inferior

Außerdem führt der R. inferior die parasympathischen Fasern aus dem Ncl. accessorius n. oculomotorii zum Ganglion ciliare, die dort auf die postganglionären Neurone umgeschaltet werden. Die aus dem Ganglion hervorgehenden Nn. ciliares breves innervieren mit den parasympathischen Anteilen die inneren Augenmuskeln:
- M. sphincter pupillae (→ Pupillenverengung)
- M. ciliaris

Lichtreflex (Pupillenreflex)

Über den Lichtreflex wird die Pupillenweite reguliert: Bei Helligkeit wird die Pupille verengt (Miosis), um das Auge vor zu großer Lichtmenge zu schützen, während bei Dunkelheit eine Pupillenerweiterung (Mydriasis) auftritt, um eine ausreichende Aktivierung der Photorezeptoren zu ermöglichen. Der Lichtreflex wird folgendermaßen verschaltet: Noch vor Erreichen des Corpus geniculatum laterale (→ Kap. 17) zweigen Fasern vom Tractus opticus ab und ziehen zur **Area pretectalis** im Mittelhirn, welche sich zwischen Commissura posterior und Colliculus superior befindet. Dort werden die Impulse umgeschaltet und ziehen zum Ncl. n. oculomotorii (Edinger-Westphal) beider Seiten (afferenter Schenkel). Den kontralateralen Kern erreichen sie hierbei über die Commissura posterior. Die efferenten präganglionären Fasern aus den Edinger-Westphal-Kernen gelangen über den N. oculomotorius zum Ganglion ciliare, wo sie auf postganglionäre Neurone umgeschaltet werden. Deren Axone ziehen dann zum M. sphincter pupillae, dessen Kontraktion zu einer Verengung der Pupille führt (efferenter Schenkel). Da nun die Area pretectalis einer Seite die Edinger-Westphal-Kerne beider Seiten ansteuert, kommt es zum konsensuellen Lichtreflex. Das heißt, dass die isolierte Belichtung eines Auges zur Pupillenverengung beider Augen führt. Bei Dunkelheit werden hingegen die sympathischen Neurone im Seitenhorn des Rückenmarks auf Höhe C8–T2 (Centrum ciliospinale) angesteuert. Deren efferente präganglionäre Fasern werden im Truncus sympathicus im Ganglion cervicale superius auf postganglionäre Neurone umgeschaltet, die zunächst mit der A. carotis interna und dann über die Nn. ciliares longi zum M. dilatator pupillae ziehen (→ Pupillenerweiterung). Weitere visuelle Reflexe sowie Informationen zur komplexen Verschaltung der Augenmuskelkerne finden sich in → Kap. 37.

> Bei **Schädigung der Retina** oder des **N. opticus** eines Auges kommt es zur **amaurotischen Pupillenstarre**: Beleuchtet man das erkrankte Auge, fehlt sowohl im erkrankten als auch im gesunden Auge der Lichtreflex (afferenter Schenkel lädiert). Beleuchtet man hingegen das kontralaterale Auge, kommt es im gesunden und erkrankten Auge zur Pupillenverengung, da die konsensuelle Pupillenreaktion erhalten ist (efferenter Schenkel intakt).

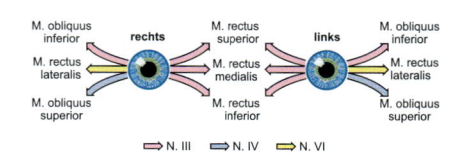

Abb. 26.2 Zugrichtungen der einzelnen Augenmuskeln [L141]

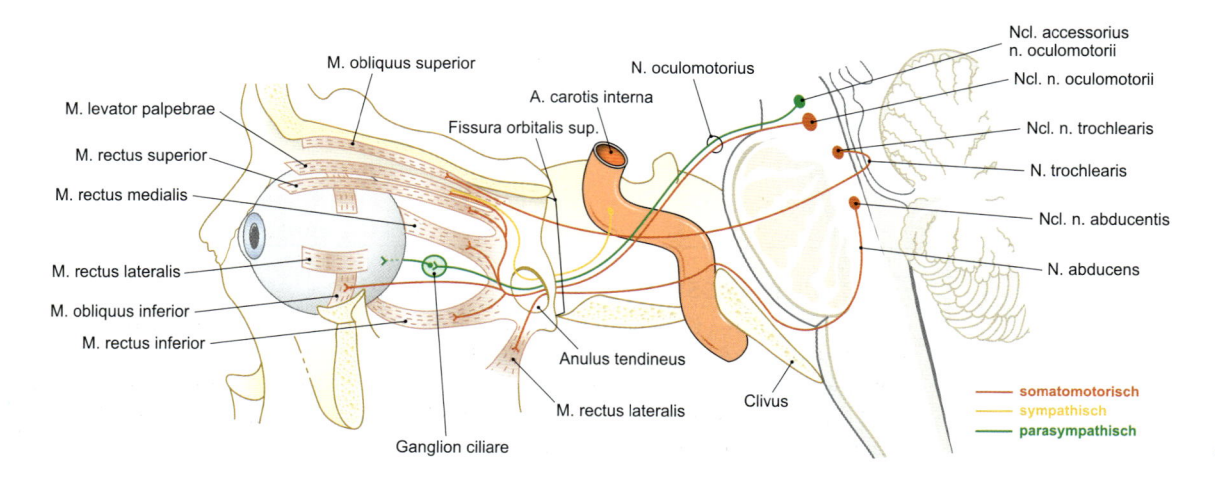

Abb. 26.1 Augenmuskelnerven [L141]

Hirnnerven

N. trochlearis (IV)

Ursprungskern
Ncl. n. trochlearis (somatomotorisch)
Der Ncl. n. trochlearis liegt direkt vor dem Aquädukt im Tegmentum des **Mittelhirns** auf Höhe der Colliculi inferiores. Mit seinen Fasern steuert er den M. obliquus superior, durch welchen das Auge seitlich nach unten bewegt wird. Afferent wird er v. a. von Blickzentren des Hirnstamms sowie von den Ncll. vestibulares versorgt.

Verlauf
Die Fasern des N. trochlearis kreuzen innerhalb des Mittelhirns zur Gegenseite und verlassen das Mittelhirn auf der Rückseite. Aufgrund dieser Faserkreuzung kann man eine zentrale, d. h. eine Läsion des Kerns, von einer peripheren Schädigung, d. h. einer Läsion im peripheren Verlauf des N. trochlearis, unterscheiden. Eine Schädigung des Kerns wirkt sich also kontralateral, eine periphere Schädigung dagegen ipsilateral aus.

> Der N. trochlearis ist der dünnste Nerv und tritt als Einziger dorsal am Hirnstamm aus.

Er verläuft dann in der Cisterna ambiens, um die Pedunculi cerebri herum und erreicht die mittlere Schädelgrube. Nach Durchtritt durch die Dura mater zieht er wie N. III lateral durch den Sinus cavernosus. Über die Fissura orbitalis superior erreicht er die Orbita, wobei er nicht durch den Anulus tendineus zieht!
Der N. trochlearis zieht über den M. levator palpebrae superioris nach medial und endet schließlich auf dem M. obliquus superior, den er motorisch innerviert. Bei einer Trochlearisparese weicht daher das erkrankte Auge nach oben und innen ab.

N. abducens (VI)

Ursprungskern
Ncl. n. abducentis (somatomotorisch)
Der Ncl. n. abducentis (somatomotorisch) liegt im Tegmentum des kaudalen **Pons** unter dem Boden des IV. Ventrikels. Mit seinen Fasern innerviert er den M. rectus lateralis, durch welchen der Augapfel abduziert wird. Afferent ist er u. a. mit Blickzentren des Hirnstamms und den Ncll. vestibulares sowie den anderen Augenmuskelkernen verbunden. Besonders wichtig ist jedoch die Verbindung zum Ncl. n. oculomotorii, der den M. rectus medialis versorgt, da z. B. beim Betrachten eines sich bewegenden Objekts der eine Augapfel abduziert wird, während der andere Augapfel durch den M. rectus medialis adduziert wird.

Verlauf
Der N. abducens verlässt den Hirnstamm am Unterrand des Pons, verläuft durch die hintere und mittlere Schädelgrube nach vorn und durchbricht die Dura am Clivus. Er zieht medial (aber lateral der A. carotis interna) durch den Sinus cavernosus und über die Fissura orbitalis superior sowie den Anulus tendineus in die Orbita.

> Der N. abducens hat den längsten intraduralen Verlauf. Das ist klinisch relevant, da Paresen dieses Nervs bei Hirnhautentzündungen und Blutungen auftreten können.

Der N. abducens tritt in den M. rectus lateralis ein, den er motorisch innerviert. Da der M. rectus lateralis den Bulbus oculi abduziert, ist bei Lähmung des N. abducens das erkrankte Auge nach innen gedreht.

> Eine **komplette Okulomotoriusparese** ist u. a. mit folgender Symptomatik verbunden:
> - Ptosis (Lid hängt herab) → Lähmung des M. levator palpebrae
> - Erkranktes Auge schielt nach unten außen → Überwiegen des M. rectus lateralis und M. obliquus superior (→ Abb. 26.2)
> - Mydriasis → Ausfall des M. sphincter pupillae
> - Fehlende Akkommodation → Ausfall des M. ciliaris

Zusammenfassung
- Die Hirnnerven III, IV und VI versorgen die äußeren Augenmuskeln, wobei N. III mit seinen parasympathischen Anteilen zusätzlich noch die inneren Augenmuskeln M. ciliaris und M. sphincter pupillae innerviert.
- Der N. oculomotorius versorgt fast alle äußeren Augenmuskeln außer M. obliquus superior (N. IV) und M. rectus lateralis (N. VI).
- Paresen der einzelnen Augenmuskelnerven führen zu Fehlstellungen der Augäpfel, die ihre Ursache im Übergewicht der noch intakten Muskeln (und damit der noch intakten Nerven) gegenüber den gelähmten Muskeln haben.

→ 27 N. trigeminus (N. V)

Ursprungs- und Endkerne

Ncl. mesencephalicus n. trigemini (somatosensibel)
Dieser Kern erstreckt sich vom **Mittelhirn** bis zum Pons und besteht aus den Perikarya pseudounipolarer Neurone, deren periphere Fortsätze propriozeptive Impulse aus der Kaumuskulatur und den Mm. tensor veli palatini, tensor tympani, mylohyoideus und digastricus leiten. Die zentralen Fortsätze dieser Neurone ziehen zum Ncl. motorius n. trigemini. Über diesen Schaltkreis erfolgt die reflektorische Steuerung der Kaumuskulatur.

Ncl. principalis n. trigemini (somatosensibel)
Der Trigeminushauptkern im **Pons** ist der Projektionsort der epikritischen Sensibilität aus dem Gesichtsbereich. Die entsprechenden Neurone liegen im Ganglion trigeminale, werden im Kern umgeschaltet und gelangen zum Cortex (→ Kap. 36).

Ncl. spinalis n. trigemini (somatosensibel)
Der Ncl. spinalis n. trigemini erstreckt sich vom Pons bis in die **Medulla oblongata** und ist der Projektionsort für Fasern der protopathischen Sensibilität, die aus den Nn. V, IX und X stammen. Die entsprechenden Neurone liegen im Ganglion trigeminale, werden im Kern umgeschaltet und gelangen zum Cortex.

Ncl. motorius n. trigemini (speziell-viszeromotorisch)
Der Ncl. motorius n. trigemini liegt medial des Ncl. principalis n. trigemini im Tegmentum des **Pons**. Er ist der Ursprungsort motorischer Fasern für o. g. Muskeln. Afferent wird er v. a. von Fasern aus dem Cortex (Fibrae corticonucleares) und dem Ncl. mesencephalicus n. trigemini erreicht.

Verlauf
Der N. trigeminus besteht aus der **Radix sensoria** (auch Portio major genannt, da der N. trigeminus mehr sensible als motorische Anteile besitzt), die aus den somatosensiblen Kernen hervorgeht, und der **Radix motoria** (auch Portio minor genannt), die aus dem motorischen Trigeminuskern entspringt. Der N. trigeminus tritt lateral aus dem Pons aus und zieht über die Felsenbeinkante zum **Ganglion trigeminale**, das sich in einer Duratasche, dem Cavum trigeminale, befindet. Im Ganglion trigeminale liegen die Perikarya derjenigen sensiblen pseudounipolaren Nervenzellen, die protopathische und epikritische Impulse zum Ncl. principalis n. trigemini bzw. Ncl. spinalis n. trigemini leiten. In diesen Kernen werden die Impulse umgeschaltet. Die Perikarya der propriozeptiven Neurone liegen hingegen nicht im Ganglion trigeminale, sondern erst zentral im Ncl. mesencephalicus n. trigemini selbst (→ Kap. 36)! Nach dem Ganglion spaltet sich der N. trigeminus in seine drei Hauptäste auf: **N. ophthalmicus (V1), N. maxillaris (V2) und N. mandibularis (V3)**.

N. ophthalmicus (V1)

Verlauf
Der N. ophthalmicus (→ Abb. 27.1) ist ein rein somatosensibler Nerv und verläuft lateral im Sinus cavernosus. Dort gibt er einen **R. tentorius** für die Innervation der Hirnhäute ab und teilt sich noch intrakraniell in seine **Endäste (N. frontalis, N. lacrimalis, N. nasociliaris)** auf, die getrennt durch die **Fissura orbitalis superior** in die Orbita ziehen.

N. frontalis
Der N. frontalis zieht oberhalb des Anulus tendineus in die Orbita und teilt sich in zwei Äste auf:

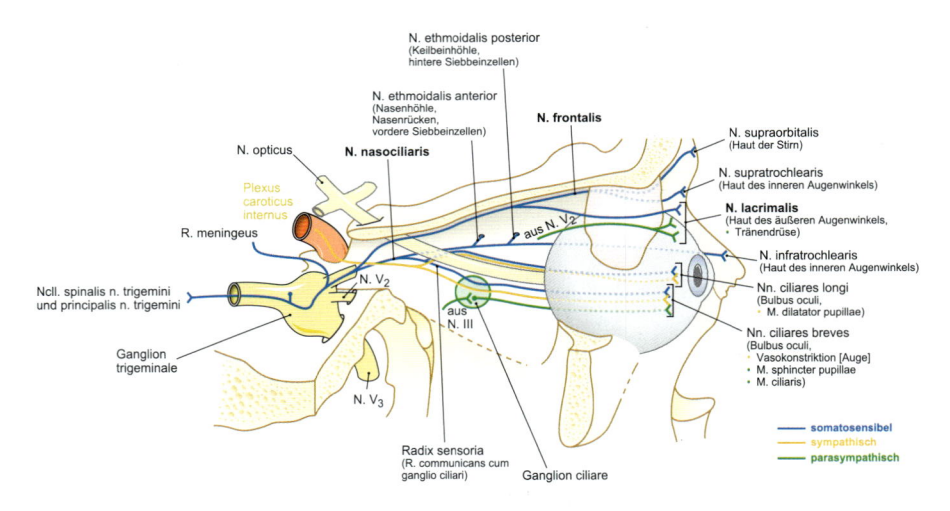

Abb. 27.1 N. ophthalmicus [L141]

Tab. 27.1 Äste des N. nasociliaris (aus V1)

Ast	Verlauf	Versorgungsgebiet
Radix sensoria (R. communicans cum ganglio ciliari)	steuert die sensible Komponente für das Ganglion ciliare bei, aus dem die Nn. ciliares breves kommen	Augapfel und seine Bindehaut (zusammen mit den Nn. ciliares longi)
Nn. ciliares longi	lagern sich dem N. opticus an und ziehen mit den Nn. ciliares breves aus dem Ganglion ciliare zum Bulbus oculi. Außerdem schließen sich ihnen sympathische Fasern aus dem Plexus caroticus internus an.	Augapfel (Bulbus oculi) und dessen Bindehaut. Die sympathischen Fasern innervieren den M. dilatator pupillae
N. ethmoidalis posterior	zieht durch das gleichnamige Foramen zu den hinteren Siebbeinzellen und der Keilbeinhöhle	Schleimhaut der hinteren Siebbeinzellen und der Keilbeinhöhle
N. ethmoidalis anterior	Zieht durch das gleichnamige Foramen zurück in die vordere Schädelgrube und von dort aus durch die Lamina cribrosa in die Nasenhöhle. Er endet als **R. nasalis externus** in der Nasenhaut.	Schleimhaut der vorderen Nasenhöhle und der vorderen Siebbeinzellen, Haut des Nasenrückens
N. infratrochlearis	zieht unterhalb der Trochlea zum inneren Augenwinkel	Haut des inneren Augenwinkels

Hirnnerven

- **N. supraorbitalis:** tritt durch die Incisura supraorbitalis aus der Orbita und versorgt v. a. die Haut der **Stirn** und die Schleimhaut der Stirnhöhle
- **N. suprachtrochlearis:** innerviert die Haut und Bindehaut des **inneren Augenwinkels**

N. lacrimalis

Der N. lacrimalis zieht lateral des Anulus tendineus in die Orbita und erreicht die Tränendrüse. Für deren sekretorische Innervation nimmt er postganglionäre parasympathische Fasern aus dem N. zygomaticus (aus dem N. maxillaris) auf, die er an die **Tränendrüse** abgibt. Er verlässt die Augenhöhle und versorgt die **Haut** und Bindehaut des Oberlids und des **äußeren Augenwinkels**.

N. nasociliaris

Der N. nasociliaris zieht durch den Anulus tendineus in die Orbita und versorgt über einige Äste (→ Tab. 27.1) die **Nasennebenhöhlen**, den vorderen Teil der **Nasenhöhle** sowie den **Augapfel** (Iris, Corpus ciliare, Cornea etc.).

N. maxillaris (V2)

Verlauf

Der N. maxillaris (→ Abb. 27.2) ist ebenfalls ein rein somatosensibler Nerv und verläuft lateral im Sinus cavernosus. Dort gibt er einen **R. meningeus** für die Innervation der Hirnhäute ab. Anschließend zieht er durch das **Foramen rotundum** in die Fossa pterygopalatina.
In der Fossa pterygopalatina teilt er sich bereits in drei größere Äste auf.

N. zygomaticus

Der N. zygomaticus nimmt postganglionäre parasympathische Fasern aus dem Ganglion pterygopalatinum auf und zieht dann durch die Fissura orbitalis inferior in die Orbita. Er verläuft entlang der lateralen Wand der Orbita und verzweigt sich in zwei Äste, **R. zygomaticotemporalis** und **R. zygomaticofacialis**. Diese gelangen über gleichnamige Foramina zur **Haut** im Bereich der **Schläfe** und der **oberen Wange**, die sie sensibel versorgen. Den parasympathischen Teil gibt der N. zygomaticus an den N. lacrimalis (s. o.) ab.

Rr. ganglionares

Die Rr. ganglionares steuern die sensiblen Fasern für das Ganglion pterygopalatinum bei. Nach Verlassen des Ganglions teilen sie sich in zahlreiche Äste (→ Tab. 27.2) für die **Versorgung von Gaumen und Nase** auf. Außerdem schließen sich den Ästen sympathische und parasympathische Fasern für die Glandulae nasales et palatinae sowie Geschmacksfasern (speziell-viszerosensible Fasern) an.

N. infraorbitalis

Der N. infraorbitalis gelangt als dickster Ast des N. maxillaris über die Fissura orbitalis inferior in die Augenhöhle und verläuft dann im Canalis infraorbitalis. Dort gibt er die **Rr. alveolares superiores posteriores, anteriores et medii** ab, welche die Schleimhaut der Kieferhöhlen und die **Zähne des Oberkiefers** mit dem dazugehörigen Zahnfleisch versorgen. Der N. infraorbitalis verlässt den Kanal durch das Foramen infraorbitale, um die **Haut** und Bindehaut des Unterlids, die Haut seitlich der Nasenflügel, die Haut der Oberlippe sowie des Wangenbereichs **zwischen Unterlid und Oberlippe** zu versorgen.

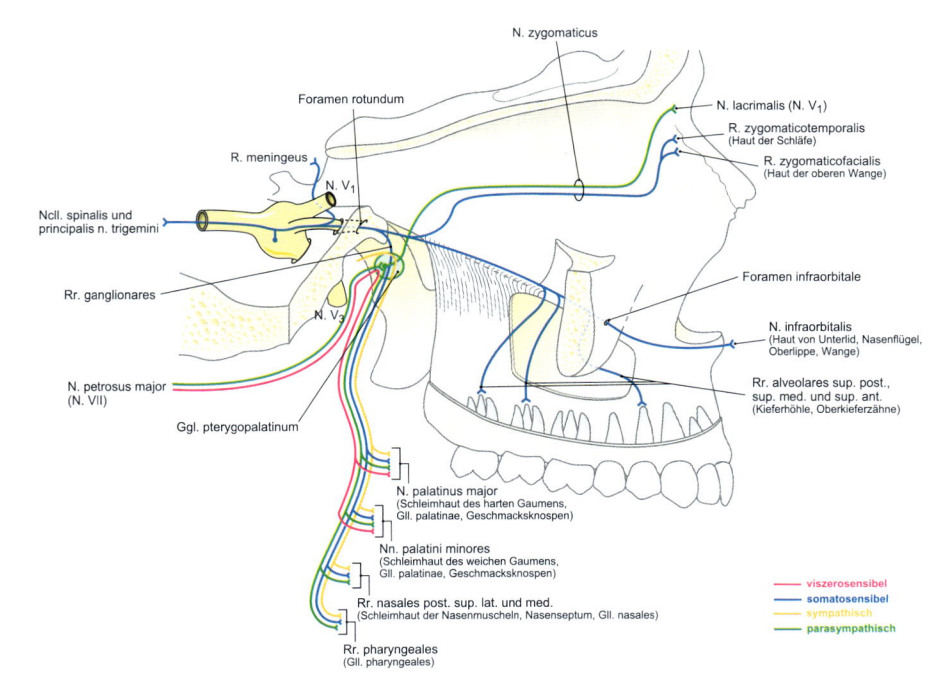

Abb. 27.2 N. maxillaris [L141]

Tab. 27.2 Äste der Rr. ganglionares (aus V2)

Ast	Verlauf	Versorgungsgebiet
N. palatinus major	zieht über den Canalis palatinus major durch das Foramen palatinum majus	Schleimhaut des harten Gaumens, Gll. palatinae, Geschmacksknospen im Gaumen
Nn. palatini minores	verlassen den Canalis palatinus major durch die Foramina palatina minora	Schleimhaut des weichen Gaumens, Tonsilla palatina, Gll. palatinae, Geschmacksknospen im Gaumen
Rr. nasales posteriores superiores laterales et mediales	ziehen durch das Foramen sphenopalatinum in die Nasenhöhle und geben den **N. nasopalatinus** ab, der durch den Canalis incisivus zum harten Gaumen gelangt	Schleimhaut der Nasenmuscheln, Nasenseptum, vorderer Teil der Schleimhaut des harten Gaumens, obere Schneidezähne mit Zahnfleisch, Gll. nasales

27 N. trigeminus (N. V)

N. mandibularis (V3)

Verlauf
Der N. mandibularis (→ Abb. 27.3) führt als einziger Ast des N. trigeminus neben sensiblen Fasern auch motorische Fasern. Er gelangt über das **Foramen ovale** in die Fossa infratemporalis. Dort gibt er einen **R. meningeus** für die Hirnhäute ab, der mit der A. meningea media durch das Foramen spinosum wieder zurück in den Schädel zieht. Der N. mandibularis teilt sich dann in einen vorderen und hinteren Schenkel.

Vorderer Schenkel
Kaumuskeläste
- N. massetericus zur Versorgung des M. masseter
- Nn. temporales profundi für den M. temporalis
- N. pterygoideus lateralis für den M. pterygoideus lateralis
- N. pterygoideus medialis für die Mm. pterygoideus medialis, tensor tympani und tensor veli palatini

N. buccalis
Der sensible N. buccalis verläuft zwischen den beiden Köpfen des M. pterygoideus lateralis und auf dem M. buccinator und versorgt v. a. **Haut** und Schleimhaut der **Wange** sowie das Zahnfleisch des Unterkiefers.

Hinterer Schenkel
N. auriculotemporalis
Der N. auriculotemporalis schlingt sich um die A. meningea media, nimmt postganglionäre parasympathische Fasern aus dem Ganglion oticum auf und zieht durch die **Ohrspeicheldrüse** hindurch. Dort gibt er die parasympathischen Fasern zu deren Versorgung wieder ab. Mit seinen Endästen erreicht er schließlich v. a. die **Haut der hinteren Schläfengegend**. Kleine Ästchen gehen zudem zur Versorgung des äußeren Gehörgangs und des Trommelfells ab.

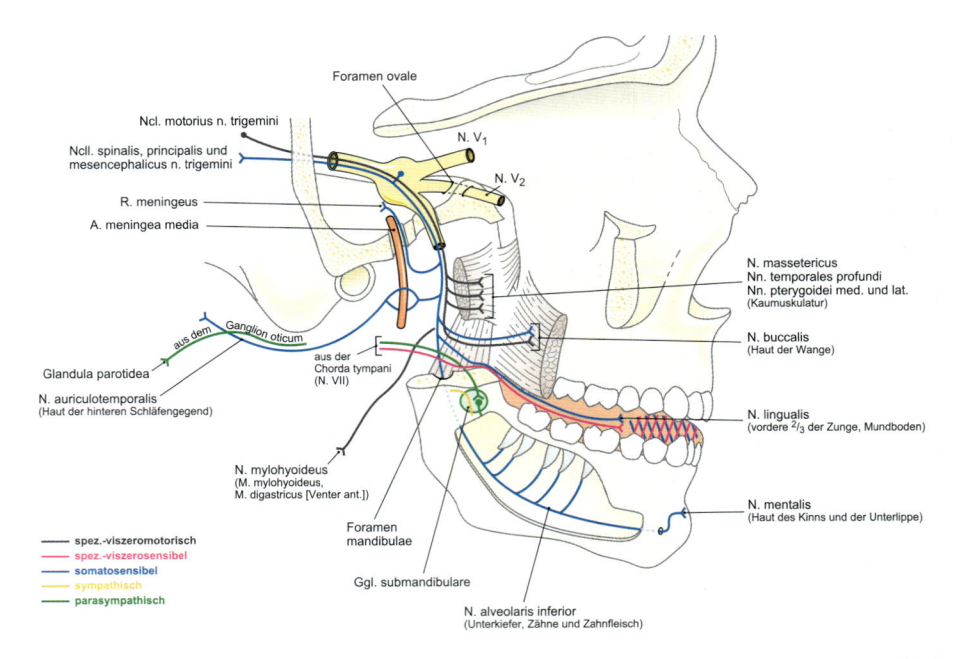

Abb. 27.3 N. mandibularis [L141]

N. lingualis
Der N. lingualis zieht zwischen den beiden Mm. pterygoidei unter die Mundschleimhaut, liegt dabei aber oberhalb der Gl. submandibularis und des M. mylohyoideus. Von der **Chorda tympani** erhält der N. lingualis präganglionäre parasympathische Fasern, die er zum Ganglion submandibulare führt, wo sie verschaltet werden, um dann die Gl. sublingualis und Gl. submandibularis zu versorgen. Außerdem übernimmt er Geschmacksfasern von der Chorda tympani. Mit diesen und den eigenen somatosensiblen Fasern versorgt er die **vorderen zwei Drittel** der Zunge. In seinem Verlauf gibt er außerdem Äste zum weichen Gaumen (**Rr. isthmi faucium**) und zur Schleimhaut des Mundbodens (**N. sublingualis**) ab.

N. alveolaris inferior
Der N. alveolaris inferior ist der kräftigste Ast des N. mandibularis. Er zieht zwischen den beiden Mm. pterygoidei abwärts. Er tritt dann über das Foramen mandibulae in den Canalis mandibulae ein. Von diesem Kanal aus gibt er Äste zur sensiblen Versorgung der **Unterkieferzähne** und deren Zahnfleisch ab. Als **N. mentalis**, der die **Haut des Kinns** und der Unterlippe versorgt, verlässt der Nerv den Canalis mandibulae.

N. mylohyoideus
Der motorische N. mylohyoideus geht noch vor dem Canalis mandibulae aus dem N. alveolaris inferior hervor und versorgt einen Teil der **Mundbodenmuskulatur,** nämlich M. mylohyoideus und Venter anterior des M. digastricus.

Hirnnerven

Periphere und zentrale Läsionen des N. trigeminus

Bei **zentralen sensiblen Schädigungen** kann es vorkommen, dass die epikritische Sensibilität noch erhalten ist (Ncl. principalis n. trigeminus intakt), während die protopathische Sensibilität ausgefallen ist (Ncl. spinalis n. trigeminus geschädigt). Ist dagegen ein peripherer Nerv geschädigt, sind immer epikritische **und** protopathische Sensibilität gestört. Indem man also protopathische und epikritische Sensibilität getrennt voneinander überprüft, kann man zentrale von peripheren Läsionen unterscheiden. Eine Besonderheit des Ncl. spinalis n. trigeminus ist dabei noch zu erwähnen: Die Fasern der protopathischen Sensibilität enden im Ncl. spinalis n. trigeminus in somatotoper Anordnung (→ Abb. 27.4): Der kranialste Teil des Ncl. spinalis n. trigeminus versorgt das Hautareal um Mund und Nase, während die ringförmigen Hautstreifen (zwiebelschalenartige Somatotopik) um den Mundbereich umso weiter unten im Nucleus repräsentiert sind, je weiter außen sie im Gesicht liegen. Um zentrale Läsionen im Ncl. spinalis und deren Ausmaß klinisch festzustellen, überprüft man entlang den Sölder-Linien die protopathische Sensibilität des Gesichts.

Um **periphere sensible Läsionen** zu diagnostizieren, wird die Sensibilität in den jeweiligen Hautarealen der Hauptäste des N. trigeminus überprüft.

Zentrale motorische Schädigungen (Läsionen des Ncl. motorius n. trigeminus) und **periphere motorische Schädigungen** (Läsionen der motorischen Trigeminusfasern) führen zu einer schlaffen Lähmung der Kaumuskulatur.

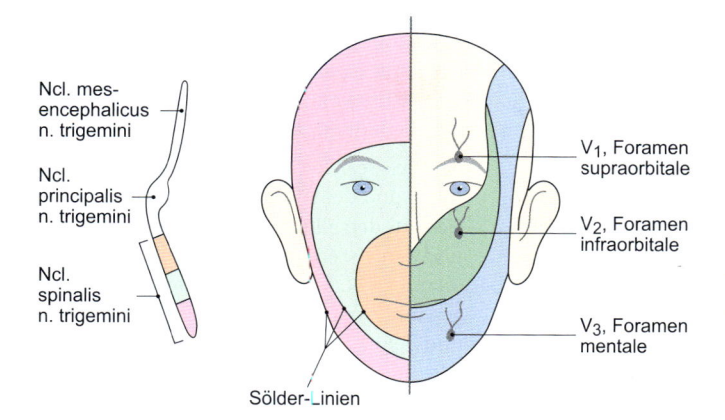

Abb. 27.4 Zwiebelschalenartige Anordnung der zentralen sensiblen Versorgung (in der linken Gesichtshälfte dargestellt) und periphere sensible Innervation durch die drei Trigeminusäste (in der rechten Gesichtshälfte dargestellt). An der Innervation jedes konzentrischen Areals beteiligen sich jeweils alle drei Trigeminusäste! [L141]

> Klinisch bedeutender als ein Ausfall des N. trigeminus ist dessen Überempfindlichkeit, die sog. **Trigeminusneuralgie**. Hierbei kommt es zu blitzartig einschießenden Schmerzen im Bereich der Trigeminusäste. Eine solche Schmerzattacke kann man durch Druck auf die NAPs (Nervenaustrittspunkte, → Abb. 27.4) auslösen.

Zusammenfassung

- Der N. trigeminus (*lat.* = Drillingsnerv) setzt sich aus drei Hauptästen – N. ophthalmicus (V1), N. maxillaris (V2) und N. mandibularis (V3) – zusammen und weist neben einem kleineren viszeromotorischen Teil v. a. somatosensible Fasern auf.
- Der sensible N. ophthalmicus versorgt mit seinen Ästen das Auge, die Haut oberhalb des Auges und die Haut der Stirn sowie die Schleimhaut von Nasenhöhlen und -nebenhöhlen. In seinem Verlauf nimmt er parasympathische Fasern für die Tränendrüse auf.
- Der sensible N. maxillaris versorgt mit seinen Ästen sowohl die Haut von Schläfen und oberen Wangen als auch die Haut unterhalb des Auges. Außerdem versorgt er Gaumen und Oberkieferzähne inkl. Zahnfleisch.
- Der N. mandibularis innerviert mit seinen motorischen Fasern die Kau- und Mundbodenmuskulatur. Mit den sensiblen Ästen versorgt er v. a. die Haut der hinteren Schläfe, der Wange und des Kinns sowie die Unterkieferzähne inkl. Zahnfleisch. In seinem Verlauf nimmt er parasympathische Fasern für die großen Mundspeicheldrüsen und Geschmacksfasern für die Zunge auf, deren vordere zwei Drittel er zusammen mit eigenen sensiblen Fasern versorgt.

→ 28 N. facialis (N. VII)

Ursprungs- und Endkerne
Ncl. n. facialis (speziell-viszeromotorisch)
Der Ncl. n. facialis im **Pons** wird afferent v. a. von kortikonukleären Bahnen (= Bahnen, über welche die motorischen Befehle des Cortex zu den motorischen Hirnnervenkerne gelangen) erreicht. Der Kern innerviert mit einem Teil seiner Efferenzen die Stirnmuskulatur und mit dem anderen Teil die übrige mimische Gesichtsmuskulatur. Die aus dem Kern austretenden Fasern ziehen dorsal um den Abduzenskern herum (**inneres Fazialisknie**) und formen so den Colliculus facialis am Boden der Rautengrube.

Ncl. salivatorius superior (allgemein-viszeromotorisch)
Der Ncl. salivatorius superior (oberer Speichelkern) im **Pons** bezieht seine Afferenzen v. a. aus dem Hypothalamus (Fasciculus longitudinalis posterior) und versorgt mit seinen parasympathischen Fasern die Gll. lacrimalis, nasales, palatinae, pharyngeales, submandibularis und sublingualis.

Ncll. tractus solitarii (viszerosensibel)
In dieser Kerngruppe, die sich vom Pons bis in die **Medulla oblongata** erstreckt, enden u. a. die Geschmacksfasern des VII. Hirnnervs (Details → Kap. 29, → Kap. 51).

Verlauf
Der N. facialis (→ Abb. 28.1) tritt als zweigeteilter Nerv im Kleinhirnbrückenwinkel aus dem Pons. Die beiden Fazialisanteile bestehen dabei aus dem eigentlichen N. facialis, der die speziell-viszeromotorischen Fasern führt, und dem **N. intermedius**, welcher sich aus den allgemein-viszeromotorischen und den viszerosensiblen Fasern zusammensetzt. Der N. intermedius wird übrigens so genannt, weil er zwischen dem N. facialis und dem N. vestibulocochlearis (VIII) liegt. Alle drei Nerven (die beiden Fazialisstränge und der N. vestibulocochlearis) ziehen durch den Porus acusticus in den **Meatus acusticus internus** der Felsenbeinpyramide. Hier trennen sich die beiden Fazialisstränge vom N. vestibulocochlearis und gelangen in den **Canalis n. facialis**. In diesem Kanal biegen beide Stränge – mittlerweile zu einem Nerv vereinigt – rechtwinklig nach hinten um, wodurch das **äußere Fazialisknie** entsteht. Diesem lagert sich das **Ganglion geniculi** an, das die Perikarya der viszeroafferenten Fasern des N. facialis beinhaltet. Der Nerv zieht über der Paukenhöhle bogenförmig nach unten, verlässt den Canalis n. facialis durch das **Foramen stylomastoideum** und tritt aus dem Schädel aus. Schließlich erreicht der N. facialis die Gl. parotidea, in der er als **Plexus parotideus** endet.
Folgende Äste werden im Canalis n. facialis abgegeben:

N. petrosus major
Der N. petrosus major geht im Ganglion geniculi aus dem N. facialis hervor und führt parasympathische und viszeroafferente Fasern. Er verlässt den Canalis n. facialis und zieht zunächst wieder zurück in Richtung Schädelbasis. Dort erreicht er die mittlere Schädelgrube und gelangt über das Foramen lacerum in den Canalis pterygoideus, wo er sich mit dem sympathischen N. petrosus profundus zum N. canalis pterygoidei vereinigt. Dieser Nerv gelangt über den Kanal zum **Ganglion pterygopalatinum** (→ Kap. 31) in der Fossa pterygopalatina. Im Ganglion werden die parasympathischen Fasern umgeschaltet und an Äste des N. maxillaris abgegeben, über welche sie die **Gll. lacrimalis, nasales, palatinae und pharyngeales** erreichen.

N. stapedius
Der N. stapedius spaltet sich im Kanal hinter der Paukenhöhle ab und versorgt mit motorischen Fasern den **M. stapedius**.

Chorda tympani (Paukensaite)
Die Chorda tympani enthält parasympathische und viszeroafferente Fasern. Sie geht im Canalis n. facialis kurz oberhalb des Foramen stylomastoideum aus dem N. facialis hervor und zieht rückläufig zur Paukenhöhle. Dort verläuft sie zwischen Hammer und Amboss und verlässt dann die Pauken-

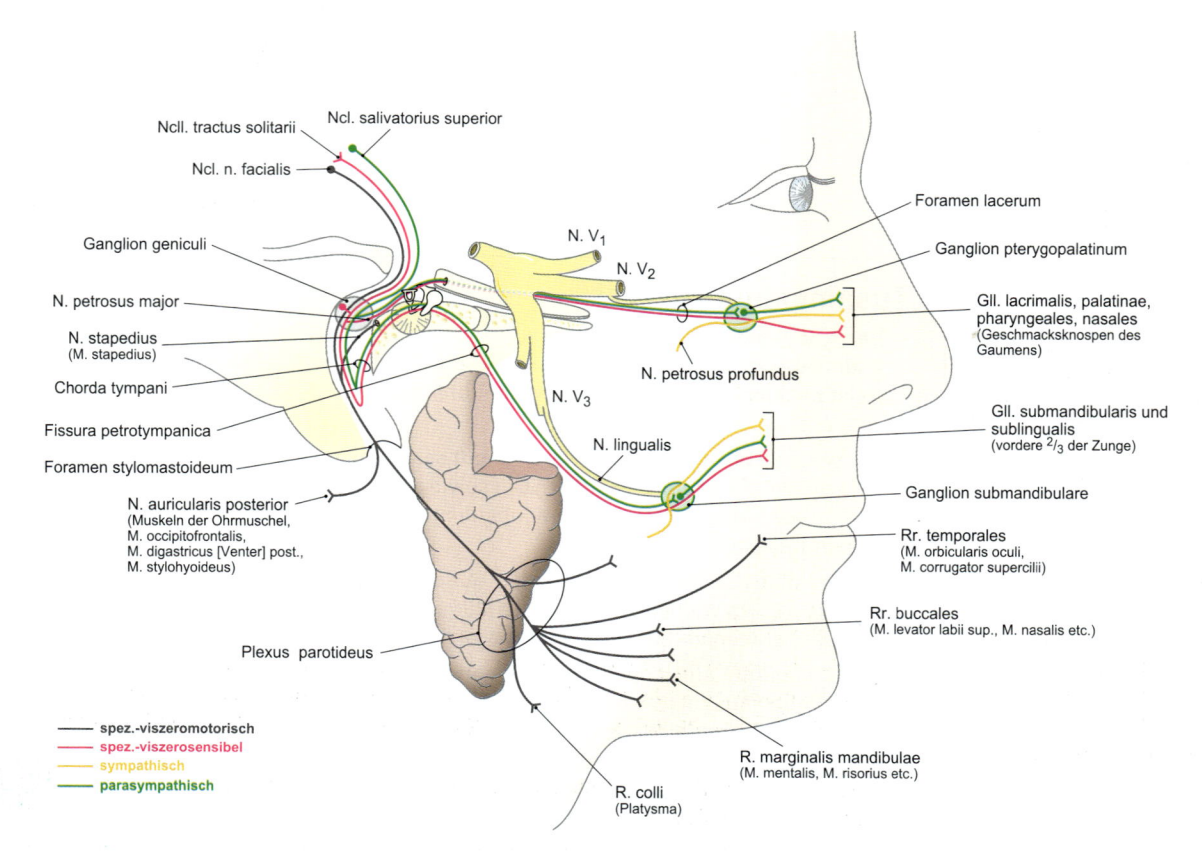

Abb. 28.1 N. facialis
[L141]

Hirnnerven

höhle wieder über die Fissura petrotympanica. Danach schließt sie sich dem N. lingualis (aus dem N. mandibularis) an. Über diesen erreicht sie sowohl die **Zunge,** deren vordere zwei Drittel sie mit Geschmacksfasern versorgt, als auch das Ganglion submandibulare, in dem die parasympathischen Fasern für die **Gll. submandibularis und sublingualis** verschaltet werden. Nach Durchtritt durch das Foramen stylomastoideum gibt der N. facialis folgende Äste ab:

N. auricularis posterior

Der N. auricularis posterior zieht zu den **Muskeln der Ohrmuscheln** und zum **M. occipitofrontalis,** die er motorisch versorgt. Außerdem innerviert er über den R. digastricus und den R. stylohyoideus den Venter posterior des M. digastricus bzw. den M. stylohyoideus.

Plexus parotideus

Der N. facialis endet im Plexus parotideus, aus dem viszeroefferente Fasern zur Versorgung der **mimischen Gesichtsmuskulatur** hervorgehen (Rr. temporales, Rr. buccales etc.). Durch den R. colli, der mit dem N. transversus colli (aus dem Plexus cervicalis) anastomosiert, beteiligt er sich an der Innervation des Platysmas.

Zentrale und periphere Fazialisparese

Eine **zentrale Fazialisparese** hat ihre Ursache meist in Schädigungen kortikonukleärer Bahnen. Da die Stirnmuskulatur von kortikonukleären Fasern **beider** Hemisphären versorgt wird, kann bei einer einseitigen zentralen Parese die Stirn noch gerunzelt werden (→ Abb. 28.2), während die von nur einer Hemisphäre (kontralateral) versorgte übrige mimische Muskulatur ausfällt.

> Bei einer zentralen Fazialisparese sind unwillkürliche, emotional ausgelöste Gesichtsbewegungen oft noch möglich, da der motorische Fazialiskern nicht nur willkürlich über den Cortex angesteuert wird, sondern auch indirekte Impulse des limbischen Systems erhält.

Bei einer **peripheren Fazialisparese** (Schädigung des Ncl. n. facialis oder des N. facialis selbst) sind dagegen alle Gesichtsmuskeln auf der betroffenen Seite gelähmt. Neben dem Ausfall der Gesichtsmuskulatur kommt es abhängig vom Ort der Schädigung zu weiteren Ausfallserscheinungen (→ Abb. 28.3, → Tab. 28.1).

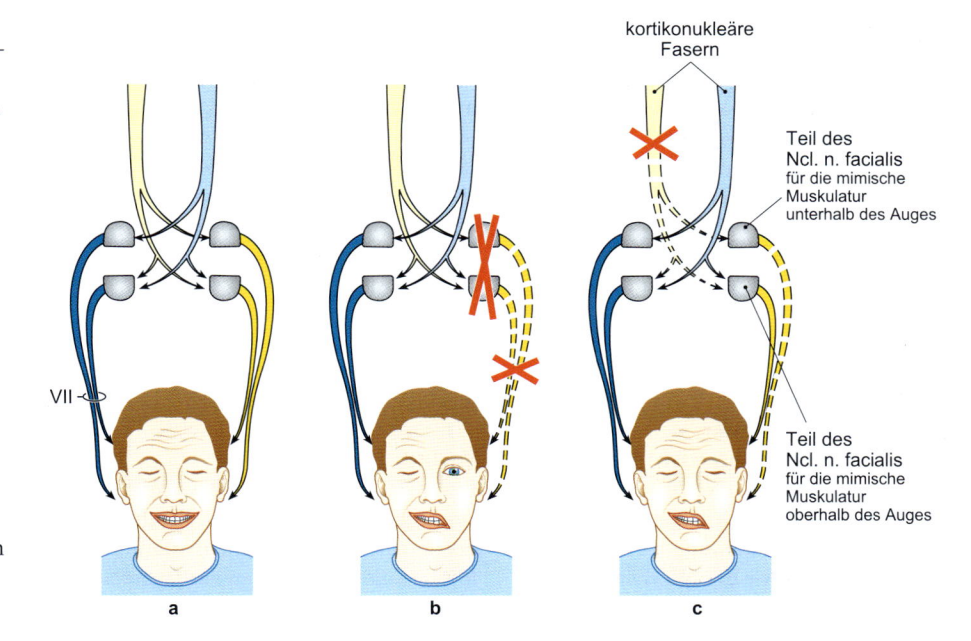

Abb. 28.2 Erscheinungsbild beim Versuch, die Stirn zu runzeln, die Augen zu schließen und die Zähne zu zeigen; gesunder Zustand (a), periphere (b) und zentrale (c) Fazialislähmung [R363/ L141]

Tab. 28.1 Ausfälle des N. facialis in Abhängigkeit vom Läsionsort (s. a. → Abb. 28.3).

	Ort der Schädigung			
	1	2	3	4
Lähmung der mimischen Muskulatur	+	+	+	+
Gestörte Geschmacksempfindung (vordere zwei Drittel der Zunge)	+	+	+	−
Hyperakusis (durch Ausfall des M. stapedius)	+	+	−	−
Verminderte Speichel- und Tränensekretion	+	−	−	−

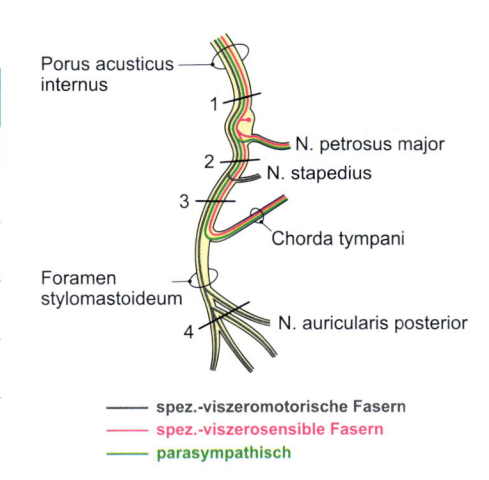

Abb. 28.3 Ausfälle des N. facialis in Abhängigkeit vom Läsionsort (s. a. → Tab. 28.1). [L141]

Zusammenfassung

- Der N. facialis versorgt mit seinen Geschmacksfasern (speziell-viszerosensible Fasern) die vorderen zwei Drittel die Zunge und mit seinen parasympathischen Fasern die Gll. submandibularis, sublingualis, lacrimalis, palatinae und pharyngeales.
- Außerdem innerviert er mit speziell-viszeromotorischen Fasern die gesamte mimische Muskulatur.

29 N. glossopharyngeus (N. IX)

Ursprungs- und Endkerne

Ncl. ambiguus (speziell-visceromotorisch)
Der Ncl. ambiguus liegt in der Formatio reticularis der **Medulla oblongata** und enthält die Motoneurone der IX., X. und XI. Hirnnerven. Diese steuern die quergestreifte Muskulatur des Pharynx und des weichen Gaumens (über N. IX und N. X) sowie des Larynx und des Ösophagus (über N. X). Die Afferenzen zum Ncl. ambiguus stammen v. a. vom Cortex (kortikonukleäre Bahnen), aber auch von den Ncll. tractus solitarii und der Formatio reticularis.

Ncl. salivatorius inferior (allgemein-viszeromotorisch)
Der Ncl. salivatorius inferior (unterer Speichelkern) liegt an der Grenze zwischen Pons und **Medulla oblongata** und bezieht seine Afferenzen wie der Ncl. salivatorius superior v. a. aus dem Hypothalamus (Fasciculus longitudinalis posterior) und versorgt mit seinen parasympathischen Fasern die Gl. parotidea.

Ncll. tractus solitarii (viszerosensibel)
Bei den Ncll. tractus solitarii handelt es sich um eine Kerngruppe, die sich vom Pons bis in die **Medulla oblongata** erstreckt. In den vorderen Abschnitten enden speziell-viszerosensible Fasern (Geschmacksfasern) von N. facialis, N. glossopharyngeus und N. vagus. In den hinteren Abschnitten treffen v. a. allgemein-viszerosensible Impulse ein. Dazu gehören solche, die v. a. über den N. glossopharyngeus Informationen über Blutdruck (aus dem Sinus caroticus) und O_2/CO_2-Spiegel des Blutes (aus dem Glomus caroticum) liefern, aber auch Impulse des N. vagus, die u. a. Schmerzen aus den Eingeweiden vermitteln und über den Dehnungszustand der glatten Muskulatur innerer Organe informieren. Von den Ncll. tractus solitarii aus erreichen die Impulse Thalamus und Cortex, wo sie zu Bewusstsein gelangen, aber auch motorische Hirnnervenkerne für einfachere Reflexbögen (z. B. Schluckakt, Blutdruckreflexe).
Beim N. glossopharyngeus liegen die Perikarya der viszerosensiblen Neurone, die in die Ncll. tractus solitarii projizieren, in sensiblen Ganglien (v. a. im Ganglion inferius; s. u.).

Ncl. spinalis n. trigemini (somatosensibel)
Im Ncl. spinalis n. trigemini, der in der **Medulla oblongata** liegt, enden die Fasern der protopathischen Sensibilität aus dem Kopfbereich (→ Kap. 27, → Kap. 36). Der N. glossopharyngeus steuert den Kern mit Impulsen aus Paukenhöhle, Tuba auditiva, Rachenschleimhaut und hinterem Zungendrittel an.
Anmerkung: Beim N. glossopharyngeus liegen die Perikarya der Neurone, die den Kern mit protopathischen Impulsen ansteuern, v. a. im größeren Ganglion inferius des N. glossopharyngeus.

Verlauf
Der N. glossopharyngeus (→ Abb. 29.1) tritt zusammen mit N. X und N. XI im Sulcus posterolateralis aus dem Hirnstamm aus. Mit den gleichen Nerven verlässt er auch über das Foramen jugulare die Schädelhöhle. Noch innerhalb des Foramens bildet er das kleinere Ganglion superius und direkt nach Verlassen des Foramen das größere Ganglion inferius. In den beiden Ganglien liegen die Perikarya der somatosensiblen und viszerosensiblen Neurone. Er läuft dann zwischen A. carotis interna und V. jugularis interna abwärts und zieht im Bogen zwischen M. stylopharyngeus und M. styloglossus zur Zungenwurzel.

Der N. glossopharyngeus gibt in seinem Verlauf folgende Äste ab:

N. tympanicus
Der N. tympanicus führt sowohl somatosensible Fasern für **Paukenhöhle und Tuba auditiva** als auch parasympathische Fasern. Er verlässt den N. IX im Ganglion inferius und zieht im Canaliculus tympanicus in die Paukenhöhle, wo er mit sympathischen Fasern aus dem Plexus caroticus internus den Plexus tympanicus bildet. Aus diesem geht der aus parasympathischen Fasern bestehende **N. petrosus minor** hervor. Wie der N. petrosus major (aus N. VII) zieht auch er in die Schädelhöhle zurück, und verläuft mit diesem durch das Foramen lacerum. Er gelangt zum Ganglion oticum, wo die parasympathischen Fasern für die Innervation der **Ohrspeicheldrüse** umgeschaltet werden. Die Verbindung des N. glossopharyngeus über den N. tympanicus zum Ganglion heißt Jacobson-Anastomose.

R. m. stylopharyngei und Rr. pharyngei
Der R. m. stylopharyngei innerviert den **Schlundheber** (M. stylopharyngeus). Die Rr. pharyngei versorgen den **oberen Schlundschnürer** (M. constrictor pharyngis superior), **Muskeln des weichen Gaumens** (M. palatoglossus und M. palatopha-

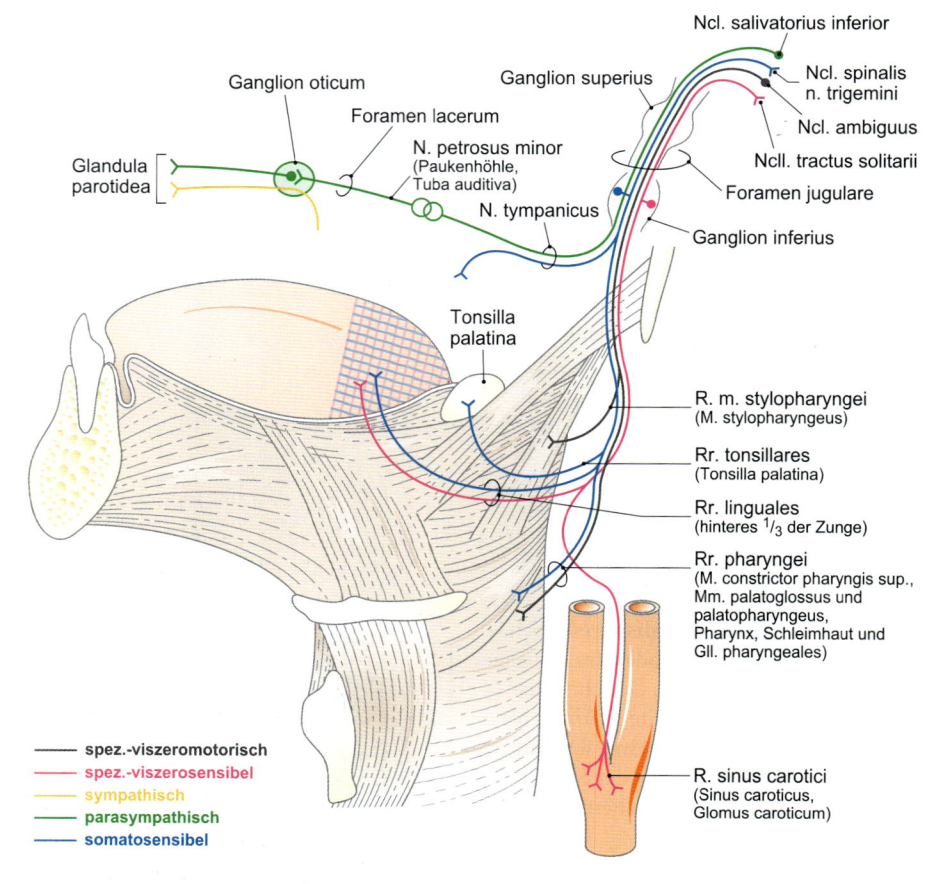

Abb. 29.1 N. glossopharyngeus [L141]

ryngeus) sowie mit sensiblen Fasern die **Pharynxschleimhaut** und die **Gll. pharyngeales.** Außerdem bilden die Rr. pharyngei mit dem Grenzstrang und dem N. X den Plexus pharyngeus. Dieser versorgt den **mittleren Schlundschnürer** und Muskeln des weichen Gaumens (M. levator veli palatini und M. uvulae).

Rr. tonsillares
Die Rr. tonsillares versorgen die **Tonsilla palatina** und die Schlundenge (Isthmus faucium) mit sensiblen Fasern.

Rr. linguales
Die Rr. linguales führen somatosensible und speziell-viszerosensible Fasern (Geschmacksfasern) für das **hintere Zungendrittel.**

R. sinus carotici
Der allgemein-viszerosensible R. sinus carotici leitet sowohl die Impulse der Mechanorezeptoren, die sich im **Sinus caroticus** befinden und den Blutdruck messen, als auch die Impulse der Chemorezeptoren, die im **Glomus caroticum** liegen und den O_2- bzw. CO_2-Partialdruck sowie den pH-Wert des Blutes messen. Die Impulse gelangen zum Hirnstamm, wo sie reflektorisch eine Änderung der Atemfrequenz und des Blutdrucks bewirken (→ Kap. 15).

> Analog zur Trigeminusneuralgie kann es zum Auftreten der eher seltenen **Glossopharyngeusneuralgie** kommen. Hierbei berichten die Patienten über einseitige, anfallsartig auftretende starke Schmerzen im Bereich des Rachens, des Gaumens und des Zungengrundes, welche bis zum Ohr ausstrahlen können. Zu den Triggerfaktoren gehören Kauen, Husten und Gähnen.

Klinik
Eine isolierte Schädigung des N. glossopharyngeus tritt selten auf. Meist sind die Hirnnerven X und XI mit betroffen, weil sie gemeinsam den Schädel über das Foramen jugulare verlassen. Läsionsursachen sind u. a. Frakturen, Tumoren, Aneurysmen und Thrombosen in Hirngefäßen, wobei die Läsionen auch durch chirurgische Eingriffe verursacht werden können.
Eine Schädigung des N. glossopharyngeus führt zu folgenden Symptomen:
- Sensible Ausfälle im Pharynxbereich (fehlender Würgereflex) und im hinteren Drittel der Zunge (Verlust der Geschmacksqualität „bitter")
- Gestörte Speichelsekretion der Ohrspeicheldrüse
- Abweichung des Gaumenzäpfchens (Uvula) zur gesunden Seite, da das Gaumensegel nicht mehr richtig angehoben werden kann
- Schluckstörungen, da der vom N. glossopharyngeus innervierte obere Schlundschnürer (M. constrictor pharyngis superior) nicht mehr in der Lage ist, den Nasopharynxbereich vom Oropharynxbereich abzuschließen. Im intakten Zustand entsteht nämlich durch Kontraktion des oberen Schlundschnürers der Passavant-Ringwulst, an welchen das Gaumensegel gedrückt wird. In der Folge treten Flüssigkeiten und Speise durch die Nase aus!

> ## Zusammenfassung
> - Der N. glossopharyngeus innerviert mit motorischen Fasern aus dem Ncl. ambiguus zusammen mit dem N. vagus die Rachenmuskulatur und die Muskulatur des weichen Gaumens.
> - Über den N. petrosus minor (aus dem N. tympanicus hervorgegangen) sendet er präganglionäre parasympathische Fasern für die Versorgung der Ohrspeicheldrüse zum Ganglion oticum. Weitere parasympathische Fasern aus dem Ncl. salivatorius inferior versorgen die Rachendrüsen.
> - Mit seinen somatosensiblen Fasern aus dem Ncl. spinalis n. trigemini innerviert er Paukenhöhle, Tuba auditiva, Rachenschleimhaut und hinteres Zungendrittel.
> - Die viszerosensiblen Fasern des N. glossopharyngeus leiten Impulse des Sinus caroticus und des Glomus caroticum sowie der Geschmacksknospen des hinteren Zungendrittels zu den Ncll. tractus solitarii.

30 N. vagus (N. X)

Der N. vagus (lat. vagus = umherschweifend) ist der größte parasympathische Nerv und gehört mit seinen Kernen im Hirnstamm zum kranialen Parasympathikus (→ Kap. 49). Durch seinen „vagabundierenden" Verlauf vom Hirnstamm bis in die Bauchhöhle überbrückt er die Lücke zwischen dem Versorgungsbereich des übrigen kranialen parasympathischen Teils (Drüsen des Kopfs, innere Augenmuskulatur) und des sakralen Teils (Urogenitaltrakt, distales Kolondrittel).

Ursprungs- und Endkerne
Ncl. ambiguus (speziell-viszeromotorisch)
Siehe → Kap. 29.

Ncl. dorsalis n. vagi (allgemein-viszeromotorisch)
Im Ncl. dorsalis n. vagi findet sich die größte Ansammlung parasympathischer Neurone des Hirnstamms. Er liegt in der **Medulla oblongata** und wirft am Boden der Rautengrube (unterhalb des Trigonum n. hypoglossi) das Trigonum n. vagi auf. Wie die Speichelkerne erreichen den Kern Afferenzen aus vegetativen Regulationszentren (u. a. Hypothalamus, Formatio reticularis) sowie aus den Ncll. tractus solitarii für vagovagale Reflexe. Diese spielen u. a. beim Schluckakt und bei der Steuerung der Motilität des Gastrointestinaltrakts eine Rolle. Der N. vagus versorgt mit den aus dem Kern austretenden parasympathischen Fasern den Körper vom Halsbereich bis zur Bauchhöhle.

Ncll. tractus solitarii (viszerosensibel)
Siehe auch → Kap. 29.
Beim N. vagus liegen die Perikarya der viszerosensiblen Neurone, die in die Ncll. tractus solitarii projizieren, im Ganglion inferius (s. u.). Da der N. vagus bis tief in die Leibeshöhle reicht, stammen seine viszerosensiblen Impulse nicht nur aus dem Kopf- und Halsbereich, sondern auch aus dem Thorax und Bauchraum.

Ncl. spinalis n. trigemini (somatosensibel)
Siehe auch → Kap. 27.
Beim N. vagus liegen die Perikarya der Neurone, die den Kern mit protopathischen Impulsen ansteuern, im Ganglion superius. Die somatosensiblen Fasern des N. vagus zu dem Kern stammen dabei v. a. aus der unteren Rachen- und Kehlkopfschleimhaut.

Verlauf
Der N. vagus (→ Abb. 30.1) tritt zusammen mit N. IX und N. XI im Sulcus posterolateralis aus dem Hirnstamm aus. Mit den gleichen Nerven verlässt er auch über das Foramen jugulare die Schädelhöhle. Noch innerhalb des Foramens bildet er das kleinere **Ganglion superius**, in welchem die Perikarya der somatosensiblen Neurone liegen. Vom Ganglion superius aus läuft ein **R. meningeus** durch das Foramen jugulare zurück in die hintere Schädelgrube, um dort die **Hirnhäute** sensibel zu versorgen. Ebenfalls vom Ganglion superius zweigt der **R. auricularis** ab, der die **Haut des äußeren Gehörgangs** innerviert. Unterhalb des Foramen jugulare liegt das größere **Ganglion inferius**, welches die Perikarya der viszerosensiblen Neurone enthält.

Halsbereich des N. vagus
Der N. vagus läuft im Gefäß-Nerven-Strang zwischen A. carotis interna und V. jugularis interna abwärts und gibt folgende Äste zu Pharynx und Larynx sowie zum Herzen ab:

Rr. pharyngei
Die Rr. pharyngei bilden zusammen mit Fasern des N. glossopharyngeus und dem Truncus sympathicus den Plexus pharyngeus für die Versorgung der **Mm. levator veli palatini, uvulae** und **constrictor pharyngis medius** (mittlerer Schlundschnürer). Außerdem führen die Äste parasympathische Fasern zu den **Gll. pharyngeales** sowie sensible Fasern zur **Pharynxschleimhaut**.

R. lingualis
Der R. lingualis führt **Geschmacksfasern** aus der **Zungenwurzel** und der Epiglottis.

N. laryngeus superior
Dieser Ast spaltet sich unter dem Ganglion inferius n. vagi ab und teilt sich auf Höhe des Zungenbeins in:
- **R. externus**: versorgt mit seinen speziell-viszeromotorischen Fasern den äußeren Kehlkopfmuskel (**M. cricothyroideus**) und den unteren Schlundschnürer (**M. constrictor pharyngis inferior**)
- **R. internus**: durchbricht mit der A. laryngea superior die Membrana thyreohyoidea und versorgt die **Kehlkopfschleimhaut über der Stimmritze** (Rima glottidis)

Außerdem hat der N. laryngeus superior auch Anteil an der Versorgung des Sinus caroticus und des Glomus caroticum.

Rr. cardiaci cervicales superiores et inferiores
Die Rr. cardiaci cervicales superiores et inferiores ziehen mit den großen Gefäßen zum Herzen, wo sie im Plexus cardiacus auf postganglionäre Neurone umgeschaltet werden. Sie beinhalten neben den parasympathischen Fasern auch viszerosensible Fasern aus dem Herzen und der Aorta. Die viszerosensiblen Fasern leiten Impulse von Rezeptoren, die den Blutdruck messen, zum

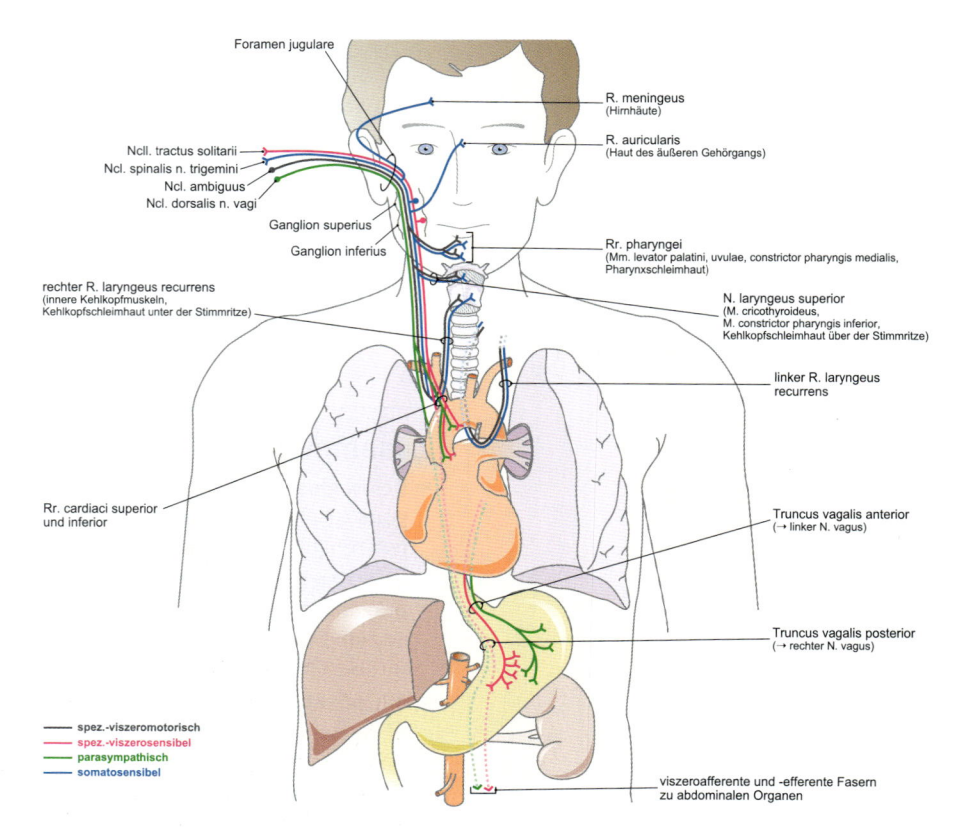

Abb. 30.1 N. vagus [L141]

Hirnnerven

Hirnstamm, wo dann bei gesteigerter Impulsrate der Rezeptoren blutdrucksenkende bzw. bei verringerter Impulsrate der Rezeptoren blutdrucksteigernde Reflexe ausgelöst werden.

Brust- und Bauchteil
Aus dem Brustteil gehen Äste hervor, die zurück zum Kehlkopf, aber auch zu Herz, Lunge und Speiseröhre ziehen.

N. laryngeus recurrens
Dieser Ast schlingt sich links um den Aortenbogen und rechts um die A. subclavia und zieht dann zwischen Trachea und Ösophagus, die er beide mit Ästen innerviert, aufwärts. Sein Endast, der N. laryngeus inferior, versorgt motorisch die **inneren Kehlkopfmuskeln** und sensibel die **Kehlkopfschleimhaut unter der Stimmritze.**

> Der N. laryngeus recurrens wird wegen seines Verlaufs hinter der Schilddrüse bei **Thyreoidektomien** häufig geschädigt. Bei **einseitiger Läsion** kommt es zur Heiserkeit, da das betroffene Stimmband durch die Lähmung der inneren Kehlkopfmuskeln unbeweglich bleibt. Bei **beidseitiger Läsion** besteht Erstickungsgefahr, da die Stimmritze durch Ausfälle beider Mm. cricoarytenoidei posteriores nicht mehr weit genug geöffnet werden kann.

Äste zu thorakalen und abdominalen Organen
Rr. cardiaci thoracici ziehen wie ihre zervikalen Entsprechungen zum Plexus cardiacus.

Des Weiteren gehen die **Rr. bronchiales** ab, die den Plexus pulmonalis bilden und mit den parasympathischen Fasern die Muskulatur und die Drüsen der Bronchien innervieren. Auch hier informieren viszeroafferente Impulse den Hirnstamm über den Spannungszustand der Lungen, wodurch reflektorisch die Atmung angepasst werden kann.

Der N. vagus verliert in seinem Verlauf immer mehr das Aussehen eines einheitlichen Nervs und zieht geflechtartig zu den inneren Organen, wobei sich nun auch die Fasern der Nn. vagi beider Seiten vermischen. Im unteren Abschnitt des Ösophagus bilden die Fasern der Nn. vagi den Plexus oesophageus, aus dem zwei Vagusstämme hervorgehen: der **Truncus vagalis posterior** (ca. 90 % Fasern aus dem rechten Vagus) auf der Rückseite der Speiseröhre, der u. a. die Rr. gastrici posteriores abgibt, und der kleinere **Truncus vagalis anterior** (ca. 90 % Fasern aus dem linken Vagus) auf der Vorderseite der Speiseröhre, aus dem die Rr. gastrici anteriores hervorgehen. Die parasympathischen Fasern gelangen dann zusammen mit viszeroafferenten Fasern über zahlreiche Plexus, in denen sie sich mit sympathischen Fasern vermischen, zu den Bauchorganen Magen, Leber, Bauchspeicheldrüse, Milz, Nieren, Nebennieren sowie Dünndarm und Dickdarm. Letzteren innervieren sie bis zum Cannon-Böhm-Punkt in der linken Kolonflexur.

Klinik
Ist der N. vagus komplett gelähmt, liegt die Schädigung häufig im Bereich des Foramen jugulare, wobei hier meist auch die anderen beiden Hirnnerven (N. IX und N. XI) mit betroffen sind (→ Kap. 29).

Eine Schädigung des N. vagus führt zu folgenden Symptomen:
- Sensible Ausfälle im Pharynx- (fehlender Würgereflex) und Epiglottisbereich (Verlust der Geschmacksempfindung)
- **Heiserkeit** (durch Lähmung der Kehlkopfmuskeln, s. o.)
- Abweichen des Gaumenzäpfchens (Uvula) zur gesunden Seite, da das Gaumensegel nicht mehr richtig angehoben werden kann
- Schluckbeschwerden, außerdem Tachykardie und Arrhythmien

Bei einseitigen Lähmungen sind vegetative Funktionen nur geringfügig beeinträchtigt. Beidseitige Lähmungen können jedoch zu schwersten Atmungs- und Kreislaufstörungen führen, die auf Dauer mit dem Leben nicht zu vereinbaren sind.

Zusammenfassung
- Die parasympathischen Fasern des N. vagus innervieren glatte Muskulatur und Drüsen der Eingeweide, wobei alle Eingeweide auch von viszeroafferenten Fasern erreicht werden.
- Seine Geschmacksfasern versorgen die Zungenwurzel und die Epiglottis.
- Mit speziell-viszeromotorischen sowie somatosensiblen Fasern versorgt er quergestreifte Muskeln bzw. Schleimhaut von Rachen, Gaumen, oberer Speiseröhre und Kehlkopf. Außerdem innerviert er den äußeren Gehörgang sowie die Hirnhäute somatosensibel.

N. accessorius (N. XI), N. hypoglossus (N. XII),

N. accessorius (XI)

Ursprungskern
Ncl. n. accessorii (speziell-viszeromotorisch)
Der Ncl. n. accessorii liegt säulenartig im Vorderhorn des Rückenmarks der Segmente C1–C7. Er enthält Impulse aus dem Cortex über kortikonukleäre Bahnen und steuert mit seinen Fasern den M. trapezius und den M. sternocleidomastoideus. Er wird als zusätzlicher Nerv bezeichnet, weil er aufgrund des Ursprungs im Rückenmark eigentlich nicht zu den Hirnnerven zu rechnen ist.

Verlauf
Die Fasern des Ncl. n. accessorii treten als **Radix spinalis n. accessorii** zwischen Vorder- und Hinterwurzel aus dem zervikalen Rückenmark aus und schließen sich zum N. ccessorius zusammen. Dieser gelangt über das **Foramen magnum** in die Schädelgrube, wo er sich mit der **Radix cranialis n. accessorii** vereinigt, die aus dem Ncl. ambiguus in der Medulla oblongata entspringt und den Hirnstamm wie die Radix spinalis über den Sulcus posterolateralis verlässt. Danach tritt der Nerv mit dem N. glossopharyngeus und dem N. vagus über das **Foramen jugulare** aus dem Schädel. Unterhalb des Foramen jugulare gibt der N. accessorius die Radix cranialis als R. internus an den N. vagus ab. Die Radix cranialis, die über den N. vagus zur Innervation der Schlund- und Kehlkopfmuskulatur abgegeben wurde, ist daher, genau genommen, nicht dem N. accessorius zuzuordnen. Die Radix spinalis dagegen zieht als R. externus zum **M. sternocleidomastoideus**, den sie motorisch versorgt. In seinem weiteren Verlauf durchzieht der N. accessorius das laterale Halsdreieck und erreicht den **M. trapezius**, den er ebenfalls motorisch innerviert.

> Bei einer **Lähmung des N. accessorius** (durch Verletzungen oder Lymphknotendissektionen im Halsbereich verursacht) kann der Patient den Kopf nicht mehr zur gesunden Seite drehen (Ausfall des M. sternocleidomastoideus). Außerdem ist das Heben des Arms über die Horizontale erschwert, und die Schulter hängt herab (Ausfall des M. trapezius).

N. hypoglossus (XII)

Ursprungskern
Ncl. n. hypoglossi (somatomotorisch)
Der Ncl. n. hypoglossi liegt paramedian in der Medulla oblongata und wirft am Boden der Rautengrube das Trigonum n. hypoglossi auf. Den Ncl. n. hypoglossi erreichen sensible Impulse aus den Trigeminuskernen (u. a. propriozeptive Informationen aus der Zungenmuskulatur), den Ncll. tractus solitarii und der Formatio reticularis. Diese Afferenzen gehören zu den Reflexbögen bei Hypoglossusreflexen wie Kauen und Schlucken. Außerdem erreichen den Kern v. a. kontralaterale kortikonukleäre Projektionen. Mit seinen motorischen Fasern versorgt er die Zungenmuskulatur.

Verlauf
Auch dieser Nerv tritt in Form mehrerer Wurzelbündel aus, allerdings **vor** der Olive, im Sulcus anterolateralis. Die Schädelhöhle verlässt er durch den **Canalis n. hypoglossi**. Unterhalb dieses Kanals lagern sich dem Nerv Fasern der Spinalnerven C1 und C2 an, die ihn später allerdings wieder verlassen, um mit Fasern aus C2 und C3 die Ansa cervicalis zu bilden. Der N. hypoglossus zieht lateral des N. vagus im Gefäß-Nerven-Strang zwischen A. carotis interna und V. jugularis interna abwärts, verläuft dann im Bogen durch das Trigonum caroticum, überkreuzt die A. carotis externa und gelangt zwischen M. hyoglossus und M. mylohyoideus zur Zungenmuskulatur. Der N. hypoglossus versorgt neben der **Binnenmuskulatur** der Zunge auch die **Mm. hyoglossus, genioglossus und styloglossus.**

> Bei **einseitiger Lähmung des N. hypoglossus** weicht die herausgestreckte Zunge zur erkrankten Seite ab, da die Kraft des noch intakten M. genioglossus der gesunden Seite überwiegt. Außerdem kommt es zu Schluckstörungen und zu Problemen beim Sprechen.

Hirnnervenganglien

Im Zusammenhang mit den entsprechenden Hirnnerven wurden die vier vegetativen Ganglien des Kopfbereichs schon erwähnt. An dieser Stelle werden die einzelnen Ganglien nochmals separat dargestellt (→ Tab. 31.1, → Abb. 31.1).
In den Hirnnervenganglien werden parasympathische präganglionäre Neurone (Radix parasympathica) auf postganglionäre Neurone umgeschaltet. Außerdem wird jedes Ganglion noch zusätzlich von sympathischen (Radix sympathica) und sensiblen (Radix sensoria) Fasern durchzogen, die **nicht** im Ganglion umgeschaltet werden.

Tab. 31.1 Hirnnervenganglien

	Ganglion ciliare	Ganglion pterygopalatinum	Ganglion submandibulare	Ganglion oticum
Lage	lateral des N. opticus hinter dem Bulbus oculi in der Orbita	im oberen Abschnitt der Fossa pterygopalatina	über der Gl. submandibularis	unter der Schädelbasis in der Fossa infratemporalis
Radix parasympathica	Fasern aus dem Ncl. accessorius n. oculomotorii, die im R. inferior des N. oculomotorius zum Ganglion gelangen; sie schließen sich mit den Fasern der Radices sympathica und sensoria zu den Nn. ciliares breves zusammen	Fasern aus dem Ncl. salivatorius superior, die im **N. petrosus major** (aus N. VII) zum Ganglion gelangen	Fasern aus dem Ncl. salivatorius superior, die in der Chorda tympani, welche sich später dem N. lingualis (aus N. V3) anschließt, zum Ganglion gelangen	Fasern aus dem Ncl. salivatorius inferior, die im N. petrosus minor (aus N. tympanicus des IX. Hirnnervs) zum Ganglion gelangen
Innervationsgebiet der Radix parasympathica	• M. sphincter pupillae • M. ciliaris	• Gl. lacrimalis (über N. zygomaticus aus N. V2 und N. lacrimalis aus N. V1) • Gll. nasales, palatinae, pharyngeales	• Gl. submandibularis • Gl. sublingualis	Gl. parotidea
Radix sympathica	postganglionäre Fasern aus dem Halsgrenzstrang, die über den Plexus caroticus internus zum Ganglion gelangen	postganglionäre Fasern aus dem Halsgrenzstrang, die über den Plexus caroticus internus im **N. petrosus** profundus zum Ganglion gelangen	postganglionäre Fasern aus dem Halsgrenzstrang, die über den Plexus caroticus externus zum Ganglion gelangen	postganglionäre Fasern aus dem Halsgrenzstrang, die über den Plexus caroticus externus/Plexus der A. meningea media zum Ganglion gelangen
Radix sensoria	Radix sensoria des N. nasociliaris (V1)	Rr. ganglionares aus dem N. maxillaris	Äste des N. lingualis (V3)	Äste des N. mandibularis (V3)

Hirnnervenganglien

Hirnnerven

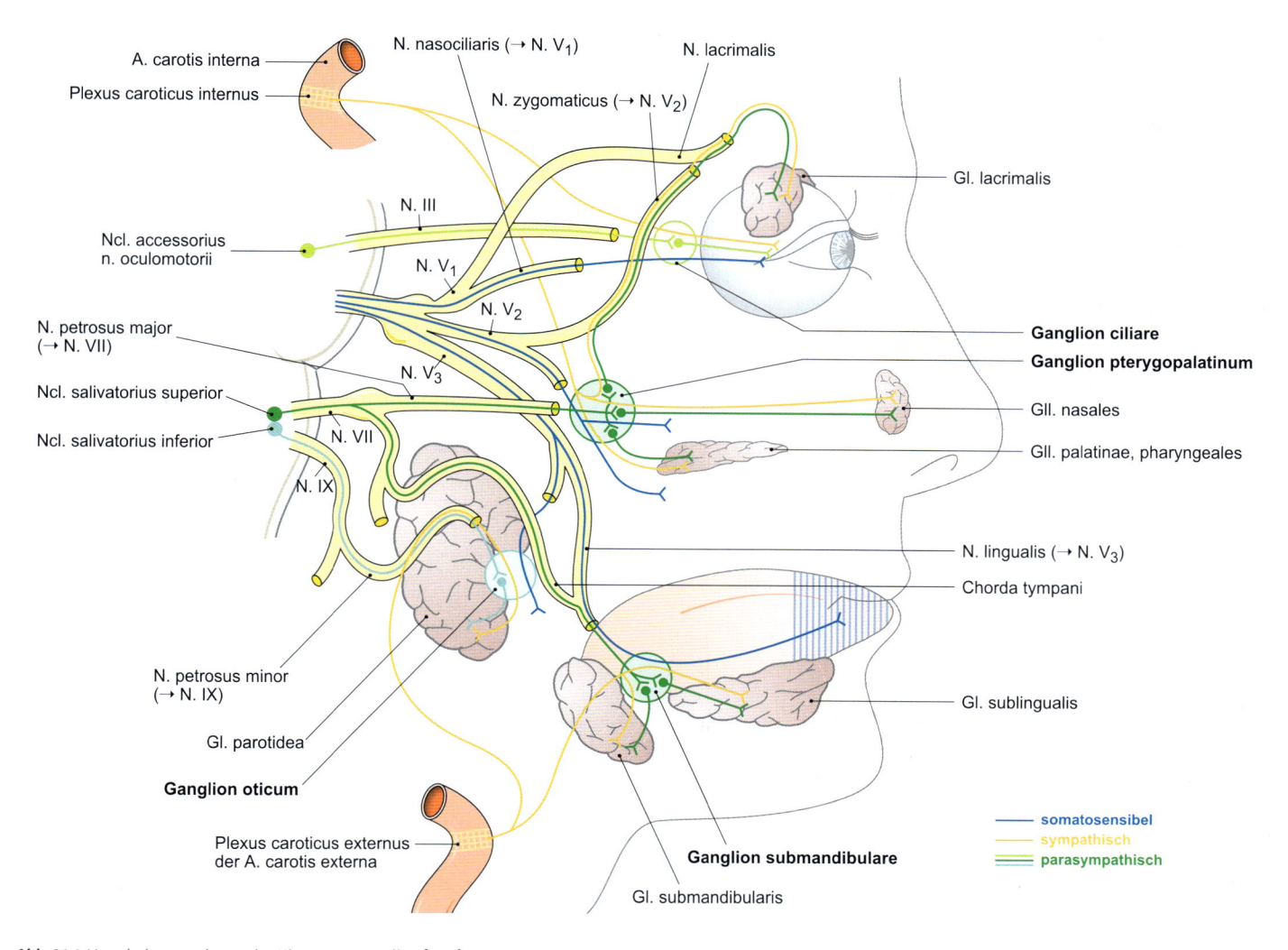

Abb. 31.1 Verschaltungsschema der Hirnnervenganglien [L141]

Labels in figure:
- A. carotis interna
- Plexus caroticus internus
- N. nasociliaris (→ N. V₁)
- N. lacrimalis
- N. zygomaticus (→ N. V₂)
- Gl. lacrimalis
- N. III
- Ncl. accessorius n. oculomotorii
- N. V₁
- N. V₂
- Ganglion ciliare
- N. petrosus major (→ N. VII)
- N. V₃
- Ganglion pterygopalatinum
- Ncl. salivatorius superior
- Gll. nasales
- Ncl. salivatorius inferior
- N. VII
- Gll. palatinae, pharyngeales
- N. IX
- N. lingualis (→ N. V₃)
- Chorda tympani
- N. petrosus minor (→ N. IX)
- Gl. sublingualis
- Gl. parotidea
- Ganglion oticum
- somatosensibel
- sympathisch
- Plexus caroticus externus der A. carotis externa
- parasympathisch
- Ganglion submandibulare
- Gl. submandibularis

Zusammenfassung

- Der N. accessorius versorgt mit seinen speziell-viszeromotorischen Fasern aus dem Ncl. n. accessorii die Mm. trapezius und sternocleidomastoideus.
- Der N. hypoglossus innerviert mit seinen somatomotorischen Fasern aus dem Ncl. n. hypoglossi die Zungenbinnenmuskulatur sowie die Mm. hyoglossus, genioglossus und styloglossus.

32 Arterien

Arterien des Gehirns

A. carotis interna

Die A. carotis interna wird in die vier Abschnitte Pars cervicalis, Pars petrosa, Pars cavernosa und Pars cerebralis gegliedert. Sie entspringt aus der A. carotis communis und zieht ohne Abgabe von Ästen zusammen mit der V. jugularis und dem N. vagus bis zur Schädelbasis (Pars cervicalis). Sie gelangt dann in den gebogenen Canalis caroticus des Felsenbeins (Pars petrosa), in welchem sie Äste zur Paukenhöhle abgibt. Anschließend tritt die A. carotis interna in den Sinus cavernosus (Pars cavernosa), wo Äste zum Ganglion trigeminale, zum Tentorium cerebelli und zur Hypophyse (**A. hypophysialis inferior**) abgehen. Im Sinus cavernosus verläuft die A. carotis interna S-förmig gebogen (**Karotissiphon**). Die Arterie durchbricht dann das innere Blatt der Dura mater und gelangt lateral des Chiasma opticum in den Subarachnoidalraum (Pars cerebralis). Dort gibt sie vor ihrer Aufteilung in die beiden Endäste **A. cerebri anterior** und **A. cerebri media** folgende Äste ab:

- **A. hypophysialis superior** zur Hypophyse
- **A. ophthalmica**: zieht mit dem N. opticus in die Orbita
- **A. communicans posterior**: anastomosiert mit der A. cerebri posterior und schließt so den Circulus arteriosus cerebri (s. u.) nach hinten hin
- **A. choroidea anterior**: zieht mit dem Tractus opticus bis zum Corpus geniculatum und versorgt v. a. folgende Strukturen:
  – Amygdala, Globus pallidus
  – Hippocampus
  – Capsula interna (Crus posterius)
  – Tractus opticus, Corpus geniculatum laterale

A. cerebri anterior

Die A. cerebri anterior (→ Tab. 32.1, → Abb. 32.1, → Abb. 32.2) gibt zunächst die **A. communicans anterior** ab, welche die Aa. cerebri anteriores beider Seiten miteinander verbindet und so den Circulus arteriosus cerebri vorn schließt. Sie zieht dann in der Fissura longitudinalis cerebri über dem Balken nach dorsal bis zum Sulcus parietooccipitalis. Im Bereich des Balkenknies zweigt sie sich in ihre Endäste **A. callosomarginalis** und **A. pericallosa** auf.

> Ein **Verschluss der A. cerebri anterior** kann zu kontralateralen beinbetonten Hemiparesen mit Sensibiliätsstörungen, Blasenstörungen und psychischen Störungen führen. Solche Anteriorinfarkte sind jedoch selten (10–20 % der Hirninfarkte).

A. cerebri media

Die A. cerebri media verläuft als Fortsetzung der A. carotis interna über die Substantia perforata anterior seitlich zum Sulcus lateralis, wo sie sich mit zahlreichen Ästen auf der lateralen (äußeren) Hemisphärenfläche ausbreitet. Sie besitzt als stärkster Ast der A. carotis interna das größte Versorgungsgebiet.

> Die A. cerebri media setzt den Verlauf der A. carotis interna fort, sodass **Embolien aus dem Stromgebiet der A. carotis interna** in die A. cerebri media gelangen können (häufigste Ursache zerebraler Durchblutungsstörungen!). Je nach Verschlussort kommt es zu kontralateraler, brachiofazial betonter Hemiparese mit halbseitigen Sensibilitätsstörungen, motorischer und sensorischer Aphasie (Minderversorgung des Broca- und Wernicke-Zentrums) und Agrafie (Minderversorgung des Gyrus angularis), sofern die dominante Hemisphäre betroffen ist.

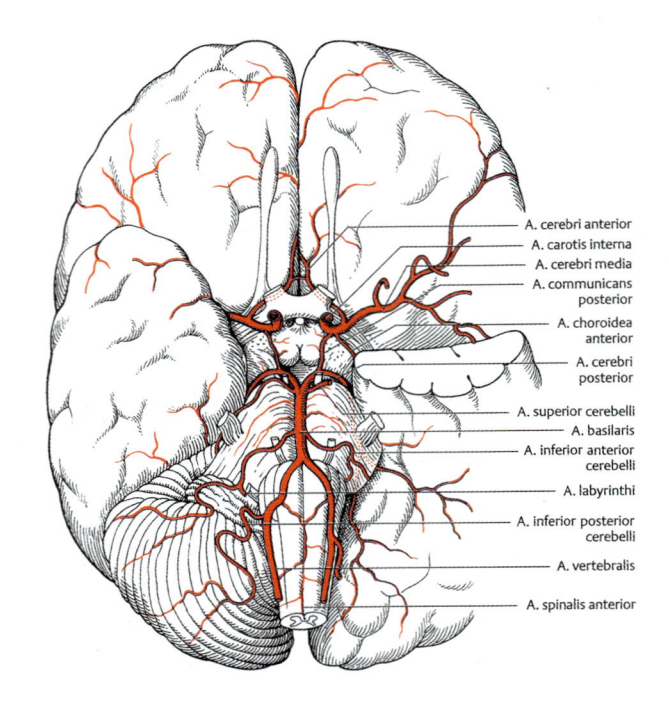

Abb. 32.1 Arterien des Gehirns [G074]

Tab. 32.1 Versorgungsgebiete der drei großen zerebralen Arterien

	Versorgungsgebiet
A. cerebri anterior	• Mediale (innere) Hemisphärenfläche von frontal bis zum Sulcus parietooccipitalis (Lobi frontalis und parietalis) und dazugehörige schmale Streifen lateral der Mantelkante → Teile des Gyrus pre- und postcentralis (untere Extremität), frontales Blasenzentrum, präfrontaler Cortex (Persönlichkeit, Gedächtnis) • Vordere ⅘ des Balkens • Hypothalamus, Commissura anterior, Lamina terminalis • Crus anterius der Capsula anterior und Caput nuclei caudati (durch die A. recurrens, Heubner-Arterie)
A. cerebri media	• Laterale (äußere) Hemisphärenfläche mit Teilen der Lobi frontalis, parietalis, temporalis, occipitalis und insularis → Teile des Gyrus pre- und postcentralis (Rumpf, obere Extremität, Kopf), Broca- und Wernicke-Zentrum sowie Gyrus angularis • Großteil der Capsula interna, Capsula externa, Claustrum • Globus pallidus, Striatum
A. cerebri posterior	• Basaler Teil des Lobus temporalis, Lobus occipitalis (→ Sehrinde) • Hinteres ⅕ des Balkens • Thalamus • Mittelhirn (Vierhügelplatte, Pedunculi cerebri)

Blutversorgung des zentralen Nervensystems

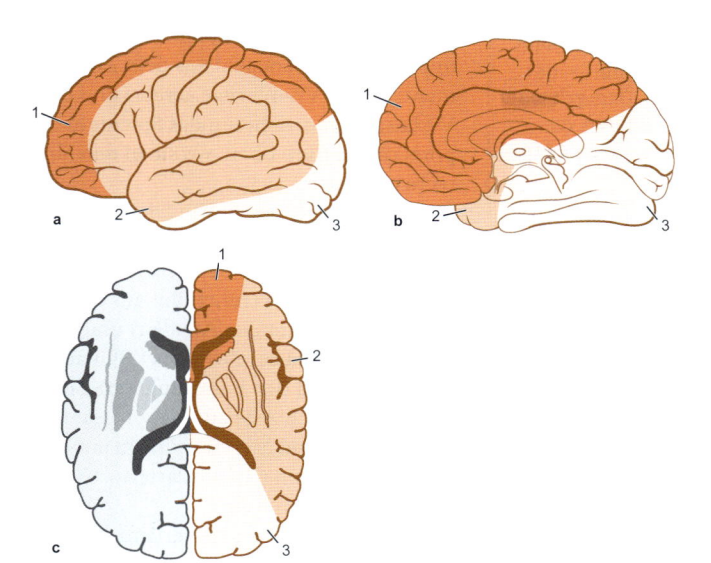

Abb. 32.2 Versorgungsgebiete der Zerebralarterien; Lateralansicht (a), Medialansicht (b), Horizontalschnitt (c); **1** A. cerebri anterior, **2** A. cerebri media, **3** A. cerebri posterior [R363/ L141]

Circulus arteriosus cerebri (Circulus Willisii)

Die drei großen Zerebralarterien (Aa. cerebri anterior, media und posterior) sind über Anastomosen (Aa. communicantes) zu einem Ring, dem Circulus arteriosus cerebri (Willisii), verbunden (→ Abb. 32.1). Die Anastomosen sind meist jedoch so dünn, dass über sie kaum Blut ausgetauscht wird. Bei einem langsamen proximalen Verschluss der Gefäße können sie aber so ausgeweitet werden, dass durch den Gefäßring im Allgemeinen eine ausreichende Blutversorgung gewährleistet wird. Dies gilt jedoch nicht für plötzliche Verschlüsse, die zum Infarkt führen. In diesem Fall bleibt die Versorgung insuffizient.

A. vertebralis

Die A. vertebralis ist der erste Ast auf der konvexen Seite der A. subclavia. Sie tritt in das Foramen transversarium des 6. Halswirbels ein, von wo aus sie durch die übrigen kranial folgenden Foramina transversaria nach oben zieht. Nachdem die Arterie das Foramen transversarium des Atlas durchzogen hat, gelangt sie im bogenförmigen Verlauf in den Sulcus a. vertebralis hinter der Massa lateralis atlantis. Sie durchbricht die Membrana atlantooccipitalis posterior und zieht durch das Foramen magnum in die Schädelhöhle. Am ventralen Unterrand des Pons vereinigen sich die Aa. vertebrales beider Seiten zur A. basilaris, geben zuvor jedoch noch folgende Äste ab:
- **A. inferior posterior cerebelli** für Kleinhirnunterfläche und Plexus choroideus ventriculi quarti
- **Aa. spinales** (s. u.), die entlang dem Rückenmark wieder nach kaudal zurückziehen

A. basilaris

Die unpaarige A. basilaris zieht mitten am Pons entlang nach kranial und gibt vor Aufspaltung in ihre beiden Endäste – Aa. cerebri posteriores – folgende paarige Äste ab:
- **A. inferior anterior cerebelli:** vordere Kleinhirnanteile, Pons und Medulla oblongata
  - **A. labyrinthi:** zieht mit den Hirnnerven VII und VIII durch den Meatus acusticus internus in das Innenohr
- Äste für Pons und Mesencephalon
- **A. superior cerebelli:** obere Bereiche des Kleinhirns und Vierhügelplatte

A. cerebri posterior

Die A. cerebri posterior zieht um den Hirnstamm herum nach dorsal und verläuft zwischen Tentorium cerebelli und basalem Temporallappen zum Okzipitallappen.

> Ein **Verschluss der A. cerebri posterior** führt v. a. zu visuellen Ausfällen (homonyme Hemianopsie zur Gegenseite), aber auch zu Bewusstseinsstörungen (Minderperfusion des Thalamus).

Arterien des Rückenmarks

Die arterielle Versorgung des Rückenmarks erfolgt durch die beiden **Aa. spinales posteriores,** die im Sulcus posterolateralis verlaufen, und die unpaarige **A. spinalis anterior,** die vor der Fissura longitudinalis anterior des Rückenmarks verläuft. Die Aa. spinales posteriores versorgen die dorsalen (Hinterstränge, Hinterwurzeln, z. T. die Hinterhörner), die A. spinalis anterior die vorderen Rückenmarksanteile (Pyramidenbahn, Seitenstränge, Vorderhörner, Basis der Hinterhörner). Beide Stromgebiete anastomosieren miteinander und bilden so einen Gefäßring um das Rückenmark (Vasocorona). Alle drei Gefäße entspringen aus den **Aa. vertebrales** und ziehen von dort aus nach kaudal. Ab dem unteren Zervikalmark jedoch erhalten sie ihre Zuflüsse hauptsächlich aus den **Aa. radiculares anteriores und posteriores.** Diese stammen im Bereich des Halsmarks aus den Aa. cervicales profunda und ascendens und im Thorakal- und Lumbosakralbereich aus den Aa. intercostales und lumbales.

Zusammenfassung
- Die Blutversorgung des Gehirns erfolgt durch die paarigen Aa. carotides internae und vertebrales.
- Die drei großen, jeweils paarigen Zerebralarterien (Aa. cerebri anterior, media und posterior) sind über Aa. communicantes zu einem Ring, dem Circulus arteriosus cerebri (Willisii), verbunden.
- Das Rückenmark wird über drei an ihm entlang verlaufende Gefäße, A. spinalis anterior und Aa. spinales posteriores, mit Blut versorgt.

33 Mikrozirkulation und Venen

Mikrozirkulation

Die Endothelzellen der Kapillaren des ZNS sind durch besonders dichte Tight Junctions miteinander verbunden, die einen Stoffaustausch durch die Interzellularspalten verhindern. Dadurch besteht eine Barriere zwischen Blut und Nervengewebe, die **Blut-Hirn-Schranke** (→ Abb. 18.1), welche das ZNS vor Schadstoffen und Stoffwechselschwankungen im Gesamtsystem schützt. Im Bereich der Kapillaren besteht sie aus dem Kapillarendothel und der dahinter liegenden Basalmembran. Die Astrozyten, die mit ihren Fortsätzen um die Kapillaren herum die Membrana limitans gliae perivascularis bilden, induzieren und erhalten die Blut-Hirn-Schranken-Eigenschaften des Kapillarendothels. Um trotz dieser Barriere die Versorgung des Hirngewebes zu gewährleisten, können Substanzen per Diffusion oder durch selektive Transporter die Endothelzellen passieren. Über den Diffusionsweg gelangen nur lipidlösliche, nichtpolare Substanzen (z. B. O_2 und CO_2) zum Hirngewebe, nicht aber polare Stoffe und Ionen. Diese (z. B. Glukose, Aminosäuren oder Peptidhormone wie Insulin) müssen über spezielle Transportproteine in den Liquorraum bzw. das Hirnparenchym gelangen. Carrier-Proteine stehen u. a. für Glukose, Eisenionen, einige Aminosäuren und Peptidhormone wie Insulin bereit.

> Die Blut-Hirn-Schranke kann in ihrer Funktion durch **Traumen, Entzündungen oder Perfusionsstörungen** geschädigt werden, sodass Blutplasma in das Hirngewebe übertritt. Es entsteht ein **Hirnödem**, infolgedessen das intrakraniale Volumen und – durch fehlende Dehnbarkeit des knöchernen Schädels – der intrakraniale Druck steigen. Dadurch wird das Hirngewebe komprimiert und verschoben (Einklemmungsrisiko!); eine lebensbedrohliche Situation tritt ein.

Venen des Gehirns

Die klappenlosen Venen des Gehirns werden in oberflächliche und tiefe Venen gegliedert, welche untereinander durch zahlreiche Anastomosen verbunden sind.

Vv. superficiales cerebri

Die oberflächlichen Venen liegen im Subarachnoidalraum, sammeln das Blut der äußeren Gebiete des Großhirns (Cortex und Mark) und münden in Form von Brückenvenen in die Sinus durae matris (s. u.). Man unterscheidet folgende Venen:
- **Vv. superiores cerebri:** sammeln das Blut aus Frontal- und Parietallappen und leiten es dem Sinus sagittalis superior zu
- **Vv. inferiores cerebri:** sammeln das Blut aus Temporal- und basalem Okzipitallappen und münden v. a. in den Sinus transversus
- **V. media superficialis cerebri:** sammelt das Blut im Bereich des Sulcus lateralis und mündet in den Sinus sphenoparietalis

Vv. profundae cerebri

Die Vv. profundae cerebri sammeln das Blut des Zwischenhirns, der basalen Hemisphärenanteile und des tiefen Marklagers und entleeren es über die V. magna cerebri in die Sinus.

- **V. magna cerebri (Galeni):** Diese kurze unpaarige Vene entsteht aus dem Zusammenfluss der Vv. internae cerebri und der Vv. basales und zieht um das Splenium corporis callosi nach oben, wo sie in den Sinus rectus mündet.
- **V. basalis (Rosenthali):** Diese paarige Vene entsteht im Bereich der Substantia perforata anterior aus der Vereinigung der **V. anterior cerebri** (führt Blut aus dem Balken und angrenzenden Arealen) und **V. media profunda cerebri** (führt Blut aus der Inselregion und den Basalganglien). Sie nimmt u. a. noch Äste aus Hypothalamus, Subthalamus und Mesencephalon auf und bildet analog zum Circulus arteriosus cerebri einen venösen Ring.
- **V. interna cerebri:** Sie verläuft zwischen Fornix und Thalamus nach dorsal und nimmt folgende Äste auf:
  – V. choroidea superior mit Blut aus Plexus choroideus, Balken, Fornix und Hippocampus
  – V. septi pellucidi mit Blut aus Septum pellucidum und tiefem frontalem Marklager
  – V. thalamostriata superior mit Blut aus Ncl. caudatus, Septum pellucidum und Lobi parietalis und frontalis
- **Vv. superiores et inferiores cerebelli** für die venöse Drainage des Kleinhirns

Sinus durae matris

Die Sinus durae matris (→ Abb. 33.1, → Tab. 33.1) sind große venöse Blutleiter zwischen äußerem und innerem Durablatt, die das gesamte venöse Blut des Gehirns sammeln und in die V. jugularis interna leiten. Über **Vv. emissariae** sind die Sinus mit **Vv. diploicae** (im Schädelknochen) und Kopfhautvenen verbunden, wodurch ein Überdruck in den Sinus verhindert werden kann.

Sinus cavernosus

Der paarige Sinus cavernosus (→ Abb. 33.2) liegt lateral der Sella turcica. Beide Sinus cavernosi sind durch kürzere Sinus (Sinus intercavernosi anterior et posterior) miteinander verbunden, sodass die Hypophyse in der Sella turcica von einem ringförmigen Venengeflecht umgeben ist. Im Sinus cavernosus verlaufen A. carotis interna (Pars cavernosa), N. abducens (VI) sowie in seiner lateralen Wand Nn. oculomotorius (III), trochlearis (IV), ophthalmicus (V_1) und maxillaris (V_2). Der Sinus cavernosus erhält seine Zuflüsse v. a. aus der V. ophthalmica superior und dem Sinus sphenoparietalis. Die V. ophthalmica superior anastomosiert mit der V. angularis aus der V. facialis. Das Blut fließt über die Sinus petrosi und den Plexus basilaris ab.

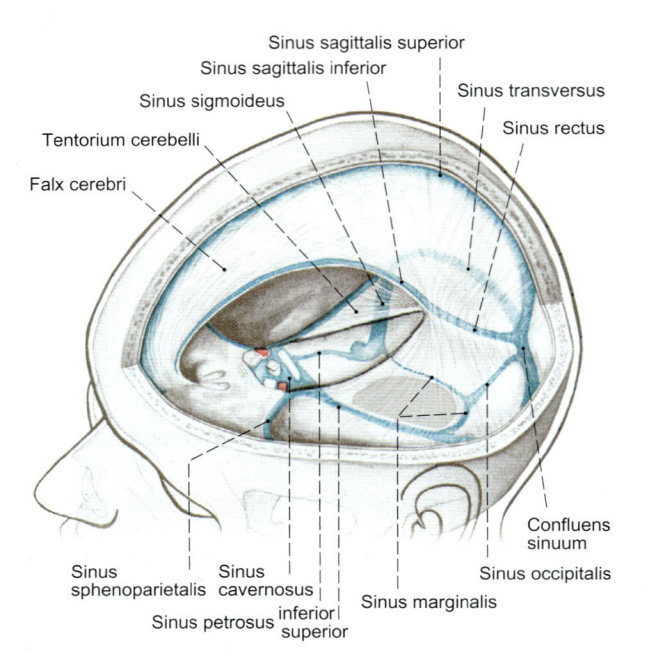

Abb. 33.1 Sinus durae matris [S010-2-16]

Blutversorgung des zentralen Nervensystems

Tab. 33.1 Venöse Blutleiter (Sinus) des Gehirns. Sinus cavernosus nicht aufgeführt.

	Verlauf	Zuflüsse von	Abfluss in
Sinus sagittalis superior (unpaarig)	unter dem Schädeldach an der Ansatzstelle der Falx cerebri von der Crista galli aus nach dorsal	Vv. superiores cerebri	Confluens sinuum
Sinus sagittalis inferior (unpaarig)	am unteren Rand der Falx cerebri	kleinen Venen aus Falx, Balken und Gyrus cinguli	Sinus rectus
Sinus rectus (unpaarig)	an der Anheftungsstelle des Tentorium cerebelli an der Falx cerebri	• V. magna cerebri • Sinus sagittalis inferior	Confluens sinuum
Sinus occipitalis (unpaarig)	an der Anheftungsstelle der Falx cerebelli	Confluens sinuum	Sinus marginalis
Sinus marginalis (paarig)	um das Foramen magnum	• Sinus occipitalis • Plexus basilaris	• Bulbus superior v. jugularis internae • Plexus venosus vertebralis internus
Confluens sinuum (unpaarig)	im Bereich der Protuberantia occipitalis interna	Sinus sagittalis superior, rectus, occipitalis, die sich hier vereinigen	Sinus transversus
Sinus transversus (paarig)	an der Anheftungsstelle des Tentorium cerebelli; geht aus dem Confluens sinuum hervor	• Vv. inferiores cerebri • Confluens sinuum	Sinus sigmoideus
Sinus sigmoideus (paarig)	S-förmig hinter der Felsenbeinpyramide zum Foramen jugulare; setzt den Sinus transversus fort	Sinus transversus	Bulbus superior v. jugularis internae
Sinus petrosus superior (paarig)	entlang der oberen Felsenbeinkante	Sinus cavernosus	Sinus sigmoideus
Sinus petrosus inferior (paarig)	entlang der unteren Felsenbeinkante	Sinus cavernosus	Bulbus superior v. jugularis internae
Sinus sphenoparietalis (paarig)	entlang der Ala minor	V. media superficialis cerebri	Sinus cavernosus
Plexus basilaris (unpaarig)	auf dem Clivus	verbindet den Sinus cavernosus mit den Sinus marginales	

Eine **Sinusvenenthrombose** (Blutgerinnsel in den Sinus durae matris) ist die häufigste **Abflussstörung im venösen Bereich des Gehirns** und führt u. a. zu Kopfschmerzen und Bewusstseinsstörungen. Sie kann aseptisch durch verlangsamten Blutfluss und/oder gesteigerte Gerinnungsfähigkeit des Blutes (Schwangerschaft, Tumoren, Protein-C-Mangel etc.) oder septisch durch fortgeleitete Infektionen aus der Umgebung entstehen.
Eine **septische Thrombose im Sinus cavernosus** kann durch Erreger verursacht werden, die z. B. aus Furunkeln des Gesichts über den Blutweg (V. facialis → V. ophthalmica superior → Sinus cavernosus) in den Sinus cavernosus gelangen oder von den Nasennebenhöhlen aus (bei Sinusitis) in den Sinus durchbrechen.

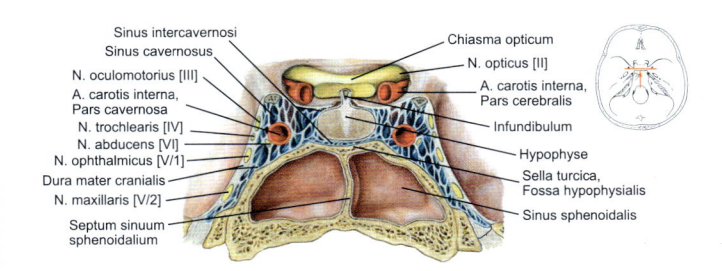

Abb. 33.2 Sinus cavernosus [S007-2-16]

Venen des Rückenmarks

Das venöse Blut aus dem Rückenmark fließt über Vv. radiculares zu den Plexus venosi vertebrales interni des Epiduralraums. Diese stehen sowohl mit Plexus venosi vertebrales externi vor und hinter der Wirbelsäule als auch mit den Sinus durae matris sowie über die Vv. intervertebrales mit den segmentalen Venen in Verbindung. Das venöse Netz setzt sich nach kranial bis in den Bereich von Pons und Medulla oblongata fort!

Zusammenfassung
- Die Blut-Hirn-Schranke wird von Kapillarendothelzellen und Astroglia gebildet und ist eine Barriere zwischen Blut und Hirngewebe, welche den Übertritt hydrophiler, polarer Substanzen verhindert.
- Das Gehirn wird von oberflächlichen und tiefen Venen drainiert: Die oberflächlichen fließen alle in die Sinus durae matris (venöse Sammelleiter), die tiefen alle in die V. magna cerebri ab.

34 Meningen und äußerer Liquorraum

Gehirn und Rückenmark sind von Hirn- bzw. Rückenmarkshäuten, den **Meningen,** umgeben (→ Abb. 34.1). Diese setzen sich aus Dura mater, Arachnoidea mater und Pia mater zusammen.

Dura mater cranialis

Die Dura mater des Gehirns besteht aus straffem, kollagenfaserigem Bindegewebe und kann in zwei Blätter, das äußere periostale Blatt und das innere meningeale Blatt, gegliedert werden. Das **periostale Blatt** der Dura ist mit dem Periost des Schädelknochens zu einem Blatt verwachsen, wobei sich die Verbindung zwischen Periost und Dura im Laufe des Lebens mit Ausnahme weniger Stellen (z. B. Suturenbereich, Felsenbein, Foramen magnum) zunehmend lockert. Im periostalen Blatt der Dura verlaufen folgende Hirnhautarterien:
- R. meningeus anterior aus der A. ethmoidalis anterior
- A. meningea media aus der A. maxillaris
- A. meningea posterior aus der A. pharyngea ascendens

> Bei **Verletzungen der Meningealgefäße** nach einem Schädeltrauma kommt es zu Epiduralblutungen, die die Dura vom Schädelknochen ablösen. Der Hirndruck nimmt dadurch lebensgefährlich zu! Die Schädelkalotte muss eröffnet und das Hämatom ausgeräumt werden. Da die Dura sich vom Periost lösen muss, kann der Beginn der Symptomatik dem traumatischen Ereignis deutlich hinterherhinken.

Das **meningeale Blatt** ist zur Arachnoidea gerichtet und weniger zellreich als das periostale. An einigen Stellen sind die beiden Durablätter nicht miteinander verwachsen: Während das äußere Blatt am Schädel haftet, reicht das innere in die Schädelhöhle hinein. Dadurch entstehen folgende Strukturen:
- Die zwischen den beiden Blättern liegenden **Sinus durae matris,** welche das venöse Blut des Gehirns abtransportieren
- Durch das innere Blatt der Dura hervorgerufene **Septen,** die das Gehirn unterteilen:
  – Die **Falx cerebri** (Hirnsichel) liegt zwischen den beiden Hemisphären, ist vorn an der Crista galli, oben am Schädeldach und hinten an der Protuberantia occipitalis interna befestigt. Nach hinten geht sie in das Tentorium cerebelli über. Am oberen Rand umfasst sie den Sinus sagittalis superior, am unteren Rand den Sinus sagittalis inferior und über dem Tentorium cerebelli den Sinus rectus.
  – Das **Tentorium cerebelli** (Kleinhirnzelt) legt sich über die hintere Schädelgrube und liegt damit zwischen End- und Kleinhirn. Es heftet sich an der Falx cerebri, an den Rändern des Sinus transversus, welchen es umfasst, und vorn an den Processus clinoidei an. Durch die Incisura tentorii wird der Durchtritt des Hirnstamms gewährleistet.
  – Die **Falx cerebelli** (Kleinhirnsichel) liegt als Fortsetzung der Falx cerebri zwischen den beiden Kleinhirnhemisphären.
- Das zwischen den beiden Blättern liegende **Cavum trigeminale,** welches das Ganglion trigeminale umkleidet
- Das aus dem inneren Durablatt bestehende **Diaphragma sellae,** das sich über die Fossa hypophysialis spannt und ein Loch für den Durchtritt des Hypophysenstiels frei lässt.

Dura mater spinalis

Auch das Rückenmark weist eine Dura mater mit zwei Blättern auf. Das äußere Blatt liegt dem Periost der Wirbelkörper an, ist aber nicht mit ihm verwachsen. Das innere Blatt bildet den Durasack, in dem das Rückenmark liegt. Es weist Ausstülpungen auf, die zusammen mit den anderen beiden Rückenmarkshäuten Spinalnervenwurzeln und Spinalganglien umfassen. Im Unterschied zum Gehirn sind die beiden Durablätter nicht miteinander verbunden, um die Bewegungen der Wirbelsäule zu ermöglichen. Zwischen den beiden Blättern befindet sich daher ein Raum: der mit Venen und Fettgewebe gefüllte **Epiduralraum** (Periduralraum). Auf Höhe des 2.–3. Sakralwirbels vereinigen sich beide Blätter wieder.

> Man kann selektiv einzelne Spinalnerven betäuben, wenn man das Anästhetikum in den **Epiduralraum (Periduralanästhesie)** spritzt. Da dieser Fett statt Liquor enthält, verbreiten sich die Substanzen kaum in andere Rückenmarkssegmente. Bei der Spinalanästhesie hingegen spritzt man das Medikament in den **Subarachnoidalraum** (Cisterna lumbalis), wo es mit dem Liquor zahlreiche Nerven erreicht!
> Auch zu diagnostischen Zwecken wird der mit Liquor gefüllte Subarachnoidalraum punktiert. Der Einstichort liegt hierbei unterhalb von LWK 3 um eine Verletzung des Rückenmarks zu vermeiden.

Arachnoidea mater

Die Arachnoidea mater ist eine lockere bindegewebige Membran, die über eine Schicht fest miteinander verbundener Meningealzellen (modifizierte Fibroblasten) mit dem inneren Blatt der Dura verzahnt ist. Diese Schicht wird auch als **Neurothel** bezeichnet und meist der Arachnoidea zugeordnet. Durch die Neurothelbarriere werden die Gefäße der Dura vom Liquorraum getrennt (Blut-Liquor-Schranke). Im Gehirn bildet die Arachnoidea mater im Bereich der Sinus durae matris **Granulationes arachnoideae** (Pacchioni-Granulationen), gefäßlose Zotten der Arachnoidea, die sich in die Sinus und sogar bis in die Vv. diploicae des Schädelknochens vorschieben. Im Rückenmark finden sich die Granulationen v. a. im Bereich der Spinalnervenwurzeln. Die Arachnoidea ist über zahlreiche Trabekel und Septen mit der Pia mater verbunden, die durch ihre Spinnengewebsform namensgebend für die Arachnoidea sind. Im Rückenmark sind die Trabekel spärlicher ausgebildet. Der Raum zwischen Arachnoidea und Pia heißt **Subarachnoidalraum.** Er ist mit Liquor gefüllt und identisch mit dem **äußeren Liquorraum.** Der spinale Subarachnoidalraum reicht bis zum 2. Sakralwirbel und in ihm verlaufen die Radices der Spinalnerven.

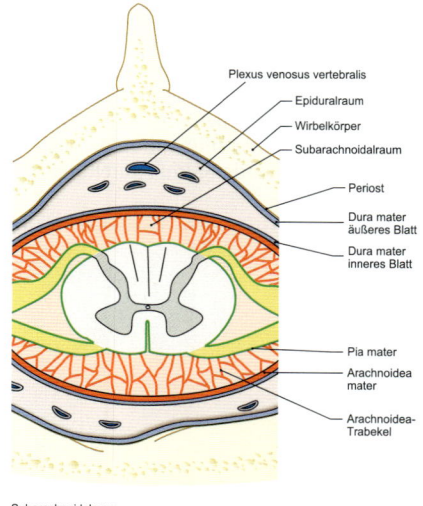

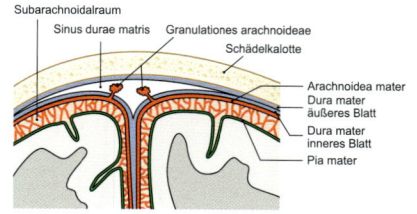

Abb. 34.1 Gehirn- und Rückenmarkshäute, schematische Darstellung [R363/ L141]

Hirn- und Rückenmarkshäute, Liquorräume

Subdurale Hämatome entstehen durch Abriss von Brückenvenen (der Abschnitt der oberflächlichen Hirnvenen, welcher aus dem Subarachnoidalraum heraustritt, zwischen Arachnoidea und Dura verläuft und Letztere durchbricht, um in die Sinus zu münden), in dessen Folge sich die Dura von der Arachnoidea löst. Da es sich um venöse Blutungen handelt, verläuft der Druckanstieg langsamer. Sie treten im Alter spontan auf und verlaufen dann häufig chronisch, weil sie aufgrund ihrer wenig spezifischen Symptomatik (Müdigkeit, Kopfschmerzen) nicht erkannt werden.

Eine **subarachnoidale Blutung** wird meist durch Reißen eines Aneurysmas der basalen Hirnarterien (v. a. R. communicans anterior des Circulus Willisii) verursacht. Da diese Arterien im Subarachnoidalraum verlaufen, blutet es ungehindert in diesen Raum ein, sodass man im Liquor Blut findet.

Pia mater

Die Pia mater ist eine durchsichtige dünne Haut und liegt als innerstes Blatt der Oberfläche des Gehirns bzw. des Rückenmarks auf. Sie bildet mit ihren zahlreichen Gefäßen die bindegewebige Grundlage für die Plexus choroidei (→ Kap. 35) im Gehirn und begleitet zudem Arterien und Arteriolen bis zu ihren Aufzweigungen in Kapillaren in das Gehirn (Piatrichter) hinein. Auffallend im Rückenmark sind die sog. **Ligg. denticulata**, laterale Septen, die von der Pia entspringen und sich an der Dura anheften.

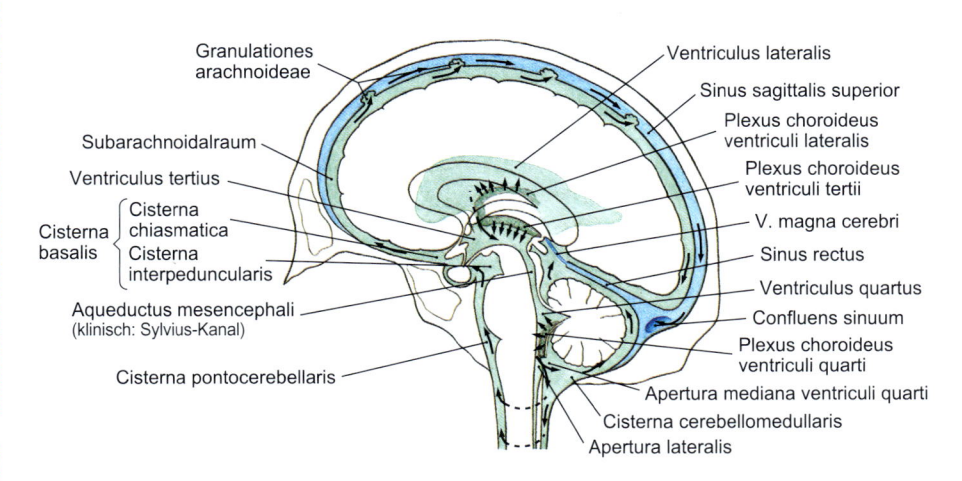

Abb. 34.2 Liquorzirkulation [S007-1-24]

Tab. 34.1 Zisternen

Zisterne	Inhalt/Besonderheit
Cisterna cerebellomedullaris	Ort der Liquorentnahme bei Subokzipitalpunktion, hier mündet die Apertura mediana des IV. Ventrikels (→ Kap. 35)
Cisterna pontocerebellaris	beinhaltet u. a. den N. trigeminus, hier münden die Aperturae laterales des IV. Ventrikels
Cisterna interpeduncularis	N. oculomotorius
Cisterna ambiens	u. a. N. trochlearis
Cisterna chiasmatica	u. a. N. opticus und Hypophysenstiel
Cisterna lumbalis	liegt unterhalb des Conus medullaris des Rückenmarks und ist der Ort der Liquorentnahme bei Lumbalpunktion (hier kann nämlich das Rückenmark nicht mehr versehentlich getroffen werden!) wie auch der Spinalanästhesie

Dura mater und Pia mater werden von zahlreichen Nervenästen innerviert und sind daher sehr schmerzempfindlich! Die Innervation erfolgt weitgehend über Äste des N. trigeminus. Das Gehirn selbst ist nicht schmerzempfindlich! Kopfschmerz hat daher seine Ursache in den Meningen (Dehnung, Einwirkung von Noxen etc.).

Äußerer Liquorraum

Da die Arachnoidea der Dura und damit der Form der Schädelkapsel folgt, die Pia mater aber sämtlichen auch nicht sichtbaren Einbuchtungen des Rückenmarks bzw. des Gehirns anliegt, ist der Subarachnoidalraum an vielen Stellen erweitert. Diese größeren, mit Liquor gefüllten Räume heißen **Cisternae subarachnoideae** (→ Abb. 34.2). Wichtige Zisternen zeigt → Tab. 34.1.

Zusammenfassung
- Gehirn und Rückenmark sind von einem Hüllsystem, den Meningen, umgeben. Die Dura mater liegt ganz außen, gefolgt von Arachnoidea mater und Pia mater. Die Pia mater liegt direkt dem Gehirn bzw. dem Rückenmark an.
- Zwischen Arachnoidea und Pia befindet sich der Subarachnoidalraum, der auch den äußeren Liquorraum darstellt. An vielen Stellen ist er zu Zisternen erweitert.
- Zwischen dem äußeren und dem inneren Blatt der Dura mater befindet sich im Bereich des Spinalkanals der Epiduralraum. Im Bereich des Gehirns ist dieser Raum physiologischerweise nicht vorhanden, da hier Periost und Dura mater miteinander verwachsen sind.

35 Innerer Liquorraum

Der innere Liquorraum entwickelt sich aus dem Hohlraum des Neuralrohrs und besteht aus dem Ventrikelsystem des Gehirns und dem Zentralkanal im Rückenmark. Das Ventrikelsystem wiederum setzt sich aus den vier Kammern (Ventrikel) und dem Aqueductus mesencephali zusammen. Der innere Liquorraum ist von einschichtigen Ependymzellen mit Mikrovilli und Kinozilien ausgekleidet. Der den inneren und äußeren Liquorraum füllende Liquor cerebrospinalis wird von den Plexus choroidei gebildet.

Ventrikel

Die Seitenventrikel

Die paarigen Seitenventrikel (linker, I., und rechter, II. Ventrikel) liegen im **Telencephalon** und weisen aufgrund der Hemisphärenrotation (→ Kap. 19) die Form zweier Widderhörner auf. Durch die Foramina interventricularia stehen die Seitenventrikel mit dem III. Ventrikel in Verbindung. Jeder Seitenventrikel wird in ein **Vorderhorn** (Cornu anterius), einen **Mittelteil** (Pars centralis), ein **Hinterhorn** (Cornu posterius) und ein **Unterhorn** (Cornu inferius) gegliedert. Der Plexus choroideus ventriculi lateralis ist an Fornix und Lamina affixa des Thalamus befestigt und reicht vom Boden der Pars centralis bis an das Dach des Cornu inferius. Vorder- und Hinterhorn besitzen keine Plexusanteile (→ Abb. 35.1, → Tab. 35.1).

Der III. Ventrikel

Der schmale III. Ventrikel liegt im **Diencephalon** zwischen den beiden Thalami, die ihn in der Adhesio interthalamica unterbrechen, und geht nach unten in den Aqueductus mesencephali über. Er besitzt in seinem Dach einen Plexus choroideus, der an der Taenia thalami befestigt ist und über das **Foramen interventriculare (Foramen Monroi)** mit den beiden Plexus der Seitenventrikel in Verbindung steht. Außerdem finden sich in diesem Ventrikel zahlreiche Recessus: Recessus pinealis und suprapinealis (am Abgang bzw. oberhalb des Corpus pineale), Recessus opticus (oberhalb des Chiasma opticum) und Recessus infundibuli (im Beginn des Hypophysenstiels).

Der IV. Ventrikel

Der IV. Ventrikel liegt zwischen Cerebellum und Pons im **Rhombencephalon.** Er setzt sich nach oben in den Aqueductus mesencephali und nach unten in den Canalis centralis des Rückenmarks fort. Der Ventrikel besitzt als Besonderheit drei Öffnungen (Aperturae), die in den äußeren Liquorraum münden. Die **Apertura mediana (Foramen Magendii)** mündet in die Cisterna cerebellomedullaris (→ Kap. 34); die beiden **Aperturae laterales (Foramina Luschkae)** befinden sich am Ende der paarigen Recessus laterales und münden in die Cisterna pontocerebellaris. Beide Plexus choroidei sind über die Tela choroidea ventriculi quarti am unteren Kleinhirnsegel befestigt und vereinigen sich im Bereich der Apertura mediana. Freie Enden der Plexus können durch die Aperturae laterales in den Subarachnoidalraum hineinreichen und werden dann als Bochdalek-Blumenkörbchen sichtbar.

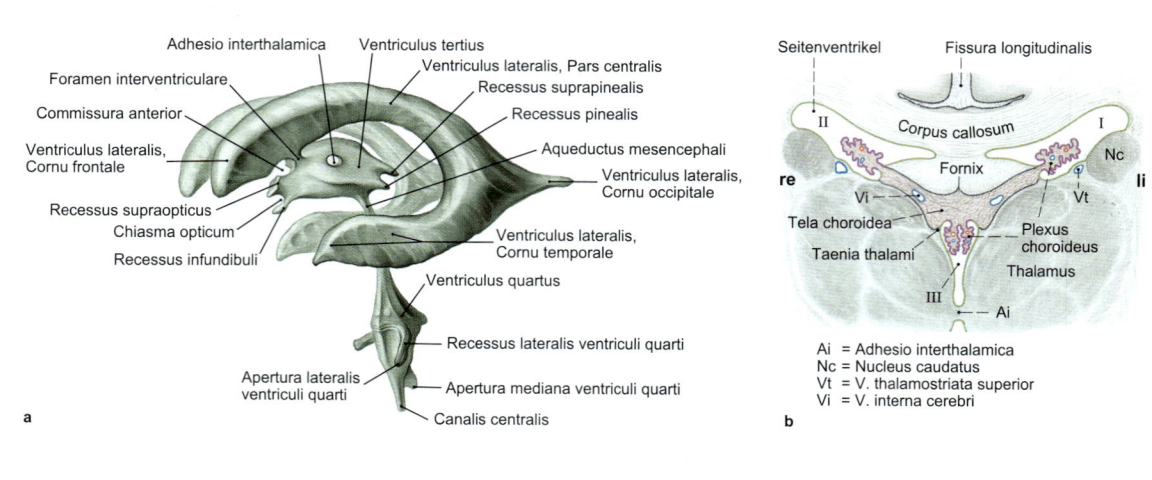

Abb. 35.1 Ventrikelsystem (a), Frontalschnitt durch Seitenventrikel und III. Ventrikel (b) [S007-1-24]

Tab. 35.1 Begrenzungen der Ventrikel

	Seitenventrikel				III. Ventrikel	IV. Ventrikel
	Cornu anterius	**Pars centralis**	**Cornu posterius**	**Cornu inferius**		
Dach	Truncus corporis callosi		Balken- und Sehstrahlung	Cauda nuclei caudati	Plexus choroideus ventriculi tertii	oberes und unteres Kleinhirnsegel
Boden	Rostrum corporis callosi, Caput nuclei caudati	Thalamus mit Lamina affixa, Stria terminalis, Corpus nuclei caudati	Trigonum collaterale mit Eminentia collateralis		Infundibulum, Tuber cinereum, Aqueductus mesencephali, Corpora mammillaria	Rautengrube
Laterale Wand	Caput nuclei caudati	Corpus nuclei caudati	Balken- und Sehstrahlung		Thalamus, Hypothalamus	obere und untere Kleinhirnstiele
Mediale Wand	Septum pellucidum	Septum pellucidum, Fornix, Plexus choroideus ventriculi lateralis	Calcar avis (wird durch den Sulcus calcarinus hervorgerufen)	Hippocampus, Plexus choroideus	–	–
Vordere Wand	Genu corporis callosi	Cornu anterius	Übergang in Pars centralis und Cornu inferius	Corpus amygdaloideum	Commissura anterior, Lamina terminalis	–
Hintere Wand	Übergang in die Pars centralis	Übergang in Cornu posterius	Okzipitalpol	Übergang in Pars centralis und Cornu posterius	Commissura posterior, Epiphyse	–

Hirn- und Rückenmarkshäute, Liquorräume

Liquor

Liquor ist eine wasserklare Flüssigkeit, welche die inneren und äußeren Liquorräume ausfüllt. Die Elektrolytwerte des Liquors entsprechen weitgehend denen des Blutes. Der Liquor enthält jedoch im Gegensatz zu Blut wenig Eiweiß und kaum Zellen (v. a. Leukozyten). Größtenteils wird der Liquor von den **Plexus choroidei** sezerniert. Diese Auffaltungen der Ventrikelwände kommen dadurch zustande, dass die Gefäße der Pia mater Konvolute bilden, die sich in die Ventrikel vorschieben. Mikroskopisch bestehen die Plexus aus zwei Schichten:
- **Tela choroidea:** piales Bindegewebe mit fenestrierten Kapillaren
- **Plexusepithel:** spezialisierte liquorproduzierende Ependymzellen, die über Tight Junctions verbunden sind

In den Plexus choroidei ist das Kapillarblut durch eine **Blut-Liquor-Schranke** (→ Kap. 18) vom Liquorraum getrennt. Diese besteht aus dem fenestrierten Kapillarendothel, den Basalmembranen von Endothel und Plexusepithel und dem Plexusepithel. Für H_2O, O_2 und CO_2 ist die Schranke gut, für Elektrolyte schlecht und für andere Moleküle praktisch nicht durchlässig. Das zirkulierende Liquorvolumen wird immer wieder ausgetauscht: So werden täglich bis zu 500 ml gebildet, wobei das gesamte Liquorvolumen in den äußeren und inneren Liquorräumen lediglich ca. 150 ml beträgt.

Funktionen des Liquors

- Das „Liquorwasserkissen", in welches das ZNS eingebettet ist, schützt vor mechanischen Einwirkungen (Stöße etc.).
- Durch den umgebenden Liquor erfährt das ZNS einen Auftrieb, der zu einer 97-prozentigen Gewichtsreduktion (von ca. 1400 g auf 45 g) des ZNS führt.
- Wichtige Funktion beim Stoffwechsel des ZNS, Entfernung schädlicher Stoffe, Transport von Hormonen (z. B. Leptin)

Für diagnostische Zwecke (z. B. Nachweis von Entzündungen wie einer eitrigen Meningitis oder multiplen Sklerose) kann Liquor durch **Lumbalpunktion** entnommen werden. Hierbei nimmt der Patient eine gekrümmte Haltung ein und wird zwischen den Fortsätzen des 3. und 4. oder 4. und 5. Lendenwirbels punktiert. Bei der Subokzipitalpunktion wurde früher Liquor aus der Cisterna cerebellomedullaris entnommen.

Liquorzirkulation

Der größte Teil des Liquors wird in den Seitenventrikeln gebildet und fließt von dort aus über die Foramina interventricularia in den III. Ventrikel. Über den Aqueductus mesencephali gelangt er vom III. in den IV. Ventrikel und in den Zentralkanal des Rückenmarks. Durch die Aperturae laterales und mediana wird der Liquor vom inneren in den äußeren Liquorraum, den Subarachnoidalraum, transportiert (→ Kap. 34). Dort wird er von den **Granulationes arachnoideae** resorbiert und an die venösen Sinus durae matris abgegeben. Außerdem gelangt Liquor durch die Interzellularspalten des Ependyms in die Interzellularräume von Gehirn und Rückenmark. Weitere Resorptionsorte sind die Venen im Subarachnoidalraum sowie die Austrittsstellen der Nervenwurzeln von Hirn- und Rückenmarksnerven. In letzterem Fall gelangt der Liquor über den Endoneuralraum in venöse Plexus oder Lymphbahnen. Auch über das Siebbein kann der Liquor abfließen; er gelangt dann in die Mukosa der Nase, wo er Anschluss an Lymphgefäße findet, die dann in die zervikalen Lymphknoten drainieren.

> Blutungen, Tumoren, Fehlbildungen etc. können zu Liquorabflussblockaden führen. Bei einer Blockade innerhalb des Ventrikelsystems liegt ein **Hydrocephalus internus**, bei einer Abflussstörung im Bereich des Subarachnoidalraums ein **Hydrocephalus externus** vor. Zeichen einer Liquorblockade sind u. a. Kopfschmerzen, Übelkeit und eine gestaute Papilla n. optici (Stauungspapille).
> Als **Hydrocephalus e vacuo** wird eine Zunahme der Ventrikelgröße bezeichnet, die als Folge des Verlusts von Hirnsubstanz z. B. bei Morbus Alzheimer auftritt.

> ### Zusammenfassung
> - Der innere Liquorraum umfasst das Ventrikelsystem, den Aqueductus mesencephali sowie den Canalis centralis des Rückenmarks. Das Ventrikelsystem besteht aus vier Ventrikeln, nämlich den paarigen Seitenventrikeln sowie dem III. und IV. Ventrikel.
> - Über seitliche Öffnungen des IV. Ventrikels steht der innere mit dem äußeren Liquorraum in Verbindung. Im inneren Liquorraum wird durch spezielle Ependymzellen der Plexus choroidei Liquor cerebrospinalis gebildet, der nach Zirkulation im inneren und äußeren Liquorraum hauptsächlich über die Granulationes arachnoideae zurück in die venösen Blutleiter transportiert wird.

36 Somatosensorisches System

Um mit der Umwelt kommunizieren und körperinterne Vorgänge regulieren zu können, besitzt der Körper sensorische Systeme. Diese dienen der Aufnahme, Weiterleitung und zentralen Verarbeitung von Sinnesreizen sowohl aus der Außenwelt als auch aus dem inneren Milieu. Zu diesen sensorischen Systemen gehören:

- Das **viszerosensorische** (viszerosensible) **System** (→ Kap. 47, → Kap. 51): Es übermittelt über viszerale Rezeptoren v. a. Reize aus den inneren Organen und Gefäßen (Magendehnung, Blutdruckanstieg etc.).
- Das **somatosensorische** (somatosensible) **System** (s. u.): Es ermöglicht über Exterozeptoren der Haut die Wahrnehmung von Berührung, Druck, Vibration, Schmerz und Temperatur. Außerdem vermittelt es Informationen des Bewegungsapparats über Propriozeptoren, d. h. zu Stellung und Bewegungen des Körpers im Raum.
- **Speziell-sensorische** (speziell-sensible) **Systeme:** Zu diesen gehören die speziellen Sinnesorgane Auge, Ohr, Zunge und Nase, die im Gegensatz zu den Rezeptoren der Somatosensorik nicht im gesamten Körper, sondern nur im Kopf lokalisiert sind.

> Nach älterer Nomenklatur verwendet man „sensorisch" für die Sinnesmodalitäten Hören, Sehen, Schmecken, Riechen im Unterschied zu den „sensiblen" Modalitäten wie Schmerz, Temperatur und Berührung. Heute verwendet man beide Begriffe meist als Synonyme und fasst unter dem Oberbegriff „**speziell-sensorische**" **Systeme** gesondert das visuelle, auditorische, vestibuläre, gustatorische und olfaktorische System zusammen.

Das somatosensible System besteht wie die anderen sensiblen Systeme aus Rezeptoren (→ Tab. 36.1) zur Reizaufnahme sowie Bahnen zur Weiterleitung der sensiblen Impulse und nicht zuletzt aus kortikalen Arealen im Großhirn (somatosensibler Cortex), in welchem die Impulse zu Bewusstsein gelangen. Für alle Bahnen des somatosensiblen Systems gelten dabei folgende Gemeinsamkeiten: Die 1. Neurone (primärafferente Neurone) der Bahnen sind pseudounipolare Nervenzellen, deren Perikarya in den Spinalganglien (spinoafferentes System) oder – für die Versorgung einiger Areale des Kopfs (Trigeminussystem) – im Ganglion trigeminale bzw. im Ncl. mesencephalicus n. trigemini liegen. Die Endigungen ihrer peripherwärts gerichteten (dendritischen) Axone dienen der Aufnahme der sensiblen Reize: Es handelt sich dabei entweder um freie Nervenendigungen (z. B. Nozizeptoren) oder Endigungen, die mit Hüllzellen komplexere rezeptive Strukturen (z. B. Meissner-Tastkörperchen) bilden. Die sensiblen Impulse werden dann über die Axone (sensible/afferente Nervenfasern) der 1. Neurone in Richtung ZNS geleitet, wo sie in Rückenmark oder Hirnstamm auf 2. Neurone umgeschaltet werden. Diese projizieren dann in somatotopischer Anordnung zum Thalamus, in dem die Umschaltung auf das 3. Neuron der afferenten Strecke erfolgt. Die 3. Neurone erreichen schließlich mit ihren Axonen über die Capsula interna den primären somatosensiblen Cortex (Gyrus postcentralis).

Spinoafferentes System

Anterolaterales System (Vorderseitenstrangbahnen)

Das anterolaterale System umfasst im Wesentlichen die Tractus spinothalamici anterior und lateralis sowie den Tractus spinoreticularis. Diese sog. Vorderseitenstrangbahnen leiten Impulse der **protopathischen Sensibilität**, d. h. Temperatur- und Schmerzimpulse sowie grobe Informationen aus kutanen Exterozeptoren (grobe Druck- und Berührungsempfindung) und Propriozeptoren (Informationen zur groben Stellung der Extremitäten im Raum).

Tractus spinothalamicus lateralis

Der Tractus spinothalamicus lateralis (→ Abb. 36.1) vermittelt Schmerz- und Temperaturempfindungen. Die primärafferenten Neurone nehmen über ihre peripheren Fortsatzendigungen (freie Nervenendigungen) Schmerz- und Temperaturreize auf und projizieren mit ihren zentralwärts gerichteten Fortsätzen über die entsprechenden Hinterwurzeln in das Hinterhorn (v. a. Laminae I und II) des Rückenmarks. Dort werden die Impulse auf Strangzellen umgeschaltet, welche die 2. Neurone der afferenten Strecke darstellen. Die Axone der 2. Neurone kreuzen noch auf Höhe des jeweiligen Rückenmarksegments in der Commissura alba anterior zur Gegenseite und ziehen in den Seitensträngen des Rückenmarks als Tractus spinothalamicus anterior nach kranial bis zum Ncl. ventralis posterolateralis des Thalamus. Im Tractus spinothalamicus lateralis besteht, wie auch bei den Hinterstrangbahnen, eine somatotopische Anordnung: Die Fasern der unteren Extremität liegen ganz lateral, während sich medialwärts nach und nach diejenigen von Rumpf und Extremitäten anlagern. Im Thalamus werden dann die Impulse erneut umgeschaltet (3. Neurone) und zum Gyrus postcentralis geleitet.

Tractus spinothalamicus anterior

Der Tractus spinothalamicus anterior nimmt den gleichen Verlauf wie der Tractus spinothalamicus lateralis. Allerdings leitet er grobe Druck- und Berührungsempfindungen sowie grobe proprioceptive Impulse (u. a. aus Meissner-Körperchen, Merkel-Endigungen etc.), welche ebenfalls im Hinterhorn auf Strangzellen umgeschaltet werden. Untrennbar mit dem Tractus spinothalamicus anterior verbunden ist der **Tractus spinoreticularis,** der seinen Ausgang von den Laminae V–VII des Hinterhorns nimmt. Dieser Trakt zieht zur Formatio reticularis und vermittelt v. a. lang anhaltende, dumpfe Schmerzen.

Tab. 36.1 Einteilung der Rezeptoren des somatosensiblen Systems

Rezeptoren		Rezeptive Endigung	Adäquater Reiz
Exterozeptoren (Hautrezeptoren) → Oberflächensensibilität	kutane Mechanorezeptoren (Rezeptoren des Tastsinns)	Merkel-Endigung	Hautdeformation (Druck)
		Ruffini-Körperchen	Hautdehnung (Spannung)
		Meissner-Körperchen	Hautberührung
		Haarfollikelrezeptoren	Haarberührung
		Vater-Pacini-Körperchen	Vibration
	Thermorezeptoren (Kälte- und Wärmerezeptoren)	freie Nervenendigungen	15–35 °C bzw. 30–45 °C
	Nozizeptoren	freie Nervenendigungen	Noxen, Gewebeschädigung etc.
Propriozeptoren → Tiefensensibilität	Mechanorezeptoren der Proprioception	Muskelspindeln	Muskeldehnung
		Golgi-Sehnenorgane	Muskelspannung
		Gelenkrezeptoren	Gelenkbewegung

Somatosensorisches System

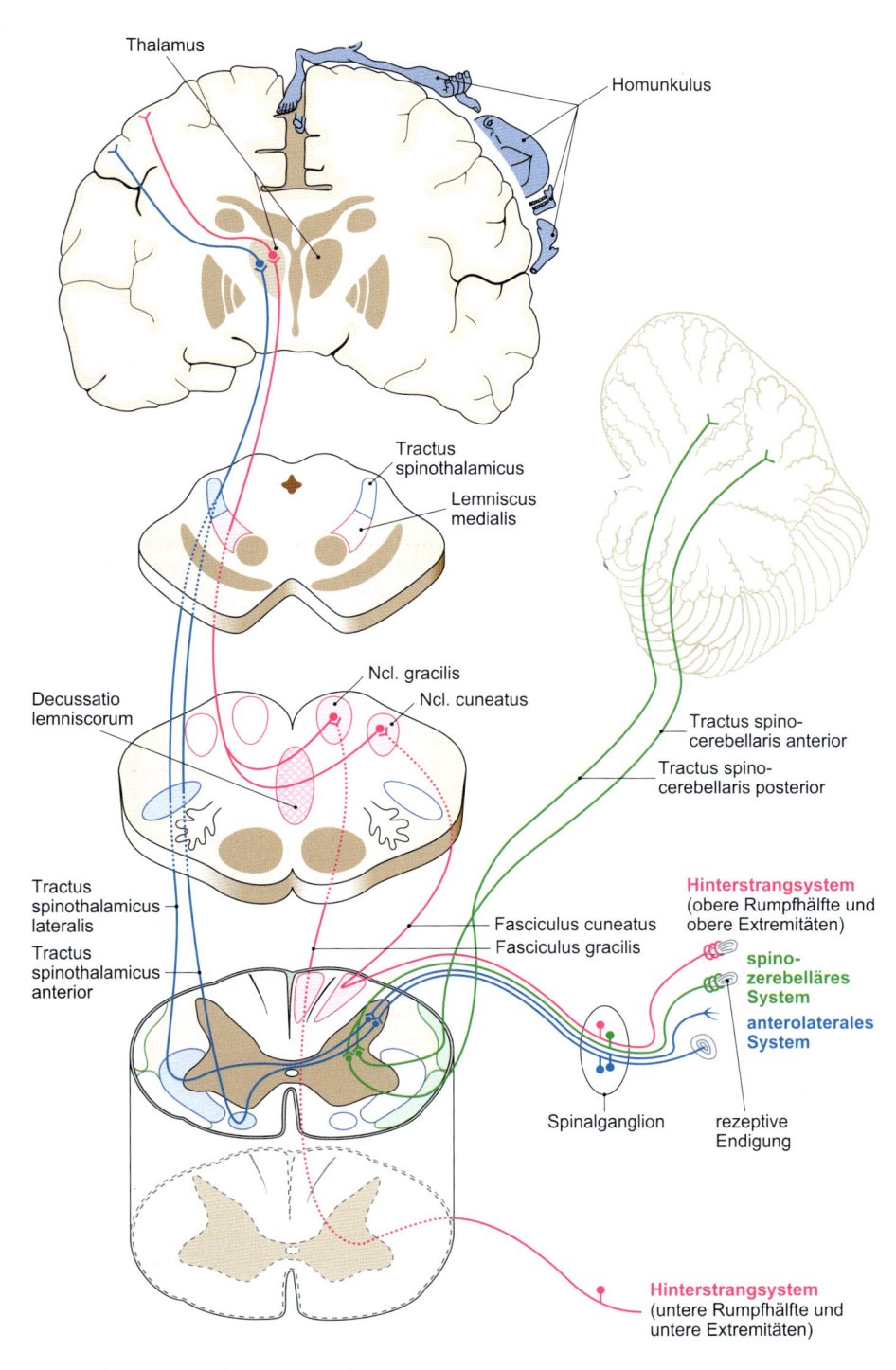

Abb. 36.1 Übersicht der Bahnen des spinoafferenten Systems [L141]

bilden hingegen den **Fasciculus cuneatus** (Tractus spinobulbaris lateralis), der lateral des Fasciculus gracilis liegt. Die beiden Fasciculi enden schließlich an den entsprechenden gleichnamigen Hinterstrangkernen in der Medulla oblongata, nämlich Ncl. gracilis und Ncl. cuneatus, wo die Umschaltung auf die 2. Neurone erfolgt. Deren Axone kreuzen unterhalb der Rautengrube zur Gegenseite (Decussatio lemniscorum) und ziehen dann als **Lemniscus medialis** zum Ncl. ventralis posterolateralis des Thalamus, wo sie erneut umgeschaltet werden und dann den somatosensiblen Cortex erreichen.

Spinozerebelläres System (Kleinhirnseitenstrangbahnen)

Die Kleinhirnseitenstrangbahnen leiten v. a. propriozeptive Impulse aus dem Bewegungsapparat (Muskeln, Sehnen und Gelenke) an das Kleinhirn. Diese Informationen benötigt das Kleinhirn, um ohne unser Bewusstsein Haltung und Bewegung laufend an die Gegebenheiten in der Peripherie anzupassen (→ Kap. 43). So können wir manche Dinge wie z. B. Treppensteigen oder Fahrradfahren ganz automatisch durchführen. Die propriozeptiven Impulse zum Kleinhirn bleiben, da sie nicht den sensiblen Großhirncortex erreichen, also unbewusst. Ganz anders sieht es z. B. bei den mechanosensiblen Impulsen der Hinterstrangbahnen aus, die bewusst wahrgenommen werden können: Man spürt z. B. den Boden unter den Füßen oder weiß (auch bei geschlossenen Augen), dass man z. B. die Hände zur Faust geballt hat.

Tractus spinocerebellaris posterior

Der Tractus spinocerebellaris posterior führt propriozeptive Impulse aus der unteren Körperhälfte. Diese werden in das Hinterhorn des Rückenmarks geleitet und im Ncl. dorsalis umgeschaltet. Von dort aus ziehen Fasern im Seitenstrang der gleichen Seite als Tractus spinocerebellaris posterior zum Kleinhirn (Spinocerebellum).

Tractus spinocerebellaris anterior

Auch dieser Trakt führt propriozeptive Impulse (allerdings weniger gut differenzierte) aus der unteren Körperhälfte, wobei die Umschaltung u. a. im Ncl. proprius des Hinterhorns stattfindet. Außerdem verlaufen die aufsteigenden Axone des Trakts nicht nur ipsilateral, sondern v. a. gekreuzt im kontralateralen Seitenstrang zum Kleinhirn. Vor Erreichen der Kleinhirnrinde kreuzen jedoch die gekreuzten Fasern wieder zurück, sodass jede Kleinhirnhälfte letztlich nur Fasern der ipsilateralen Körperhälfte erhält.

Hinterstrangsystem (Hinterstrangbahnen)

Die Hinterstrangbahnen leiten Impulse der **epikritischen Sensibilität**, d. h. genaue Informationen aus kutanen Exterozeptoren (genaue Druck- und Berührungsempfindung, Vibrationsempfindung) und Propriozeptoren (Informationen zur genauen Stellung der Extremitäten im Raum). Die sensiblen Impulse werden auch hier über die Hinterwurzel in das Rückenmark geleitet. Dort werden sie allerdings nicht im Hinterhorn umgeschaltet, sondern verlaufen an diesem vorbei, um in den ipsilateralen Hintersträngen des Rückenmarks bis zur Medulla oblongata zu ziehen. Auf ihrem Weg zur Medulla oblongata schließen sich dabei die Fasern aus der unteren Rumpfhälfte und den unteren Extremitäten zum **Fasciculus gracilis** (Tractus spinobulbaris medialis; Merkhilfe: „das grazile Bein") zusammen, der direkt neben dem Septum medianum posterius des Rückenmarks liegt. Fasern aus der oberen Rumpfhälfte und den oberen Extremitäten

Somatosensorisches System

Tractus cuneocerebellaris

Der Tractus cuneocerebellaris entspringt im Ncl. cuneatus accessorius in der Medulla oblongata und leitet propriozeptive Informationen der oberen Körperhälfte zum Kleinhirn. Er ist das funktionelle Äquivalent zum Tractus spinocerebellaris posterior. Unterstützt wird er dabei noch vom **Tractus spinocerebellaris superior,** welcher dem Tractus spinocerebellaris anterior entspricht.

Weitere Bahnen

Über die Kleinhirnstrangbahnen hinaus existieren noch weitere kleinere Bahnen, die auch im Hinterhorn des Rückenmarks entspringen und propriozeptive Impulse zu den Ncll. olivares inferiores und den Ncll. vestibulares im Hirnstamm senden (**Tractus spinoolivaris** und **Tractus spinovestibularis**).

> Nach **halbseitiger Schädigung des Rückenmarks** (z. B. aufgrund von Traumen, Bandscheibenvorfällen) kommt es zum **Brown-Séquard-Syndrom** (s. a. → Kap. 14): Kaudal der Läsion fallen ipsilateral die epikritische und kontralateral die protopathische Sensibilität aus. Außerdem tritt eine Lähmung (erst schlaff, dann spastisch) der Muskulatur ein.

Trigeminussystem

Das Trigeminussystem (→ Abb. 36.2) sammelt über den N. trigeminus (V) die somatosensiblen Informationen aus dem Kopfbereich und kann entsprechend den drei Kerngebieten des N. trigeminus in drei Anteile gegliedert werden. Diese entsprechen funktionell weitgehend den drei Bahnsystemen im Rückenmark (→ Tab. 36.2).

Leitung der protopathischen Sensibilität

Die primärafferenten Neurone haben ihre Perikarya im Ganglion trigeminale und leiten protopathische Impulse (Schmerz, Temperatur, grobe exterozeptive Impulse) in somatotopischer Ordnung zum Ncl. spinalis n. trigemini, wo sie auf 2. Neurone umgeschaltet werden. Deren Axone kreuzen zur Gegenseite, schließen sich dem Tractus spinothalamicus anterior an und erreichen den Thalamus. Dort werden sie im Ncl. ventralis posteromedialis auf 3. Neurone umgeschaltet, deren Axone zum Gyrus postcentralis ziehen.

Leitung der epikritischen Sensibilität

Auch hier liegen die Perikarya der primärafferenten Neurone (pseudounipolare Neurone) im Ganglion trigeminale, allerdings leiten diese Neurone epikritische Impulse (genaue exterozeptive Impulse) zum Ncl. principalis n. trigemini, wo die Umschaltung auf die 2. Neurone erfolgt. Die Axone der 2. Neurone kreuzen zur Gegenseite und bilden den zum Thalamus ziehenden Lemniscus trigeminalis, der sich dem Lemniscus medialis anschließt. Im Ncl. ventralis posteromedialis des Thalamus erfolgt die Umschaltung auf 3. Neurone, deren Axone zum Gyrus postcentralis ziehen.

Leitung der Propriozeption

Die propriozeptiven Bahnen des Trigeminussystems vermitteln propriozeptive Impulse der Kaumuskulatur. Eine Besonderheit dieser Bahn ist, dass die pseudounipolaren Neurone nicht im Ganglion trigeminale, sondern direkt im Ncl. mesencephalicus n. trigemini liegen. Ihre Axone ziehen auch nicht zum Thalamus, sondern direkt zum Ncl. motorius n. trigemini, sodass über diesen afferent-efferenten Schaltkreis die reflektorische Steuerung der Kaumuskulatur erfolgen kann.

Somatosensibler Cortex

Der **primäre somatosensible Cortex I** (S I, → Kap. 22) befindet sich im Gyrus postcentralis und nimmt die Areae 1, 2 und 3 nach Brodmann ein. Hier gelangen die Schmerz- und Temperaturreize sowie die Impulse der Oberflächen- und Tiefensensibilität der kontralateralen Körperhälfte (alle Bahnen haben schließlich auf ihrem Weg zum Cortex eine Kreuzung zur Gegenseite vollzogen!) zu Bewusstsein. Außerdem erreichen S I auch Signale des Vestibularis- und des

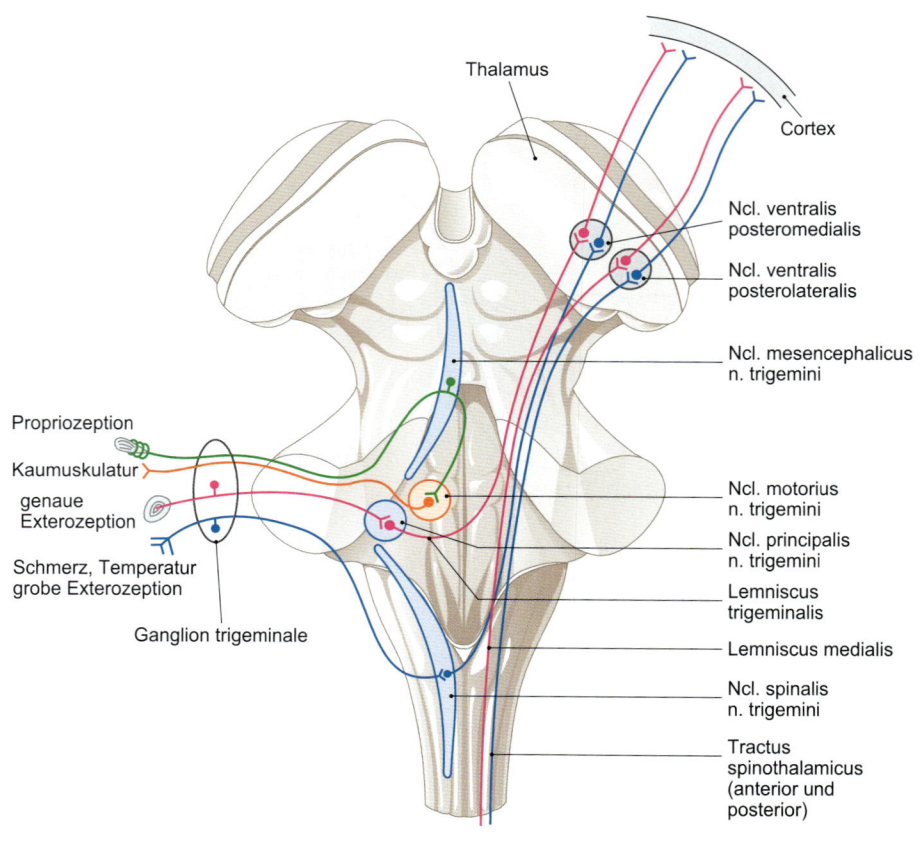

Abb. 36.2 Übersicht der Bahnen des Trigeminussystems [L141]

Tab. 36.2 Spino- und trigeminoafferentes System

Qualität	Spinoafferentes System	Trigeminussystem
Grobe exterozeptive und propriozeptive Impulse, Schmerz, Temperatur (protopathische Sensibilität)	anterolaterales System	Ncl. spinalis n. trigemini
Genaue exterozeptive und propriozeptive Impulse (epikritische Sensibilität)	Hinterstrangsystem	Ncl. principalis n. trigemini
Propriozeptive Impulse	spinozerebelläres System	Ncl. mesencephalicus n. trigemini

Somatosensorisches System

Geschmackssystems sowie aus motorischen Cortexarealen. S I weist eine somatotope Gliederung auf: Dabei sind, wie man am Homunkulus sieht, bestimmte Körperregionen wie Lippen, Gesicht und Daumen überproportional repräsentiert. Solche überrepräsentierten Gebiete weisen auch peripher eine besonders hohe Rezeptordichte auf! Efferenzen aus S I erreichen den sekundären somatosensiblen Cortex (unimodaler Assoziationscortex) sowie den multimodalen Assoziationscortex des posterioren Parietallappens. Darüber hinaus ziehen Efferenzen über die Pyramidenbahn zu wichtigen Stationen (Thalamus, Hinterstrangkerne etc.) somatosensibler Bahnen hinab. Über diese meist hemmenden Projektionen kann der sensible Input zum Cortex wohl schon im Voraus reduziert bzw. gefiltert werden.

> Eine **Läsion von S I** hat im kontralateralen Körperbereich eine Herabsetzung der Wahrnehmung von Berührung, Druck, Vibration, Lageempfindung sowie Schmerz und Temperatur zur Folge. Da z. T. in den Relaiskernen der somatosensiblen Bahnen (u. a. Thalamus, Hinterstrangkerne) bereits eine grobe Wahrnehmung der Sinnesreize – besonders von Temperatur und Schmerz – erfolgt, ist die Empfindung oft nicht komplett gestört. Die feindiskriminative Wahrnehmung ist jedoch an die Funktion des Cortex gebunden und fällt daher völlig aus.

Der **sekundäre somatosensible Cortex (S II)** befindet sich hinter dem primären somatosensiblen Cortex (Area 5). Er ist ebenfalls somatotop (wenn auch gröber!) organisiert und bekommt im Gegensatz zu S I Signale aus beiden Körperseiten. Gemäß der Funktion sekundärer Rindenfelder erfolgt in S II das Erkennen, d. h. die erste Interpretation der in S I wahrgenommenen Sinnesreize, indem die Signale mit früher gespeicherten verglichen werden und eine bestimmte Bedeutung erhalten. An dieser Interpretation wesentlich beteiligt ist der **posteriore parietale Cortex** (Areae 5 und 7). Er ist wird im Zusammenhang mit anderen multimodalen Assoziationscortices besprochen (→ Kap. 23).

> Eine **Läsion von S II** hat entsprechend seiner Funktion eine **taktile Agnosie** zur Folge: Hierbei entfällt – bei uneingeschränkter bewusster Tastwahrnehmung (S I ist intakt!) – die Fähigkeit, bei geschlossenen Augen Gegenstände durch Abtasten zu erkennen.

Zusammenfassung

- Das somatosensorische (somatosensible) System dient:
  - Der Aufnahme propriozeptiver (Informationen über Stellung und Bewegungen des Körpers im Raum) und exterozeptiver Reize aus der Haut (Berührung, Druck, Vibration, Schmerz, Temperatur)
  - Der Weiterleitung dieser sensiblen Impulse über Nerven und aufsteigende Bahnen (spinoafferente und trigeminoafferente Bahnen)
  - Der Verarbeitung in somatosensiblen kortikalen Arealen: v. a. primärer und sekundärer somatosensibler Cortex und multimodaler Assoziationscortex des posterioren Parietallappens

37 Visuelles System

Sehbahn

Retina

Die **Photorezeptoren** (Sinneszellen neuraler Herkunft) sind die **1. Neurone** der Sehbahn und befinden sich in der äußersten Schicht der Retina. Sie liegen in zwei Formen vor, den lichtempfindlichen Stäbchen und Zapfen, wobei die Zapfen für das photopische Sehen (Sehen bei Tageslicht, Farbensehen) und die Stäbchen für das skotopische Sehen (Dämmerungs- und Nachtsehen, Hell-Dunkel-Sehen) zuständig sind. Die Stäbchen und Zapfen besitzen Sehpigmente (Rhodopsin bzw. Zapfenopsine), die durch Lichteinfall aktiviert werden und dadurch Signale auslösen, welche auf die nachgeschalteten **Bipolarzellen** (**2. Neurone** der Sehbahn) übertragen werden. Diese geben die Erregungen ihrerseits an die **Ganglienzellen** (**3. Neurone** der Sehbahn) weiter, deren Axone den N. opticus bilden. Auf die genaueren Verschaltungsmechanismen (On-off-System, laterale Hemmung durch Interneurone etc.) innerhalb der Retina wird in diesem Rahmen nicht näher eingegangen, es sei auf Lehrbücher der Physiologie verwiesen. Man sollte jedoch wissen, dass die Zellen der Retina visuelle Impulse nicht nur weiterleiten, sondern bereits komplex verarbeiten. So „zerlegen" z. B. drei verschiedene Typen von Ganglienzellen das Bild der Umwelt, indem sie jeweils unterschiedliche Aspekte des Bilds erfassen:

- Die großen M-Zellen (magnozelluläres System) machen ca. 10 % der Ganglienzellen aus, haben schnell leitende dicke Axone und sind, da sie v. a. mit Stäbchenzellen in Verbindung stehen, nicht farbempfindlich. Sie dienen daher bes. der Bewegungswahrnehmung, der Erfassung von Entfernungen von Objekten sowie der groben nichtfarbigen Objektwahrnehmung.
- Die kleinen P-Zellen (parvozelluläres System) machen ca. 80 % der Ganglienzellen aus, haben langsamer leitende dünne Axone und sind hochauflösende farbempfindliche Zellen. Damit stehen sie im Dienste der Erfassung von Farbe und Form.
- Die heterogenen K-Zellen (koniozelluläres System) projizieren zwar auch in die primäre Sehrinde, aber v. a. in Zentren des Hirnstamms (Colliculi superiores, Area pretectalis), wodurch sie Teil optischer Reflexbahnen (Pupillenreflex, reflektorische Augenbewegungen) sind.

Das Gesichtsfeld

Unter dem (binokularen) Gesichtsfeld (→ Abb. 37.1) versteht man denjenigen Teil der Umwelt, der von beiden Augen ohne Zuhilfenahme von Blick- oder Kopfbewegungen wahrgenommen werden kann. Es setzt sich aus der Summe der beiden monokularen Gesichtsfelder, d. h. aus dem Gesichtsfeld des rechten und des linken Auges zusammen. Dabei sind die Gesichtsfelder der beiden Augen keineswegs räumlich so verschieden, wie es die meisten schematischen Abbildungen suggerieren, sondern überlagern sich größtenteils: Der Bereich in der Mitte des binokularen Gesichtsfelds wird von beiden Augen abgedeckt, während periphere Bereiche nur von einem Auge erfasst werden. Das erklärt auch, dass Gesichtsfeldausfälle von manchen Betroffenen nicht wahrgenommen werden.

Die linke Gesichtsfeldhälfte wird nun im nasalen (medialen) Gesichtsfeld des rechten Auges – und damit in dessen temporaler Retinahälfte – sowie im temporalen (lateralen) Gesichtsfeld des linken Auges – und damit in dessen nasaler Retinahälfte – abgebildet. Analoges gilt für die rechte Gesichtsfeldhälfte.

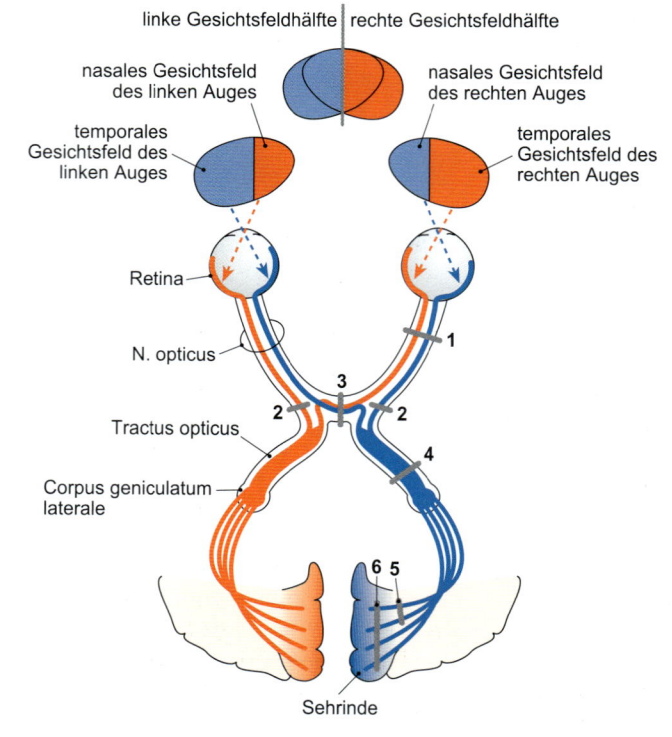

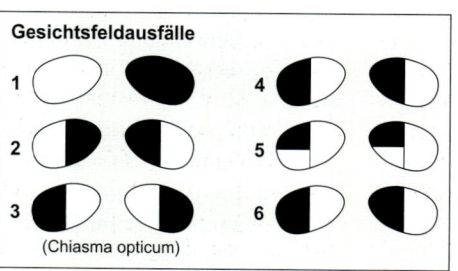

Abb. 37.1 Sehbahn mit möglichen Schädigungsorten und entsprechenden Gesichtsfeldausfällen [L141]

Speziell-sensorische Systeme

> **Gesichtsfeldausfälle**
> Läsionen der Sehbahn (z. B. durch multiple Sklerose, Tumoren, Meningitis oder Infarkte verursacht) führen zu Gesichtsfeldausfällen. Um diese genauer zu bestimmen, prüft man jeweils getrennt voneinander das Gesichtsfeld des rechten und des linken Auges z. B. mithilfe eines Hohlkugelperimeters. Anhand von Art und Ausprägung der Ausfälle kann man dann in vielen Fällen bereits den Ort der Läsion ableiten.
> - Eine Unterbrechung des N. opticus führt zu einem vollständigen Gesichtsfeldausfall des betroffenen Auges: **einseitige Amaurosis**.
> - Eine Schädigung in der Mitte des Chiasma opticum (→ z. B. Hypophysentumor) führt dazu, dass jeweils die beiden temporalen Gesichtsfelder beider Augen ausfallen: **bitemporale Hemianopsie** („Scheuklappenphänomen"). Eine Zerstörung des gesamten Chiasmas ruft eine völlige Blindheit hervor.
> - Bei Schädigung des Tractus opticus kommt es zur **homonymen Hemianopsie**, bei der die beiden ausgefallenen Gesichtsfeldhälften zur gleichen Seite zeigen.
> - Ausfälle bei Unterbrechung der Sehstrahlung (→ z. B. Infarkt der A. cerebri posterior) oder der primären Sehrinde führen je nach Läsionsort und -größe zu unterschiedlich großen Ausfällen in der kontralateralen Gesichtsfeldhälfte. Da die primären Sehrinden beider Hemisphären dicht beieinander liegen, können sie z. B. durch Tumoren im Interhemisphärenspalt gemeinsam geschädigt werden → **komplette Erblindung**.

N. opticus, Chiasma opticum und Tractus opticus

Die langen Axone der Ganglienzellen treten in der Papilla n. optici („blinder Fleck") aus der Retina aus und bilden, umhüllt von einer Markscheide aus Oligodendrozyten, die ca. 1 Mio. Fasern des **N. opticus (II)**, welcher die Orbita verlässt und in die Schädelhöhle eintritt. Der Sehnerv ist, wie übrigens auch die Retina, ein vorgeschobener Teil des Zwischenhirns und als solcher von Hirnhäuten umgeben. Im **Chiasma opticum** über der Hypophyse treffen dann die Nn. optici beider Seiten zusammen, wobei diejenigen Fasern der Nn. optici, die von den (medialen) nasalen Retinahälften kommen, zur Gegenseite kreuzen. Die Fasern der (lateralen) temporalen Retinahälften bleiben hingegen ungekreuzt. Aus dem Chiasma opticum geht beidseits der **Tractus opticus** hervor, der nun jeweils Fasern der ipsilateralen temporalen und der kontralateralen nasalen Retinahälfte enthält. Das bedeutet, dass der rechte Tractus opticus die Fasern für die Wahrnehmung der linken Gesichtsfeldhälfte führt, der linke Tractus opticus diejenigen für die Wahrnehmung der rechten Gesichtsfeldhälfte.

> Die Sehbahn ist während ihres gesamten Verlaufs **retinotop** gegliedert. Das bedeutet, dass jedem Ort auf der Netzhaut eine bestimmte Nervenfaser im N. opticus/Tractus opticus bzw. ein bestimmtes Areal in Corpus geniculatum laterale und Sehrinde zugeordnet werden können. Benachbarte Orte der Retina liegen auch in den jeweiligen Strukturen der Sehbahn nebeneinander. Hochauflösende Retinaareale werden besonders stark repräsentiert. So nimmt die Fovea centralis, der Ort des schärfsten Sehens, ganze 4/5 der primären Sehrinde ein.

Noch vor Erreichen des Corpus geniculatum laterale zweigen vom Tractus opticus Fasern (aus K- und M-Zellen) ab und ziehen zum Ncl. suprachiasmaticus des Hypothalamus (Abzweigung bereits im Chiasma opticum) sowie zu Area pretectalis und Colliculi superiores. Hierdurch erklärt sich, dass z. B. die Pupillenreaktion bei Zerstörung von Corpus geniculatum laterale oder Sehrinde nicht beeinträchtigt ist!

Corpus geniculatum laterale

Der Tractus opticus endet im Corpus geniculatum laterale, einem Kern des Thalamus. Dort erfolgt die Umschaltung auf die 4. Neurone der Sehbahn. Das Corpus geniculatum laterale besteht aus sechs Schichten: den beiden aus großen Neuronen bestehenden magnozellulären Schichten 1–2, in welche die magnozellulären Neurone (M-System) der Retina projizieren, und den aus kleinen Neuronen bestehenden parvozellulären Schichten 3–6, in welche die parvozellulären Neurone (P-System) der Retina projizieren. Außer den Axonen des Sehnervs erreichen das Corpus geniculatum laterale Afferenzen aus dem Hirnstamm (v. a. Formatio reticularis), welche den Informationsfluss an den Wachheitsgrad anpassen (z. B. Signalverstärkung bei erhöhter Aufmerksamkeit), sowie Afferenzen aus der Sehrinde. Bei Letzteren handelt es sich um retinotope Rückprojektionen aus der Sehrinde, die es ermöglichen, dass Impulse aus ganz bestimmten Arealen des Gesichtsfelds verstärkt bzw. abgeschwächt weitergeleitet werden (gezielte „Auswahl" der visuellen Information). Die Efferenzen aus dem Corpus geniculatum laterale ziehen als Sehstrahlung (Gratiolet-Sehstrahlung) über den hinteren Schenkel der Capsula interna zur primären Sehrinde.

Primärer visueller Cortex (V1)

Der primäre visuelle Cortex befindet sich im Okzipitallappen, wo er die Area 17 nach Brodmann einnimmt. Er wird auch als Area striata bezeichnet, da ihn ein bereits makroskopisch sichtbarer weißer Streifen (Gennari- bzw. Vicq-d'Azyr-Streifen) durchzieht. In V1 treffen die visuellen Impulse der kontralateralen Gesichtsfeldhälfte ein und gelangen zu Bewusstsein. Gegliedert wird V1 in vertikale Säulen, die jeweils – gemäß der Retinotopie – Impulse aus eng umschriebenen Bereichen der Retina erhalten. Impulse der oberen Retinahälfte, d. h. der unteren Gesichtshälfte, werden über dem Sulcus calcarinus, Impulse der unteren Retinahälfte, d. h. der oberen Gesichtshälfte, unterhalb des Sulcus calcarinus repräsentiert. Dadurch steht sowohl das Netzhautbild als auch die kortikale Repäsentation „auf dem Kopf". Innerhalb dieser Säulen werden Informationen aus P- und M-System getrennt verarbeitet: in oberen Schichten solche des P-Systems (Farben in „Blobs", Formen in „Interblobs") und in tieferen solche des M-Systems (Bewegungen). Seine Efferenzen sendet V1 v. a. in die sekundäre Sehrinde, welche die primäre Sehrinde wie ein Hufeisen umgibt.

Sekundäre Sehrinde (V2–V5)

Die Felder V2–V5 der sekundären Sehrinde befinden sich in den Areae 18 (V2) und 19 (V3–V5) nach Brodmann und dienen der Interpretation der visuellen Information. Viele Autoren rechnen nur Area 18 zur sekundären Sehrinde und bezeichnen die Felder in Area 19 als visuelle Assoziationsfelder/Tertiärfelder. Wichtiger ist aber der grundsätzliche Informationsfluss: In V2 werden die Impulse aus M- und P-System getrennt verarbeitet, und zwar durch abwechselnd aufeinanderfolgende Streifen für Farbe, Form und Bewegung.
Im Anschluss an V2 trennen sich aber nun die Wege des M- und P-Systems, sodass man V2 quasi als Verteiler der weiteren Information betrachten kann: Der **temporale Weg** leitet die Informationen des P-Systems über V4 im unteren Temporallappen bis zum frontobasalen Cortex. Er dient der Identifikation von Objekten durch Erkennen von Farben und Form. Der **parietale Weg** hingegen führt die Impulse des M-Systems über V3 und V5 (V5 liegt im Bereich des Sulcus temporalis) bis zum Motocortex. Er dient damit der Wahrnehmung bewegter Objekte und – indem er motorische Felder erreicht – der Steuerung von an die Umwelt angepassten Augenbewegungen.

Visuelles System

> **Ausfälle im temporalen Weg** der visuellen Informationsverarbeitung führen zu **Agnosie** („Seelenblindheit") **für Form, Muster und Farbe,** infolge deren – trotz primär intakter Wahrnehmung – das Erkennen von Objekten und Gesichtern (→ Prosopagnosie), aber auch das Benennen von Farben und das Unterscheiden von Farbtönen gestört sind.
> **Ausfälle im parietalen Weg** führen zur **Bewegungsagnosie,** bei welcher für den Betroffenen Bewegungen nicht flüssig, sondern als „abgehackte" Folge von Einzelbewegungen erscheinen.

Okulomotorik

Um die Augenmuskeln (→ Kap. 26) für die verschiedenen Bewegungsformen (s. u.) koordinieren zu können, sind sie untereinander und mit zahlreichen anderen Gebieten des Gehirns komplex vernetzt.

Okulomotorische Zentren und Verbindungen

Internukleäre Verbindungen

Die motorischen Augenmuskelkerne sind durch Interneurone miteinander verbunden. Gut nachgewiesen sind die im Fasciculus longitudinalis medialis verlaufenden reziproken Verbindungen zwischen dem Ncl. n. oculomotorii (→ M. rectus medialis) und dem kontralateralen Ncl. n. abducentis (→ M. rectus lateralis). Durch diese „3-zu-6"- bzw. „6-zu-3"-Verbindungen (→ Abb. 37.2) können beide Augen gleichsinnig, d. h. konjugiert, bewegt werden. Bei der Konvergenzreaktion (s. u.) wird diese Verbindung gehemmt, da hier beidseits die Mm. recti mediales kontrahieren.

Präokulomotorische Zentren

Die präokulomotorischen Zentren generieren und koordinieren horizontale und vertikale Augenbewegungen (Sakkaden, Folgebewegungen etc.). Sie erhalten – je nachdem, ob es sich um willkürliche oder unwillkürliche Bewegungen handelt – Impulse aus verschiedenen Arealen (s. u.). Die **paramediane pontine Formatio reticularis** ist v. a. die zentrale Schaltstelle für horizontale Blickbewegungen, während das Zentrum für vertikale Blickbewegungen in der **rostralen mesenzephalen Formatio reticularis** liegt. Weitere den Augenmuskelkernen vorgeschaltete Zentren sind die Ncll. vestibulares (s. u.).

Übergeordnete Blickzentren

Diese Zentren sind wichtige Zwischenstationen für Impulse aus der Sehrinde und den kortikalen Blickzentren des Großhirns (u. a. frontales Augenfeld) auf ihrem Weg zu den präokulomotorischen Zentren. Wichtige übergeordnete Blickzentren sind die Colliculi superiores (besonders für willkürliche Sakkaden) und das Vestibulocerebellum (für Blickfolgebewegungen).

Formen von Augenbewegungen

Kompensatorische Augenbewegungen

Kompensatorische Augenbewegungen ermöglichen, dass Bildverschiebungen aufgrund von Kopfbewegungen, wie sie z. B. beim Gehen passiv auftreten, durch entgegengerichtete konjugierte Augenbewegungen kompensiert werden (**vestibulookulärer Reflex**), sodass wir fixierte Objekte nicht aus den Augen verlieren. Die Rezeptoren der Bogengänge melden dazu Informationen über Kopfbewegungen an die Ncll. vestibulares, welche diese direkt über den Fasciculus longitudinalis med. an die entsprechenden Augenmuskelkerne weitergeben. Bei länger andauernder Bogengangsstimulation, wie sie z. B. auftritt, wenn man einen Probanden auf einem Drehstuhl dreht, beobachtet man eine rhythmische Abfolge aus langsamen Folgebewegungen entgegen der Bewegungsrichtung und schnellen Rückstellbewegungen (Sakkaden, s. u.), wobei Letztere der Fixierung eines neuen Punkt dienen, wenn die Beweglichkeit der Augenmuskeln erschöpft ist. Man bezeichnet dieses Phänomen als **vestibulären Nystagmus.** Ein weiterer kompensatorischer Reflex ist der **optokinetische Reflex,** durch welchen ebenfalls bewegte Bilder auf der Netzhaut stabilisiert werden. Er tritt bei bestimmten Bewegungen des Kopfs (z. B. bei langsamen Kopfdrehungen und länger anhaltenden Rotationen des Kopfs, wenn der vestibulookuläre Reflex abklingt), aber auch dann auf, wenn sich die Umwelt bewegt (z. B. beim Blick aus einem Zugfenster bewegt sich die Umwelt vom Betrachter weg → optokinetischer Nystagmus).

Sakkaden

Sakkaden sind konjugierte schnelle Augenbewegungen, durch welche die Fovea centralis ruckartig auf visuelle Ziele gerichtet

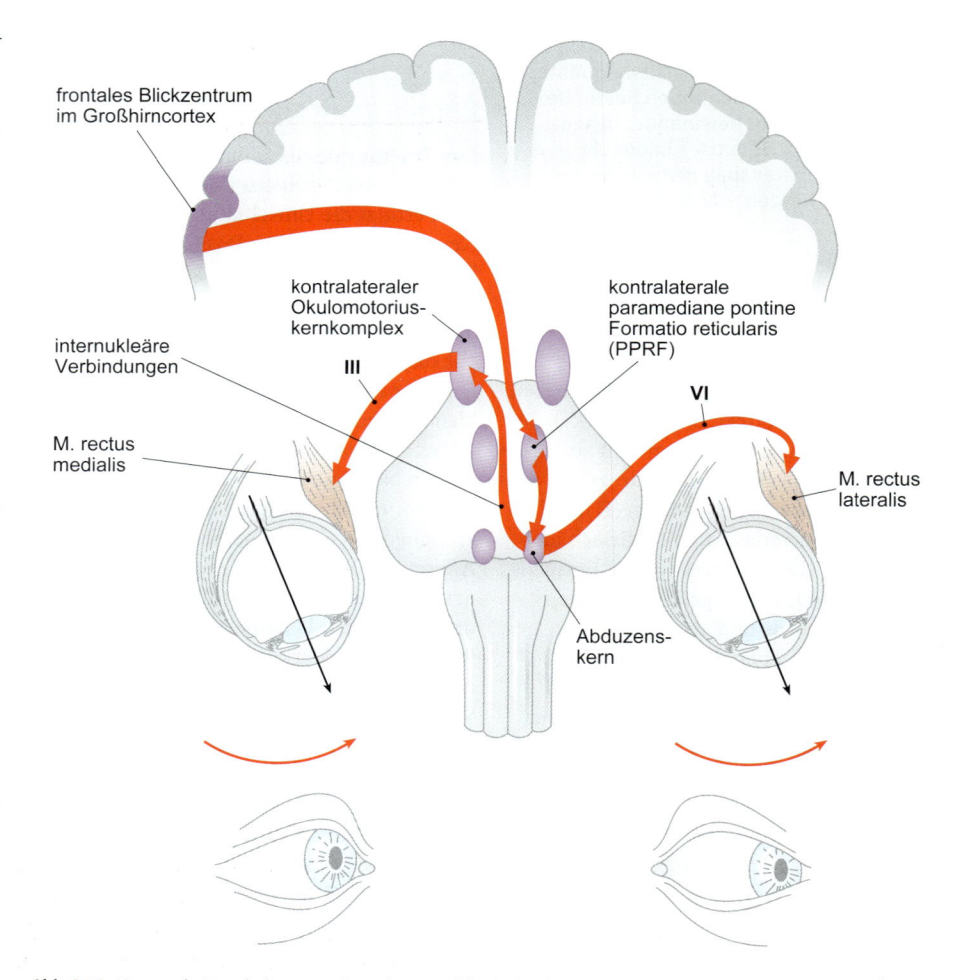

Abb. 37.2 Neuronale Verschaltung zur Generierung willkürlicher horizontaler Sakkaden (Colliculi sup. aus Übersichtlichkeitsgründen nicht dargestellt) [L141]

Speziell-sensorische Systeme

wird. **Reflektorische Sakkaden** („visueller Greifreflex") entstehen, wenn plötzlich ein Objekt im Gesichtsfeld auftaucht: Die visuellen Impulse werden dabei von der Retina direkt oder über die Sehrinde zu den Colliculi superiores geleitet. Diese lösen dann über die präokulomotorischen Zentren horizontale und vertikale Sakkaden aus. Da die Colliculi superiores neben visuellen Impulsen auch auditorische (über die Colliculi inferiores, → Kap. 38) und somatosensible Impulse bekommen, können Geräusche und Berührungen ebenfalls reflektorische Sakkaden bzw. Kopf- und Rumpfbewegungen zum Ort des Reizes hin auslösen. Die motorischen Kommandos für die Rumpfbewegungen werden dazu über den **Tractus tectospinalis** an die Motoneuronen im Rückenmark übermittelt. Durch die Verbindungen zum Ncl. n. facialis sollen die Colliculi superiores ferner den Lidschlussreflex bei plötzlich auftretenden visuellen Reizen vermitteln.

Willkürliche Sakkaden (bewusstes visuelles „Abtasten" der Umgebung) werden hingegen vom frontalen Augenfeld – vor der prämotorischen Rinde gelegen – sowie vom supplementären Blickzentrum (Area 6) generiert, welche ebenfalls die auslösenden visuellen Impulse über die Sehrinde erhalten. Sie projizieren sowohl direkt als auch indirekt (Basalganglien, okulomotorische Schleife, → Kap. 44) zu den Colliculi superiores, welche ihrerseits mit den präokulomotorischen Zentren in Kontakt treten.

> **Einseitige Läsionen des frontalen Augenfelds** führen dazu, dass der Patient reflektorische Sakkaden nicht mehr unterdrücken (d. h., auftauchende visuelle Reize können nicht ignoriert werden) und auch keine willkürlichen Sakkaden mehr generieren kann.

Blickfolgebewegungen

Willkürliche Blickfolgebewegungen haben zum Ziel, bewegte Objekte (z. B. einen bestimmten Spieler während eines Fußballspiels) in der Fovea centralis beider Augen zu behalten. Geschwindigkeit und Richtung des bewegten Objekts werden dabei von der Area V5 (s. o.) erfasst und an Assoziationsfelder im Bereich der Region, in der parietaler, okzipitaler und temporaler Lappen aufeinandertreffen, geleitet. Diese generieren die konjugierten Blickfolgebewegungen und geben die Programme über die übergeordneten Blickzentren (v. a. **Vestibulocerebellum**) an die präokulomotorischen Zentren weiter.

Nah- und Ferneinstellungsreaktionen

Die beiden Sehachsen und die Augenlinsen müssen sich beim Betrachten der Umwelt ständig den jeweiligen Entfernungen der einzelnen Objekte anpassen. Für die Betrachtung eines nahe gelegenen Objekts konvergieren die Sehachsen. Außerdem kontrahiert der M. ciliaris (Verdickung der Linse → höhere Brechkraft) um eine scharfe Abbildung des Gegenstands auf der Retina zu ermöglichen. Wechselt hingegen der Blick von einem nahe gelegenen zu einem entfernten Objekt, müssen die Sehachsen wieder auseinanderweichen (Divergenz) und die Linse flacht ab. Beim willkürlichen (bewusstes Fixieren) oder unwillkürlichen Betrachten eines sich nähernden Objekts werden folgende reflektorische Vorgänge ausgelöst:
- **Konvergenz**
- **Akkommodation**
- **Pupillenverengung** (für die Erhöhung der Bildschärfe)

Der Weg der Signalübertragung für die Auslösung dieser Vorgänge ist folgender: Die Sehimpulse erreichen die primäre Sehrinde und gelangen von dort über die Area pretectalis zu einem parasympathischen Kerngebiet, dem Perlia-Kern. Von dort aus werden die beiden Mm. recti mediales für die Konvergenzbewegung sowie die parasympathischen Edinger-Westphal-Kerne für die Pupillenverengung (M. sphincter pupillae) und die Akkommodation (M. ciliaris) angesteuert.

> ### Zusammenfassung
> - Das visuelle System besteht aus dem Auge mit seinen Hilfseinrichtungen (Lider, Bindehaut etc.), dem Sehnerv sowie Sehzentren und Bahnen im Gehirn.
> - Darüber hinaus gehört zum visuellen System die Okulomotorik, da die Gesamtheit der visuellen Wahrnehmung wesentlich durch die Augenbewegungen mitbestimmt wird.

Auditorisches und vestibuläres System

Hörbahn

N. cochlearis, Ncll. cochleares, oberer Olivenkernkomplex, Ncll. lemnisci laterales

Die Rezeptoren des auditorischen Systems sind die inneren und äußeren Haarzellen (sekundäre Sinneszellen) im Corti-Organ, welche über komplexe physiologische Vorgänge durch Schallwellen erregt werden. Die inneren Haarzellen übertragen die Erregungen nun an afferente Nervenfasern, da sie als sekundäre Sinneszellen keine Axone zur Fortleitung der Impulse besitzen. Bei diesen Fasern handelt es sich um die peripheren Fortsätze der bipolaren Neurone (1. Neurone der Hörbahn) des Ganglion spirale cochleae im Modiolus (knöcherne Längsachse der Cochlea). Die zentralen Fortsätze der bipolaren Neurone bilden den **N. cochlearis,** der wie sämtliche Stationen der Hörbahn **tonotop** gegliedert ist. Das bedeutet, dass jede einzelne Schallfrequenz in einer bestimmten Nervenfaser des N. cochlearis bzw. einem bestimmten Areal innerhalb der weiteren Strukturen der Hörbahn repräsentiert wird.

Der N. cochlearis schließt sich mit dem N. vestibularis zum **N. vestibulocochlearis (VIII)** zusammen, welcher durch den Meatus acusticus internus zieht und lateral des N. facialis im Kleinhirnbrückenwinkel in den Hirnstamm eintritt. Dort trennen sich die vestibulären und kochleären Faserkomponenten wieder voneinander. Der N. cochlearis erreicht den **Ncl. cochlearis anterior** (→ Abb. 38.1), in welchem die Umschaltung auf die 2. Neurone der Hörbahn erfolgt. Im Ncl. cochlearis anterior werden – wie auch in den Folgestrukturen – erstmals bestimmte Merkmale des Schallmusters erfasst (z. B. Beginn, Ende, Änderung der Frequenz). Seine Axone ziehen zumeist in Form eines dicken Bündels, des sog. **Corpus trapezoideum,** zur Gegenseite, wobei auf diesem Weg bereits ein Teil des Bündels am **oberen Olivenkernkomplex** (Ncll. olivares superiores, Ncll. corporis trapezoidei) der gleichen Seite endet. Dieser Anteil wird dort umgeschaltet und zieht dann entweder ipsilateral nach oben oder schließt sich wieder dem restlichen größeren Teil des Corpus trapezoideum an, welcher den kontralateralen oberen Olivenkernkomplex erreicht. In Letzterem erfolgt dann z. T. eine weitere Umschaltung auf die 3. bzw. 4. Neurone der Hörbahn. Der obere Olivenkernkomplex ist übrigens die erste Station der Hörbahn, die Impulse aus beiden Cochleae erhält und somit entscheidend am Richtungshören beteiligt ist: Kommt z. B. ein Schall von links, erreicht er das linke Ohr schneller als das rechte (Laufzeitdifferenz) und kommt im linken Ohr auch mit einem höheren Schalldruck an. Solche feinen Unterschiede können bereits auf dieser Ebene registriert werden! Außerdem entsendet der obere Olivenkernkomplex efferente Fasern über den N. cochlearis zu den äußeren Haarzellen, wodurch diese in ihrer Funktion als Signalverstärker beeinflusst werden. Die Axone der Neurone aus dem kontralateralen Olivenkernkomplex steigen als Lemniscus lateralis bis zu den Colliculi superiores auf. Zuvor werden auf diesem Weg noch einige Fasern in den **Ncll. lemnisci laterales,** eine in den Lemniscus lateralis eingeschaltete Kerngruppe, umgeschaltet und kreuzen z. T. wieder zur ursprünglich gleichen Seite zurück.

Ein Teil des N. cochlearis erreicht ferner auch noch den **Ncl. cochlearis posterior,** in welchem ebenfalls eine Umschaltung auf die 2. Neurone der Hörbahn erfolgt. Die Axone aus diesem Kern kreuzen dabei größtenteils zur Gegenseite und steigen ebenfalls im Lemniscus lateralis bis zu den Colliculi inferiores auf.

Colliculi inferiores, Corpus geniculatum mediale

Der **Colliculus inferior** jeder Seite erhält Impulse vom Lemniscus lateralis, aber auch vom Colliculus inferior der Gegenseite. Im Colliculus inferior werden die Impulse umgeschaltet und über das Brachium colliculi inferioris zum Corpus geniculatum mediale des Thalamus geleitet, wo sie erneut eine Umschaltung erfahren. Efferenzen der Colliculi inferiores erreichen darüber hinaus auch andere Zentren, wie z. B. die Colliculi superiores. Über diese Verbindung werden reflektorische Augen- bzw. Kopf- und Rumpfbewegungen auf einen akustischen Reiz hin vermittelt. Vom Corpus geniculatum mediale gelangen dann die Impulse über die Hörstrahlung (Radiatio acustica), welche durch den hinteren Schenkel der Capsula interna zieht, zur primären Hörrinde.

Primäre Hörrinde

Die primäre Hörrinde (Area 41 nach Brodmann) entspricht den Heschl-Querwindungen des Gyrus temporalis superior, welche man erst nach Entfernung des parietalen und frontalen Operculums erkennen kann. Sie ist auch tonotop gegliedert: Hintenmedial werden höhere Frequenzen, vorn-lateral tiefe Frequenzen abgebildet. In der pri-

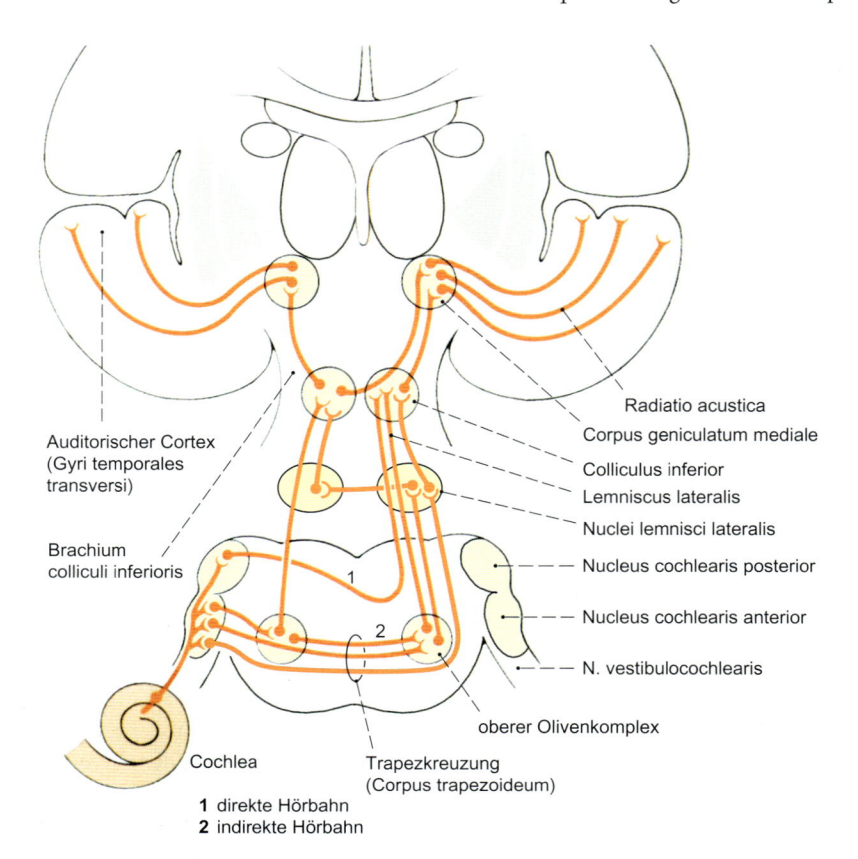

Abb. 38.1 Hörbahn [S016-2-16]

Speziell-sensorische Systeme

mären Hörrinde gelangen die akustischen Impulse zu Bewusstsein, wobei sie erst in der sekundären Hörrinde interpretiert werden. Bei Reizung der primären Hörrinde werden daher lediglich einzelne Laute von unterschiedlicher Frequenz und Lautstärke wahrgenommen, niemals aber komplette Wörter oder Melodien. Der auditorische Cortex entsendet außerdem absteigende Efferenzen, die sämtliche Stationen der Hörbahn beeinflussen und dadurch den aufsteigenden akustischen Informationsfluss kontrollieren (z. B. Filterung → Heraushören bestimmter Impulse aus Umgebungslärm).

> Die aus einer Cochlea kommenden akustischen Impulse erreichen aufgrund des komplexen gekreuzten und ungekreuzten Faserverlaufs der Hörbahn die primären Hörrinden beider Seiten. Umgekehrt erhält jede Hörrinde Informationen aus beiden Cochleae. Daher führen **unilaterale Schädigungen der primären Hörrinde** niemals zu einem kompletten Ausfall des Hörvermögens, sondern lediglich zu einer **Hörminderung**. Außerdem sind das Richtungshören sowie das Differenzierungsvermögen verschiedener Laute gleicher Frequenz und Lautstärke eingeschränkt.

Sekundäre Hörrinde

In der sekundären Hörrinde (Area 42) werden die akustischen Impulse interpretiert, indem sie mit Gedächtnisinhalten abgeglichen und so als Wörter, Melodien und Geräusche erkannt werden. In der sprachdominanten Hemisphäre werden durch das Wernicke Zentrum (sensorisches Sprachzentrum, → Kap. 23), welches in dieser Hemisphäre die Areae 22 bzw. 22 und 42 einnimmt, v. a. sprachliche Informationen verarbeitet. Die nichtsprachdominante Hemisphäre soll vorwiegend nonverbale Impulse und Musik verarbeiten.

Gleichgewichtsbahn

Die Rezeptoren des vestibulären Systems sind die Haarzellen des Vestibularapparats. Die Haarzellen in den Bogengängen registrieren Drehbeschleunigungen, während diejenigen in Sacculus und Utriculus lineare Beschleunigungen erfassen. Als sekundäre Sinneszellen übertragen die Haarzellen die Erregungen auf die peripheren Fortsätze der bipolaren Neurone (1. Neurone) im Ganglion vestibulare, welches sich am Boden des inneren Gehörgangs befindet. Die zentralen Fortsätze der Neurone bilden den N. vestibularis, welcher sich mit dem N. cochlearis (s. o.) zum N. vestibulocochlearis zusammenschließt und zum Hirnstamm zieht. Dort erfolgt die Umschaltung auf die 2. Neurone in den Ncll. vestibulares:

- **Ncll. vestibulares superior** (Bechterew) und **medialis** (Schwalbe): erhalten Impulse aus den Bogengängen und dem Utriculus
- **Ncl. vestibularis inferior** (Roller): erhält Impulse aus dem Sacculus
- **Ncl. vestibularis lateralis** (Deiters): erhält Impulse aus dem Kleinhirn

Von den Ncll. vestibulares ziehen Efferenzen zu Kleinhirn, Augenmuskelkernen und Rückenmark, welche im Zusammenhang mit der Motorik näher erläutert werden (→ Kap. 42). Darüber hinaus ziehen Fasern bilateral über den Ncl. ventralis posterolateralis des Thalamus zu vestibulären Cortexarealen, wodurch Informationen zu Stellung und Bewegung im Raum zu Bewusstsein gelangen (**Raumorientierung**). Zu diesen ortexarealen gehören Bereiche im Sulcus centralis sowie im Sulcus lateralis (Gesichtsbereich des Gyrus postcentralis!) mit Ausdehnung bis zur Inselrinde. Da diese Gebiete auch propriozeptive und visuelle Eingänge haben, können wohl verschiedenartige Informationen über Kopf- und Körperstellung im Raum komplex integriert werden. Durch elektrische Reizungen der vestibulären Rindenfelder ließen sich Schwindel und Bewegungswahrnehmungen auslösen.

Zusammenfassung

- Das auditorische System dient der Aufnahme, Weiterleitung und Verarbeitung von Schallwellen. Es umfasst das Ohr, den N. cochlearis sowie Hörzentren und Bahnen des ZNS (u. a. Ncll. cochleares, Corpus trapezoideum, oberer Olivenkernkomplex, Colliculi inferiores, Corpus geniculatum mediale und Hörrinde).
- Das vestibuläre System umfasst den Vestibularapparat (Sacculus, Utriculus und die drei Bogengänge) im Innenohr, den N. vestibularis sowie Zentren und Bahnen des ZNS. Es vermittelt Informationen über Bewegung und Stellung des Kopfs und sorgt über seine Verbindungen zur Motorik zusammen mit visuellen und propriozeptiven Impulsen für die Aufrechterhaltung des Körpergleichgewichts beim Gehen und Stehen. Darüber hinaus dient es der Kontrolle der reflektorischen Augenbewegungen.

39 Olfaktorisches und gustatorisches System

Geruchssystem (olfaktorisches System)

Peripheres Geruchssystem

Im Bereich der oberen Nasenschleimhaut liegt das nur wenige Quadratzentimeter große Gebiet geruchsempfindlicher Nasenschleimhaut, die **Regio olfactoria.** In ihrem Epithel befinden sich bis zu 30 Mio. Riechsinneszellen. Diese primären Sinneszellen sind bipolare Neurone, die als einzige Neurone des Nervensystems Kontakt mit der Außenwelt haben und immer wieder (alle 30–60 Tage) erneuert werden. Die Dendriten der Sinneszellen ragen in den Riechschleim hinein und tragen Rezeptoren für die Geruchsstoffe, während sich die unmyelinisierten Axone der Sinneszellen zu Fila olfactoria zusammenlagern. Diese Fila werden in ihrer Gesamtheit als **N. olfactorius (I)** bezeichnet, obwohl sie getrennt voneinander durch die Öffnungen der Lamina cribrosa ziehen.

Zentrales Geruchssystem

Der paarige **Bulbus olfactorius** (→ Abb. 39.1) ist ein vorgeschobener Teil des Endhirns und wird mit dem Tractus olfactorius zum **Paläocortex** gerechnet. Die Fila olfactoria konvergieren in jedem Bulbus auf etwa 1000 Glomeruli. Letztere sind Orte, an denen die Fila olfactoria über zahlreiche Synapsen auf **Mitralzellen** (2. Neurone der Geruchsbahn) umgeschaltet werden. Dabei erreichen alle Neurone, die den gleichen Geruchsrezeptor aufweisen, mit ihren Axonen den Glomerulus, welcher für genau diesen der insgesamt 1000 Geruchsrezeptoren spezifisch ist. Außerdem befinden sich im Bulbus noch Interneurone, wie die **Körnerzellen,** welche für Adaptation und Kontrastverstärkung (Erhöhung der Unterscheidungsfähigkeit für unterschiedliche Signale) sorgen.

Die Axone aus dem Bulbus bilden gemeinsam den **Tractus olfactorius,** der sich im Trigonum olfactorium in die Striae olfactoriae lateralis et medialis teilt.
Die **Stria olfactoria medialis** besteht aus Neuronen des Ncl. olfactorius anterior (Neuronengruppe im Tractus olfactorius) sowie aus Fasern des Tractus olfactorius, die die Neurone dieses Kerns erreichen. Die Stria projiziert in den kontralateralen Bulbus sowie in die beiden paläokortikalen Areale **Substantia perforata anterior (Tuberculum olfactorium),** die übrigens wegen ihrer Durchlöcherung durch Gefäße so bezeichnet wird, und in die **Area septalis.** Von dort aus werden die Ncll. habenulares sowie der Hypothalamus erreicht. Über diesen Weg sollen viszerale Antworten auf Geruchsreize, wie z. B. Speichelsekretion, erfolgen.
Die **Stria olfactoria lateralis** entsendet ihre Projektionen v. a. in folgende drei paläokortikalen Areale (→ Abb. 39.2):
- Cortex prepiriformis („primäre Riechrinde")
- Kortikale Anteile der Amygdala (Cortex periamygdaloideus)
- Entorhinaler Cortex (im engeren Sinn Bestandteil des Periarchicortex)

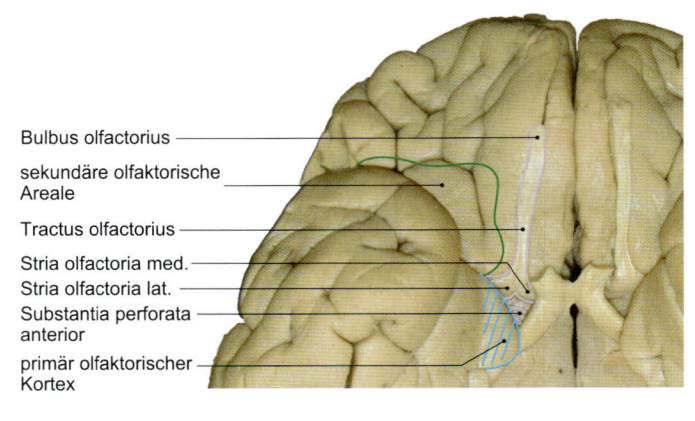

Abb. 39.2 Basale Ansicht der olfaktorischen Areale [L141]

Während die Impulse, die über die Stria olfactoria medialis laufen, wohl unbewusst bleiben, gelangen jene, welche über die Stria olfactoria lateralis weitergeleitet werden, zum Bewusstsein. Die Signale laufen dabei von den drei oben genannten Strukturen entweder über den Thalamus oder unter dessen Umgehung zu „sekundär olfaktorischen" isokortikalen Arealen (frontaler und orbitofrontaler Cortex). Hier erfolgen dann Wahrnehmung und Diskrimination der Gerüche. Die Verbindungen zum limbischen System (u. a. Amygdala und Hippocampus) werden für emotionale Reaktionen auf Gerüche verantwortlich gemacht (z. B. Aufkommen von Emotionen, wenn man einen Geruch wahrnimmt, den man mit einem bestimmten Ort/Erlebnis der Vergangenheit verbindet).

Geschmackssystem (gustatorisches System)

Peripheres Geschmackssystem

Das Geschmacksorgan besteht aus einer Vielzahl von Geschmacksknospen, die sich v. a. in den Papillen der Zunge (Papillae vallatae, fungiformes und foliatae) befinden. Die Geschmacksknospen bestehen aus Basal- und Stützzellen sowie den eigentlichen Sinneszellen, den Geschmackszellen. Diese sind modifizierte Epithelzellen, die nur ca. 10 Tage leben und ständig aus den Basalzellen nachgebildet werden. Da die Geschmackszellen sekundäre Sinneszellen sind, besitzen sie keine Axone, über welche sie die Impulse weiterleiten können. Daher sind an sie Geschmacksfasern zur Impulsweiterleitung angeschlossen. Diese laufen in drei Hirnnerven und gehören zu pseudounipolaren Neuronen (1. Neurone), welche ihre Perikarya in sensiblen Ganglien haben:
- Die Geschmacksfasern der vorderen zwei Drittel der Zunge laufen mit der Chorda tympani, die sich zeitweise dem N. lingualis (V) anschließt, zum **Ganglion geniculi** des **N. facialis** (VII).

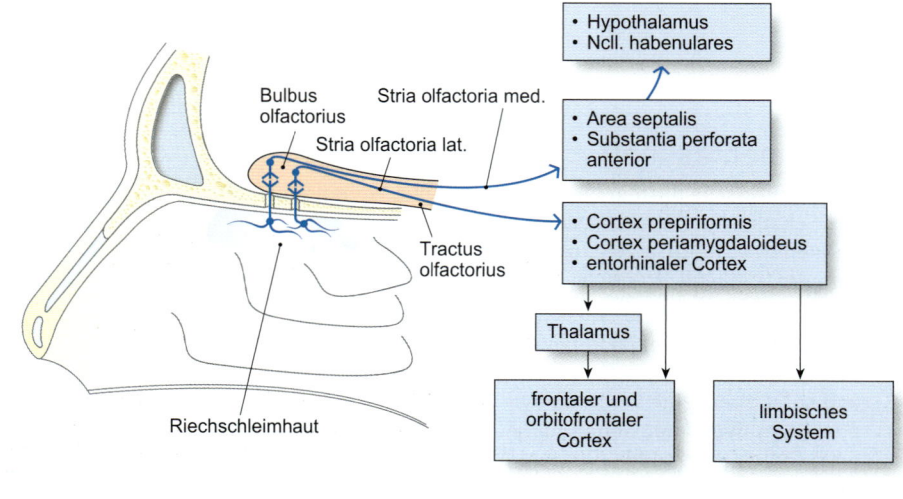

Abb. 39.1 Riechbahn [L141]

Speziell-sensorische Systeme

- Die Geschmacksfasern des hinteren Zungendrittels laufen mit dem **N. glossopharyngeus** (IX) zum Ganglion superius, aber v. a. zum **Ganglion inferius** dieses Nervs.
- Geschmacksfasern aus der Zungenwurzel, der Epiglottis sowie dem Pharynx- und Larynxbereich ziehen im **N. vagus** (X) zu dessen **Ganglion inferius**.

> Beim Menschen gibt es die **Geschmacksqualitäten** süß, sauer, salzig und bitter, wobei neuerdings auch „umami" (durch Glutamat hervorgerufen) dazugerechnet wird. Die Geschmacksqualitäten können überall wahrgenommen werden, besitzen jedoch bevorzugte Lokalisationen (→ Abb. 39.3) auf der Zunge. Nicht gustatorisch, sondern über Schmerzfasern des N. trigeminus werden scharf schmeckende Substanzen wahrgenommen.

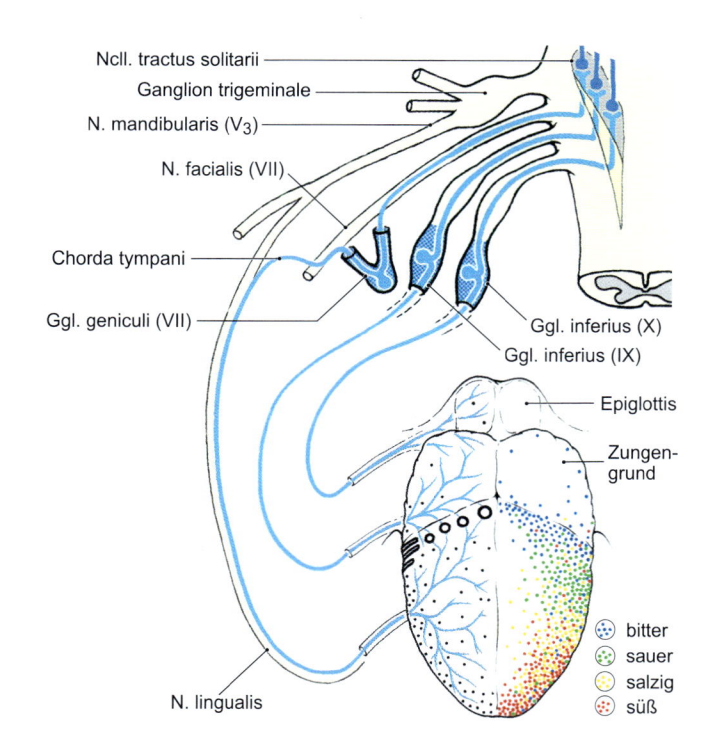

Abb. 39.3 Geschmacksbahn [L141]

Zentrales Geschmackssystem

Die zentralwärts gerichteten Fortsätze der 1. Neurone ziehen zu den **Ncll. tractus solitarii**, wo sie in somatotopischer Ordnung auf die 2. Neurone der Geschmacksbahn umgeschaltet werden. Deren Axone (sekundäre Geschmacksfasern) kreuzen zur Gegenseite und ziehen im Lemniscus medialis zum **Ncl. ventralis posteromedialis thalami**. Dort werden sie auf die 3. Neurone der Geschmacksbahn verschaltet, die ihre Axone in somatotoper Ordnung in den unteren Bereich des **Gyrus postcentralis** sowie in die **Inselrinde** senden. Hier gelangt die Geschmackswahrnehmung dann zu Bewusstsein. Geschmacksinformationen treffen übrigens auch im orbitofrontalen Cortex ein, sodass dieser an der Verknüpfung gustatorischer und olfaktorischer Reize Anteil hat! Ein Teil der sekundären Geschmacksfasern geht unter Umgehung des Thalamus Verbindungen mit dem limbischen System (Corpora mammillaria) und den Hirnnervenkernen ein. Man geht davon aus, dass über diese Bahnen emotionale Reaktionen auf Geschmacksempfindungen, aber auch viszerale Reflexe ausgelöst werden. Reflektorisch werden so der Ncl. dorsalis n. vagi und die Speichelkerne angesteuert, die mit ihren efferenten Fasern die Magensaft- bzw. Speichelsekretion anregen.

> Da beim Menschen – abgesehen von den Mischqualitäten wie z. B. „süßsauer" – nur vier bzw. fünf Geschmacksqualitäten wahrgenommen werden können, wird der Eindruck des Schmeckens ganz wesentlich vom Geruchssystem beeinflusst. Dabei gelangen die flüchtigen Geruchssubstanzen des Essens in das Riechepithel der Nase. Ein kompletter **Ausfall des Geruchssystems (Anosmie)**, z. B. aufgrund von Tumoren entlang der Riechbahn, führt daher zu starken Beeinträchtigungen beim Schmecken. Dieses Gefühl kennt man auch von starken Erkältungen, bei denen die Nase verstopft ist.

Zusammenfassung
- Riech- und Geschmackssystem sind chemische Sinnesorgane, da sie chemische Substanzen (Geruchs- und Geschmacksstoffe) aus der Umwelt wahrnehmen können.
- Beide Systeme besitzen periphere (Hirnnerven I, VII, IX und X) und zentrale Anteile.
- Im Cortex erfolgen die Bewusstwerdung und Diskrimination der Sinneswahrnehmung, während über Projektionen zu Hypothalamus und limbischem System emotionale und viszerale Reaktionen auf Gerüche bzw. Geschmacksreize erfolgen.

Organisation der Somatomotorik im Überblick

Das somatomotorische System steuert willkürlich und unwillkürlich die Aktivitäten des Bewegungsapparats. Um einwandfrei funktionieren zu können, ist es ständig auf sensorische Informationen (u. a. propriozeptive, visuelle und akustische Impulse) aus der Peripherie angewiesen, wodurch Körperhaltung und Bewegungen laufend an die aktuelle Situation angepasst werden können. Motorische und sensorische Systeme funktionieren also nicht unabhängig voneinander, sondern eng miteinander, weshalb v. a. in der Physiologie der Begriff der Sensomotorik verwendet wird. In der Neuroanatomie betrachtet man beide Systeme gern getrennt voneinander, da im praktischen Klinikalltag die Bahnen der beiden Systeme separat untersucht werden, um Schädigungen, die meist ganz bestimmte Teile der jeweiligen Systeme betreffen, zielgerichtet zu erkennen.
Einen Überblick über die Bestandteile des motorischen Systems und deren Funktion im Gesamtzusammenhang gibt → Tab. 40.1.

Extrapyramidal- und Pyramidalmotorik

Traditionell gliedert man das motorische System des ZNS in ein pyramidales und extrapyramidales System. Das **pyramidale System** umfasst die langen Nervenfasern, die in motorischen Cortexarealen entspringen und gebündelt als sog. Pyramidenbahn ohne Umschaltung bis zu Hirnstamm und Rückenmark absteigen. Zum **extrapyramidalen System** (EPS) rechnet man hingegen sämtliche Bahnen und Strukturen außerhalb des pyramidalen Systems. Dazu gehören u. a. die Basalganglien, das Kleinhirn, motorische Hirnstammzentren sowie jene motorischen Cortexareale, deren absteigende Fasern nicht in der Pyramidenbahn laufen. Innerhalb des EPS definiert man **extrapyramidale Bahnen** im engeren Sinn. Dabei handelt es sich um absteigende Faserbahnen, die in subkortikalen Zentren (d. h. v. a. im Hirnstamm) entspringen und wie die Pyramidenbahn bis in das Rückenmark ziehen. Früher dachte man, dass das EPS die **unwillkürliche Motorik** und damit nur die grobe Stütz- und Haltemotorik sowie den Ablauf automatischer Bewegungsmuster vermitteln würde. Das Pyramidalsystem sollte hingegen ganz allein für die **Willkürmotorik** zuständig sein. Heute weiß man, dass beide Systeme eng zusammenarbeiten und sowohl im Dienste der willkürlichen als auch der unwillkürlichen Motorik stehen. Willkürliche Bewegungen werden auch immer von unwillkürlichen begleitet. Zum Beispiel werden bei der willkürlichen Bewegung der einen Extremität zugleich unbewusst die andere Extremität und der Rumpf an die neuen veränderten Bedingungen angepasst, um das Gleichgewicht aufrechtzuerhalten oder die Bewegung reibungslos ablaufen zu lassen. Auch bei der Vorbereitung und Programmierung willkürlicher Bewegungen (s. u.) ist das EPS (v. a. Basalganglien und Kleinhirn) unverzichtbar.

Planung und Durchführung willkürlicher Bewegungen

Am Anfang jeder willkürlichen Bewegung (→ Abb. 40.1) steht die Absicht bzw. innere Motivation, ein best. Ziel zu erreichen (z. B. der Wille, etwas zu trinken, da man Durst hat). Der Ursprungsort dieses initialen Handlungsantriebs ist wohl in Strukturen des limbischen Systems zu sehen (→ Kap. 46). Diese leiten die Impulse an **Assoziationsfelder** (präfrontaler Cortex, posteriorer parietaler Cortex) weiter, welche daraufhin eine Handlungsstrategie entwickeln (d. h., was muss ich tun, um das Ziel zu erreichen? z. B. Greifen des Glases). Für die konkrete Umsetzung dieser Bewegung werden nun **motorische Sekundärfelder** kontaktiert, welche die Bewegung in ihrer Abfolge konkret planen (d. h., wie muss ich es tun? z. B. muss zunächst festgestellt werden, wo sich das Glas befindet, wie schwer es wohl sein könnte und welche Muskeln in welchem Ausmaß erforderlich sind, um es zu erreichen und zu greifen) bzw. aus bereits gespeicherten Programmen das geeignete auswählen. Da dieses Bewegungsprogramm im Allgemeinen noch nicht ausgefeilt genug ist, wird es zur weiteren Bearbeitung an die **Basalganglien** und das **Kleinhirn** (v. a. Pontocerebellum) geleitet. Dort werden dann die Bewegungspläne moduliert und fein abgestimmt, wobei die Basalganglien ebenfalls an der Auswahl von Bewegungsprogrammen beteiligt sind und darüber hinaus auch motorische Impulse bahnen bzw. ungewollte ganz unterdrücken können. Nach dieser Planungsphase wird das nun modulierte Bewegungsprogramm über den Thalamus den motorischen Arealen, besonders dem **Motocortex** (motorisches Primärfeld), zugeleitet, der dessen Ausführung (Ausführungsphase) veranlasst. Er projiziert dazu mit seinen Efferenzen, den Fibrae corticospinales und corticonucleares, welche zusammen die **Pyramidenbahn** bilden, in die Motoneuronen in Hirnstamm und Rückenmark. Deren lange Axone verlassen das ZNS und übermitteln die Impulse an die entsprechenden Skelettmuskeln in der Peripherie, welche die Bewegungen ausführen (z. B. Kontraktion von Arm- und Handmuskulatur, um das Glas zu greifen). Auf ihrem Weg gibt die Pyramidenbahn Kollateralen zu den unteren Oliven ab, über welche sie dem Kleinhirn eine Kopie der Informationen, die gerade in das Rückenmark geschickt werden, zukommen lässt. Das Kleinhirn kann auf diese

Tab. 40.1 Bestandteile des motorischen Systems und ihre Funktionen

Bestandteile	Funktionen
Rückenmark	• Selbstständige Durchführung elementarer Funktionen (Eigen- und Fremdreflexe) → spinales Grundsystem (→ Kap. 41) • Ausführungsorgan supraspinaler motorischer Kommandos
Hirnstammzentren (u. a. Ncl. ruber, Formatio reticularis, unterer Olivenkernkomplex; Ncll. pontis, → Kap. 42)	• V. a. unwillkürliche Regulation der Stütz- und Gangmotorik sowie Koordination von Bewegungen (→ geordneter Ablauf von Willkürbewegungen) durch zahlreiche Kerngebiete und die aus ihnen hervorgehenden extrapyramidalen Bahnen • Beteiligung an der Feinabstimmung von Willkürbewegungen • Zentren zur Steuerung der Okulomotorik (→ Kap. 37)
Kleinhirn (→ Kap. 43)	• Aufrechterhaltung des Gleichgewichts • Kontrolle von Stütz- und Zielmotorik • Programmierung (Feinabstimmung und Modulation) der Zielmotorik
Basalganglien (Striatum, Pallidum, Ncl. subthalamicus und Substantia nigra, → Kap. 47)	• Programmierung (Feinabstimmung und Modulation) der Zielmotorik
Motorische Cortexareale und Pyramidenbahn (→ Kap. 45)	• Erstellung von Bewegungsstrategien und -programmen durch Assoziationsfelder und sekundärmotorische Cortexareale • Durchführung von Willkürbewegungen über den Weg primärmotorischer Cortex → Pyramidenbahn → Rückenmark

Somatorisches System

Weise noch korrigierend einwirken. Nicht zu vergessen sind weiter **sensorische Rückmeldungen** aus der Peripherie, die auf alle o. g. Strukturen rückwirken und so den reibungslosen Ablauf motorischer Vorgänge ermöglichen.

> Die beschriebenen Vorgänge bei der Planung und Ausführung von Willkürbewegungen können über EEG registriert werden: Bereits 0,5–1 s vor Bewegungsbeginn kann man diffus über dem Cortex ein Bereitschaftspotenzial (→ Handlungsantrieb), ca. 100 ms zuvor ein Potenzial über der sekundärmotorischen Rinde (→ Programmerstellung) und ca. 50 ms zuvor ein Potenzial über dem Motocortex (→ „Versand des Bewegungsplans") messen.

> Eine **Schädigung** der für den Handlungsantrieb verantwortlichen **limbischen Strukturen** (Läsionen in Gyrus cinguli, zentralem Höhlengrau) kann einen **akinetischen Mutismus** (Stummheit) auslösen. Hierbei sind trotz intakter kognitiver Fähigkeiten und Muskulatur die motorischen Funktionen wie Mimik, Gestik und Sprache stark reduziert.

Spastische und periphere Lähmung

Das Erkennen von Lähmungen ist ein zentraler Punkt bei der Untersuchung der Motorik innerhalb der neurologischen Untersuchung. Man unterscheidet spastische von peripheren (schlaffen) Lähmungen (→ Tab. 40.2). Spastische Lähmungen sind typisch für eine Läsion der Pyramidenbahn. Sie treten jedoch auch bei Läsionen extrapyramidaler Bahnen auf, bzw. man nimmt stark an, dass die Mitschädigung extrapyramidaler Bahnen erst die nötige Voraussetzung für das Entstehen der Spastik ist. Bei Läsion des Motocortex oder der Pyramiden – d. h., die nichtpyramidalen Fasern bleiben intakt – tritt nämlich eine schlaffe und keine spastische Lähmung auf! Spastische Lähmungen entwickeln sich typischerweise auch erst nach einiger Zeit (Stunden, Tagen, Wochen) aus einer schlaffen Lähmung.

Tab. 40.2 Unterschiede zwischen spastischer und peripherer Lähmung

	Spastische Lähmung	Periphere Lähmung
Ursache	Läsion des 1. motorischen Neurons (von Cortex und anderen supraspinalen Zentren über absteigende Bahnen bis hin zum Rückenmark); immer zentrale Ursache	Läsion des 2. motorischen Neurons (Motoneuronen des Hirnstamms, Vorderhornzellen des Rückenmarks, vordere Wurzeln, peripherer Nerv)
Muskeltonus	gesteigert	abgeschwächt
Muskeleigenreflexe	gesteigert	erloschen
Muskelfremdreflexe	abgeschwächt bzw. erloschen, zusätzlich pathologische Reflexe (primitive Fremdreflexe wie Babinski)	erloschen
Muskelatrophie	nein	ja

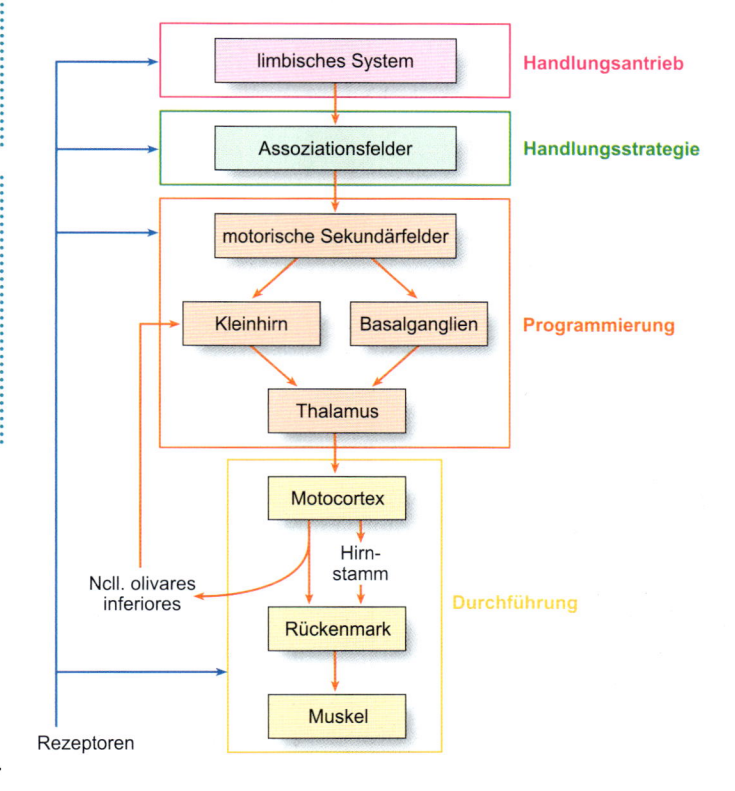

Abb. 40.1 Organisation der Somatomotorik im Überblick (vereinfachtes Schema) [L141]

> Bei der **amyotrophen Lateralsklerose (ALS)** degenerieren sowohl die absteigenden motorischen Bahnen als auch die Motoneuronen im Vorderhorn unaufhaltsam. Daher kommt es zur Kombination aus Muskelatrophie und spastischer Lähmung.

Zusammenfassung

- Um willkürliche Bewegungen einwandfrei durchführen zu können, müssen die einzelnen Bestandteile des somatomotorischen Nervensystems koordiniert zusammenarbeiten:
  - Motorische Cortexareale erstellen Bewegungsprogramme, die über das Rückenmark an die Skelettmuskeln der Peripherie übermittelt werden.
  - Basalganglien, Kleinhirn, aber auch Zentren im Hirnstamm sorgen für eine Feinabstimmung und Modulation der Bewegungen.

41 Spinales Grundsystem

Über den **Eigenapparat** (→ Kap. 14) kann das Rückenmark selbstständig „einfachere" elementare Aufgaben erfüllen, die im Wesentlichen aus der Durchführung **spinaler Reflexe** bestehen. Nach ihrer Verschaltung und Komplexität unterscheidet man zwei Reflexformen: die **monosynaptischen** (Eigenreflexe) und die **polysynaptischen** Reflexe (Fremdreflexe). Diese Reflexe werden zwar eigenständig über das Rückenmark vermittelt, können jedoch – v. a. die polysynaptischen Reflexbögen – von **supraspinalen Zentren beeinflusst** werden. Jene können dafür sorgen, dass Reflexe zur bewussten Wahrnehmung gelangen und in ihrem Ablauf verändert oder gar unterdrückt werden.

Eigenreflexe (Muskeldehnungsreflexe)

Der einfachste Leitungsbogen ist der **monosynaptische Reflex** (→ Abb. 41.1, → Tab. 41.1): Wird der Muskel gedehnt (z. B. durch einen Schlag auf seine Sehne), werden die dazugehörigen Muskelspindeln, die als Dehnungsrezeptoren Änderungen der Muskellänge registrieren, durch passive Mitdehnung erregt. Sie leiten die Impulse über Ia- und II-Afferenzen in das Rückenmark. Dort ziehen die Afferenzen durch das Hinterhorn zum Vorderhorn, wo sie auf die Motoneuronen des gedehnten Muskels umgeschaltet werden (Transmitter: Glutamat). Die Motoneuronen werden aktiviert, worauf der gedehnte Muskel kontrahiert. Monosynaptisch ist der Reflex also, weil nur eine einzige Umschaltung, meist nur innerhalb eines Segments, erfolgt. Da beim monosynaptischen Reflex Rezeptor (Muskelspindel) und Effektor (Muskel) im selben Organ (Muskel) liegen, spricht man auch vom **Eigenreflex.**

Tatsächlich weist der Muskeldehnungsreflex nun auch polysynaptische Anteile auf: Es werden nämlich nicht nur die Vorderhornzellen des gedehnten Muskels erregt (z. B. Streckmuskel beim Patellarsehnenreflex), sondern auch über Interneurone die Motoneuronen des antagonistischen Muskels gehemmt, da sonst die Reflexantwort in der Ausführung gehemmt werden würde (**reziproke Antagonistenhemmung**). Schließlich kann beim Patellarsehnenreflex eine vollständige Streckung nur dann erfolgen, wenn der Beuger zugleich gehemmt wird! Beendet wird die Reflexantwort, d. h. die Muskelkontraktion, folgendermaßen:
- Durch die Kontraktion des Muskels entdehnen sich die Muskelspindeln, sodass die Impulsfrequenz in den Ia-Afferenzen abnimmt.
- Die Muskelkontraktion bewirkt im Allgemeinen eine Zunahme der Muskelspannung/-kraft, die zu einer Erregung der **Golgi-Sehnenorgane** führt. Diese Spannungsmesser erregen ihrerseits Interneurone, die hemmend auf die Motoneuronen des gedehnten Muskels und aktivierend auf seinen Agonisten rückwirken. So wird eine zu große Spannung der Muskulatur vermieden. Die Golgi-Organe sind damit – wie die Muskelspindeln – allerdings über di-/polysynaptische Reflexbahnen – an der Regulation des Muskeltonus beteiligt.
- Rekurrente Hemmung durch **Renshaw-Zellen** (→ Abb. 3.2): Kollateralen der Motoneuronen des gedehnten Muskels erregen über Acetylcholin Renshaw-Zellen (inhibitorische Interneurone), die über GABA genau das Motoneuron hemmen, durch das sie selbst aktiviert wurden → das Motoneuron inaktiviert sich also selbst.

Fremdreflexe

Fremdreflexe (→ Tab. 41.2) sind **polysynaptische Reflexe**, d. h., zusätzlich sind Interneurone in den Reflexbogen eingeschaltet. Beim Fremdreflex liegt der Rezeptor in einem vom Rezeptor verschiedenen Organ. Tritt man z. B. mit dem Fuß auf eine spitze Glasscherbe, wird man sofort das Bein des betroffenen Fußes zurückziehen (**Schutzre-**

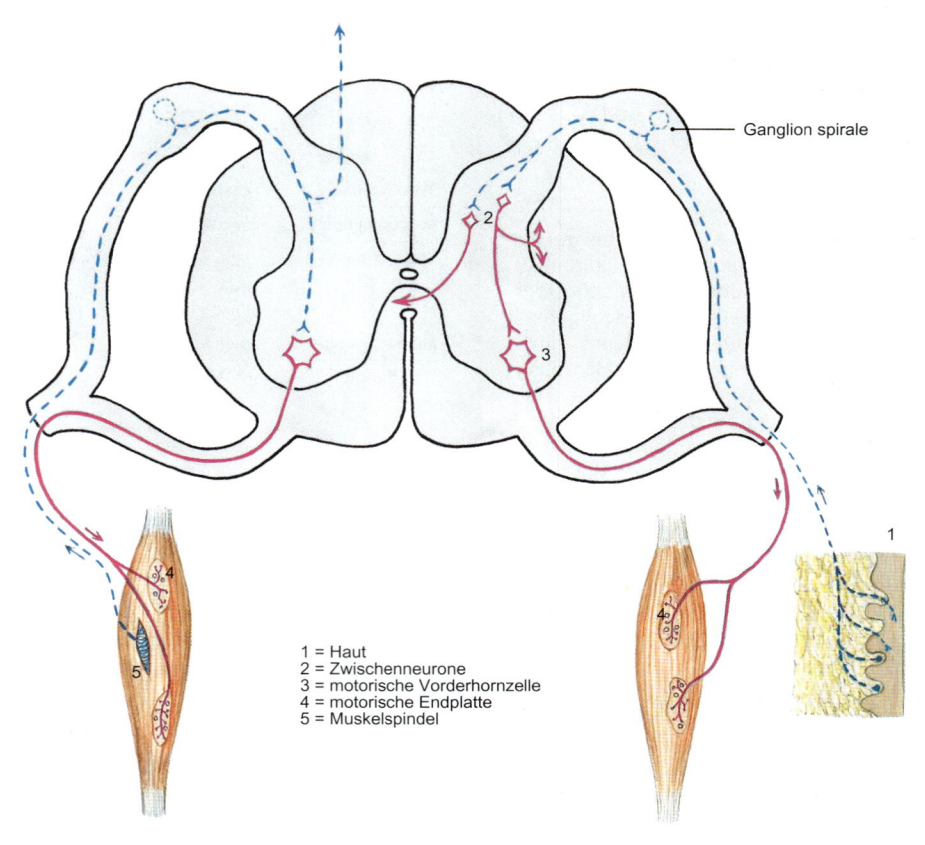

Abb. 41.1 Rückenmarksreflexe: Eigenreflex (links) und Fremdreflex (rechts) [L141]

1 = Haut
2 = Zwischenneurone
3 = motorische Vorderhornzelle
4 = motorische Endplatte
5 = Muskelspindel

Tab. 41.1 Für die Diagnostik wichtige Eigenreflexe des Rückenmarks

Reflex	Segment	Reflexauslösung	Erfolgsorgan	Nerv (afferenter und efferenter Schenkel)
Bizepsreflex	C5–C6	Schlag auf Bizepssehne	M. biceps brachii	N. musculocutaneus
Brachioradialisreflex (Radius-Periost-Reflex)	C5–C6	Schlag auf die Ansatzsehne des M. brachioradialis bzw. das Periost	M. brachioradialis, M. brachialis, M. biceps brachii	N. radialis, N. musculocutaneus
Trizepsreflex	C6–C8	Schlag auf Trizepssehne	M. triceps brachii	N. radialis
Patellarsehnenreflex	L2–L4	Schlag auf Lig. patellae	M. quadriceps femoris	N. femoralis
Achillessehnenreflex	L5–S2	Schlag auf Achillessehne	M. triceps surae	N. tibialis

Somatorisches System

Tab. 41.2 Für die Diagnostik wichtige Fremdreflexe des Rückenmarks

Reflex	Segment	Reflexauslösung	Erfolgsorgan	Afferenter Schenkel	Efferenter Schenkel
Bauchhautreflex	T8–T12	Bestreichen der Bauchhaut	Bauchmuskulatur	Nn. intercostales VIII–XII, N. iliohypogastricus, N. ilioinguinalis	
Kremasterreflex	L1–L2	Bestreichen der Haut an der Innenseite des Oberschenkels	M. cremaster	N. femoralis und R. genitalis des N. genitofemoralis	
Fußsohlenreflex	S1–S2	Bestreichen des lateralen Fußsohlenrands	Beuger der Zehen 2–5	Nn. plantares n. tibialis	N. tibialis
Analreflex	S3–S5	Bestreichen der Analregion	M. sphincter ani ext.	Nn. anococcygei	N. pudendus

flex). Auf neuronaler Ebene spielt sich dabei Folgendes ab: Afferente Schmerzfasern leiten die Impulse aus der Haut in das Hinterhorn, wo sie über zahlreiche Interneurone verschaltet werden. Diese steigen u. a. über die Faserbahnen der Fasciculi proprii in verschiedene Segmente auf und ab (auch in supraspinale, s. u.), um Motoneurone verschiedenster Muskelgruppen zu aktivieren bzw. zu hemmen, denn mit dem Wegziehen (Beugereflex) des schmerzenden Fußes allein ist es nicht getan. Das kontralaterale Bein muss zugleich über Tonuserhöhung seiner Extensoren als Standbein stabilisiert werden (**gekreuzter Streckreflex**) und auch die Oberkörpermuskulatur muss zur Erhaltung des Gleichgewichts miteinbezogen werden. Im Fall einer solchen komplexen „Ganzkörperanpassung" ist das Rückenmark auf die Mitwirkung supraspinaler Zentren (Kleinhirn, Hirnstamm) angewiesen. Für „einfachere" Fremdreflexe scheint aber das Gehirn nicht unbedingt nötig zu sein: Setzt man einen gehirnlosen Frosch auf säuregetränktes Papier, schafft er es allein über das Rückenmark, sich der Gefahr für den Körper zu entledigen, indem er mit seiner hinteren Extremität das Papier wegwischt (**Wischreflex**)!

Funktion der spinalen Reflexe

Die Muskulatur steht, da sie der Schwerkraft der Erde ausgesetzt ist, auch in Ruhe immer unter Spannung. Ohne diesen Ruhetonus der Muskeln würde das Skelett zusammenklappen. Nehmen wir eine Last auf die Schulter, würden die Gelenke wegen des dann nicht mehr ausreichenden „normalen" Muskeltonus einknicken. Die Last löst jedoch über die Dehnung der Muskulatur den Muskeldehnungsreflex aus, durch welchen der Muskeltonus erhöht wird. Monosynaptische Reflexe dienen also der Aufrechterhaltung bzw. der Anpassung des **Muskeltonus** an die aktuelle Situation im Gang und Stand. Auch spinale Fremdreflexe sind, wie z. B. bei der reziproken Antagonistenhemmung ersichtlich, an der Kontrolle des Muskeltonus beteiligt. Ihre Bedeutung liegt jedoch v. a. in der Vermittlung komplexer unwillkürlicher Bewegungsabfolgen wie bei **Schutz- und Fluchtreaktionen** (s. o.). Fremd- und Eigenreflexe lassen sich auch künstlich (z. B. Schlag auf die Muskelsehne) auslösen, was man sich diagnostisch zunutze macht.

Reflexprüfungen in der Klinik

Die Untersuchung spinaler Fremd- und Eigenreflexe ist elementarer Bestandteil der neurologischen Untersuchung. Die **Nichtauslösbarkeit** eines Reflexes lässt auf eine Unterbrechung des Reflexbogens in den für den Reflex typischen Segmenten des Rückenmarks schließen (z. B. nach einer frischen Querschnittslähmung). **Gesteigerte Reflexe** hingegen zeigen sich z. B. beim chronischen Querschnittssyndrom bei Pyramidenbahnläsion (→ Kap. 45). Pyramidenbahnläsionen führen übrigens auch zum Auftreten **pathologischer Reflexe** (z. B. Babinski-Reflex, → Kap. 45). Das sind Reflexe, die normalerweise fehlen und – falls sie doch nachgewiesen werden können – als „Pyramidenbahnzeichen" gelten.

> Neben diesen Eigen- und Fremdreflexen des somatischen Nervensystems vermittelt das Rückenmark auch viszerale und gemischte Reflexe (→ Kap. 51).

Zusammenfassung

- Über den Eigenapparat (→ Kap. 14) kann das Rückenmark im Prinzip unabhängig von supraspinalen Zentren Aufgaben erfüllen, die v. a. aus der Durchführung spinaler Reflexe bestehen. Diese dienen u. a. der Konstanthaltung des Muskeltonus im Stand und Gang sowie dem Schutz des Organismus (z. B. Zurückziehen des Arms nach Berühren einer heißen Herdplatte). Man unterscheidet Eigen- und Fremdreflexe:
    - Eigenreflex: meist monosynaptisch, kurze Reflexzeit (ca. 10–20 ms), kaum ermüdbar, Rezeptor- und Erfolgsorgan identisch, Beteiligung meist nur eines Segments
    - Fremdreflex: polysynaptisch, längere Reflexzeit (ca. 30–100 ms), schnell ermüdbar, Rezeptor- und Erfolgsorgan verschieden, Beteiligung mehrerer Segmente

42 Motorische Bahnen des Hirnstamms

Im Folgenden werden einige wichtige motorische Hirnstammzentren dargestellt, um einen Eindruck von der Komplexität der Hirnstammmotorik zu vermitteln. Nicht erwähnt werden an dieser Stelle die motorischen Hirnnervenkerne (→ Kap. 25), an welchen die somatoefferenten Hirnnervenfasern zur Innervation der Muskulatur im Kopf- und Halsbereich entspringen, sowie die okulomotorischen Zentren (→ Kap. 37) und die Substantia nigra. Letztere gehört zwar zum Hirnstamm, wird aber unter funktionellen Gesichtspunkten zu den Basalganglien gerechnet.

Ncl. ruber

Der Ncl. ruber (→ Abb. 42.1) befindet sich im Mittelhirn (Lage und Struktur → Kap. 15) und besitzt sowohl für die Pyramidal- als auch für die Extrapyramidalmotorik eine wichtige Rolle. Wichtige Afferenzen empfängt der Ncl. ruber aus ipsilateralen sekundärmotorischen Cortexarealen (Area 6), aber auch aus dem motorischen Primärfeld (Motocortex). Die Signale, welche von diesen **Fibrae corticorubrales** übermittelt werden, erfahren im Ncl. ruber eine Umschaltung und erreichen über den Tractus rubrospinalis, eine der Efferenzen des Ncl. ruber, das Rückenmark. Hierbei wird bereits deutlich, dass die Pyramidenbahn nicht die einzige Verbindung zwischen dem motorischen Cortex und dem Rückenmark ist, sondern dass der Cortex auch über indirekte Verbindungen – d. h. jene, die im Hirnstamm eine Zwischenstation einlegen, bevor sie in das Rückenmark absteigen – willkürliche Bewegungen vermitteln kann. Der **Tractus rubrospinalis** (→ Tab. 42.1) nimmt seinen Ursprung von der Pars magnocellularis des Ncl. ruber, kreuzt noch auf Höhe des Tegmentums (Decussatio tegmentalis anterior, ventrale Haubenkreuzung) zur Gegenseite und zieht neben dem Tractus corticospinalis lateralis nach kaudal, wobei er beim Menschen nur bis in das zervikale Rückenmark reicht. Dort beeinflusst er als einzige extrapyramidale Bahn ganz besonders die distalen Extremitätenmuskeln, wobei er auf Flexoren aktivierend, auf Extensoren hingegen hemmend wirkt. Er kooperiert dadurch mit der Pyramidenbahn (die ebenfalls vornehmlich distale Muskeln beeinflusst) bei der Durchführung zielgerichteter feinmotorischer Bewegungen, v. a. solcher, die automatisch ablaufen. Die Pyramidenbahn ist nämlich unerlässlich für das Erlernen neuer Bewegungen! Wird eine neu erlernte Bewegung dann zur Routine, wird wohl vom pyramidalen auf das rubrospinale System umgeschaltet.

Über den Tractus rubrospinalis hinaus hat der Ncl. ruber weitere Einflussmöglichkeiten auf das Rückenmark, allerdings indirekt wie z. B. über die Formatio reticularis (**Tractus rubroreticularis**).

Neben den kortikalen Afferenzen erreichen den Ncl. ruber des Weiteren wichtige Projektionen aus der kontralateralen Kleinhirnhälfte (**Tractus cerebellorubralis**). Die Afferenzen aus dem Kleinhirn stammen dabei zum einen aus dem Ncl. interpositus (Ncl. emboliformis, Ncl. globosus) und zum anderen aus dem Ncl. dentatus. Der Ncl. interpositus steuert die Pars magnocellularis des Ncl. ruber, aus welchem der Tractus rubrospinalis hervorgeht, an und nimmt auf diesem Weg Einfluss auf die Extrapyramidalmotorik. Der Ncl. dentatus hingegen erreicht die Pars parvocellularis des Ncl. ruber, welche ihrerseits über den Tractus tegmentalis centralis (**Tractus rubroolivaris**) zum unteren Olivenkernkomplex projiziert. Letzterer gibt die Impulse an das Kleinhirn (Spinocerebellum) weiter, welches seinerseits wieder in den Ncl. ruber projiziert. Dadurch ist der Ncl. ruber in einen komplexen Schaltkreis (Kleinhirn → Ncl. ruber → Kleinhirn → Olive → Kleinhirn) eingebunden, welcher die Bewegungsprogramme des Cortex modifiziert und fein abstimmt, bevor sie dann vom Kleinhirn über den Thalamus zum Cortex zurückgeleitet werden und letztlich über die Pyramidenbahn zur Ausführung gelangen. Auf diese Weise beeinflusst der Ncl. ruber also die Pyramidalmotorik.

Tab. 42.1 Übersicht über die extrapyramidalen Bahnen

Extrapyramidale Bahnen (s. a. Anhang)
• Tractus rubrospinalis
• Tractus tectospinalis (→ Kap. 37)
• Tractus vestibulospinales medialis et lateralis
• Tractus olivospinalis
• Tractus reticulospinales laterales et medialis

> Läsionen im Ncl. ruber führen – aufgrund seiner Einbindung in den Schaltkreis Kleinhirn → Ncl. ruber → Kleinhirn → Olive → Kleinhirn – zu Symptomen, wie man sie auch bei Kleinhirnläsionen beobachtet, darunter Intentionstremor und verminderter Muskeltonus. Außerdem treten Chorea-Huntington-ähnliche Bewegungsstörungen auf (unkontrollierte, ausfahrende Bewegungen sowie langsame schraubende Bewegungen), die auf Läsionen der rubroretikulären Bahnen zurückgeführt werden. Ferner kann es zu Störungen der Okulomotorik kommen, da die Fasern des N. oculomotorius auf ihrem Weg durch den Hirnstamm den Ncl. ruber durchqueren.

Ncll. pontis (Brückenkerne)

Die Brückenkerne liegen ventral im Pons (Struktur und Lage → Kap. 15) und sind wichtige Relaiskerne der Bahn vom Cortex zum Kleinhirn (**Tractus corticopontocerebellaris**). Auf diese Weise spielen die Brückenkerne, mehr noch als der untere Olivenkernkomplex und der Ncl. ruber, eine entscheidende Rolle für die Funktion des Kleinhirns. Die Ncll. pontis erhalten über den **Tractus corticopontinus** aus sekundärmotorischen Cortexarealen bzw. Assoziationscortices Informationen über die vom Cortex geplanten Willkürbewegungen (Bewegungsentwurf). Sie übermitteln diese Programme über den **Tractus pontocerebellaris** an das Kleinhirn (Pontocerebellum) zur weiteren Bearbeitung. Lähmungen der Ncll. pontis führen daher zu ähnlichen Symptomen wie eine entsprechende Kleinhirnschädigung im Bereich der Hemisphären.

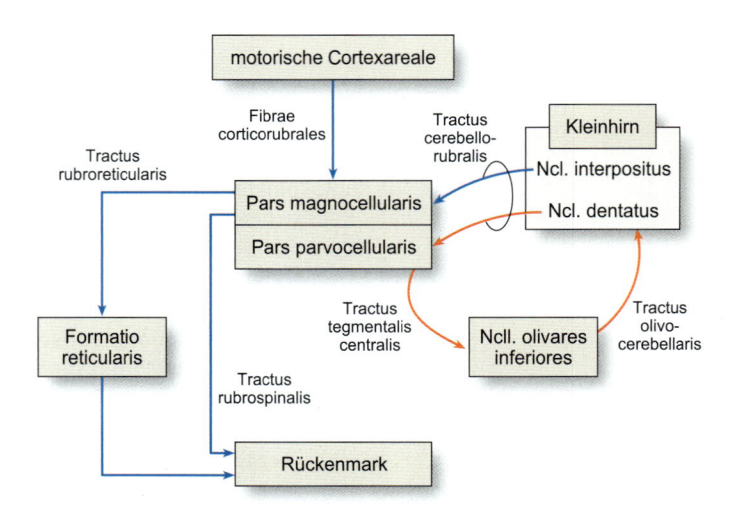

Abb. 42.1 Verbindungen des Ncl. ruber [L141]

Somatorisches System

Ncll. olivares inferiores (unterer Olivenkernkomplex)

Die Ncll. olivares inferiores (Struktur und Lage →Kap. 15) befinden sich lateral der Pyramiden in der Medulla oblongata. Ihre wichtigsten Afferenzen (→Abb. 42.2) stammen aus dem Ncl. ruber (**Tractus rubroolivaris**), dem Rückenmark (**Tractus spinoolivaris**) und dem Motocortex (**Kollateralen der Pyramidenbahn**). Die Efferenzen des Kerns bilden den **Tractus olivocerebellaris**, der zur Gegenseite kreuzt und die kontralaterale Kleinhirnhälfte erreicht. Seine Fasern enden – nach Abgabe von Kollateralen zu den Kleinhirnkernen – in der Kleinhirnrinde in Form von Kletterfasern. Ein kleinerer Teil der Efferenzen des Kerns zieht als **Tractus olivospinalis** zum Rückenmark hinab. Über diese afferenten und efferenten Verbindungen sind die Ncll. olivares inferiores auf vielfältige Weise in die motorischen Abläufe eingebunden:

- Über seine Afferenzen aus dem Ncl. ruber und die Efferenzen zum Kleinhirn ist der untere Olivenkernkomplex in den Schaltkreis Kleinhirn → Ncl. ruber → Kleinhirn → Olive → Kleinhirn (s. o.) eingebunden und so an der Modulation der kortikalen Bewegungsprogramme beteiligt.
- Über die Kollateralen der Pyramidenbahn erhält der untere Olivenkernkomplex Informationen darüber, welche motorischen Kommandos vom Cortex letztlich an den Bewegungsapparat geleitet werden. Er

kann diese Informationen dem Kleinhirn (Spinocerebellum) zuführen, welches daraufhin evtl. korrigierend in den Bewegungsablauf eingreift.
- Über die aufsteigenden Bahnen des Rückenmarks erhält der untere Olivenkernkomplex Rückmeldungen über die Verhältnisse in der Peripherie und leitet sie dem Kleinhirn zu, sodass dieses den Ablauf der Stand- und Gangmotorik sowie den Muskeltonus optimal kontrollieren kann.

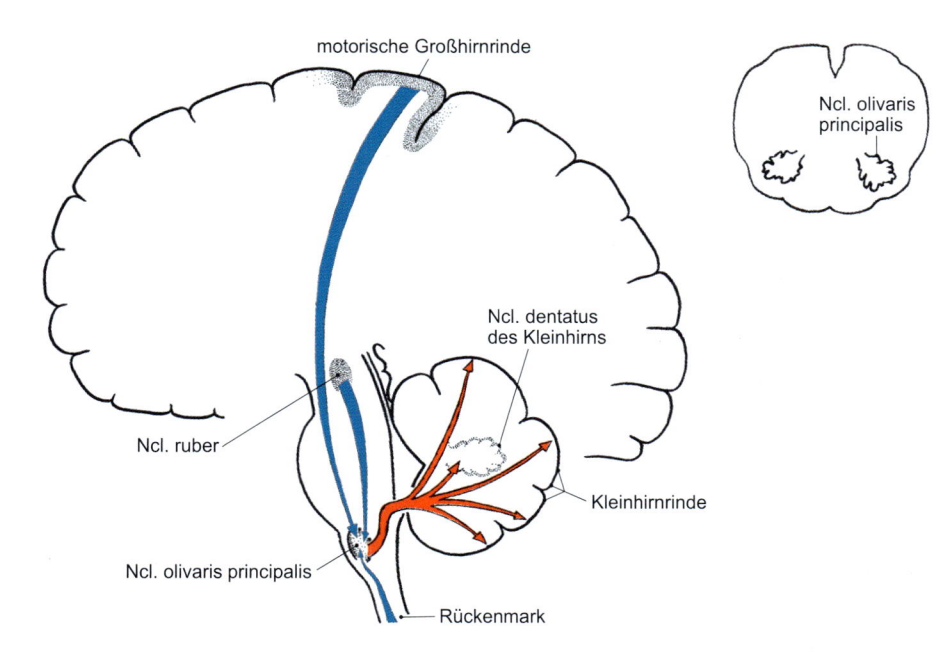

Abb. 42.2 Verbindungen der Ncll. olivares inferiores [L141]

Ncll. vestibulares

Die Ncll. vestibulares (→Kap. 38, Gleichgewichtsbahn) liegen dorsal in der Medulla oblongata und im kaudalen Pons. Sie erhalten über den N. vestibularis Impulse aus dem Vestibularorgan im Innenohr, welches Translations- und Drehbeschleunigungen des Kopfs misst. Die Efferenzen der Ncll. vestibulares (→Abb. 42.3) erreichen v. a. Kleinhirn, Großhirn (über den Thala-

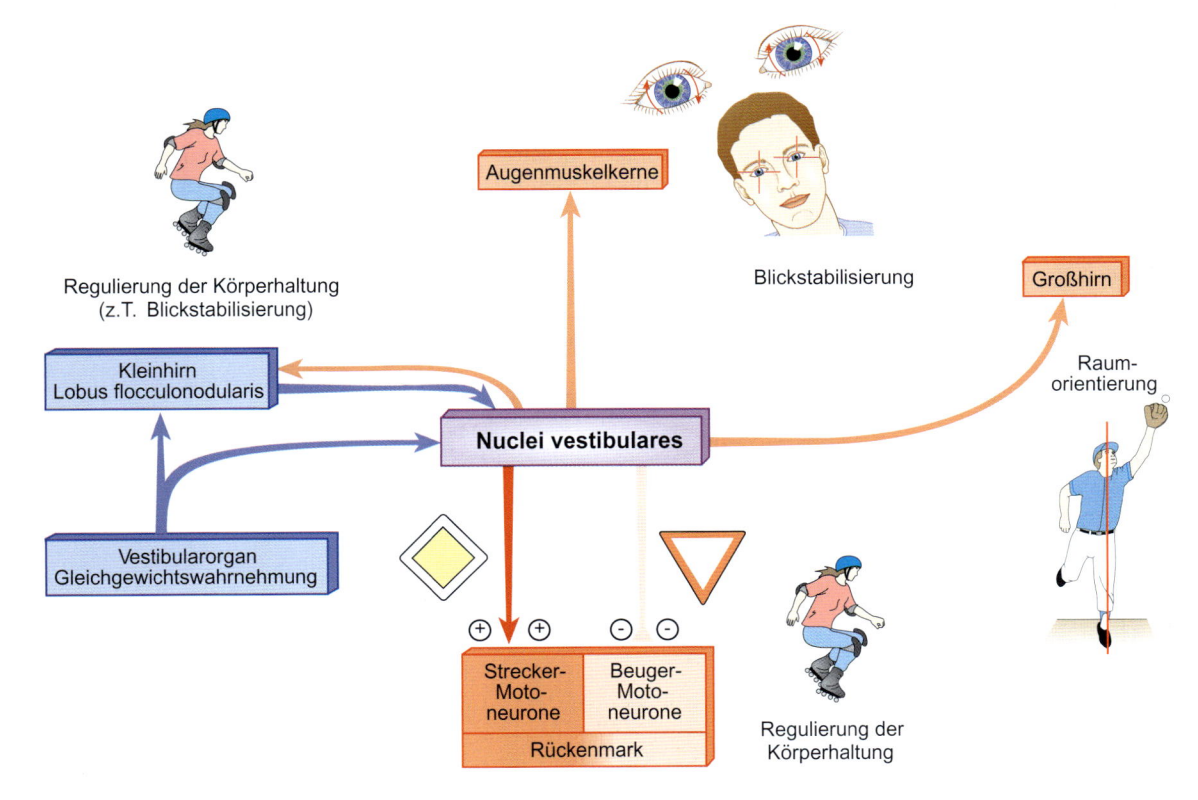

Abb. 42.3 Verbindungen der Ncll. vestibulares [L141]

42 Motorische Bahnen des Hirnstamms

mus), Augenmuskelkerne, Rückenmark (Tractus vestibulospinales medialis et lateralis) und Formatio reticularis (u. a. Area postrema → Vermittlung von Brechreizen bei starken Drehbewegungen!).

Über diese Verbindungen ermöglichen die Vestibulariskerne zusammen mit visuellen und propriozeptiven Impulsen die Aufrechterhaltung des Körpergleichgewichts beim Gehen und Stehen (s. u.), die Kontrolle der reflektorischen Augenbewegungen und die Blickstabilisierung (s. u.) sowie die Orientierung im Raum (→ Kap. 38).

Regulation der Körperhaltung

Die Ncll. vestibulares übermitteln die Informationen des Vestibularorgans über Bewegung und Stellung des Kopfs im Raum an das **Kleinhirn** (Vestibulocerebellum), welches seinerseits wieder auf die Ncll. vestibulares zurückprojiziert. In den Ncll. vestibulares konvergieren so Informationen aus Kleinhirn und Vestibularorgan, aber auch propriozeptive Impulse aus dem Bewegungsapparat (u. a. über den Tractus spinovestibularis) sowie visuelle Informationen. Die Vestibulariskerne integrieren nun diese multiplen Informationen und nutzen das Resultat der Verarbeitung dazu, die Körperhaltung laufend an die aktuellen Gegebenheiten anzupassen. Wird z. B. der Körper gedreht oder gekippt, wie dies beim Hinfallen passieren kann, werden automatisch durch vestibulospinale Reflexe und spinale Muskeldehnungsreflexe Korrekturbewegungen durchgeführt und der Muskeltonus so verändert, dass der Körper wieder ins Gleichgewicht gebracht bzw. beim Fallen abgestützt werden kann. Für die Ausführung dieser Reflexe, d. h. die Übermittelung der Kommandos an die entsprechende Muskulatur, steht den Ncll. vestibulares der **Tractus vestibulospinalis lateralis** zur Verfügung. Er entspringt im Ncl. vestibularis lateralis und steigt ipsilateral im Vorderstrang des Rückenmarks ab. Dort bewirkt er – im Gegensatz zum Tractus rubrospinalis – eine Tonuserhöhung der Extensoren und eine Entspannung der Flexoren.

Dies ist durchaus sinnvoll, da Streckbewegungen im Allgemeinen die sinnvollsten Korrekturbewegungen darstellen. Vestibulospinale Reflexe wirken auch im Halsbereich und dadurch auf die Kopfstellung (s. u.).

> Im Normalfall werden die Impulse des Tractus vestibulospinalis durch solche aus anderen Bahnen antagonisiert, damit es nicht zu einem Ungleichgewicht zwischen Extensoren- und Flexorentonus kommt. **Schädigungen des Mittelhirns** (z. B. durch dessen Einklemmung im Tentoriumschlitz verursacht) können nun dazu führen, dass die antagonistisch wirkenden Bahnen ausfallen, während der Tractus vestibulospinalis noch intakt ist. Durch die daraus resultierende **Enthemmung des Tractus vestibulospinalis** kommt es zu einem gesteigerten Extensorentonus, infolge dessen eine Streckstarre der Extremitäten eintritt **(Dezerebrationsstarre)**.

Reflektorische Augenbewegungen und Blickstabilisierung

Bei jeder Bewegung des Körpers wird der Kopf passiv mitbewegt. Vestibulookuläre Reflexe (→ Kap. 37) vermitteln nun konjugierte Augenbewegungen, die den passiven Kopfbewegungen entgegengerichtet sind. Dadurch werden die beim Laufen und Gehen auftretenden Bildverschiebungen im Auge kompensiert und ein scharfes Abbild der Umwelt auf der Netzhaut ermöglicht. Die Konstanthaltung des Blicks wird aber nicht nur durch Augen-, sondern auch durch Kopfbewegungen ermöglicht. Wird z. B. der Körper um verschiedene Achsen gedreht, erfolgt zeitgleich über vestibulospinale Reflexe eine kompensatorische Gegenbewegung des Kopfs, um die Blickachsen zu stabilisieren.

> Bei **Schädigungen der Ncll. vestibulares** oder des **Vestibularorgans** kommt es zu Schwindel, Übelkeit, Fallneigung zur erkrankten Seite und pathologischem Nystagmus. Diese Symptome verlieren sich jedoch mit der Zeit, da sich das Gehirn mit den noch vorhandenen vestibulären sowie den propriozeptiven und visuellen Impulsen neu organisiert (→ dreifache Sicherung der Balance).

Formatio reticularis

Die Formatio reticularis (FR; Struktur, Lage und Funktion → Kap. 15) ist über ihre intensiven Verbindungen mit praktisch sämtlichen Strukturen des ZNS auf komplexe Weise an der Regulation der Motorik beteiligt.

Hirnstammreflexe

In der FR, v. a. in deren lateralen Gebieten, werden wichtige Reflexe (→ Tab. 42.2) vermittelt. Diese werden dabei grundsätzlich auf folgende Weise verschaltet: Die sensiblen, in den Hirnstamm projizierenden Hirnnervenfasern werden in entsprechenden Neuronengruppen der FR umgeschaltet. Diese projizieren auf motorische Hirnnervenkerne, welche wiederum efferente Fasern in die Peripherie entsenden. Die Untersuchung der Hirnstammreflexe ist besonders bei komatösen Patienten von Interesse. Ein Reflexausfall weist hier auf eine schwere Hirnschädigung hin und kann die Patienten – da es sich bei den Reflexen meist um Schutzreflexe handelt – in große Gefahr bringen. Fällt z. B. der Hustenreflex aus, kann Nahrung in die Luftwege aspiriert werden, wodurch eine Aspirationspneumonie entstehen kann. Ein Ausfall sämtlicher Hirnstammreflexe ist eines der Kriterien für die Diagnose des Hirntods.

Somatorisches System

Tab. 42.2 Beispiele für Hirnstammreflexe, die in der FR verschaltet werden

Reflex	Reflexauslösung	Afferenz	Umschaltung	Efferenz
Schluckreflex	Berührung der Rachenwand durch die Nahrung	Fasern des N. glossopharyngeus und N. vagus	Umschaltung in der FR der Medulla oblongata (Schluckzentrum)	u. a. Fasern aus Ncll. motorii n. trigemini und n. hypoglossi
Saugreflex	Berührung von Lippen und Zungenspitze (beim Neugeborenen)	Fasern der Nn. maxillaris und mandibularis	FR im Mittelhirnbereich	u. a. Fasern der Nn. trigeminus, facialis und hypoglossus
Kornealreflex	Berührung der Cornea	Trigeminusäste	FR (u. a. präokulomotorische Zentren)	u. a. Fasern aus N. facialis (→ Lidschluss) und zervikalen Spinalnerven (→ Zurückwerfen des Kopfs)

Okulomotorik

In der FR befinden sich wichtige Zentren zur Steuerung der Okulomotorik, wie die paramediane pontine FR als zentrale Schaltstelle für horizontale Blickbewegungen und die rostrale mesenzephale FR für vertikale Blickbewegungen. Zusammen mit kortikalen Arealen und anderen Hirnstammarealen (Colliculi superiores, Area pretectalis etc.) generieren und koordinieren sie willkürliche und reflektorische Augenbewegungen (→ Kap. 37, Okulomotorik).

Absteigendes retikuläres System

In der FR entspringen zwei extrapyramidale Bahnen, die in das Rückenmark absteigen: der **Tractus reticulospinalis medialis** aus der FR des Pons sowie der **Tractus reticulospinalis lateralis** aus der FR der Medulla oblongata. Über beide Bahnen kann die FR – da sie wie auch Colliculi superiores und Ncll. vestibulares sensorische Informationen unterschiedlichster Art (multisensorische Konvergenz) erhält – laufend den Muskeltonus an die aktuellen Gegebenheiten anpassen. Beide Tractus wirken dabei sowohl aktivierend als auch inhibitorisch auf die Motoneuronen der proximalen Rumpf- und Extremitätenmuskulatur. Ferner können die retikulospinalen Bahnen Reflexe auf Rückenmarksebene und über Projektionen zum Hinterhorn des Rückenmarks die Weiterleitung afferenter Impulse unterdrücken (z. B. Schmerzhemmung über serotoninerge Fasern, → Kap. 14 und → Kap. 15). Allerdings ist die FR, wie auch der Ncl. ruber (s. o.), nicht nur mit Aufgaben der Haltemotorik betraut, sondern wirkt über ihre Afferenzen aus dem Cortex (s. o., indirekte Projektionen des Cortex in das Rückenmark) auch an zielmotorischen Bewegungen mit.

Zusammenfassung

- Wichtige motorische Zentren im Hirnstamm sind: Ncl. ruber, Ncll. pontis, Ncll. olivares inferiores, Ncll. vestibulares und Formatio reticularis.
- Zu den motorischen Aufgaben des Hirnstamms gehören im Wesentlichen:
  - Unwillkürliche Aufrechterhaltung und Anpassung von Körperhaltung und Muskeltonus sowie Koordination der Bewegungsabläufe (geordneter Ablauf der Willkürbewegungen) durch die motorischen Zentren und die aus ihnen hervorgehenden extrapyramidalen Bahnen (Tractus vestibulospinalis, Tractus reticulospinalis etc.)
  - Mitwirkung an der Modulation kortikaler Bewegungsprogramme über Verbindungen zum Kleinhirn; Beteiligung an der Durchführung willkürlicher Bewegungen (indirekte kortikale Verbindungen in das Rückenmark: Cortex → Hirnstamm → extrapyramidale Bahnen → Rückenmark)
  - Regulation der Okulomotorik

43 Motorische Bahnen des Kleinhirns

Im Folgenden werden die drei funktionellen Kompartimente des Kleinhirns (→ Abb. 43.1) und ihre Bedeutung für die Motorik näher erläutert. Struktur und Lage des Kleinhirns werden in → Kap. 16 beschrieben.

Das Vestibulocerebellum

Die Rinde des Vestibulocerebellums, bestehend aus Flocculus und Nodulus (→ Kap. 27), erhält ihre Afferenzen v. a. über den **Tractus vestibulocerebellaris,** der im unteren Kleinhirnstiel verläuft. Dieser beinhaltet zumeist Fasern aus den ipsilateralen Ncll. vestibulares, aber auch Fasern, die direkt aus den Vestibularorganen in die Rinde projizieren. Außerdem erreichen das Vestibulocerebellum visuelle Impulse.
Die efferenten Impulse aus der Rinde steuern nun zum einen direkt die vestibulären Kerne (Ausnahme!) an, zum anderen gelangen sie zum **Ncl. fastigii,** um danach im **Tractus cerebellovestibularis** die Ncll. vestibulares zu erreichen. Der Ncl. fastigii projiziert außerdem noch in die Formatio reticularis (FR).

Funktion

Das Vestibulocerebellum sorgt für die Aufrechterhaltung des Gleichgewichts. Dazu erhält es von den Ncll. vestibulares Informationen über die Bewegungen des Kopfs und dessen Stellung im Raum. Nach Verarbeitung in der Kleinhirnrinde gelangen die Impulse zu okulomotorischen Zentren der FR und zu Augenmuskelkernen, wodurch die Augenbewegungen angepasst und stabilisiert werden. Über Vestibulariskerne und FR, die beide mit dem Rückenmark in Verbindung stehen, nimmt das Vestibulocerebellum v. a. Einfluss auf die Rumpfmuskulatur und die Extremitätenextensoren, wodurch es für stabilen Stand und Gang sorgt.

> Eine **Läsion des Vestibulocerebellums,** z. B. durch Alkoholmissbrauch, ist v. a. durch **Gleichgewichtsstörungen** charakterisiert. Die Fähigkeit, über vestibuläre Informationen sowohl Augenbewegungen bei Bewegungen des Kopfs als auch Rumpf- und Extremitätenmuskeln beim Stehen, Sitzen und Gehen zu kontrollieren, ist beeinträchtigt. Es kommt zur Ataxie (Störungen der Bewegungskoordination), die sich als Gangataxie (schwankender, breitbeiniger Gang), Rumpfataxie (Schwankungen des Rumpfs im Sitzen mit Fallneigung) und Standataxie (Fallneigung im Stehen) manifestiert. Ausfälle in der Koordination der Blickmotorik führen u. a. zu spontanem Nystagmus und ruckartigen Blickfolgebewegungen.

Das Spinocerebellum

Die Rinde des Spinocerebellums, bestehend aus Vermis und paravermaler Zone, erhält ihre Afferenzen aus dem Rückenmark über die Tractus spinocerebellares ant. et post. sowie über den Tractus cuneocerebellaris. Des Weiteren wird sie vom Tractus reticulocerebellaris der FR und vom **Tractus olivocerebellaris** (s. u.) angesteuert. Die **Tractus spinocerebellares ant. et post.** entspringen im Rückenmark (u. a. Ncl. dorsalis) und ziehen in den Seitensträngen zur ipsilateralen Kleinhirnhälfte, der sie propriozeptive Impulse der unteren Extremitäten und des Rumpfs zuleiten. Der **Tractus cuneocerebellaris** entspringt im Ncl. cuneatus accessorius in der Medulla oblongata und übermittelt Impulse der oberen Extremität. Der **Tractus reticulocerebellaris** sendet ebenfalls spinale Informationen an das Kleinhirn, welche die FR zuvor vom Rückenmark erhalten hat.

> Die Fasern des Tractus spinocerebellaris ant. steigen z. T. auch gekreuzt im Seitenstrang nach oben. Allerdings kreuzen diese Fasern vor Erreichen der Rinde wieder zurück, sodass sie ebenso die ipsilaterale Kleinhirnhälfte erreichen!
> **Beachte:** Der Tractus spinocerebellaris ant. verläuft im oberen Kleinhirnstiel, der Tractus spinocerebellaris post. im unteren Kleinhirnstiel.

Von der Rinde gelangen die Impulse zu **Ncl. interpositus** und **Ncl. fastigii.** Der Ncl. fastigii steuert, wie beim Vestibulocerebellum beschrieben, die FR sowie die Vestibularorgane an. Der Ncl. interpositus hingegen sendet seine Signale über den **Tractus cerebellorubralis** an den kontralateralen Ncl. ruber (Pars magnocellularis).

Funktion

Das Spinocerebellum kontrolliert den Muskeltonus und sorgt für einen reibungslosen Ablauf der Stand- und Gangmotorik, indem es das Zusammenspiel von agonistischen und antagonistischen Muskelgruppen koordiniert. Um diese Aufgabe zu meistern, hat es zwei wichtige Impulseingänge: Zum einen erhält es direkt vom Rückenmark und indirekt über die Ncll. olivares Informationen über Muskeltonus und Stellung der Extremitäten in der Peripherie. Zum anderen

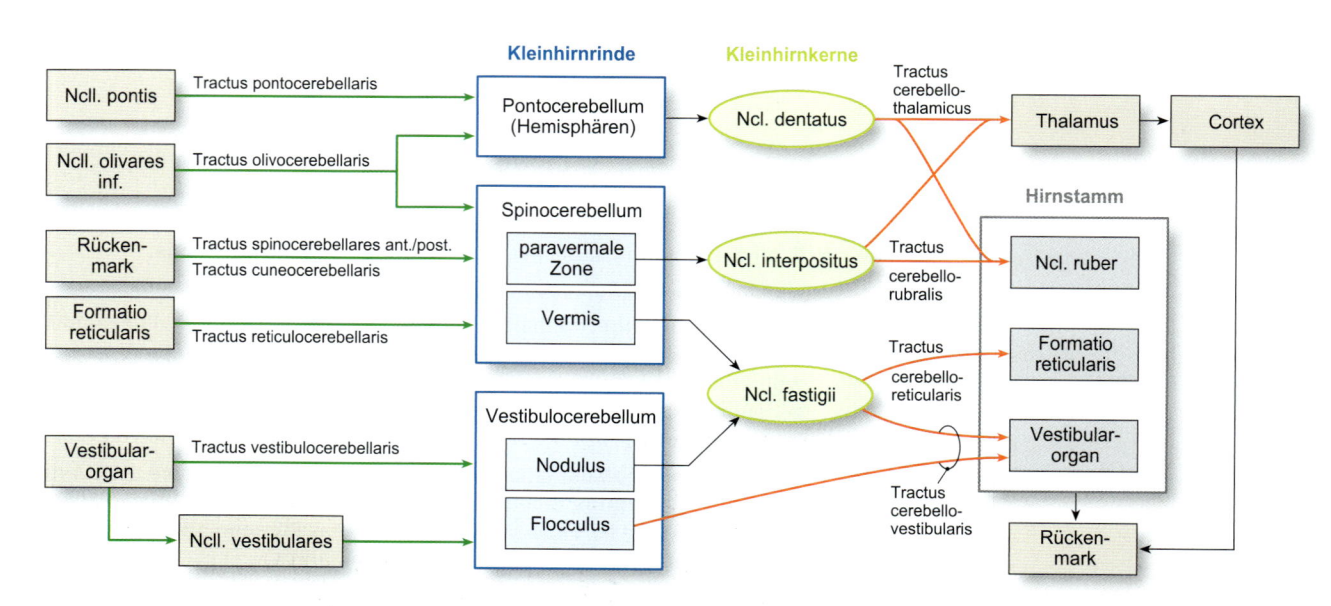

Abb. 43.1 Die drei Kompartimente des Kleinhirns mit den dazugehörigen afferenten und efferenten Verbindungen [L141]

bekommt es über die Ncll. olivares eine sog. **Efferenzkopie**. Das heißt, dass Kollateralen der absteigenden motorischen Bahnen das Kleinhirn über die vom Cortex in die Peripherie geschickten Bewegungskommandos informieren. Das Spinocerebellum vergleicht diese Efferenzkopie (Bewegungsplan) mit den Informationen, die es aus der Peripherie erhalten hat. Daraufhin sendet es ggf. korrigierende Signale an Ncl. ruber und FR, welche ihrerseits in das Rückenmark zurückprojizieren. Das Spinocerebellum beeinflusst dabei v. a. die proximale Extremitäten- sowie die Rumpfmuskulatur und die der Schwerkraft entgegenwirkende Muskulatur.

> Eine **Läsion des Spinocerebellums** führt dazu, dass Bewegungsabläufe kaum aufeinander abgestimmt und korrigiert werden können. Durch fehlende bzw. beeinträchtigte Koordination zwischen agonistischen und antagonistischen Muskeln treten ataktische Symptome **(Stand- und Gangataxie)** wie auch zu kurze und zu weite (überschießende) Bewegungen auf **(Dysmetrie)**.

Das Pontocerebellum (Cerebrocerebellum)

Das Pontocerebellum erstreckt sich über die Hemisphären und wird afferent von den Tractus pontocerebellaris und olivocerebellaris angesteuert. Der **Tractus pontocerebellaris** nimmt seinen Ursprung von den Ncll. pontis, kreuzt im Pons auf die Gegenseite und erreicht über den Pedunculus cerebellaris medius die kontralaterale Rinde des Pontocerebellums. Der **Tractus olivocerebellaris** entspringt in der Olive und beinhaltet als einziger Tractus Kletterfasern. Er kreuzt im Hirnstamm zur Gegenseite und zieht zur kontralateralen Rinde des Ponto- wie auch des Spinocerebellums.
Die efferenten Impulse der Rinde treffen v. a. im **Ncl. dentatus** ein, von welchem der **Tractus cerebellothalamicus** entspringt. Dieser kreuzt im Hirnstamm zur Gegenseite und erreicht den kontralateralen Thalamus, der seinerseits die Impulse an den Motocortex weiterleitet. Außerdem projiziert der Ncl. dentatus in den Ncl. ruber (Pars parvocellularis).

Funktion

Das Pontocerebellum ist an der Erstellung willkürlicher Zielbewegungen beteiligt. Es erhält dazu von motorischen Assoziations- bzw. Sekundärfeldern über die Ncll. pontis (Tractus corticopontinus → Ncll. pontis → Tractus pontocerebellaris) Informationen über die vom Cortex geplanten Bewegungen (Bewegungsentwurf). Die kortikalen Eingänge stellen übrigens den Hauptteil der Impulse zum Pontocerebellum. Das Kleinhirn moduliert den Entwurf, stimmt ihn fein ab und sorgt so für einen reibungslosen Ablauf der Bewegung. Es gibt dann das fertige Programm über den Tractus cerebellothalamicus an den Cortex zurück, der über die Pyramidenbahn die Ausführung veranlasst. Das Pontocerebellum beeinflusst so v. a. die pyramidal innervierten distalen Extremitäten. Für die Modifikation und Feinabstimmung des Bewegungsprogramms spielen ferner wohl die Projektion des Ncl. dentatus zum Ncl. ruber und die Eingänge über die Olive (Neuronenkreis Kleinhirn → Ncl. ruber → Olive → Kleinhirn, → Kap. 42) eine wichtige Rolle.

> Typisch für die **Schädigung des Pontocerebellums** ist der **Intentionstremor**. Bei Ausführung einer Zielbewegung kommt es zum Tremor in den Extremitäten, der umso stärker wird, je mehr man sich dem Ziel nähert. Störungen der Muskelkoordinationen resultieren in Asynergien, die sich als Dysmetrien, aber auch als Dysdiadochokinese manifestieren. Unter Letzterer versteht man die Unfähigkeit, einen schnellen Wechsel antagonistischer Bewegungen (z. B. schnelle Drehbewegung) durchzuführen.

Das Kleinhirn nimmt ferner kompartimentübergreifend eine zentrale Rolle beim **Erlernen von motorischen Abläufen** ein. Bsp.: Beim Dart-Spiel lernt man, mit dem Pfeil das Ziel zu treffen. Setzt man nun eine Brille auf, die den optischen Weg ablenkt, wird man zunächst das Ziel verfehlen. Nach einigen Versuchen aber lernt man, sich an die neue Situation anzupassen, und trifft das Ziel wieder. Ein Patient mit Kleinhirnfunktionsstörung ist zu diesem motorischen Lernprozess nicht fähig und wird nach Aufsetzen der Brille konstant am Ziel vorbeischießen!

Zusammenfassung
- **Vestibulocerebellum:** Aufrechterhaltung des Gleichgewichts; Ausfall: Rumpf-, Gang- und Standataxie
- **Spinocerebellum:** Kontrolle und Koordination der Stütz- und Zielmotorik; Ausfall: Stand- und Gangataxie, Dysmetrie
- **Pontocerebellum:** Beteiligung an der Planung willkürlicher Zielbewegungen; Ausfall: Dysmetrie, Dysdiadochokinese, Intentionstremor

44 Basalganglien

Zu den Basalganglien gehören das **Striatum** (Ncl. caudatus und Putamen), das **Pallidum** sowie der **Ncl. subthalamicus** und die **Substantia nigra** (Pars compacta und Pars reticularis). Da die zellärmere Pars reticularis dem Pallidum mediale strukturell und funktionell sehr ähnlich ist, werden beide zusammen als Pallidum-mediale-Komplex bezeichnet. Struktur und Lage der Elemente werden in → Kap. 15 und → Kap. 20 beschrieben.

Im Gegensatz zu anderen Komponenten des motorischen Systems haben die Basalganglien keine direkte Verbindung zum Rückenmark. Sie sind stattdessen in große Rückkopplungsschleifen mit dem Cortex eingebunden, über welche sie an der Organisation und Kontrolle von Bewegungen beteiligt sind, die im Cortex geplant werden.

Ein- und Ausgänge der Basalganglien

Das **Eingangstor** der Basalganglien ist das **Striatum**. Dieses erhält primär Signale vom zerebralen Cortex, aber auch von intralaminären Thalamuskernen. Über die funktionelle Bedeutung der Afferenzen aus dem Thalamus ist noch wenig bekannt. Das **Ausgangstor** der Basalganglien ist der **Pallidum-mediale-Komplex.** Er projiziert über die Ansa lenticularis v. a. in den Thalamus, aber auch zu motorischen Zentren des Hirnstamms, die ihrerseits mit dem Rückenmark in Verbindung stehen.

Aufbau der Rückkopplungsschleifen

Die Rückkopplungsschleifen der Basalganglien mit dem Cortex sind grundsätzlich folgendermaßen aufgebaut: Impulse aus dem Cortex erreichen die Basalganglien. Letztere projizieren zum Thalamus, der dann seinerseits zum Cortex zurückprojiziert. Innerhalb der Schleife Cortex → Basalganglien → Thalamus → Cortex werden nun nach ihren Aufgaben vier Funktionsschleifen unterschieden:

- Die **skelettomotorische Schleife** zur Steuerung von Ausmaß, Kraft und Geschwindigkeit von Bewegungen: motorische und sensorische Cortexareale → Basalganglien → Thalamus (Ncl. ventralis anterolateralis) → Motocortex, supplementär- und prämotorische Areale
- Die **okulomotorische Schleife** zur Kontrolle der Augenbewegungen: frontale und parietale Cortexareale → Basalganglien → Thalamus (Ncl. ventralis anterolateralis) → frontales Augenfeld
- Die **limbische Schleife** für motorisches Verhalten, das im Zusammenhang mit Emotion und Motivation steht: Areale des Gyrus cinguli, Hippocampus → Basalganglien → Thalamus (Ncl. mediodorsalis) → Areale des Gyrus cinguli
- Die **frontale assoziative Schleife** für das Erlernen neuer Bewegungen, Problemlösung und Selektion von Bewegungen: frontale Assoziationsgebiete, parietale und temporale Areale, Gyrus cinguli → Basalganglien → Thalamus (Ncl. mediodorsalis, Ncl. ventralis anterolateralis) → frontale Assoziationsareale

Schaltkreise innerhalb der Basalganglien

Das Striatum wird von kortikalen Efferenzen erreicht, die über den Transmitter Glutamat erregend auf die GABAergen Neurone des Striatums wirken. Vom Striatum aus werden die Informationen dann über zwei Wege (→ Abb. 44.1), einen direkten, motorikfördernden und einen indirekten, motorikhemmenden Weg, weiterverarbeitet.

Direkter Weg

Beim direkten Weg hemmen die GABAergen Neurone des Striatums mit dem Kotransmitter Substanz P und Dynorphin jene des Pallidum-mediale-Komplexes. Da dessen Neurone – ebenfalls über GABA – hemmend auf den Thalamus wirken, wird dieser durch Disinhibition (→ Kap. 3) letztlich aktiviert. Hierbei ist zu beachten, dass die Neurone des Pallidum-mediale-Komplexes eine hohe Daueraktivität haben (100 APs/s). Sie wirken daher ohne äußere Beeinflussung tonisch inhibierend auf den Thalamus und – da der Thalamus den Cortex über Glutamat aktiviert – auch inhibierend auf die thalamokortikale Übertragung.

Indirekter Weg

Beim indirekten Weg wirken die GABAergen Neurone des Striatums mit dem Kotransmitter Enkephalin hemmend auf das laterale Pallidumsegment. Letzteres wirkt wiederum über GABA hemmend auf den Ncl. subthalamicus, der durch Disinhibition aktiviert wird. Da die Projektionen des Ncl. subthalamicus über Glutamat erregend auf den medialen motorikhemmenden Pallidumkomplex wirken, wirkt der indirekte Weg motorikhemmend.

> Die Aktivität der Neurone des Pallidum-mediale-Komplexes und damit die Wirkung der Basalganglien auf Thalamus und Cortex hängen vom Verhältnis der Signale aus dem direkten und indirekten Verschaltungsweg in den Basalganglien ab.

Bedeutung der Substantia nigra (Pars compacta)

Neben kortikalen und thalamischen Afferenzen bekommt das Striatum auch Input aus dem Basalgangliensystem selbst, nämlich von dopaminergen Neuronen der Substantia nigra, Pars compacta. Die dopaminergen Neurone wirken über D_2-Rezeptoren inhibitorisch auf den motorikhemmenden indirekten Weg und über D_1-Rezeptoren aktivierend auf den motorikfördernden direkten Weg. Insgesamt gesehen hat sie also einen fördernden Einfluss auf die Motorik. Da die Substantia

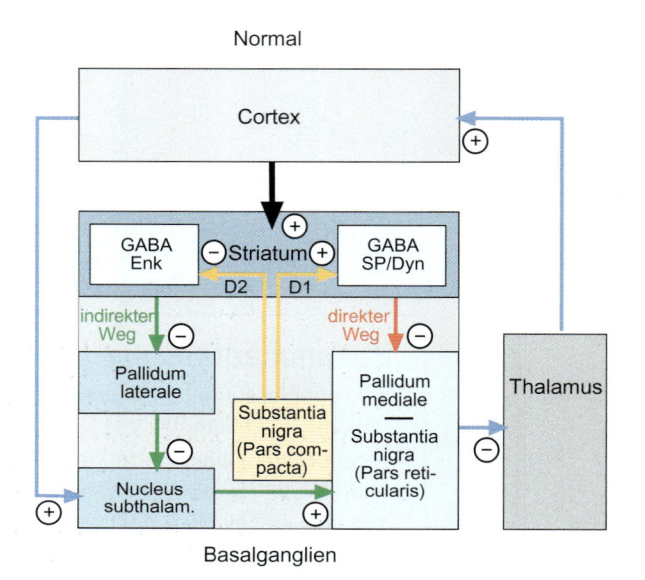

Abb. 44.1 Verschaltung der Basalganglien, direkter (rot) und indirekter (grün) Weg, Afferenzen aus der Substantia nigra (gelb) zum Striatum; Enk = Enkephalin, Dyn = Dynorphin, SP = Substanz P, + = Glutamat, − = GABA [L141]

Somatorisches System

nigra unterschiedlich stark auf den motorikhemmenden bzw. den motorikfördernden Striatumanteil einwirken kann, ist sie in der Lage, das Verhältnis der Signale aus dem direkten und indirekten Verschaltungsweg zu modulieren. Das Striatum selbst kann über hemmende Projektionen (Transmitter GABA) die Aktivität der Substantia nigra rückkoppelnd beeinflussen.

Klinik

Kenntnisse über die Funktionsweise des Basalgangliensystems hat man v. a. über Defekte in diesem System gewonnen. Solche Defekte manifestieren sich in Form von Bewegungsstörungen, welche man in drei Gruppen einteilen kann:
- **Hypokinetische Bewegungsstörungen** wie Morbus Parkinson
- **Hyperkinetische Bewegungsstörungen** wie Chorea Huntington
- **Dystonien,** über deren Ätiologie noch wenig bekannt ist. Typisch für diese Gruppe von Bewegungsstörungen sind unwillkürliche Körperfehlhaltungen, die plötzlich eingenommen (schiefer Hals, Schreibkrampf) und für längere Zeit beibehalten werden.

Morbus Parkinson

Beim Morbus Parkinson (→ Abb. 44.2) kommt es zur Degeneration dopaminerger Neurone der Substantia nigra. Dadurch wird der motorikhemmende indirekte Weg überaktiv und bewirkt eine **hypokinetische hypertone Bewegungsstörung.** Klinisch zeigt sich diese in der klassischen Trias aus **Rigor** (Steifheit der Muskulatur, verursacht zum Teil unspezifische Rücken- und Extremitätenschmerzen), **Ruhetremor** (langsames Zittern in Ruhe mit Abnahme bei Bewegung) und **Akinese** (allgemeine Bewegungsarmut). Letztere bewirkt Startprobleme bei Bewegungen, plötzliche Stopps beim Gehen und Bewegungsarmut der Gesichtsmuskeln (→ starre, ausdruckslose Mimik). Ein Parkinson-Kranker geht im Allgemeinen gebeugt in kleinen Schritten, ohne schwingende Arme. Mittlerweile sind viele Medikamente, die an unterschiedlichen Strukturen angreifen, im Einsatz. Wichtigste Medikamente sind L-DOPA (da Dopamin die Blut-Hirn-Schranke nicht überwinden kann, gibt man die Vorstufe L-DOPA, welche vom Organismus in die wirksame Form umgewandelt wird) zum Ausgleich des Dopamindefizits und die Dopaminagonisten.

Chorea Huntington

Die Chorea Huntington ist eine autosomal-dominant vererbte hyperkinetische hypotone Bewegungsstörung. Ihr liegt eine Degeneration von Neuronen des Striatums, v. a. des motorikhemmenden Teils, zugrunde. Dadurch kommt es zur Enthemmung des lateralen Pallidumsegments und damit zur Hemmung des Ncl. subthalamicus. Charakterisiert ist die Erkrankung durch schnelle, unkoordinierte Bewegungen, die von langsamen, schraubenden (athetotischen) Bewegungen begleitet werden. Sie treten plötzlich und ungewollt auf, sodass gewollte Bewegungen erschwert werden. Des Weiteren treten psychische Veränderungen (häufig als Primärsymptome) und kognitive Defizite auf.

Eine weitere hyperkinetische Bewegungsstörung resultiert aus einer Schädigung des Ncl. subthalamicus: der **Ballismus.** Er ist durch spontane, schnelle, wuchtig-schleudernde Extremitätenbewegungen charakterisiert, die meist nur einseitig (Hemiballismus) auftreten.

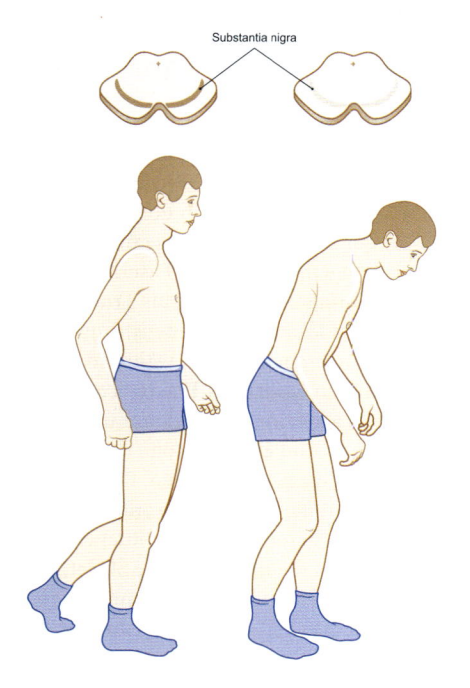

Abb. 44.2 Gesunder (links) und Parkinson-Kranker (rechts) [L141]

Zusammenfassung

- Die Basalganglien sind in verschiedene kortikale Rückkopplungsschleifen (Cortex → Basalganglien → Thalamus → Cortex) eingebunden, wodurch sie an der Erstellung von Bewegungsprogrammen beteiligt sind. Sie modulieren dabei v. a. Kraft, Ausmaß und Richtung der Bewegung.
- In den Basalganglien werden eintreffende Impulse in einem direkten motorikfördernden Weg und einem indirekten motorikhemmenden Weg verarbeitet. Die Substantia nigra beeinflusst über Dopamin beide Wege auf verschiedene Weise und wirkt insgesamt motorikfördernd.
- Ein Defekt innerhalb der Basalganglien führt je nach Lokalisation zu schweren hyper- oder hypokinetischen Bewegungsstörungen oder zu Dystonien.

45 Motorische Cortexareale und Pyramidenbahn

Motorische Sekundärfelder

Zu diesen gehören die jeweils grob somatotop gegliederte **prämotorische** (Area 6, lateral) und **supplementärmotorische Rinde** (Area 6, medial) sowie der **vordere Gyrus cinguli** (→ Kap. 46). Die Funktion der Areale ist noch nicht vollständig geklärt, man weiß aber, dass sie Bewegungsprogramme erstellen, welche zur Ausführung direkt an den Motocortex (s. u.) bzw. zuvor noch an Kleinhirn und Basalganglien zur weiteren Bearbeitung geleitet werden (über den Tractus frontopontinus). Sie wirken ferner aber auch an der unmittelbaren Bewegungsdurchführung mit. So projiziert v. a. der prämotorische Cortex zu extrapyramidalen Zentren (z. B. Formatio reticularis, Ncl. ruber) im Hirnstamm und steuert Faseranteile zur Pyramidenbahn bei. Er soll dadurch die proximale Muskulatur beeinflussen, den aufrechten Gang stabilisieren und Reflexe auf Rückenmarksebene hemmen.

> **Läsionen der supplementärmotorischen Rinde** führen zu Bewegungsarmut der Gegenseite (Hypokinese) und erschweren komplexe motorische Aufgaben, besonders solche, die mit beiden Händen durchgeführt werden bzw. den ganzen Körper betreffen (z. B. beim Klettern, Orientierungsreaktionen im Raum).
> **Läsionen der prämotorischen Rinde** führen u. a. dazu, dass der Stand sowie die Aufeinanderfolge und Abstufung von Muskelkontraktionen bei Bewegungen gestört sind.

Weitere motorische Felder sind das Broca-Zentrum (→ Kap. 23) und das frontale Augenfeld (→ Kap. 37, Okulomotorik).

Primärer somatomotorischer Cortex

Der primäre somatomotorische Cortex liegt im Gyrus precentralis (Area 4 nach Brodmann) und wird auch als **Motocortex** bezeichnet. Er ist somatotop gegliedert: Die untere Extremität wird an der Medialseite des Hemisphäre sowie im Bereich der Mantelkante repräsentiert, während sich nach lateral bis zum Sulcus laterallis Rumpf, obere Extremität und Kopf anschließen. Motorisch besonders fein differenzierte Körperareale (Hand; Gesicht, Zunge → Sprache!) werden überproportional repräsentiert. Afferente Impulse erhält der Motocortex über den Thalamus (Ncll. ventrales anterior et lateralis) aus Basalganglien und Kleinhirn sowie aus der somatosensiblen Rinde und den motorischen Sekundärfeldern. Seine Efferenzen ziehen größtenteils als sog. Pyramidenbahn gebündelt ohne weitere Umschaltung bis zu Hirnstamm und Rückenmark. Über die Pyramidenbahn dient der Motocortex, welcher als Endstation eines komplexen motorischen Verarbeitungsprozesses angesehen werden kann, letztlich der Ausführung der Willkürmotorik. Er versorgt dabei v. a. die distalen Extremitäten (→ Feinmotorik).

> Eine **Läsion der Area 4** führt zur schlaffen Parese der Gegenseite, die – falls motorische Sekundärfelder (besonders prämotorische Rinde) mitbetroffen sind – in eine spastische Lähmung übergeht. Da die prämotorische Rinde die extrapyramidalen Zentren wie Ncl. ruber und Ncll. vestibulares (hemmend) kontrolliert, kommt es bei ihrem Ausfall zu verstärkter Wirkung der Tractus rubrospinalis (aktiviert die Beuger der oberen Extremität) und vestibulospinalis (aktiviert die Extensoren der unteren Extremität). Es resultiert das Bild der **supraspinalen Spastik (Wernicke-Mann-Lähmung)**: Der Arm wird gebeugt, und das Bein wird, da es durch den erhöhten Extensorentonus nicht im Knie gebeugt werden kann, durch halbkreisförmige Bewegung (Zirkumduktion) nach vorn gebracht.

Pyramidenbahn (Tractus pyramidalis)

Die Pyramidenbahn (→ Abb. 45.1) vermittelt die Kommandos aus dem motorischen Cortex sowohl an die motorischen Hirnnervenkerne im Hirnstamm (**Fibrae corticonucleares**) als auch an die Motoneurone im Vorderhorn des Rückenmarks (**Fibrae corticospinales**). Sie entspringt größtenteils im Motocortex, führt aber auch Fasern aus den Sekundärfeldern und aus somatosensiblen Cortexarealen. Nach Verlassen des Cortex zieht sie in somatotoper Anordnung durch Genu und Crus posterius der Capsula interna (→ Kap. 24) und weiter durch die Crura cerebri im Mittelhirn. Im Pons wird die Pyramidenbahn in Faserbündel aufgesplittert, die sich jedoch im Bereich der Medulla oblongata wieder vereinigen und dadurch die Pyramiden bilden. Während ihrer Passage durch den Hirnstamm verlassen die Fibrae corticonucleares auf verschiedenen Höhen die Pyramidenbahn, sodass am kaudalen Ende der Medulla oblongata nur noch die Fibrae corticospinales vorliegen.

Fibrae corticonucleares

Sie erreichen die somatomotorischen und speziell-visceromotorischen Hirnnervenkerne, welche die Skelettmuskulatur in Kopf- und Halsbereich versorgen. Dabei werden einige Kerne bilateral, d. h. von Cortexarealen beider Hemisphären, versorgt, während andere nur von einer Hemisphäre, und zwar entweder kontra- oder ipsilateral, erreicht werden (Anhang, → Tab. 54.1). Von klinischer Relevanz ist bes. die Versorgung des Ncl. n. facialis (→ Kap. 28, Fazialisparese). Der Teil des Ncl. n. facialis, der die Stirnmuskulatur versorgt, wird nämlich bilateral angesteuert, während derjenige für die Versorgung der übrigen mimischen Muskulatur nur kontralateral versorgt wird! Die Fibrae corticonucleares aus dem frontalen Augenfeld erreichen übrigens nicht direkt die Zielkerne, sondern werden zuvor in verschiedenen Zentren des Hirnstamms (z. B. Colliculi superiores, Formatio reticularis) umgeschaltet, welche ihrerseits dann in die okulomotorischen Hirnnervenkerne projizieren.

Fibrae corticospinales

Die Fibrae corticospinales steigen in den Pyramiden (s. o.) ab und kreuzen zumeist (ca. 70–90 % der Fasern) in deren kaudalem Teil, in der sog. Decussatio pyramidum, zur Gegenseite. Die gekreuzten Fasern ziehen in somatotoper Anordnung als **Tractus corticospinalis lateralis** im Seitenstrang des Rückenmarks nach kaudal, während die ungekreuzten Fasern als **Tractus corticospinalis anterior** im Vorderstrang abwärts ziehen und erst auf Höhe des Zielsegments zur Gegenseite kreuzen. Beide Tractus erreichen die α-Motoneuronen im Vorderhorn, deren Axone das Rückenmark verlassen und die quergestreifte Skelettmuskulatur innervieren. Allerdings projiziert nur ein kleiner Teil der Fasern (für Hände und Finger) direkt auf die Motoneuronen. Die meisten Fasern erreichen Interneurone, welche die Signale auf die Motoneuronen übertragen. Der aus somatosensiblen Cortexarealen hervorgegangene Teil der Fibrae corticospinales projiziert auf Neurone des Hinterhorns, wodurch sie inhibierend auf aufsteigende sensible Impulse wirken.

Somatorisches System

Funktion der beiden Tractus corticospinales

Zusammen mit dem Rubrospinaltrakt (→ Kap. 42) projizieren die Tractus corticospinales v. a. zur distalen Extremitätenmuskulatur, wodurch ihnen eine entscheidende Rolle für die präzise Feinmotorik zukommt. Außerdem kann der Tractus corticospinalis hemmend auf über den Eigenapparat des Rückenmarks vermittelte Reflexbögen (z. B. primitive Fremdreflexe wie der Babinski-Reflex) einwirken.

> Eine **einseitige Läsion der Pyramidenbahn** führt zu einer **schlaffen Parese** der betroffenen Seite. Diese geht, wenn die Läsion auch extrapyramidale Bahnen betrifft, nach einigen Tagen/Wochen in eine **spastische Parese** über. In ihrer Funktion eingeschränkt sind v. a. die distalen Extremitätenmuskeln (Feinmotorik), während Massenbewegungen (Rumpf, proximale Extremitäten) meist gut möglich sind. Außerdem treten bei einer spastischen Lähmung die sonst von der Pyramidenbahn unterdrückten primitiven Fremdreflexe wieder auf. Diese lassen sich nämlich physiologischerweise nur bei Kindern bis ca. 2 Jahren auslösen, deren Pyramidenbahn noch nicht vollständig myelinisiert ist. Der bekannteste pathologische Reflex dieser Art ist der **Babinski-Reflex**, bei welchem das Bestreichen der lateralen Fußsohle eine Dorsalextension der Großzehe auslöst. Befindet sich die Läsion im Rückenmark (d. h. nach Kreuzung der Fasern), ist die gleiche Seite von der Symptomatik betroffen, liegt die Läsion supraspinal (d. h. vor Kreuzung der Fasern), ist die Gegenseite betroffen.

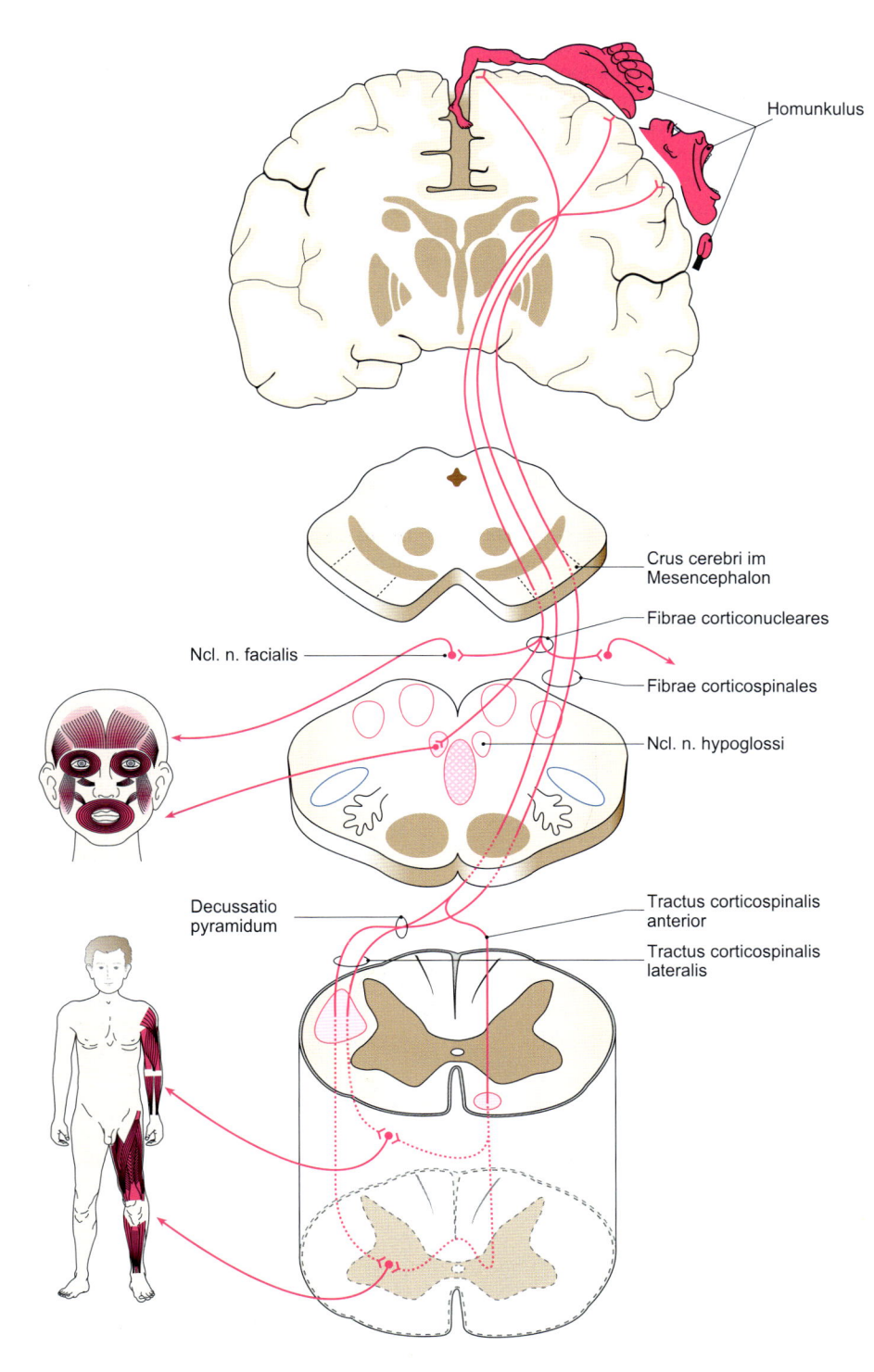

Abb. 45.1 Pyramidenbahn und Motocortex [L141]

Zusammenfassung
- Die sekundärmotorischen Rindenfelder planen Willkürbewegungen und übermitteln diese Programme direkt bzw. über Basalganglien und Kleinhirn dem Motocortex, welcher die Kommandos über die Pyramidenbahn zu den Motoneuronen in Hirnstamm (Fibrae corticonucleares) und Rückenmark (Fibrae corticospinales) leitet. Die Motoneuronen senden dann die Signale über ihre langen Axone zur quergestreiften Skelettmuskulatur.

46 Limbisches System

Einführung

1878 beschrieb Broca den Lobus limbicus („Grand lobe limbique"). Er fasste unter diesem Begriff jene Hirnwindungen zusammen, die ringförmig Balken, Thalamus und Basalganglien umsäumen (lat. limbus = Gürtel, Saum). Zu diesen Hirnwindungen gehören u. a. Gyrus cinguli (Hauptanteil des Lobus limbicus) und Gyrus parahippocampalis. Broca sah die Funktion der limbischen Cortexareale v. a. in der Verarbeitung olfaktorischer Impulse, wobei man in den darauffolgenden Jahren schon Vermutungen über weitere Funktionen dieser Areale, wie z. B. solche für Gedächtnis und Emotionen, anstellte. Ein erstes Konzept zur Lokalisation von Emotionen erfolgte 1937 durch Papez. Er postulierte, dass Strukturen des limbischen Lappens den Sitz der Emotionen darstellen würden, und entwickelte das Konzept des heute so bezeichneten **Papez-Kreises**. Mitte des 20. Jahrhunderts verwendete MacLean erstmals den Begriff des limbischen Systems. Er integrierte es in sein bis heute stark umstrittenes Modell des dreieinigen Gehirns (Triune brain), wonach das menschliche Gehirn nach funktionellen und strukturell-phylogenetischen Aspekten in drei Teile gegliedert werden kann: das phylogenetisch alte „protoreptilische Gehirn" – u. a. aus dem Hirnstamm bestehend – für Instinkthandlungen, das jüngere „paleomammalische" Gehirn – bestehend aus dem limbischen System (Lobus limbicus, Septum, Amygdala, Hippocampus etc.) – u. a. für Emotionen und Triebverhalten und das „neomammalische" Gehirn – bestehend aus dem Neocortex – für logisch-abstrakte Denkvorgänge. Das heutige, moderne Konzept vom limbischen System ist weitaus komplexer und weder anatomisch-strukturell noch funktionell genau definiert. Es kamen daher immer wieder Diskussionen auf, sich völlig von der Idee des limbischen Systems zu verabschieden. Trotzdem verwendet man dieses Modell weiterhin, da limbische Strukturen – wie nicht zuletzt durch pathologische Befunde bestätigt – funktionell zusammenwirken wie z. B. bei Lernvorgängen, Gedächtnisleistungen und Emotionen.

Bestandteile des limbischen Systems

Zum limbischen System (→ Abb. 46.1) werden im Allgemeinen die in → Tab. 46.1 aufgeführten Strukturen gerechnet. Der limbische Cortex besteht v. a. aus phylogenetisch älteren allokortikalen Elementen und ist aus zwei Ringen aufgebaut.

Der **innere Ring** setzt sich aus archikortikalen Strukturen zusammen. Zu ihm gehören:
- Gyrus paraterminalis, welcher vorn unter dem Balken (genauer: Rostrum corporis callosi) liegt
- Indusium griseum, eine dünne Schicht grauer Substanz, die über dem Balken liegt
- Hippocampus (s. u.)

Der **äußere Ring** wird von Elementen des Periarchicortex gebildet. Dieser liegt um (griech. peri = herum) den Archicortex herum und stellt die Übergangszone zwischen Iso- und Allocortex dar. Zum äußeren Ring gehören:
- Area subcallosa des Gyrus cinguli, welche vorn unter dem Corpus callosum liegt
- Gyrus cinguli
- Gyrus parahippocampalis mit Area entorhinalis

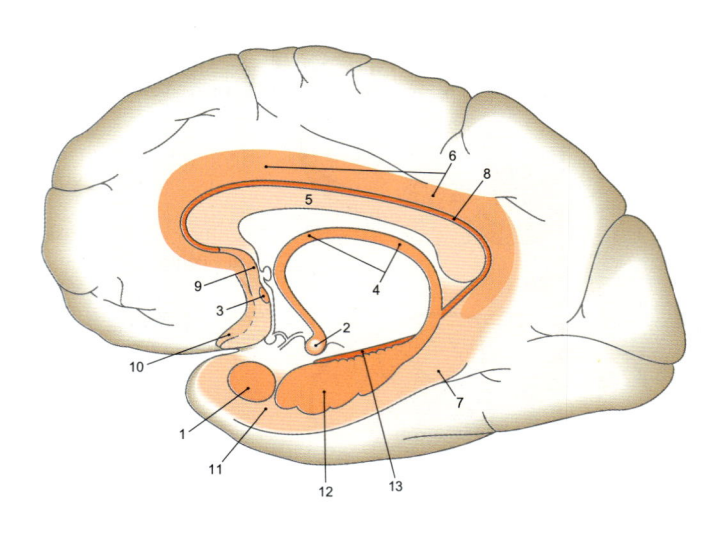

Abb. 46.1 Wichtige limbische Strukturen; **1** Amygdala, **2** Corpus mammillare, **3** Ncll. septales, **4** Fornix, **5** Balken, **6** Gyrus cinguli, **7** Gyrus parahippocampalis, **8** Indusium griseum, **9** Gyrus paraterminalis, **10** Area subcallosa, **11** Area entorhinalis, **12** Hippocampus, **13** Fimbria hippocampi [L141]

Tab. 46.1 Wichtige limbische Strukturen und Verbindungen

Limbischer Cortex	- Gyrus paraterminalis - Indusium griseum - Hippocampus - Gyrus parahippocampalis mit Area entorhinalis (vorderer Abschnitt des Gyrus parahippocampalis) - Gyrus cinguli mit Area subcallosa
Limbische Kerngebiete im Großhirn	- Area septalis mit Ncll. septales (→ Kap. 20) - Ncl. accumbens (→ Kap. 20) - Corpus amygdaloideum (→ Kap. 20)
Limbische Kerngebiete im Zwischenhirn	- Corpus mammillare (→ Kap. 17) - Ncll. habenulares (→ Kap. 17) - Ncll. thalami (besonders Ncl. anteriores thalami, → Kap. 17)
Limbische Kerngebiete im Mittelhirn	- Ncl. interpeduncularis (zwischen rechter und linker Substantia nigra gelegen) - Ncl. tegmentalis dorsalis, Area tegmentalis ventralis (dopaminerge Neuronenansammlung, medial der Substantia nigra gelegen)
Limbische Verbindungen	- Fornix (→ Kap. 17) - Cingulum (Faserbündel im Gyrus cinguli, → Kap. 46) - Commissura anterior (→ Kap. 24) - Tractus perforans (→ Kap. 46) - Stria terminalis (→ Kap. 17) - Stria diagonalis (→ Kap. 20) - Fasciculus medialis telencephali (mediales Vorderhirnbündel, → Kap. 17) - Fasciculi mammillotegmentalis (Gudden, → Kap. 17) und mammillothalamicus (Vicq-d'Azyr-Bündel, → Kap. 17)

Limbisches System

Der Hippocampus

Der Hippocampus ist ein zentrales Element des limbischen Systems. Er bildet den Hauptteil des Archicortex und befindet sich medial in der Tiefe des Temporallappens. Dort bildet er die mediale Wand des Unterhorns des Seitenventrikels. Durch die Hemisphärenrotation nimmt der Hippocampus eine C-förmig gebogene Gestalt ein, die bis zum kaudalen Balkenende reicht. Sein Vorderende (Pes hippocampi) ist verbreitert und weist mehrere Einkerbungen (Digitationes) auf, sodass es einer Tatze ähnelt. Das Hinterende verschmälert sich hingegen zunehmend und geht am Balken in das Indusium griseum über, eine schmale Schicht grauer Substanz, die sich bis zum Vorderende des Balkens erstreckt. Auf der ventrikelwärts gerichteten dorsalen Seite befindet sich die Fimbria hippocampi, ein starkes Bündel mit Fasern zum und vom Hippocampus, an welchem der Plexus choroideus des Unterhorns befestigt ist. Die Fimbria hippocampi geht – ebenfalls am kaudalen Balkenende – in den Fornix über. Um die komplexe räumliche Struktur des Hippocampus bzw. der Hippocampusformation besser zu verstehen, erfolgt an dieser Stelle ein Exkurs in die Entwicklungsgeschichte.

Entwicklung der Hippocampusformation

Die Hippocampusformation besteht aus dem Hippocampus sowie der Area entorhinalis des Gyrus parahippocampalis. Der Gyrus parahippocampalis überlagert den Hippocampus fast vollständig, sodass nur der Gyrus dentatus noch geringfügig an der Hirnoberfläche sichtbar ist. Durch das starke Wachstum des Neocortex wird nämlich die zum Archicortex gehörende Hippocampusformation immer mehr nach kaudal und medial abgedrängt, sodass sie sich aufgrund von Platzmangel in die Tiefe nach innen wickelt und gegen das Unterhorn des Seitenventrikels vorwölbt. Im Frontalschnitt erscheint die Hippocampusformation daher als S-förmige Gestalt, an der man folgende Strukturen erkennen kann (→ Abb. 46.2): die den Hippocampus bildenden und aus jeweils drei Schichten aufgebauten Elemente Gyrus dentatus, Cornu ammonis (Ammonshorn) und Subiculum (wobei das Subiculum von manchen Autoren nicht zum Hippocampus gerechnet wird) sowie die Area entorhinalis, die als Übergangszone aus bis zu sieben Schichten aufgebaut ist.

Histologie des Hippocampus

Im Cornu ammonis lassen sich die drei Schichten **Stratum oriens** (enthält die basalen Dendriten der Pyramidenzellen), **Stratum pyramidale** (enthält glutamaterge Pyramidenzellen) und **Stratum radiatum-lacunosum-moleculare** (enthält apikale Dendriten der Pyramidenzellen) unterscheiden. In allen Zellschichten existieren darüber hinaus GABAerge Interneurone wie die Korbzellen. Innerhalb des Ammonshorns unterscheidet man außerdem die vier Regionen CA1–CA4. Im Gyrus dentatus kommen statt der großen Pyramidenzellen Körnerzellen vor, sodass hier anstelle eines Stratum pyramidale ein Stratum granulosum vorliegt.

> Die **Region CA1 (Sommer-Sektor) des Hippocampus** spielt in der Klinik eine wichtige Rolle: Die Neurone dieses Sektors sind sehr empfindlich gegenüber hypoxischen Zuständen und gehen daher bei Ischämien im Stromgebiet der A. cerebri post. besonders schnell zugrunde. CA1 ist auch bei der Alzheimer-Erkrankung sowie bei therapieresistenten Temporallappenepilepsien bevorzugt betroffen.

Verbindungen des Hippocampus

Alle Bestandteile des Hippocampus sind untereinander sowie mit dem Hippocampus der Gegenseite verknüpft (Commissura hippocampi unterhalb des Balkens). Afferent ist der Hippocampus v. a. mit der **Area entorhinalis,** welche ein wichtiges Tor zum Hippocampus darstellt, verbunden. Die Area entorhinalis bezieht wiederum ihre Afferenzen aus zahlreichen Strukturen, darunter Gebiete des Neocortex (v. a. multimodale Assoziationsgebiete), Bulbus olfactorius und Corpus amygdaloideum. Nachdem die Informationen die Area entorhinalis passiert haben, werden sie im **Tractus perforans,** welcher quer („perforierend") durch das Subiculum läuft, zur äußeren Molekularschicht des Gyrus dentatus geleitet. Weitere Afferenzen des Hippocampus stammen aus den Ncll. septales (GABAerg und cholinerg) sowie aus Hirnstamm (katecholaminerg), Thalamus (u. a. nozizeptive Impulse) und Gyrus cinguli. Im Hippocampus breitet sich dann die Erregung vom Gyrus dentatus über das Ammonshorn bis zum Subiculum aus, dessen **efferente** Fasern sich in der Fimbria hippocampi und damit im Fornix, der Hauptefferenz des

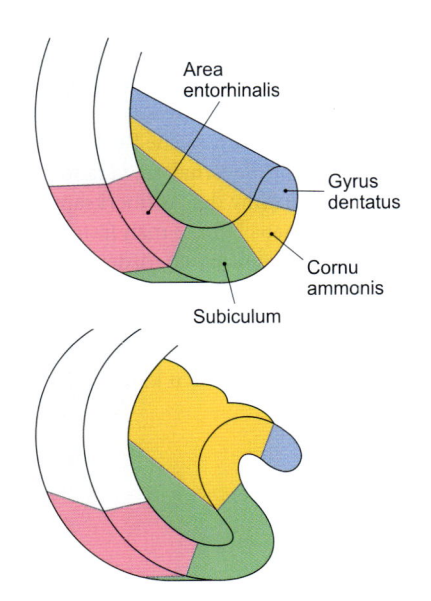

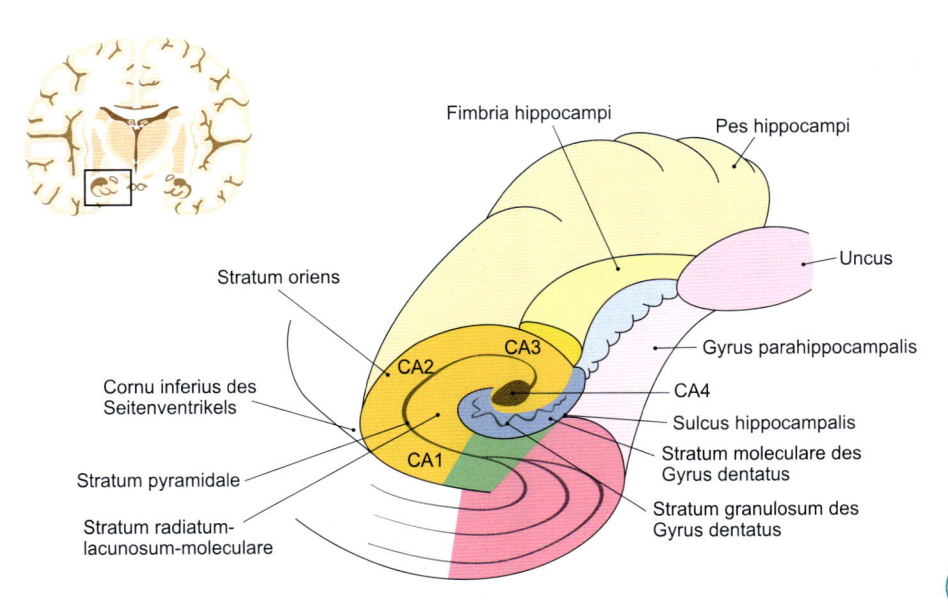

Abb. 46.2 Entwicklung der Hippocampusformation; CA1 = kleine Pyramidenzellen, CA2 = dicht gelagerte große Pyramidenzellen, CA3 und CA4 = locker gelagerte große Pyramidenzellen [L141]

46 Limbisches System

Hippocampus, sammeln. Der Fornix zieht bogenförmig über den III. Ventrikel zum Corpus mammillare, wobei er auf diesem Weg auch Faserzüge, u. a. zu Thalamus, Habenulae, vorderen Hypothalamuskernen, Amygdala und Septumregion, abgibt. Das Corpus mammillare wiederum stellt durch den Tractus mammillotegmentalis und Pedunculus corporis mammillaris die Verbindung zu limbischen Strukturen im Hirnstamm her.

Funktion des limbischen Systems

Einen ersten Schaltplan zwischen limbischen Strukturen stellt der sog. **Papez-Kreis** (→ Abb. 46.3) dar. Nach Auffassung von Papez entstehen über diesen Schaltkreis Emotionen, indem kortikale und hypothalamische Signale im Gyrus cinguli integriert werden. Die von Papez postulierten Verbindungen zwischen den Strukturen konnten später tatsächlich auch neuroanatomisch nachgewiesen werden. Allerdings hat man festgestellt, dass Läsionen des Neuronenkreises nicht nur zu emotionalen Veränderungen, sondern vielmehr auch zu Störungen der Gedächtnisfunktionen führen. Neue Inhalte können dabei nicht mehr vom Kurzzeit- in das Langzeitgedächtnis transportiert werden. Der Papez-Neuronenkreis soll daher v. a. der Überführung von Informationen vom Kurzzeit- in das Langzeitgedächtnis dienen, wobei statt des Gyrus cinguli vermutlich eher der Gyrus parahippocampalis in den Kreis eingebunden ist. Inzwischen weiß man, dass die limbischen Strukturen untereinander äußerst komplex vernetzt sind, sodass man den Papez-Kreis als ein vereinfachendes Konzept betrachten sollte. Funktionelle Erkenntnisse, die man im Zusammenhang mit dem limbischen System gewonnen hat, basieren heute v. a. auf Läsions- und Stimulationsexperimenten sowie auf klinischen Befunden. Im Folgenden werden einzelne limbische Strukturen anhand dieser Experimente und Befunde dargestellt. Auf diese Weise soll ein Eindruck von den vielfältigen Funktionen des limbischen Systems entstehen.

> Einen ersten Nachweis, dass das limbische System maßgeblich an der Entstehung von Emotionen beteiligt ist, erbrachten Bucy und Klüver, indem sie beidseitig den Temporallappen – inkl. Hippocampus und Amygdala – bei Rhesusaffen entfernten. Die Tiere waren anschließend zahm und verloren ihre Angst vor gefährlichen Objekten. Darüber hinaus zeigten sich Verhaltensänderungen, die nicht direkt mit Emotionen zu tun haben, darunter Hypersexualität, Störungen der Merkfähigkeit und starke Gewichtszunahme aufgrund eines gestörten Sättigungsgefühls.

Hippocampusformation

Die Hippocampusformation spielt eine entscheidende Rolle bei Lern- und Gedächtnisprozessen. Über ihre Verbindungen zu fast allen sensorischen Cortices erhält sie jede Menge Informationen, die sie auf ihre Wichtigkeit bzw. ihren Neuheitsgrad überprüft. Die Funktion der Hippocampusformation liegt dabei weniger in der Speicherfunktion selbst als vielmehr in der Überführung von Informationen aus dem Kurzzeitgedächtnis in die kortikalen Areale des Langzeitgedächtnisses. Sie dient der Abspeicherung expliziter, nicht aber impliziter Gedächtnisinhalte! Läsionen des Hippocampus führen zu ausgeprägter anterograder Amnesie. Dabei können neue Informationen nicht mehr gespeichert werden, während alte Erinnerungen (d. h. Inhalte, die vor der Schädigung gespeichert wurden) verfügbar sind. Das Erlernen motorischer Fertigkeiten (durch das Kleinhirn vermittelt) sowie emotionales Lernen (durch die Amygdala vermittelt) sind hingegen noch möglich. Über seine Verbindungen zu Hypothalamus und anderen limbischen Strukturen beeinflusst der Hippocampus außerdem vegetative und emotionale Vorgänge. Ferner ist er im Vergleich mit anderen Hirnstrukturen häufig Entstehungsort epileptischer Anfälle; auch Schizophrenien sollen insbesondere auf Verminderung glutamaterger Neurone im Hippocampus zurückgehen.

> Das **explizite (deklarative) Gedächtnis** speichert Fakten und Ereignisse. Der Zugriff auf die Inhalte dieses Speichers erfolgt meist bewusst. Das implizite (prozedurale) Gedächtnis speichert Handlungsabläufe, motorische Fertigkeiten und emotionale Verhaltensweisen. Wiedergabe und Erwerb seiner Inhalte können auch ohne Bewusstsein erfolgen. Kehrt man z. B. an den Ort eines Unfalls zurück, werden zum einen – durch die Amygdala als „emotionales Gedächtnis" unbewusst ausgelöst – körperliche emotionale Reaktionen auftreten (Schwitzen, Angst etc.), und zum anderen wird man mithilfe des expliziten Gedächtnisses Einzelheiten des Geschehens abrufen (beteiligte Personen, Ort etc.).

Amygdala

Wie bereits in → Kap. 20 dargestellt, ist die Amygdala eine zentrale Schaltstelle für die Entstehung von Emotionen sowie des emotionalen Gedächtnisses. Dies zeigt sich durch elektrische Reizung der Amygdala bei Affen und Katzen. Dabei kommt es zu emotionalen Reaktionen wie Wut und Angst mit entsprechenden vegetativen Reaktionen: Zunahme der Sympathikusaktivität (u. a. Blutdruckanstieg, Pupillenerweiterung), zugleich Zunahme der parasympathischen Aktivität (Defäkation, Speichelsekretion), motorische Reaktionen (Flucht- oder Angriffsverhalten, veränderte Mimik) und Zunahme der Aufmerksamkeit. Darüber hinaus konnte man feststellen, dass die Amygdala einen fördernden Einfluss auf Sexualtrieb, Aggressions- und Fressverhalten hat und bei ihrer Stimulation sog. Déjà-vu-Erlebnisse und Halluzinationen herbeigeführt werden können. Mo-

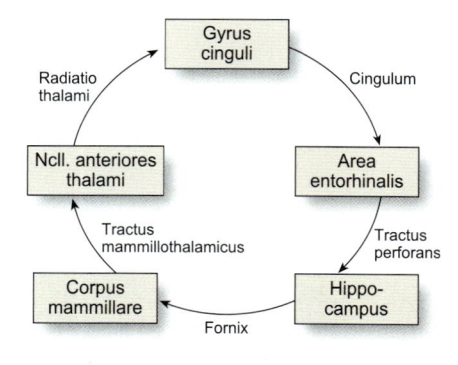

Abb. 46.3 Papez-Kreis [L141]

Limbisches System

derne bildgebende Verfahren zeigen ferner, dass die Amygdala wesentlich an der Interpretation von Gesichtsausdrücken beteiligt ist. Sie weist z. B. eine besonders hohe Aktivität auf, wenn die Gesichter Bedrohung signalisieren. Menschen mit lädierter Amygdala haben daher Probleme, den Gesichtsausdruck anderer Menschen zu deuten, was zu sozialen Kommunikationsschwierigkeiten führen kann.

Ncll. septales

Die Ncll. septales (→ Kap. 20) beeinflussen vegetative Funktionen, sodass man bei ihrer Reizung wie bei Amygdalastimulation exkretorische (Defäkation und Miktion) und sexuelle Reaktionen (Erektion) hervorrufen kann. Ferner hat man in der Septumregion, besonders am diagonalen Broca-Band (Stria diagonalis, verbindet Ncll. septales mit der Amygdala), erfolgreich Selbstreizversuche an Ratten durchführen können: Durch eingepflanzte Elektroden konnten sich die Tiere selbst per Tastendruck reizen; die dabei ausgelösten Reaktionen führten zu extremem Wohlbefinden, sodass die Ratten auch im ausgehungerten Zustand die Selbststimulation der Nahrungsaufnahme vorzogen. Auch beim Menschen ließen sich durch Reizung angenehme Gefühle bis hin zur Euphorie auslösen. Durch die Verbindungen zu limbischen Strukturen, insbesondere zum Hippocampus, wirken die Ncll. septales außerdem entscheidend bei Lern- und Gedächtnisleistungen mit; so kann man bei Läsionen der Septumregion Störungen der Gedächtnisfunktionen beobachten.

Gyrus cinguli

Der Gyrus cinguli unterhält neben den Verbindungen zu Thalamus und Hippocampus (s. o., Papez-Kreis) reziproke Verbindungen zu kortikalen Assoziationsgebieten, Ncll. septales, Striatum und Hypothalamus. Die Verbindungen zu Letzterem erklären, dass Reizungen des Gyrus cinguli zu vegetativen Veränderungen (Speichelsekretion ↑, Blutdruck ↑) führen. Das vordere Areal des Gyrus cinguli gilt als eines der sekundärmotorischen Gebiete, sodass eine Läsion des Gyrus cinguli zu psycho- und lokomotorischer Antriebslosigkeit (Gleichgültigkeit, Bewegungsarmut) führen kann. Außerdem treten bei seiner Läsion Veränderungen der Persönlichkeit wie z. B. enthemmtes Verhalten auf. Da der Gyrus cinguli zudem wohl eine große Rolle bei der Verarbeitung der emotionalen Schmerzkomponente spielt, können Patienten mit schwersten chronischen Schmerzen durch eine Zingulektomie (Entfernung des Gyrus cinguli) therapiert werden, was allerdings nur äußerst selten durchgeführt wird.

Zusammenfassung
- Das limbische System ist ein funktionelles Konzept, das unterschiedlichste Hirnstrukturen aus Telencephalon, Diencephalon und Mesencephalon zusammenfasst. Die wichtigsten Strukturen sind Hippocampusformation, Amygdala, Gyrus cinguli und Ncll. septales.
- Aufgrund der starken Vernetzung der limbischen Strukturen kann man das limbische System weder strukturell noch funktionell vollständig erfassen, sodass man unter dem Begriff des limbischen Systems sehr viele unterschiedliche Funktionen zusammenfasst, darunter Antrieb, Lernen, Gedächtnis, Emotionen, Regulation vegetativer Funktionen wie Nahrungsaufnahme, Verdauung und Fortpflanzung.

→ 47 Aufbau des autonomen Nervensystems im Überblick

Im Gegensatz zum somatischen Nervensystem, mit welchem wir unsere Skelettmuskeln willkürlich ansteuern können, regelt das **autonome (vegetative, viszerale) Nervensystem** zumeist unbewusst und ohne unsere willkürliche Steuerung die Tätigkeit innerer Organe, meist über viszerale Reflexe (→ Kap. 51) – daher die Bezeichnung autonom. Es versorgt v. a. die glatte Muskulatur der Eingeweide (= „viscera") und der Blutgefäße sowie exokrine und endokrine Drüsen. Durch die Regulation **vegetativer** Parameter wie z. B. Atmung, Körpertemperatur und Verdauung hält es das innere Milieu des Organismus konstant und passt den Körper wechselnden Umweltbedingungen an. Das autonome Nervensystem wird in ein viszerosensibles und ein viszeromotorisches System gegliedert, wobei beide Systeme Projektions- bzw. Ursprungsorte im ZNS sowie periphere Anteile aufweisen.

Viszeromotorisches System

Der viszeromotorische Teil des autonomen Nervensystems wird in einen **parasympathischen** und einen **sympathischen Anteil** gegliedert.

> Die Aufteilung in Sympathikus und Parasympathikus bezieht sich nur auf den efferenten Schenkel des autonomen Nervensystems. Beim afferenten (viszerosensiblen) Schenkel ist diese Unterscheidung nicht möglich.

Wirkung von Sympathikus und Parasympathikus

Der Sympathikus wirkt im Allgemeinen aktivierend und leistungssteigernd in Stresssituationen, während der Parasympathikus für Ruhe und Regeneration der körperlichen Reserven sorgt. So bewirkt z. B. der Sympathikus eine Steigerung, der Parasympathikus eine Senkung der HF. Genau umgekehrt verhalten sich beide im Verdauungstrakt. Hier beschleunigt der Parasympathikus die Peristaltik des Darms, erhöht die Drüsensekretion und wirkt damit als „Energieauftanker", während der Sympathikus genau gegenteilig wirkt. Die meisten Organe werden von parasympathischen **und** sympathischen Fasern erreicht.

> Sympathikus: „Fight-or-flight"-Prinzip
> Parasympathikus: „Rest-and-digest"-Prinzip

Während das sympathische System häufig komplett aktiviert wird (Pupillenverengung, erhöhte HF und verlangsamte Darmperistaltik in Schrecksituationen), steuert der Parasympathikus die von ihm innervierten Organe selektiv an (z. B. selektives Erschlaffen des Harnblasensphinkters), weil die postganglionären Neurone nahe bzw. im Erfolgsorgan liegen und so die Signaldivergenz geringer ist. Weiter hat der Parasympathikus keinen Anteil an der Innervation von Rumpfwand und Extremitäten, während der Sympathikus Gefäße, Schweißdrüsen und Haare von Kopf, Hals, Rumpf und Extremitäten innerviert.

Prinzipieller Aufbau der viszeromotorischen Strecke

Im Unterschied zum somatischen Nervensystem ziehen die Axone der parasympathischen und sympathischen Neurone nicht direkt aus dem ZNS zum Innervationsort, sondern werden in Ganglien auf 2. Neurone (**postganglionäre Neurone**) umgeschaltet.

Diese vegetativen Ganglien sind nicht mit den sensiblen Ganglien der Spinal- und Hirnnerven (z. B. Ganglion trigeminale) zu verwechseln (→ Tab. 47.1)!

Zentraler Anteil

Die Perikarya der 1. efferenten Neurone (**präganglionäre Neurone**) befinden sich im zentralen Teil des autonomen Nervensystems. Beim Sympathikus liegen die präganglionären Neurone im Seitenhorn des thorakolumbalen Rückenmarks, beim Parasympathikus in den Hirnnervenkernen im Hirnstamm sowie im Seitenhorn des sakralen Rückenmarks (→ Tab. 47.2).

Peripherer Anteil
Sympathikus
Die Fasern der präganglionären Neurone des Sympathikus ziehen zu den paravertebralen Ganglien (Bsp.: Ggl. cervicale sup.), die rechts und links jeweils einen Grenzstrang, den **Truncus sympathicus,** bilden. Dort werden die Fasern auf postganglionäre Neurone umgeschaltet (→ Abb. 47.1). Der Transmitter dabei ist Acetylcholin (ACh). Einige Fasern (Nn. splanchnici) durchlaufen den Grenzstrang jedoch ohne Umschaltung und ziehen zu prävertebralen unpaaren Ganglien, wo sie dann umgeschaltet werden. Die aus den Ganglien austretenden postganglionären Fasern ziehen anschließend zum Erfolgsorgan, wobei hier meist Noradrenalin ausgeschüttet wird. Die Innervation von Schweißdrüsen und Nebennierenmark (→ Abb. 47.1) stellt eine Ausnahme der sympathischen Innervation dar (→ Kap. 48).

Parasympathikus
Die präganglionären Fasern des Parasympathikus werden auf postganglionäre Neurone umgeschaltet (Transmitter: ACh), die in Ganglien liegen, welche sich in oder nahe den Erfolgsorganen (z. B. in Plexus, s. u.) befinden. Der Parasympathikus zeichnet sich also – im Gegensatz zum Sympathikus – durch lange präganglionäre Strecken und kurze postganglionäre Wege aus. Die postganglionären Neurone setzen an ihren Enden ebenfalls Acetylcholin frei.

Tab. 47.1 Unterschied zwischen vegetativen und sensiblen Ganglien

	Sensibles Ganglion	Vegetatives Ganglion
Dazugehörige Ganglien	Spinalganglien, sensible Hirnnervenganglien (z. B. Ganglion trigeminale)	sämtliche sympathische und parasympathische Ganglien (z. B. Ganglion ciliare)
Qualität	sensibel	motorisch
Inhalt	pseudounipolare Neurone	multipolare Neurone
Umschaltung	keine Umschaltung	Umschaltung auf das 2. Neuron der efferenten Strecke

Tab. 47.2 Unterschiede zwischen Sympathikus und Parasympathikus

	Sympathikus	Parasympathikus
Lage des 1. Neurons	Thorakolumbalmark → thorakolumbales System	Hirnstamm und Sakralmark → kraniosakrales System
Transmitter	1. Neuron: Acetylcholin 2. Neuron: Noradrenalin	1. Neuron: Acetylcholin 2. Neuron: Acetylcholin
Lage der Ganglien	organfern (Grenzstrang und prävertebrale Ganglien)	organnah
Aktivierung	wirkt oft unselektiv	wirkt selektiv auf einzelne Organe
Innervationsorte	Eingeweide, aber auch Rumpfwand und Extremitäten → praktisch überall!	Eingeweide

Autonomes Nervensystem

Plexusbildung

Vor allem im Rumpfbereich bilden sich um größere Gefäße und in Organnähe vegetative Nervenfasergeflechte (Plexus) aus. In diesen befinden sich viszeromotorische (sympathische und parasympathische) und viszerosensible Fasern sowie v. a. prävertebrale, sympathische Ganglien. Die aus den Plexus austretenden Fasern ziehen zu den Organen, die sie innervieren.
Die wichtigsten Plexus und ihre Innervationsgebiete sind:
- **Plexus aorticus thoracicus** mit Plexus cardiacus (zum Herzen) und Plexus pulmonalis (zur Lunge)
- **Plexus aorticus abdominalis** mit u. a. Plexus coeliacus, Plexus renalis, Plexus hepaticus (Baucheingeweide)
- **Plexus hypogastrici superior et inferior** (zu Organen des kleinen Beckens)

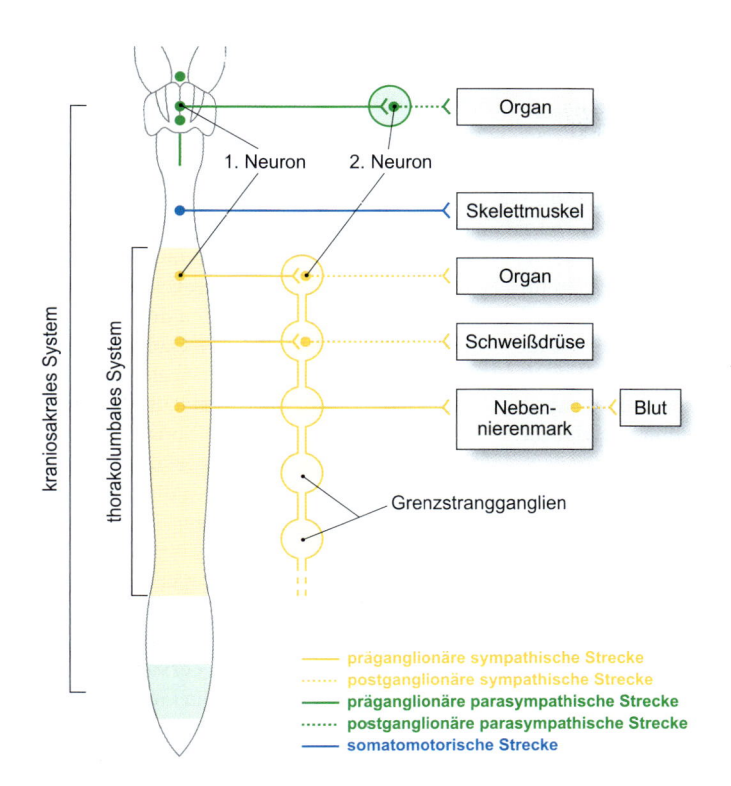

Abb. 47.1 Somatische und autonome Innervation, Schema [L141]

Übergeordnete Zentren

Das vegetative Nervensystem arbeitet nicht vollständig „autonom", sondern wird von übergeordneten Steuerzentren reguliert. Das oberste Integrationszentrum des vegetativen Nervensystems ist der Hypothalamus (→ Kap. 17), der viele Körperfunktionen wie Wasserhaushalt und Körpertemperatur reguliert. Ebenfalls beteiligt sind Zellgruppen der FR (z. B. Atem- und Kreislaufzentrum, → Kap. 15) sowie das limbische System, das emotionale Zustände mit vegetativen Vorgängen verknüpft.

Sowohl beim Parasympathikus als auch beim Sympathikus sind die präganglionären Fasern schwach myelinisiert (Faserklasse B, → Kap. 7), während die postganglionären Fasern nicht myelinisiert sind (Faserklasse C, → Kap. 7).

Viszerosensibles System

Das viszerosensible System (→ Kap. 51) ist ein eigenständiges System, das weder dem Sympathikus noch dem Parasympathikus zuzurechnen ist. Es vermittelt allgemein-viszerosensible Impulse aus den Eingeweiden wie z. B. Dehnungszustand der glatten Muskulatur, O_2-Gehalt und pH-Wert des Blutes, aber auch speziell-viszerosensible Impulse aus den Geschmacksknospen. Viszerosensible Neurone haben ihre Perikarya in Spinalganglien bzw. in den sensiblen Hirnnervenganglien von N. facialis (VII), N. glossopharyngeus (IX), und N. vagus (X). Die sensiblen viszeralen Neurone sind wie die somatosensiblen Neurone pseudounipolare Nervenzellen. Sie projizieren mit ihren zum ZNS gerichteten Fortsätzen in das Rückenmark bzw. in die viszerosensiblen Ncll. tractus solitarii des Hirnstamms. Die peripherwärts gerichteten Fortsätze der Neurone der Hirnnervenganglien verlaufen in o. g. Hirnnerven zu den Erfolgsorganen, während bei den Spinalganglienneuronen die peripherwärts gerichteten Fortsätze über sympathische Efferenzen verlaufen (→ Abb. 48.1).

Zusammenfassung
- Das vegetative Nervensystem reguliert weitgehend selbstständig und unbewusst die Funktion innerer Organe und hält das innere Milieu des Organismus konstant.
- Der efferente Teil des vegetativen Nervensystems besteht aus zwei antagonistisch arbeitenden Anteilen, dem Sympathikus und dem Parasympathikus, wobei Ersterer aktivierend, Letzterer regenerativ wirkt. Bei beiden ziehen die Neurone nicht direkt zu den Erfolgsorganen, sondern werden in davor liegenden Ganglien auf 2. Neurone umgeschaltet.
- Übergeordnete Zentren wie z. B. der Hypothalamus nehmen Einfluss auf das vegetative Nervensystem.

48 Sympathikus

Verschaltung sympathischer Neurone

Die Perikarya der präganglionären Neurone des Sympathikus liegen im Ncl. intermediolateralis im Seitenhorn der Rückenmarksegmente C8–L2/L3. Von dort aus ziehen präganglionäre Fasern gemeinsam mit somatoefferenten Fasern über die Vorderwurzel zu den Spinalnerven. Letztere verlassen sie aber wieder, um über die **Rr. communicantes albi** (erscheinen wegen ihrer Myelinisierung makroskopisch weiß) den Grenzstrang **(Truncus sympathicus)** zu erreichen. Dieser liegt zu beiden Seiten der Wirbelsäule und besteht jeweils aus einer Kette von ca. 22–23 Ganglien, die durch Rr. interganglionares verbunden sind. Beide Stränge vereinigen sich am unteren Ende im Ganglion impar. Ab dem Truncus sympathicus werden nun die Fasern über vier verschiedene Wege weitergeleitet (→ Abb. 48.1):

- Ein Teil der Fasern wird im jeweiligen Grenzstrangganglion **umgeschaltet.** Die hervorgehenden postganglionären Fasern ziehen dann als eigenständige Nerven (Bsp.: Nn. cardiaci) zu den autonomen Plexus (→ Kap. 47) oder schließen sich Gefäßen an, um welche sie Geflechte bilden (Bsp.: Plexus caroticus internus).
- Ein Teil der Fasern wird im entsprechenden Grenzstrangganglion umgeschaltet und zieht über die **Rr. communicantes grisei** (marklose Fasern) zurück, um sich wieder den Spinalnerven anzuschließen. Gemeinsam mit diesen ziehen sie zu Hinterkopf, Hals, Rumpfwand und Extremitäten, wo sie Blutgefäße innervieren. Die Fasern enden in der Peripherie mit den Spinalnerven im jeweiligen Hautdermatom, wo sie Schweißdrüsen, Mm. arrectores pilorum und Hautgefäße versorgen.
- Einige Fasern werden **nicht** im entsprechenden Grenzstrangganglion **verschaltet,** sondern ziehen innerhalb des Truncus sympathicus über die Rr. interganglionares kranial- bzw. kaudalwärts, um in einem anderen Grenzstrangganglion verschaltet zu werden.
- Nur die Fasern, die ihr Innervationsgebiet im Bauchraum oder im kleinen Becken haben, werden **nicht im Grenzstrang** umgeschaltet. Sie ziehen als Nn. splanchnici zu den sog. **prävertebralen Ganglien** im Bauchraum, wo sie dann organnah auf das postganglionäre Neuron verschaltet werden.

Sympathische Innervation
Kopf und Hals

Im Zervikalmark befinden sich keine vegetativen Neurone. Um trotzdem die sympathische Versorgung des Kopf-Hals-Bereichs zu gewährleisten, ziehen präganglionäre Fasern aus den Thorakalsegmenten über die Rr. interganglionares im Grenzstrang nach oben. Dort werden sie in den drei obersten Ganglien des Grenzstrangs, Ganglion cervicale superius, Ganglion cervicale medium und Ganglion cervicothoracicum (Ganglion stellatum), auf postganglionäre Neurone verschaltet. Das Ganglion cervicothoracicum entsteht übrigens durch die Verschmelzung des untersten zervikalen Ganglions mit dem ersten Brustganglion. Ein Teil der postganglionären Fasern erreicht über Spinalnerven wie oben beschrieben die entsprechenden Hautdermatome des Halses. Andere aus dem Ganglion cervicale superius austretende Fasern bilden Geflechte um die A. carotis interna (Plexus caroticus internus) sowie um die A. carotis externa (Plexus caroticus externus). Der **Plexus caroticus internus** versorgt Gefäße, einige Augenmuskeln (M. dilatator pupillae, M. tarsalis, M. orbitalis) und die Gl. lacrimalis, der **Plexus caroticus externus** versorgt Gefäße, die Haut des Kopfs (Schweißdrüsen, Mm. arrectores pilorum, Hautgefäße) und die Speicheldrüsen.

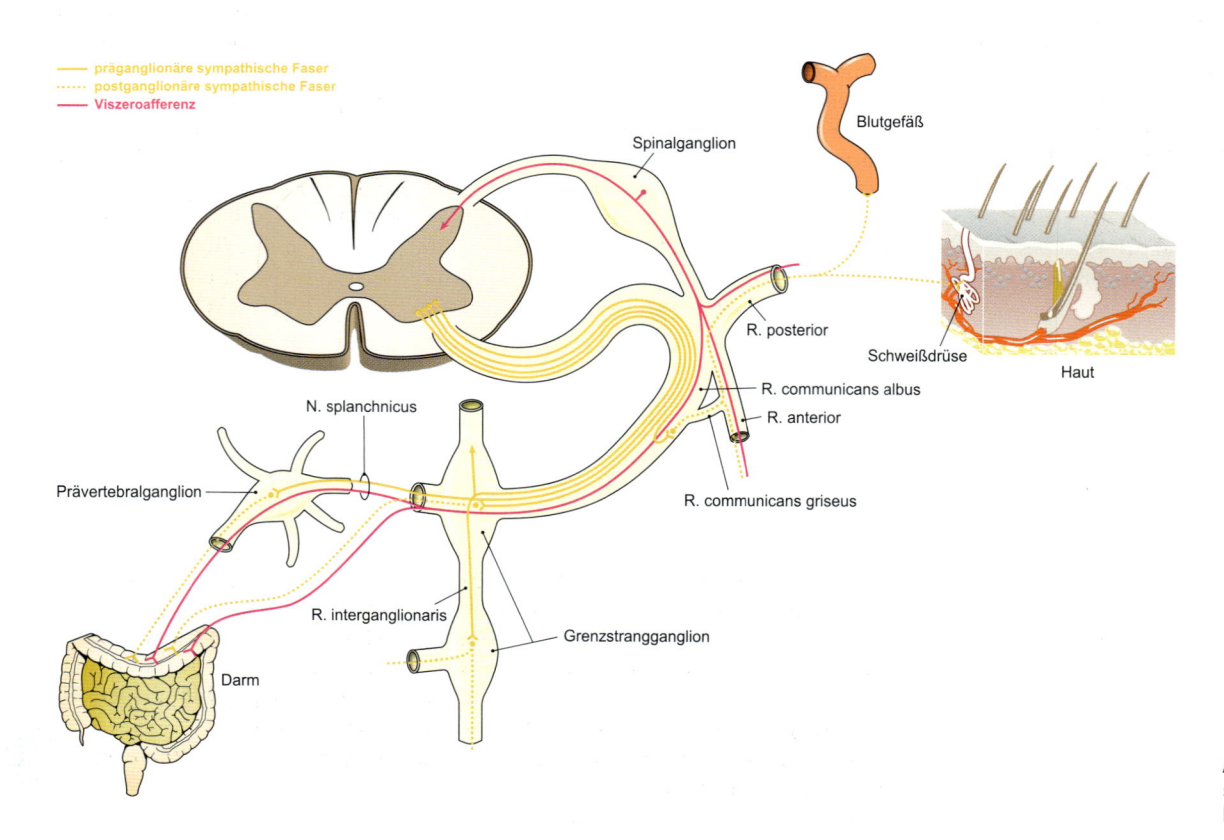

Abb. 48.1 Verschaltung sympathischer Neurone [L141]

Autonomes Nervensystem

> Bei den lediglich sympathisch versorgten Schweißdrüsen ist der Transmitter des postganglionären Neurons nicht Noradrenalin, sondern Acetylcholin.

Thoraxorgane

Aus den zervikalen und 4–5 oberen thorakalen Ganglien treten postganglionäre Fasern aus, die als **Nn. cardiaci** zum Plexus cardiacus ziehen, welcher das Herz innerviert. Weitere Fasern aus dem Ganglion stellatum und thorakalen Ganglien ziehen zum Plexus pulmonalis für die Innervation der Lunge und zum Plexus oesophageus für die Innervation der Speiseröhre.

Bauch- und Beckenorgane

Aus den thorakalen und lumbalen Grenzstrangganglien gelangen präganglionäre Fasern als **Nn. splanchnici majores** (5.–9. thorakale Ganglien), **Nn. splanchnici minores** (10. und 11. thorakale Ganglien), **N. splanchnicus imus** (12. thorakales Ganglion; zieht zur Niere), vier **Nn. splanchnici lumbales** (aus den vier lumbalen Ganglien) und vier **Nn. splanchnici sacrales** (aus den vier sakralen Ganglien) zu den prävertebralen unpaaren Ganglien (Ganglia coeliaca, Ganglia mesenterica superius et inferius), die miteinander in Verbindung stehen (→ Abb. 49.1).

> Auch wenn nur in den Segmenten C8–L3 Perikarya präganglionärer sympathischer Neurone vorliegen, verläuft der Grenzstrang trotzdem über die gesamte Rückenmarkslänge. Da nämlich Fasern im Grenzstrang ab- und aufsteigen können (s. o.), finden sich auch Ganglien in Bereichen tiefer und höher gelegener Segmente.

Ganglia coeliaca

Die Ganglia coeliaca liegen im Plexus coeliacus und werden von den Nn. splanchnici majores et minores erreicht. Diese werden im Ganglion umgeschaltet und ziehen meist mit den Ästen der Aorta zu den Plexus von Magen, Dünndarm, Leber, Bauchspeicheldrüse, Milz, Niere und Nebenniere (Plexus gastrici, Plexus hepaticus etc.).

> Bei einem **Schlag gegen den Bauch** und damit auf den Plexus coeliacus kann es zu schweren vegetativen Störungen wie Atemnot und Blutdruckabfall kommen.

Ganglion mesentericum superius

Das Ganglion mesentericum superius liegt im gleichnamigen Plexus und wird ebenfalls von Ästen der Nn. splanchnici majores et minores angesteuert. Nach Umschaltung ziehen die Fasern zu Dünndarm, Colon ascendens und Colon transversum.

Ganglion mesentericum inferius

Das Ganglion mesentericum inferius, das sich im gleichnamigen Plexus befindet, bezieht seine präganglionären Fasern v. a. aus den oberen Nn. splanchnici lumbales. Nach Umschaltung ziehen die Fasern zu Colon descendens, Colon sigmoideum und Rectum.

Die Versorgung der Organe des kleinen Beckens (Harnblase und Genitale) erfolgt über die **Plexus hypogastrici superior et inferior**. Der Plexus hypogastricus superior erhält präganglionäre Fasern v. a. über die unteren Nn. splanchnici lumbales sowie Fasern aus dem Ganglion mesentericum inferius. Der unpaarige Plexus hypogastricus superior teilt sich am Ende in einen rechten und linken plexusartigen Strang, die **Nn. hypogastrici** dexter et sinister mit prä- und postganglionären Fasern. Diese ziehen nun zu den beiden links und rechts in der Beckenwand liegenden Plexus hypogastrici inferiores, die im Gegensatz zum Plexus hypogastricus superior zahlreiche Ganglien (**Ganglia pelvica**) enthalten, in welchen noch nicht verschaltete Fasern umgeschaltet werden. Zudem erreichen den Plexus hypogastricus inferior präganglionäre Fasern über die Nn. splanchnici sacrales. Gerade im Bauch- und Beckenbereich sind die Verschaltung und der Verlauf der Fasern äußerst kompliziert. In den verschiedenen Lehrbüchern findet man daher immer unterschiedliche, vereinfachte Darstellungen!

Nebennierenmark

Das Nebennierenmark nimmt eine besondere Stellung in der sympathischen Innervation ein. Die chromaffinen Nebennierenmarkzellen sind nämlich spezialisierte postganglionäre Sympathikusneurone ohne Axone, die von präganglionären (nicht von postganglionären!) Fasern direkt angesteuert werden. Die Transmitter Adrenalin und Noradrenalin geben die Nebennierenmarkzellen statt an nachfolgende Neurone direkt an das Blut ab. Bei sympathischer Erregung dieser Zellen werden also Adrenalin und Noradrenalin ausgeschüttet, wodurch die aktivierende Wirkung des Sympathikus verstärkt wird.

Die **Wirkungsweise des Sympathikus** in den übrigen Organen wird in → Kap. 50 besprochen.

Klinik

Eine Schädigung des zervikalen Sympathikus führt zum sog. **Horner-Syndrom** mit folgender Symptomentrias: **Miosis** (Pupillenverengung durch Ausfall des M. dilator pupillae), **Ptosis** (herabhängendes Augenlid durch Ausfall des M. tarsalis) und **Enophthalmus** (eingesunkenes Augapfel durch Ausfall des M. orbitalis). Zudem ist das Gesicht wegen fehlender Schweißsekretion trocken und durch Ausfall der sympathischen vasokonstriktiven Wirkung gerötet.

Zusammenfassung

- Die 1. Neurone des Sympathikus liegen im Seitenhorn des Rückenmarks, von wo aus sie über einen kurzen gemeinsamen Weg mit den Spinalnerven in den Grenzstrang ziehen. Dort werden sie verschaltet oder zu prävertebralen Ganglien weitergeleitet, in welchen dann die Umschaltung erfolgt.
- Die Nebennierenmarkzellen werden als Besonderheit nicht von postganglionären, sondern von präganglionären Fasern erreicht. Als modifizierte postganglionäre Neurone geben diese Zellen die Hormone Adrenalin und Noradrenalin direkt in die Blutbahn ab.

49 Parasympathikus und intrinsisches Nervensystem

Parasympathikus

Kranialer Teil des Parasympathikus

Die Perikarya der präganglionären Neurone des kranialen Parasympathikus liegen in den allgemein-viszeromotorischen Kernen des Hirnstamms (→ Kap. 25). Diese sind:
- Ncl. salivatorius superior
- Ncl. salivatorius inferior
- Ncl. dorsalis n. vagi
- Ncl. accessorius n. oculomotorii

Die präganglionären Fasern, welche diese Kerne verlassen, schließen sich den Hirnnerven III, VII, IX und X an. Details zum Verlauf der Hirnnerven finden sich in → Kap. 20 bis → Kap. 30. Mit den Hirnnerven gelangen die Fasern dann in die Hirnnervenganglien (→ Tab. 49.1), wo sie auf postganglionäre Neurone umgeschaltet werden.

Durch die parasympathischen Anteile des **N. vagus** (X) reicht das Innervationsgebiet der parasympathischen Ursprungskerne des Hirnstamms bis in die Brust- und Bauchhöhle. So versorgt der N. vagus Herz, Lunge, Oesophagus, Leber und Gallenblase, Milz, Pankreas, Magen, Dünndarm und die proximalen zwei Drittel des Colons (bis zum Cannon-Böhm-Punkt). Die parasympathischen Äste des N. vagus werden organnah in den Ganglien der jeweiligen Organplexus oder in den intramural liegenden Ganglien verschaltet (s. u.).

Der Parasympathikus erreicht die glatte Muskulatur der Gefäße nicht und überlässt damit die Regulation der Gefäße fast komplett dem Sympathikus. Allerdings kann er über endothelvermittelte Freisetzung von NO (Stickstoffmonoxid) eine Gefäßdilatation in den Genitalorganen sowie den Speichel- und Schweißdrüsen bewirken.

Tab. 49.1 Hirnnervenganglien und ihre parasympathischen Versorgungsgebiete

Ganglion	Versorgungsgebiete der aus dem Ganglion austretenden postganglionären parasympathischen Fasern
Ganglion ciliare	M. ciliaris, M. sphincter pupillae
Ganglion pterygopalatinum	Tränen-, Nasen-, Gaumen- und Rachendrüsen
Ganglion submandibulare	Gl. submandibularis, Gl. sublingualis
Ganglion oticum	Ohrspeicheldrüse

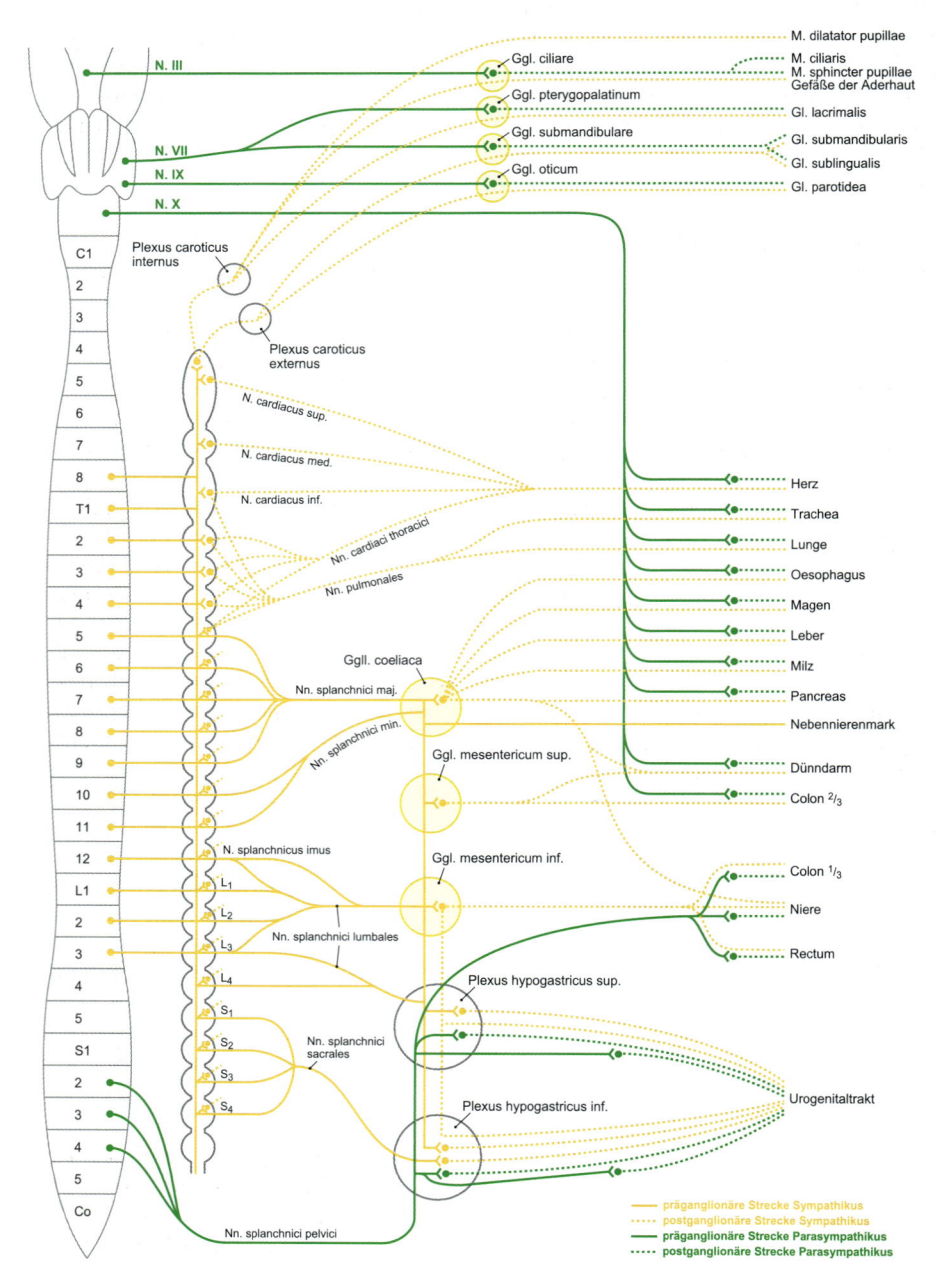

Abb. 49.1 Verlauf und Verschaltung sympathischer und parasympathischer Bahnen [L141]

Autonomes Nervensystem

Sakraler Teil des Parasympathikus

Die präganglionären Fasern des sakralen Parasympathikus haben ihre Neurone in den Ncll. parasympathici sacrales im Seitenhorn der Rückenmarksegmente S2–S4. Sie verlassen das Rückenmark über die vorderen Wurzeln und ziehen als **Nn. splanchnici pelvici** zum Plexus hypogastricus superior, aber v. a. zu den Plexus hypogastrici inferiores. Der größte Teil der Fasern wird wohl in den Ganglien (Ganglia pelvica im Plexus hypogastricus inferior) dieser Plexus umgeschaltet, der restliche Teil erst in den intramuralen Ganglien der zu versorgenden Organe. Der sakrale Teil innerviert das distale Drittel des Colons, das Rectum und den Urogenitaltrakt. Blase und Darm werden mit motorischen Fasern versorgt, während die Schwellkörper von gefäßerweiternden Fasern erreicht werden. Letztere ermöglichen die Erektion, weshalb die Nn. splanchnici pelvici auch **Nn. erigentes** genannt werden (→ Abb. 49.1). Die Wirkungsweise des Parasympathikus in den jeweiligen Organen wird auf Seite 134 besprochen.

Intramurales (intrinsisches) Nervensystem

Das intramurale Nervensystem befindet in der Wand zahlreicher innerer Organe wie Herz, Lungen und Beckenorgane und hat seine größte Ausdehnung im Rumpfdarm (Oesophagus, Magen, Darm), wo es auch als **enterisches Nervensystem** bezeichnet wird.

Es besteht aus **intramuralen Plexus** (Plexus entericus im Rumpfdarm), in welche Gruppen von Nervenzellen (intramurale Ganglien), aber auch einzelne Nervenzellen eingelagert sind. Wie oben erwähnt, enden viele präganglionäre Fasern des Parasympathikus in den **intramuralen Ganglien,** wo sie dann auf postganglionäre Neurone verschaltet werden. Diese postganglionären Neurone erhalten jedoch auch „plexusinternen" (intrinsischen) Input von anderen Nervenzellen und sind damit funktionell gesehen Teil der intramuralen Plexus. Von allen intramuralen Plexus wurde der besonders hochdifferenzierte Plexus entericus bislang am besten untersucht. Obwohl dieser von extrinsischen (parasympathischen und sympathischen) Fasern erreicht und beeinflusst wird, arbeitet er grundsätzlich eigenständig und steuert autonom – auch nach Isolation von extrinsischen Signalen – die Darmbewegungen sowie die Darmwanddrüsen. Das vegetative Nervensystem kann daher als Modulator des intramuralen Nervensystems verstanden werden. So fördert der Parasympathikus im Rumpfdarm Motilität und Sekretion, während der Sympathikus gegenteilig wirkt. Inwieweit diese Autonomie von extrinsischen Einflüssen auch in anderen Organen gegeben ist, ist noch nicht genau geklärt.

Der Plexus entericus besteht aus zwei Plexus:
- **Plexus submucosus** (Meissner-Plexus) in der Tunica submucosa der Darmwand zur Innervation der Schleimhaut und der Darmwanddrüsen
- **Plexus myentericus** (Auerbach-Plexus) zwischen Stratum circulare und Stratum longitudinale der Tunica muscularis der Darmwand zur Innervation der glatten Muskeln für die Darmmotilität

Beide Plexus sind durch eine große Zellzahl (vergleichbar mit der Zellzahl im Rückenmark) und einen enormen Transmitterreichtum (ca. zwei Dutzend verschiedene Stoffe wie NO, Opioide, Somatostatin und GABA) charakterisiert. Die Zellen weisen eine große morphologische Vielfalt auf und sind untereinander eng verknüpft. Dadurch können sie eigene intrinsische Regelkreise aufbauen. So gibt es sensorische Neurone, die durch Dehnung oder Kontraktion der Darmwand erregt werden, sowie motorische Neurone zur Innervation der Muskeln und Drüsen. Des Weiteren finden sich Interneurone und interstitielle Zellen, wobei Letztere wahrscheinlich Schrittmacherfunktion ausüben.

> ### Zusammenfassung
> - Der Parasympathikus besteht aus einem kranialen Teil, der sich vier Hirnnerven anschließt, und einem sakralen Teil (Nn. splanchnici pelvici), wobei das Versorgungsgebiet des kranialen Teils durch den N. vagus bis in den Bauchraum zu den proximalen zwei Dritteln des Colons reicht. Das distale Drittel des Colons sowie das Rectum und der Urogenitaltrakt werden von den Nn. splanchnici pelvici versorgt.
> - Die Umschaltung parasympathischer Neurone erfolgt in organnahen oder intramuralen Plexus.
> - Neben dem parasympathischen und sympathischen System existiert das intramurale Nervensystem als dritte Komponente des autonomen Nervensystems. Dieses ist v. a. im Rumpfdarm, wo es als enterisches Nervensystem bezeichnet wird, sehr ausgeprägt. Als unabhängiges System steuert das enterische Nervensystem Darmmotilität und Drüsensekretion. Parasympathikus und Sympathikus können jedoch regulierend auf das System einwirken.

Fallbeispiele

BASICS

Fallbeispiele

52 Fallbeispiele: Nervenläsion 140
53 Fallbeispiele: Läsionen des
   zentralen Nervensystems 143
54 (Gemischte) Fallbeispiele aus der Klinik 145

→ 52 Fallbeispiele: Nervenläsion

Fall 1

Fallbeschreibung
Ein 40-jähriger Patient stellt sich in Ihrer neurologischen Praxis vor. Bereits auf den ersten Blick fällt Ihnen auf, dass Mundwinkel und Augenbrauen seiner rechten Gesichtshälfte leicht herabhängen. Außerdem bemerken Sie, dass die rechte Stirn glatt und faltenfrei und die rechte Nasolabialfalte (Falte zwischen Nase und Mundwinkel) verstrichen sind. Auch dem Patienten ist diese Veränderung im Gesicht beim Blick in den Spiegel längst aufgefallen. Außerdem klagt er über Probleme beim Sprechen und Trinken und bedauert, den jungen Mädchen nicht mehr nachpfeifen zu können. Nachdem Sie als guter Neurologe schon fast sicher sind, welche Nervenschädigung vorliegt, erzählt Ihnen der Patient ganz beiläufig, dass er neuerdings auch Doppelbilder wahrnehme, die sich beim Blick nach rechts verstärken würden.

Welcher Nerv/welche Nerven ist/sind wohl geschädigt? Wie können Sie dadurch die Ausfälle erklären?
Die Symptomatik entspricht einer rechtsseitigen **peripheren** Fazialisparese, infolge deren die Gesichtsmuskulatur (inkl. der Stirnmuskulatur, wichtig zur DD der **zentralen** Fazialisparese) der rechten Seite schlaff geworden ist. Diese Muskelschwäche erklärt die Probleme beim Sprechen, Trinken und Pfeifen. Das Auftreten der Doppelbilder, die beim Blick nach rechts stärker werden, weist auf eine Schädigung des rechten N. abducens hin, welcher den M. rectus lateralis rechts innerviert. Die Doppelbilder werden beim Blick nach links schwächer, da hier der M. rectus lateralis der kranken Seite nicht aktiviert wird.

Wo vermuten Sie die Läsion?
Da eine kombinierte Schädigung des N. facialis und des N. abducens besteht, liegt die Läsion in einem Bereich, in dem beide Nerven in enger Nachbarschaftsbeziehung zueinander stehen. Dies ist der Fall im Bereich des Ncl. n. abducentis, um welchen die motorischen Fasern des Ncl. n. facialis (inneres Fazialisknie) ziehen (→ Abb. 25.2).

Fallbeschreibung
Eine beleibte Patientin mit fast gleicher Symptomatik kommt kurz darauf in Ihre Praxis. Allerdings klagt sie nicht über Doppelbilder, sondern gibt stattdessen an, ständig ein trockenes Gefühl im Mund zu haben. Außerdem schmecke ihr das Essen nicht mehr so gut wie früher, und das rechte Auge brenne.

Welcher Nerv ist hier geschädigt? Wo kann hier die Läsion liegen?
Hier ist „nur" der N. facialis und nicht der N. abducens geschädigt. Da Geschmacksstörungen und eine verminderte Drüsenaktivität (Speichel- und Tränendrüsen → Augen- und Mundtrockenheit) vorliegen, sind nicht nur – wie oben – die motorischen Fasern aus dem Ncl. n. facialis, sondern auch die Geschmacksfasern (Ncll. tractus solitarii) und die parasympathischen (→ Innervation der Drüsen) Fasern des N. facialis betroffen. Die Läsion muss also in einem Bereich liegen, in welchem der N. facialis Anteile aller drei Qualitäten führt (→ Abb. 28.3). Denkbar wäre der Bereich des Porus acusticus internus.

Fall 2

Fallbeschreibung
Eine 55-jährige Verkäuferin klagt über recht plötzlich aufgetretene Schluckstörungen und Heiserkeit. Außerdem habe sie bei der Arbeit zunehmend Probleme, Gegenstände über Schulterhöhe hinaus in Regale einzuräumen. Während die Patientin erzählt, fällt Ihnen bereits auf, dass sie heiser spricht. Bei der Untersuchung stellen Sie dann ferner fest, dass Gaumensegel und Uvula zur rechten Seite abweichen (Kulissenphänomen) und dass Sie bei Berührung der Rachenhinterwand mit dem Spatel den Würgereflex nicht auslösen können. Auf der linken Seite erkennen Sie einen Schultertiefstand, außerdem sind das Kopfwenden zur rechten Seite sowie das Anheben der linken Schulter gegen Widerstand erschwert.

Welcher Hirnnerv/welche Hirnnerven ist/sind geschädigt?
Es liegt eine linksseitige Schädigung von N. glossopharyngeus (IX), N. vagus (X) und N. accessorius (XI) vor. Die Läsionen von N. IX und N. X führen zu den Schluckbeschwerden sowie zur Abweichung des Gaumensegels. Die Heiserkeit liegt im Ausfall des N. laryngeus recurrens aus dem N. vagus begründet, welcher u. a. die inneren Kehlkopfmuskeln versorgt. Die Läsion des N. accessorius führt zum Ausfall des M. trapezius (→ Schultertiefstand, Probleme beim Heben der Arme über die Horizontale) und des M. sternocleidomastoideus (→ Drehen des Kopfes zur Gegenseite).

Wo vermuten Sie den Ort der Schädigung? Was könnte die Ursache der Schädigung sein?
Die Läsion liegt wahrscheinlich im Foramen jugulare, da alle drei Hirnnerven durch diese Öffnung den Schädel verlassen. Durch das Foramen jugulare zieht außerdem die V. jugularis interna, sodass eine Thrombose dieser Vene im Foramen ursächlich für die Läsion sein könnte. Ebenfalls denkbar wäre ein rasch progredienter Tumor, während ein Schädelbasistrauma in diesem Fall wenig wahrscheinlich ist.

Fall 3

Fallbeschreibung
Ein 60-jähriger frühpensionierter Lehrer kommt ganz aufgeregt in Ihre Praxis und berichtet, dass seine rechte Hand seit dem Morgen schlaff herunterhänge und er keine Streckung mehr in Finger- und Handgelenken durchführen könne. Er erzählt Ihnen, dass bei seiner vor einigen Jahren verstorbenen Mutter ebenfalls eine Lähmung im Bereich der rechten Extremität aufgetreten sei. Sie hatte, wie sich dann herausstellte, einen Schlaganfall erlitten. Der Mann befürchtet nun, wie seine Mutter einen Schlaganfall erlitten zu haben. Sie beruhigen ihn zunächst und untersuchen ihn gründlich. Bei der Untersuchung bestätigt sich, dass der Patient Paresen der Hand- und Fingerstrecker aufweist und infolgedessen auch keinen kraftvollen Faustschluss mehr durchführen kann. Weitere Lähmungen können Sie nicht feststellen. Im Verlauf des Gesprächs finden Sie heraus, dass Ihr Patient am Tag zuvor beim Fernsehen im Sessel eingeschlafen ist und die ganze Nacht auf seinem rechten Arm gelegen hat.

Wie lautet Ihre vorläufige Diagnose? Wie sichern Sie die Diagnose ab?
Druckschädigung des N. radialis am Oberarm (im Bereich des Sulcus radialis) aufgrund der ungünstigen Schlafposition. Die Diagnose kann allein durch den klinischen Befund schlaffer Paresen ausschließlich an Muskeln, die der N. radialis versorgt, gestellt werden. Dabei ist nur der M. triceps brachii ausgespart.

Welche Sensibilitätsausfälle hätten sich bei der klinischen Untersuchung ergeben?
Sensibilitätsausfälle auf der Radialseite des Handrückens sowie der Streckseite von Daumen, Zeigefinger und radialseitigem Mittelfinger, wobei diese sich manchmal auf das Autonomiegebiet des N. radialis (Spatium interosseum zwischen Daumen und Zeigefinger) beschränken und oft nicht sehr ausgeprägt sind.

Wie günstig sehen Sie die Prognose?
Die meisten Radialisparesen am Oberarm zeigen einen günstigen Verlauf. Da der Nerv in diesem Fall nicht durchtrennt, sondern lediglich durch Druck geschädigt wurde, kann man eine vollständige Wiederherstellung seiner Funktion erwarten.

Fall 4

Fallbeschreibung
Ein 55-jähriger hagerer Manager kommt in Ihre Praxis und erzählt Ihnen, dass er neuerdings beim Gehen sein rechtes Knie immer extra stark anheben müsse, damit seine rechte Fußspitze nicht am Boden schleife. Außerdem beschreibt er ein kribbelndes bis taubes Gefühl am seitlichen Unterschenkel und Fußrücken des betroffenen Beins. Nachdem er heute Morgen aufgrund dessen sogar den Joggingtermin mit seinem Kollegen absagen musste, habe er sich dazu entschlossen – trotz zahlreicher wichtiger Konferenzen – Ihre Praxis aufzusuchen. Sie untersuchen den Patienten und stellen eine Fuß- und Zehenheberparese rechts sowie eine Supinationsstellung des rechten Fußes fest.

Welcher Nerv ist geschädigt und wie nennt man das daraus resultierende pathologische Gangbild?
N. fibularis (peroneus) communis. Die Symptomatik beim Gehen, welche der Patient beschreibt, wird in der Klinik als Steppergang bezeichnet.

Fallbeschreibung
Beim Stichwort „wichtige Konferenzen" werden Sie hellhörig. Sie fragen den Mann, ob er auch in der vergangenen Zeit viele Konferenzen gehabt habe. Er berichtet Ihnen, dass er in den letzten 3 Wochen täglich bis zu 8 h an Konferenzen und Sitzungen teilgenommen habe. Sie vermuten nun bereits die Ursache der Schädigung und fordern den Mann auf, seine bei Konferenzen übliche Sitzhaltung einzunehmen. Er überlegt kurz und schlägt daraufhin das rechte Bein über das linke.

Was können Sie daraus in Bezug auf Ort/Ursache der Nervenschädigung schließen?
Der rechte N. fibularis communis wurde im Bereich des Fibulaköpfchens, in welchem er ganz dicht unter der Haut verläuft, durch das Übereinanderschlagen der Beine druckgeschädigt (Druck der linken Kniescheibe). Diese „Crossed legs palsy" tritt ganz besonders bei schlanken Menschen auf, bei welchen der N. fibularis communis kaum durch Unterhautfett gepolstert und damit weniger gut geschützt ist.

Fall 5

Fallbeschreibung
Ein begeisterter Motorradfahrer erleidet bei einer seiner sonntäglichen Touren einen leichteren Unfall, bei welchem er sich eine Fraktur des linken Ellbogengelenks zuzieht. Bei der neurologischen Untersuchung des Patienten fällt Ihnen auf, dass Mittel- und Endglieder seiner linken Hand gebeugt sind, während Sie in den Fingergrundgelenken eine Überstreckung beobachten. Sie fordern den Patienten zum Fingerhakeln mit dem Kleinfinger auf und stellen dabei fest, dass die Kraft der Kleinfingerendgliedbeugung links deutlich schwächer ist als rechts.

Wie lautet Ihre Diagnose?
Läsion des N. ulnaris im Bereich des Sulcus n. ulnaris aufgrund der Ellbogenfraktur.

Wie nennt man die charakteristische Fingerstellung bei dieser Erkrankung, und wie kommt sie zustande? Warum ist die Kleinfingerendgliedbeugung links schwach?
Die charakteristische Fingerstellung wird als Krallenhand bezeichnet und resultiert aus einer Lähmung der vom N. ulnaris versorgten Mm. lumbricales und der Mm. interossei (welche sonst im Fingergrundgelenk beugen und in den Mittel- und Endgelenken strecken). Die Abschwächung der Kleinfingerendgliedbeugung kommt durch die Parese des vom N. ulnaris versorgten M. flexor digitorum profundus V zustande.

Was fällt Ihnen auf, wenn Sie den Patienten auffordern, ein Blatt Papier zwischen Daumen und Zeigefinger festzuhalten (→ Abb. 52.1)? Wie erklären Sie sich die Stellung der Finger?

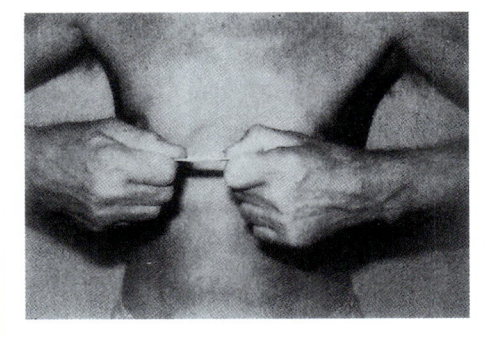

Abb. 52.1 Patient beim Versuch, ein Blatt Papier zwischen Daumen und Zeigefinger festzuhalten [E289]

Es fällt auf, dass der Patient das linke Daumenendglied mithilfe des noch intakten, vom N. medianus innervierten M. flexor pollicis beugt, um das Papier festzuhalten (positives Froment-Zeichen). Seine rechte gesunde Hand kann das Papier hingegen durch kräftige Adduktion des Daumens festhalten.

Wo hätten Sie Sensibilitätsausfälle erwartet?
Ulnare Hälfte des Handrückens, ulnare Handinnenfläche einschließlich des Kleinfingers und der ulnaren Hälfte des Ringfingers.

Fallbeispiele: Nervenläsion

Fall 6

> ### Fallbeschreibung
> Eine 29-jährige, schwangere Patientin kommt zu Ihnen in die Praxis und berichtet über seit Kurzem bestehende Schmerzen im Bereich der linken Hand, manchmal im Bereich des ganzen Arms. Diese treten vorwiegend nachts auf, wovon die Patientin wach werde. Erleichterung bringe ihr längeres Ausschütteln des linken Arms. Auch tagsüber während der Arbeit am Computer bemerke sie, dass ihre linke Hand „einschlafe". Zudem könne sie mit der betroffenen Hand weniger gut „zupacken".

Was ist die wahrscheinlichste Diagnose? Welcher Nerv ist hier wohl betroffen?

Die wahrscheinlichste Verdachtsdiagnose lautet Karpaltunnelsyndrom (Brachialgia paraesthetica nocturna). Hierfür spricht zunächst die Klinik, die sich aus dem lateinischen Namen z. T. ableiten lässt. Häufig betroffen sind schwangere Frauen, da u. a. hormonelle Umstellungen einen Risikofaktor darstellen. Die Patienten klagen über Schmerzen, die bis in den ganzen Arm ausstrahlen und sich durch Schütteln der Hände bessern. Auch bei körperlicher Belastung (Tätigkeit am PC oder auch Radfahren) treten diese Symptome auf, die manchmal von einem tauben oder kribbelnden Gefühl begleitet werden.

Der betroffene Nerv ist der N. medianus. Die Schädigung erfolgt durch Umbauprozesse im Bereich des Karpaltunnels, die häufig hormonell bedingt sind. Bei längerer Dauer kann es zur Atrophie der kurzen und vom N. medianus versorgten Fingermuskeln kommen.

Wie würde man ggf. diagnostisch vorgehen?

Anzuschließen wäre eine Untersuchung der Hand, um diese Verdachtsdiagnose zu bestätigen. Durch Ausfall des M. abductor pollicis brevis kann z. B. eine Flasche nicht mehr umgriffen werden (positives Flaschenzeichen). Ebenfalls könnte die Atrophie der Daumenballenmuskulatur auffallen. Bestätigt wird die Diagnose mittels Messung der Nervenleitgeschwindigkeit über das Handgelenk (die Schädigung) hinweg. Bei einer Schädigung des N. medianus im Karpaltunnel kommt es zu einer verminderten Nervenleitgeschwindigkeit.

Nennen Sie (angemessene) mögliche Therapien.

Die sinnvolle Therapie besteht hier in der Ruhigstellung der Hand mittels einer Schiene, was meist zu einer Besserung führt und weitere Therapien unnötig macht, da die Symptomatik in der Regel bald verschwindet. Bei schweren Verläufen wird das Retinaculum musculorum flexorum gespalten, was zu einer Druckentlastung führt.

→ 53 Fallbeispiele: Läsionen des zentralen Nervensystems

Fall 1

Fallbeschreibung
Eine 19-jährige Abiturientin berichtet, dass sie seit einiger Zeit ständig an Gegenstände wie z. B. Möbel stoße und auch immer wieder ungewollt andere Menschen in der Fußgängerzone anremple. Kürzlich habe sie mit ihrem Auto sogar beinah einen Unfall verursacht, weil sie ein von rechts kommendes Auto übersehen habe. Sie vermuten einen Gesichtsfelddefekt bei der jungen Frau und untersuchen daher mit Ihrem Finger das Gesichtsfeld beider Augen. Sie stellen einen Ausfall der jeweils temporalen Gesichtsfelder beider Augen fest. Nun vermuteten Sie bereits, was die Ursache für die Symptomatik sein könnte, und leiten eine laborchemische Untersuchung ein. Dabei zeigt sich, dass die Prolaktinwerte im Serum stark erhöht sind.

Welche Art des Gesichtsfeldausfalls liegt vor, und worin liegt seine Ursache?
Die Patientin hat einen Hypophysentumor, der auf das direkt über der Hypophyse liegende Chiasma opticum drückt. Er komprimiert dadurch die im Chiasma kreuzenden Fasern, welche die Impulse der beiden medialen Retinahälften und damit der jeweils temporalen Gesichtsfelder beider Augen leiten. Dadurch kommt es zur bitemporalen Hemianopsie, bei welcher die Randgebiete des binokularen Gesichtsfelds ausfallen.

Wie erklären Sie sich den hohen Prolaktinspiegel, und welche weiteren Fragen sollten Sie der jungen Frau in Hinblick darauf stellen? Welche Symptome würden bei einem männlichen Patienten auftreten?
Bei dem Hypophysentumor handelt es sich um ein Prolaktinom, d. h. einen gutartigen prolaktinproduzierenden Hypophysentumor. Sie sollten die junge Frau fragen, ob sie außerdem Zyklusstörungen hat (Ausbleiben der Regelblutung), da eine Überproduktion von Prolaktin eine sekundäre Amenorrhö hervorruft. Bei Männern kann ein erhöhter Prolaktinspiegel zu Gynäkomastie und Potenzstörungen führen.

Fall 2

Fallbeschreibung
Ein 7-jähriges Mädchen wird von seiner Mutter in die neurologische Klinik gebracht. Die Mutter berichtet, dass ihr Kind zunehmend unsicher beim Gehen werde, manchmal gar torkelnd von der Schule heimkomme. Kürzlich sei ihre Tochter sehr wacklig Fahrrad gefahren und dabei plötzlich ohne erkennbare Ursache zur Seite gekippt. Darüber hinaus klage sie immer wieder über heftigste Kopfschmerzen und Übelkeit. Gestern sei sie sogar nachts aufgewacht und habe sich übergeben müssen.
Sie untersuchen das Mädchen und lassen ein Kernspintomogramm des Kopfs erstellen, auf dem Sie einen großen Tumor im Kleinhirn erkennen.

In welchem Bereich des Kleinhirns vermuten Sie – entsprechend der motorischen Symptomatik – die Schädigung?
Die von der Mutter beschriebenen Symptome weisen auf erhebliche Gleichgewichtsstörungen hin. Der Tumor wird sich daher höchstwahrscheinlich in den medialen Kleinhirnbereichen (Vestibulocerebellum, Spinocerebellum) befinden, welche für die Erhaltung des Gleichgewichts sowie den reibungslosen Ablauf der Muskeln beim Gehen und Stehen sorgen. Würde der Tumor von dort aus auf laterale Bereiche übergreifen, würden weitere zerebelläre Symptome wie Dysmetrie, Dysdiadochokinese, Intentionstremor etc. (Pontocerebellum) hinzukommen.

Wie können Sie sich die Symptome Kopfschmerzen und Übelkeit erklären?
Durch das Tumorwachstum wird der IV. Ventrikel eingeengt, wodurch es zu Liquorabflussstörungen und damit zu einem Hydrozephalus kommt. Dieser ruft die klassischen Hirndruckzeichen wie Übelkeit und Erbrechen hervor.

Fall 3

Fallbeschreibung
Eine 85-jährige Patientin wird von ihren Enkeln in die Notaufnahme gebracht. Die Enkel berichten Ihnen, dass sie ihre Oma am Boden liegend aufgefunden hätten und sehr darüber erschrocken gewesen wären, dass sie nur noch unverständlich artikulieren konnte. Da Sie einen Schlaganfall (Hirninfarkt oder intrazerebrale Blutung) vermuten, untersuchen Sie die Patientin schnell, um keine Zeit zu verlieren. Sie stellen eine Hemiparese rechts mit besonders starker Ausprägung im Gesicht und Arm (brachiofazial betont) sowie eine Aphasie fest. Im CT (→ Abb. 53.1) erkennen Sie, dass es sich um einen Hirninfarkt, d. h. um einen Gefäßverschluss, und nicht um eine Blutung (Ruptur eines Gefäßes) handelt.

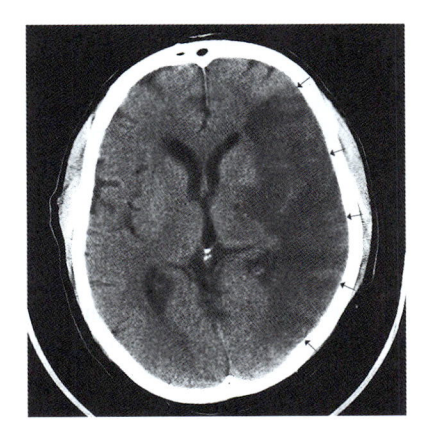

Abb. 53.1 CT der 85-jährigen Patientin (Blick von unten); der frische Infarkt erscheint dunkel. [R363]

Welches Gefäß ist betroffen? Worin liegen im Allgemeinen die Ursachen für Gefäßverschlüsse im Gehirn?
Es liegt ein Verschluss der linken A. cerebri media vor (A.-cerebri-media-Infarkt, s. a. Homunkulus). Gefäßverschlüsse, d. h. Infarkte, werden meist durch Embolien (= verschleppte Thromben) aus dem Herzen oder durch ortsständige Thromben (= Blutgerinnsel) hervorgerufen, deren Bildung meist durch arteriosklerotische Veränderungen der Gefäße ausgelöst wird.

143

→ 54 (Gemischte) Fallbeispiele aus der Klinik

Fall 3

Fallbeschreibung
Eine 45-jährige Verkäuferin berichtet, dass sie seit Längerem nur noch über das rechte Ohr telefonieren würde, da sie ihren Gesprächspartner über das linke Ohr kaum noch verstehen würde. Auch das Zwitschern der Vögel nehme sie auf dieser Seite kaum noch wahr. Seit Kurzem beklagt sie darüber hinaus einen Tinnitus sowie ein Trockenheitsgefühl des Mundes und der Augen. Als erfahrener Neurologe vermuten Sie, dass bei der Patientin einer der häufigsten intrakraniellen Tumore vorliegt und veranlassen eine Bildgebung.

Welchen Tumor vermuten Sie?
Bei der Patientin sind offensichtlich der N. vestibulocochlearis (Hörminderung) sowie Teile des N. facialis beeinträchtigt (Augentrockenheit durch gestörte Innervation der Gll. lacrimales sowie Mundtrockenheit durch gestörte Innervation der Gll. submandibularis und sublingualis). Eine Schädigung im Bereich des Meatus acusticus internus scheint am wahrscheinlichsten, da durch diesen Gang sowohl der N. vestibulocochlearis (VIII) als auch die beiden Stränge des N. facialis (N.VII) ziehen. Im cMRT lässt sich der Verdacht eines Akustikusneurinoms bei der Patientin bestätigen. Da das Akustikusneurinom ein Tumor ist, der von den Schwann-Zellen des vestibulären Anteils von N. VIII ausgeht, scheint die Bezeichnung Vestibularisschwannom treffender.

Welche weiteren Symptome wären denkbar?
Gleichgewichtsstörungen (N. vestibularis), die jedoch meist von der kontralateralen Seite kompensiert werden, sowie eine Lähmung der Gesichtsmuskeln (N. facialis) können auftreten. Bei zunehmender Ausdehnung können u. a. weitere Hirnnerven in der Nachbarschaft wieder N.V komprimiert werden.

Fall 4

Fallbeschreibung
Eine 70-jährige Patientin beklagt zunehmende Schmerzen im Bereich der Innenseite des linken Oberschenkels, die sich bei längerem Gehen verstärken würden. Auch sei ihr Gang unsicherer geworden und sie habe ein Taubheitsgefühl im Bereich der linken Oberschenkelinnenseite oberhalb des Knies. Da Sie als erfahrener Neurologe bereits eine Verdachtsdiagnose haben, bitten Sie die Patientin, das linke Bein über das rechte zu schlagen, was ihr kaum gelingt.

Welcher Nerv ist bei der Patientin geschädigt und was könnten mögliche Ursachen sein?
Bei der Patientin liegt eine Schädigung des N. obturatorius links vor. Aufgrund des Alters und des fehlenden Traumas (N. obturatorius Schädigungen treten z. B. infolge traumatischer Beckenfrakturen auf) sollte man an tumoröse oder entzündliche Prozesse im Bereich des linken Ovars denken. Auch eine Beckenhernie (Hernia obturatoria) könnte ursächlich sein, wenn Fettgewebe oder Darmanteile durch das Foramen obturatum gedrückt werden. Denkbar wäre auch eine Schädigung der Nervenwurzel L3, da diese an der Innervation der Adduktoren beteiligt ist. Jedoch wäre hier das sensible Defizit (s. Dermatom L3) auch an der Vorderseite des Oberschenkels zu erwarten.

Fall 5

Fallbeschreibung
Ein 60-jähriger Patient ist schon lange bei Ihnen in hausärztlicher Behandlung. Der Kettenraucher klagt nun über seit Kurzem bestehenden blutigen Auswurf und Brustschmerzen. Außerdem verspüre er ein Kribbeln im rechten Unterarm sowie Müdigkeit und Abgeschlagenheit. Bei der Untersuchung fällt Ihnen auf, dass die rechte Pupille kleiner ist als die linke und das Augenlid rechts herunterhängt.

Welches weitere Symptom im Bereich des rechten Auges ist zu erwarten und warum?
Beim Patienten liegt ein Horner-Syndrom vor. Dieses ist durch Miosis, Ptosis und Enophthalmus infolge einer Schädigung des zervikalen Sympathikus gekennzeichnet. Daher wäre beim Patienten ein eingesunkener Augapfel durch einen Ausfall des M. orbitalis (Enophthalmus) zu erwarten.

Worin könnte die Ursache der Erkrankung bei dem Patienten liegen?
Aufgrund der weiteren Symptomatik und der Anamnese des Patienten sollte man an ein Bronchialkarzinom im Bereich des Lungenoberlappens (Pancoast-Tumor) denken, welcher untere Teile des Halssympathikus sowie Teile des rechten Plexus brachialis infiltriert.

Fall 6

Fallbeschreibung

Ein 45-Jähriger Paketbote betritt Ihre Notaufnahme in gebeugter Schonhaltung. Er berichtet, dass es bei ihm nach dem Heben einer schweren Kiste plötzlich zu stärksten einschießenden Schmerzen im Bereich der Wirbelsäule gekommen sei. Mittlerweile würden die Schmerzen in sein linkes Bein ausstrahlen. In der neurologischen Untersuchung zeigt sich eine Hypästhesie im Bereich der Dorsalseite des linken Oberschenkels sowie des ventrolateralen Unterschenkels bis hin zum medialen Fußrand und zur Großzehe. Die Fußhebung links ist eingeschränkt, beim Stehen auf dem linken Bein ist das Becken zur rechten Seite abgekippt. Außerdem ist der Tibialis-Posterior-Reflex im Gegensatz zum rechten Bein nicht auslösbar. Sie veranlassen eine Kernspintomografie der Wirbelsäule (→Abb. 54.3).

Welche Verdachtsdiagnose stellen Sie?

Aufgrund der beschriebenen Symptomatik hat der Patient am ehesten einen Bandscheibenvorfall erlitten. Hierbei kommt es – z. B. infolge starker körperlicher Belastung – zum Einreißen des Anulus fibrosus und Vorfallen des Nucleus pulposus der Bandscheibe, wodurch die durch das Foramen intervertebrale austretende Spinalnervenwurzel komprimiert wird. Auf der sagittalen MRT-Aufnahme lässt sich diese Verdachtsdiagnose bestätigen.

Welche Muskeln sind betroffen? Welche periphere Nervenschädigung wäre – ungeachtet der Schmerzsymptomatik – differenzialdiagnostisch in Erwägung zu ziehen?

Beim Patienten liegt eine Läsion der Nervenwurzel L5 (L5-Syndrom) vor. Dies führt neben den beschriebenen sensiblen Ausfällen im Bereich des Dermatoms L5 links zum Ausfall des Tibialis-posterior-Reflexes links sowie zum Ausfall der Kennmuskeln von L5, nämlich M. extensor hallucis longus, M. tibialis anterior und M. gluteus medius. Der Ausfall des M. gluteus medius führt zum Trendelenburg-Zeichen (Abkippen des Beckens zur gesunden Seite beim Einbeinstand auf dem erkrankten Bein). Auch eine periphere Läsion des N. fibularis communis wäre denkbar. Allerdings wären bei einer Lähmung des N. fibularis communis der M. gluteus medius nicht betroffen und auch der Tibialis-posterior-Reflex nicht ausgefallen.

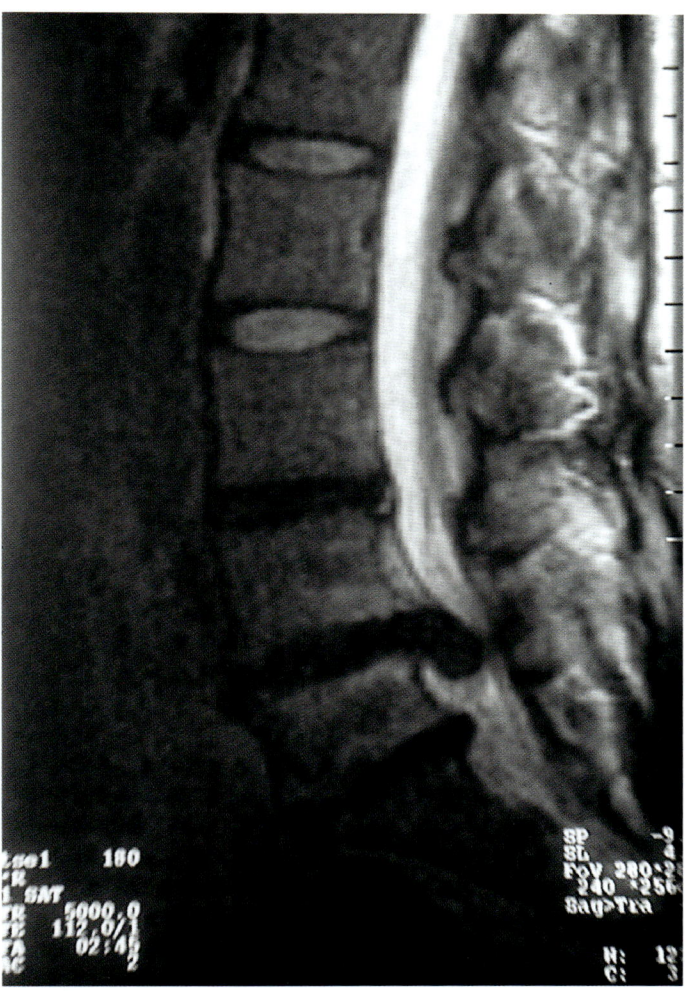

Abb. 54.3 MRT des 45-jährigen Patienten (Blick von seitlich) [R110]

Anhang

BASICS

55 Kleines Lexikon neuroanatomischer Begriffe .. 150
56 Tabellen und Abbildungen 152
57 Quellenverzeichnis und Literatur 159
58 Register 160

Kleines Lexikon neuroanatomischer Begriffe

afferent	afferent = zuleitend, hinführend; efferent = wegführend; afferente Fasern leiten Erregungen zum ZNS und sind damit sensibler Natur, während efferente Fasern Erregungen vom ZNS zum Zielorgan in der Peripherie leiten und daher auch als motorisch bezeichnet werden. Allerdings benutzt man „afferent" und „efferent" auch für Verschaltungen innerhalb des ZNS; infolgedessen kann man in diesem Zusammenhang weder die Begriffe „sensibel" und „afferent" automatisch gleichsetzen noch „efferent" und „motorisch" automatisch synonym verwenden! Das Rückenmark erhält z. B. afferente (d. h. eintreffende) Impulse aus Cortexarealen des Großhirns, die nicht nur sensibler, sondern auch motorischer Qualität sind. Diese Impulse, welche für das Rückenmark Afferenzen darstellen, sind übrigens zugleich Efferenzen für den Großhirncortex!
Agnosie	Störung des Erkennens trotz intakter Primärwahrnehmung, z. B. visuelle Agnosie: Unfähigkeit, Gesehenes zu erkennen, obwohl das Auge intakt ist
Amnesie	Erinnerungslücke; retrograde (anterograde) Amnesie: Erinnerungslücke für einen Zeitabschnitt vor (nach) einem die Amnesie auslösenden Ereignis
Aphasie	Zentral bedingte Sprachstörungen infolge einer Schädigung in der dominanten Großhirnhemisphäre. Man unterscheidet motorische und sensible Aphasien (→ Kap. 23)
Ataxie	Fehlkoordination von Haltung oder Bewegungsabläufen; meist durch Kleinhirnerkrankungen bedingt
Divergenz	Konvergente und divergente Verschaltungen gewährleisten die Funktion von neuronalen Netzen. Durch sie werden Signale verstärkt, abgeschwächt und sogar unterdrückt. Unter Divergenz versteht man die Tatsache, dass sich Erregungen von einem Neuron auf viele weitere ausbreiten (z. B. vom 1. Neuron der sensiblen Bahn auf viele Strang- und Interneurone im Rückenmark), während bei divergenter Verschaltung die Impulse vieler Neurone in einem Neuron zusammenlaufen (Interneuron im Rückenmark erhält Afferenzen von vielen 1. Neuronen der sensiblen Bahn)
efferent	siehe afferent
Enterozeptoren	Rezeptoren des viszerosensiblen Systems, welche auf Reize in den inneren Organen (griech. enteron = Darm) reagieren: Blutdruck, Dehnungszustand des Magens etc.
epikritisch	Die epikritische Sensibilität umfasst fein diskriminierende Impulse aus Exterozeptoren (besonders fein diskriminierende Mechanorezeptoren der Haut) und Propriozeptoren (Lage, Stellung und Bewegung der Extremitäten)
Epilepsie	„Fallsucht" oder auch Krampfleiden genannt; Krankheitsbild mit mindestens zwei wiederholt spontan auftretenden Krampfanfällen, die nicht durch eine vorausgehende erkennbare Ursache hervorgerufen wurden. Ein solcher epileptischer Krampfanfall ist Folge synchroner Spontanentladungen von Neuronenverbänden im Gehirn.
Exterozeptoren	Rezeptoren, die auf Reize der Außenwelt reagieren; sie gehören zum somatosensiblen System (Exterozeptoren der Haut wie z. B. die Meissner-Körperchen) bzw. zu den speziell-sensiblen Systemen: Auge, Ohr, Zunge und Nase.
Fasciculus	Nervenfaserbündel; von diesen, die man durch makroskopische Präparationstechniken darstellen kann, sind die nach funktionellen Gesichtspunkten (Verschaltungsstationen, Qualität etc.) voneinander abgegrenzten „Bahnen" (Tractus) zu unterscheiden. Durch Faserpräparate können Fasciculi, aber keine einzelnen Bahnen dargestellt werden. Die Faserpräparate ermöglichen aber eine räumliche Vorstellung von der anatomischen Lage der Bahnen!
Ganglion	Von einer Kapsel umschlossene Ansammlung von Perikarya und umhüllenden Gliazellen als Verdickung im Verlauf sensibler Spinalnerven (Spinalganglien) und Hirnnerven (sensible Hirnnervenganglien wie z. B. Ganglion trigeminale) sowie als Umschaltstelle im efferenten Teil des vegetativen Nervensystems (parasympathisches oder sympathisches Ganglion)
graue Substanz	Anhäufungen von Nervenzellkörpern (Perikarya)
Homunkulus	Menschlein; verzerrte Darstellung des menschlichen Körpers. Er veranschaulicht die somatotope Gliederung des primären sensiblen und motorischen Cortex, d. h., er zeigt an, wie die einzelnen Körperabschnitte im Gehirn repräsentiert werden (z. B. Homunkulus des Motokortex, → Kap. 45)
Kerne (Kerngebiete)	siehe Nucleus
Konvergenz	siehe Divergenz

Lähmung	Oberbegriff für die Minderung (Parese) bzw. den kompletten Ausfall (Plegie, Paralyse) der motorischen Funktion eines Organs. Man unterscheidet spastische (zentrale) und schlaffe (periphere) Lähmungen
Mark	aus weißer Substanz bestehendes Gewebe, im Gegensatz zum Cortex, welcher aus grauer Substanz besteht
Monoamine	Organisch-chemische Substanzen, die eine Aminogruppe enthalten. Zu ihnen gehören u. a. Neurotransmitter wie z. B. Dopamin, Noradrenalin, Adrenalin, Serotonin, Melatonin und Histamin.
Nerv	Bündel von Nervenfasern (Nervenzellfortsätze und Gliazellen), die von Bindegewebe umhüllt sind und Erregungen von der Peripherie zum ZNS und umgekehrt leiten
Neuropil	Geflecht aus Nervenfasern (Dendriten, Axone, Gliazellen) in der Umgebung von Perikarya, das sich in der grauen Substanz des ZNS oder in den Ganglien des PNS befindet
Nucleus	1. Zellkern. 2. Abgegrenzte, z. T. makroskopisch sichtbare Ansammlung von Perikarya im ZNS: z. B. Ursprungs- und Endkerne von Hirnnerven; Kerne im Kleinhirn wie der Ncl. fastigii; auch größere Ansammlungen wie die subkortikalen Kerne (Amygdala)
Parese	griech. = Erschlaffung: siehe Lähmung
Perikaryon	Zellkörper/Zellleib der Nervenzelle, um den Zellkern der Nervenzelle liegend
Perseveration	beharrliches Festhalten an bestimmten Vorstellungen, z. B. wiederholen betroffene Patienten Aufgaben ständig mit denselben Fehlern
Propriozeptoren	Rezeptoren (u. a. Golgi-Sehnenorgane, Muskelspindeln) des somatosensiblen Systems, die Impulse der Tiefensensibilität vermitteln (Stellung, Bewegung und Kraft des Körpers)
protopathisch	Die protopathische Sensibilität umfasst Impulse aus Nozizeptoren und Thermorezeptoren sowie grob diskriminierende Impulse aus kutanen und propriozeptiven Mechanorezeptoren.
Reflex	unwillkürliche Antwort eines Organismus auf einen Reiz (→ Kap. 2341)
Rezeptor	1. Molekularbiologie: membranständige und intrazelluläre Molekülkomplexe, die mit anderen Molekülen (z. B. Hormone, Neurotransmitter) reagieren. 2. In der Sinnesphysiologie/Neuroanatomie oft unterschiedlich definiert. Daher wird, um Begriffsverwirrung zu vermeiden, folgende gängige Definition aus der Sinnesphysiologie verwendet: Rezeptor = komplette reizaufnahmebefähigte Sinneszelle (pseudounipolare Nervenzellen oder auch nichtneuronale Sinneszellen wie z. B. die Haarzellen im Innenohr); sensorische/sensible/rezeptive Endigung = der Bereich der Sinneszelle, der letztlich die Reize aufnimmt (z. B. freie Nervenendigung)
sensibel	In der früheren deutschen Nomenklatur verwendete man sensorisch für die „höheren" Sinne (Auge, Ohr, Geschmacks- und Geruchsorgan) und sensibel für die übrigen Sinnesempfindungen
sensorisch	siehe sensibel
Somatotopie	Bedeutet, dass bestimmte Regionen des Körpers an bestimmten Stellen in Strukturen des ZNS (z. B. primärmotorisches Rindenfeld, einige Thalamuskerne und Bahnen) repräsentiert werden. Dabei liegen meist die Regionen, die in der Peripherie einander benachbart sind, auch in den jeweiligen Strukturen nebeneinander.
subkortikal	unterhalb der Großhirnrinde befindlich
supraspinal	alle Zentren des ZNS (Cortex, Hirnstamm etc.), die kranial des Rückenmarks liegen; ZNS = supraspinale Zentren + Rückenmark
Tractus	Nervenfaserbahn mit definiertem Ursprung und Ziel, z. B. Tractus spinothalamicus: entspringt im Rückenmark, endet im Thalamus
Umschaltung	bedeutet, dass von einem Neuron mittels Synapsen Impulse auf ein anderes/mehrere andere Neuron/e übertragen werden
weiße Substanz	Im Gegensatz zur grauen Substanz v. a. aus Nervenzellfortsätzen (Nervenfasern) bestehend. Diese können markhaltig, aber auch marklos sein

Tabellen und Abbildungen

Lange absteigende Bahnen des somatomotorischen Systems

Pyramidales System

- Steht im Wesentlichen im Dienst der Willkürmotorik

Bahn	1. Neuron (Ursprungszellen)	Kreuzung; Verlauf	2./3. Neuron (Zielzellen)
Tractus corticospinalis lateralis	Motocortex, (sekundärmotorische Felder, somatosensorischer Cortex)	Decussatio pyramidum; im Seitenstrang verlaufend	Interneurone (95 %) und α-Motoneuronen im Rückenmark
Tractus corticospinalis anterior	Motocortex, (sekundärmotorische Felder, somatosensorischer Cortex)	auf Rückenmarksebene im Bereich der Zielsegmente; im Vorderstrang verlaufend	Interneurone (95 %) und α-Motoneuronen im Rückenmark
Tractus corticonuclearis	Motocortex, (sekundärmotorische Felder, somatosensorischer Cortex)		**Motorische Hirnnervenkerne**
		bilateral (gekreuzt und ungekreuzt, d. h. Fasern von beiden Hemisphären)	• Ncl. motorius n. trigemini (N. V) • Ncl. n. facialis (für Stirn und Lidschlussmuskulatur, N. VII) • Ncl. ambiguus (Nn. IX und X)
		v. a. kontralateral (gekreuzt, d. h. Fasern der kontralateralen Hemisphäre)	• Ncl. n. facialis (mimische Muskulatur unterhalb der Orbita, N. VII) • Ncl. n. accessorii (N. XI → M. trapezius) • Ncl. n. hypoglossi (N. XII)
		v. a. ipsilateral	• Ncl. n. accessorii (N. XII → M. sternocleidomastoideus)

Extrapyramidale Bahnen

- Unwillkürliche Aufrechterhaltung und Anpassung von Körperhaltung und Muskeltonus
- Koordination der Bewegungsabläufe (unbewusstes An- und Entspannen von Muskelgruppen, unwillkürliche Mitbewegungen, mechanischer Ablauf eingeübter Bewegungen) → geordneter Ablauf von Willkürbewegungen

Bahn	1. Neuron (Ursprungszellen)	Kreuzung; Verlauf	2./3. Neuron (Zielzellen)
Tractus tectospinalis	Colliculi superiores	Decussatio tegmentalis posterior; im Vorderstrang verlaufend	Interneurone, α- und γ-Motoneuronen im zervikalen Rückenmark • Reflektorische Kopf-/Halsbewegungen im Zusammenhang mit Blickbewegungen
Tractus rubrospinalis	Ncl. ruber	Decussatio tegmentalis anterior; im Seitenstrang verlaufend	Interneurone, α- und γ-Motoneuronen im Rückenmark; v. a. distale Extremitäten • Aktivierend auf Flexoren • Inhibierend auf Extensoren
Tractus vestibulospinalis lateralis	Ncl. vestibularis lateralis	Keine Kreuzung; ipsilateral im Vorderstrang	Interneurone, α- und γ-Motoneuronen im Rückenmark (bis zum Lumbalmark) • Aktivierend auf Extensoren Inhibierend auf Flexoren → Vestibulospinale Reflexe
Tractus vestibulospinalis medialis	Ncl. vestibularis medialis	Gekreuzt und ungekreuzt; im Vorderstrang verlaufend	Interneurone, α- und γ-Motoneuronen im Rückenmark (zervikales und oberes Thorakalmark) • Inhibierend auf Motoneuronen für Nacken- und obere Rückenmuskulatur
Tractus olivospinalis	Ncll. olivares inferiores	• Über Ausprägung und funktionelle Bedeutung ist noch wenig bekannt	
Tractus reticulospinalis medialis	Formatio reticularis des Pons	keine Kreuzung; ipsilateral im Vorderstrang	Interneurone, α- und γ-Motoneuronen im Rückenmark • Aktivierend auf axiale Muskulatur und proximale Extremitätenmuskulatur
Tractus reticulospinalis lateralis	Formatio reticularis der Medulla oblongata	Gekreuzt und ungekreuzt; im Seitenstrang verlaufend	Interneurone, α- und γ-Motoneuronen im Rückenmark • Aktivierend (und inhibierend) auf axiale Muskulatur und proximale Extremitätenmuskulatur

Lange aufsteigende Bahnen des somatosensiblen Systems

	Anterolaterales System	**Hinterstrangsystem**	**Spinozerebelläres System**
1. Neuron	Spinalganglion	Spinalganglion, Axone als • **Fasciculus gracilis** (untere Extremität) • **Fasciculus cuneatus** (obere Extremität)	Spinalganglion
2. Neuron	Hinterhorn (v. a. Laminae I und II), Axone als • **Tractus spinothalamicus lateralis** • **Tractus spinothalamicus anterior**	Ncl. gracilis und Ncl. cuneatus, Axone als Lemniscus medialis zum Thalamus	Hinterhorn (Ncl. dorsalis und Ncl. proprius im Hinterhorn), Axone als • **Tractus spinocerebellaris posterior** • **Tractus spinocerebellaris anterior**
Kreuzung	auf Höhe des Ursprungssegments in der Commissura alba	Medulla oblongata	Keine Kreuzung (Tractus spinocerebellaris posterior), zweimal Kreuzung (Tractus spinocerebellaris anterior) → effektiv keine Kreuzung
3. Neuron	Ncl. ventralis posterolateralis des Thalamus		Kleinhirn
4. Neuron	primärer somatosensibler Kortex		
Qualität	**Protopathische Sensibilität:** • Temperatur- und Schmerzimpulse → Tractus spinothalamicus lateralis • Grobe Informationen aus kutanen Exterozeptoren (Druck, Berührung) und Propriozeptoren → Tractus spinothalamicus anterior	**Epikritische Sensibilität:** • Genaue Informationen aus kutanen Exterozeptoren (genaue Druck- und Berührungsempfindung, Vibrationsempfindung) und Propriozeptoren	• Propriozeption, v. a. der unteren Extremität

Abbildungen

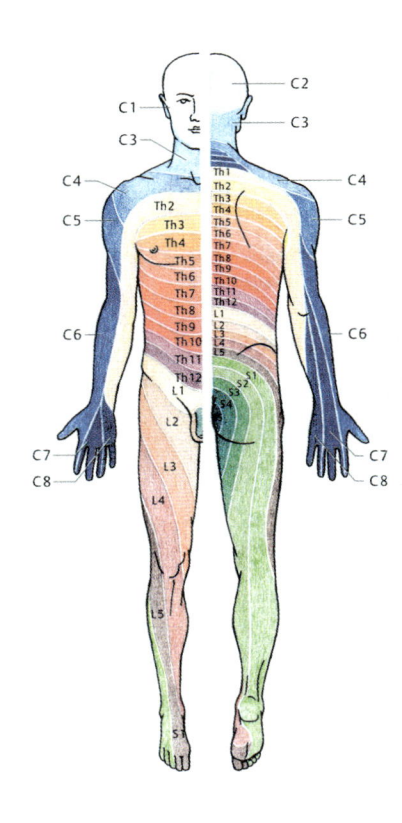

Abb. 56.1 Hautinnervation – Dermatome (radikuläre/segmentale Innervation) [G001]

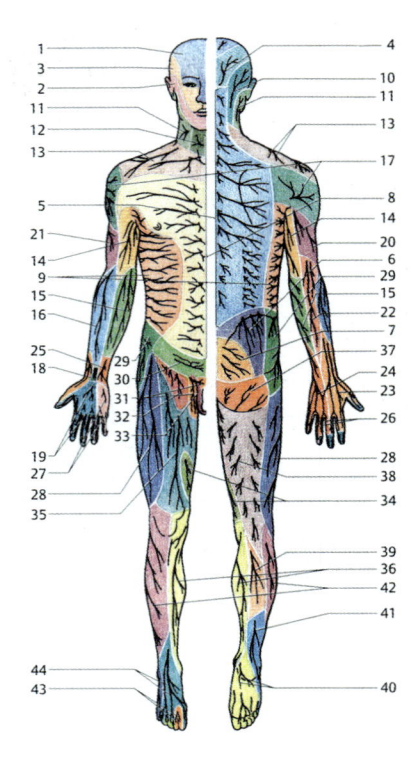

Abb. 56.2 Hautinnervation – Versorgungsgebiete peripherer Nerven [G001]

Legende zu → Abb. 56.2

N. trigeminus (N. V):
1 N. ophthalmicus (N. V$_1$)
2 N. mandibularis (N. V$_3$)
3 N. maxillaris (N. V$_2$)

Hautnerven aus
Rr. dorsales/posteriores n. spinales:
4 N. occipitalis major (aus C2)
5 Hautnerven aus Rr. dorsales/posteriores n. spinales aus T1–T12
6 Nn. clunium superiores (aus L1–L3)
7 Nn. clunium medii (aus S1–S3)

Hautnerven aus
Rr. ventrales/anteriores n. spinales:
8 Rr. cutanei anteriores n. intercostalium
9 Rr. cutanei laterales n. intercostalium

Plexus cervicalis:
10 N. occipitalis minor
11 N. auricularis magnus
12 N. tranversus colli
13 Nn. supraclaviculares

Plexus brachialis:
direkte Äste des Plexus brachialis:
14 N. cutaneus brachii medialis
15 N. cutaneus antebrachii medialis
aus dem N. musculocutaneus:
16 N. cutaneus antebrachii lateralis
aus dem N. axillaris:
17 N. cutaneus brachii lateralis superior
aus dem N. medianus:
18 R. palmaris
19 Nn. digitales palmares communes und proprii
aus dem N. radialis:
20 N. cutaneus brachii posterior
21 N. cutaneus brachii lateralis inferior
22 N. cutaneus antebrachii posterior
23 R. superficialis
aus dem N. ulnaris:
24 R. dorsalis
25 R. palmaris
26 Rr. digitales dorsales
27 Nn. digitales palmares communes und proprii

Plexus lumbosacralis:
direkter Ast des Plexus lumbosacralis:
28 N. cutaneus femoris lateralis
aus dem N. iliohypogastricus:
29 R. cutaneus lateralis
30 R. cutaneus anterior

aus dem N. ilioinguinalis:
31 Rr. scrotales/labiales anteriores
aus dem N. genitofemoralis:
32 R. femoralis
33 R. genitalis
aus dem N. obturatorius:
34 R. anterior
aus dem N. femoralis:
35 Rr. cutanei anteriores
36 N. saphenus
aus dem N. cutaneus femoris posterior:
37 Nn. clunium inferiores
38 sensible Endäste des Nervs
aus dem N. tibialis:
39 N. cutaneus surae medialis
40 Nn. plantares medialis und lateralis
41 N. suralis (auch aus dem N. fibularis communis)
aus dem N. fibularis communis:
42 N. cutaneus surae lateralis
aus dem N. fibularis profundus:
43 Nn. digitalis dorsales pedis
aus dem N. fibularis superficialis:
44 Nn. cutanei dorsales medialis und intermedius, Nn. digitales dorsales pedis

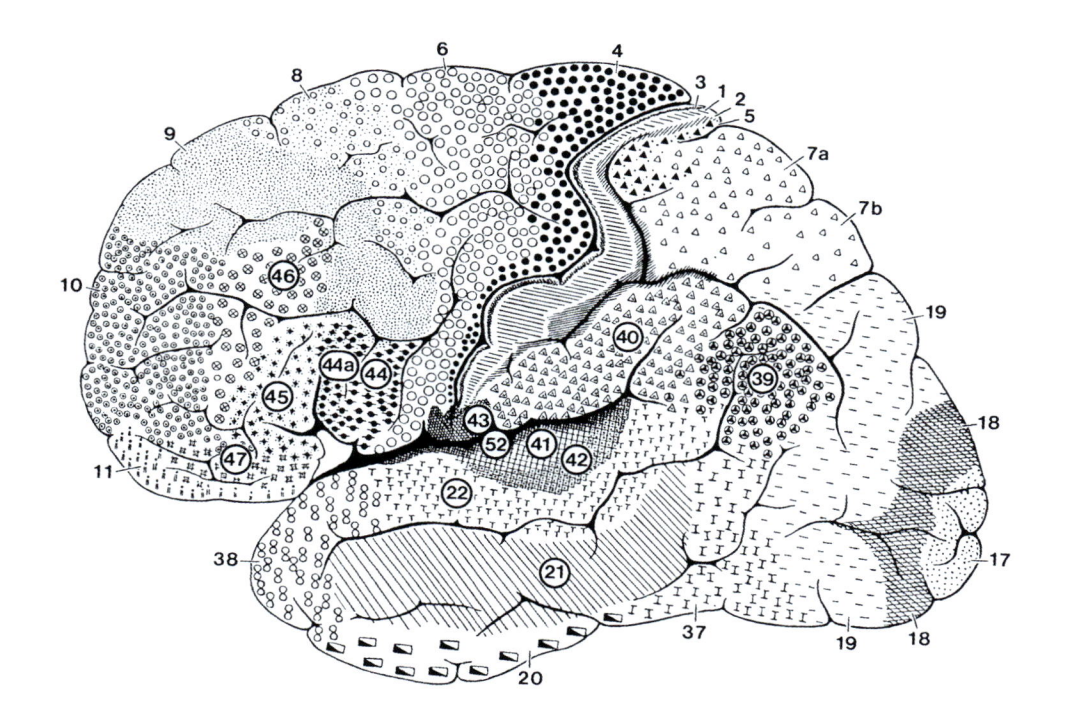

Abb. 56.3 Rindenfeldergliederung nach Brodmann [S010-2-16]

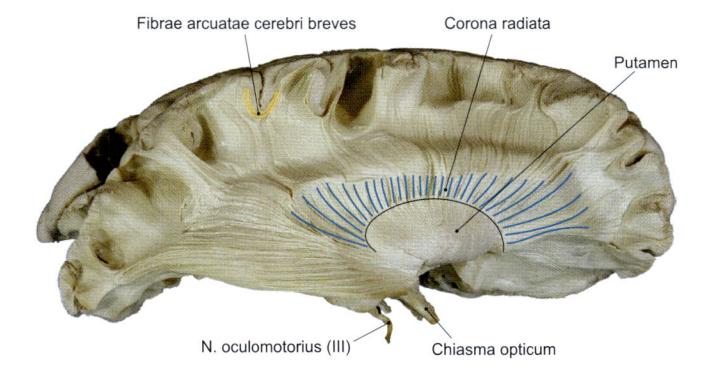

Abb. 56.4 Faserpräparat des Gehirns [M496]

Schnittbilder

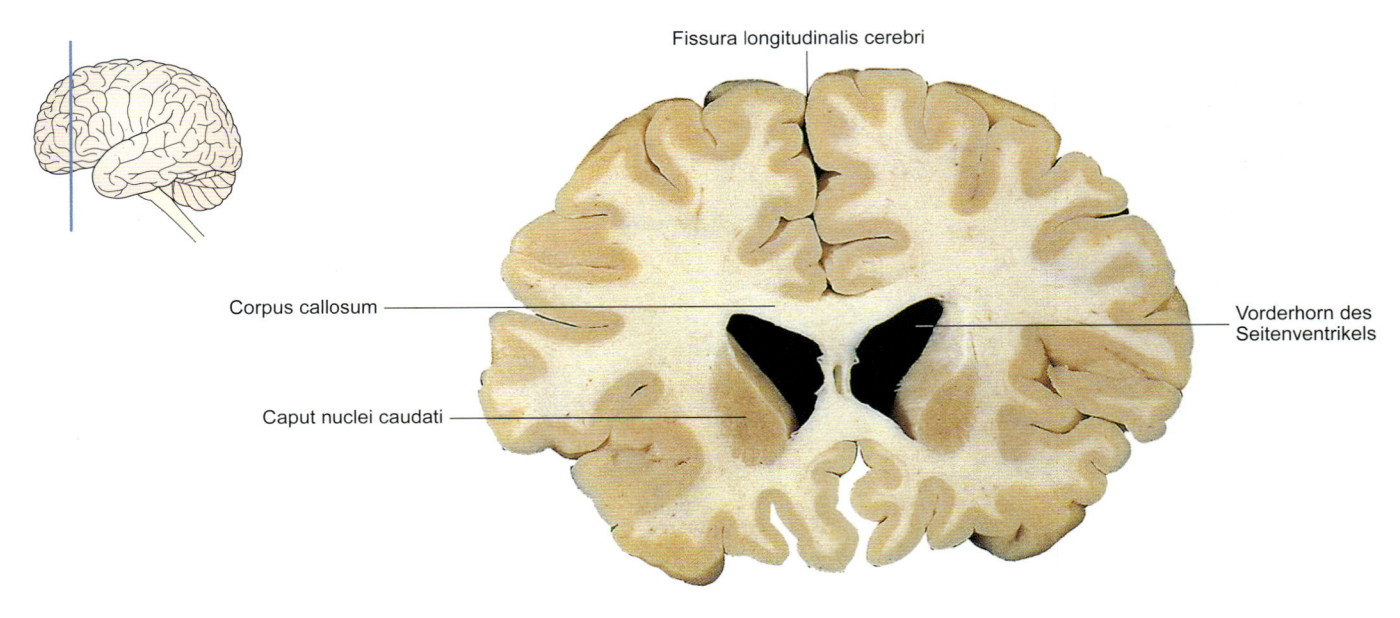

Abb. 56.5 Frontalschnitt, in Höhe des Caput ncl. caudati [E406]

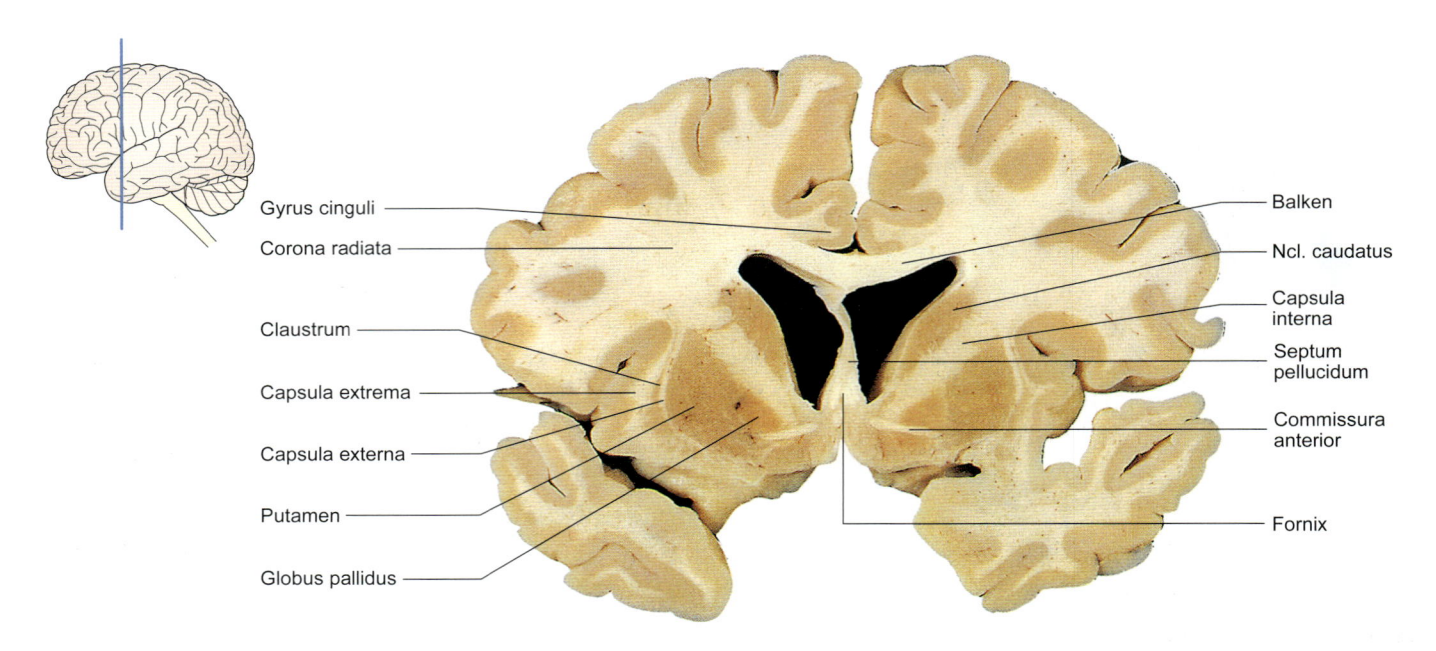

Abb. 56.6 Frontalschnitt, in Höhe der Commissura anterior [E406]

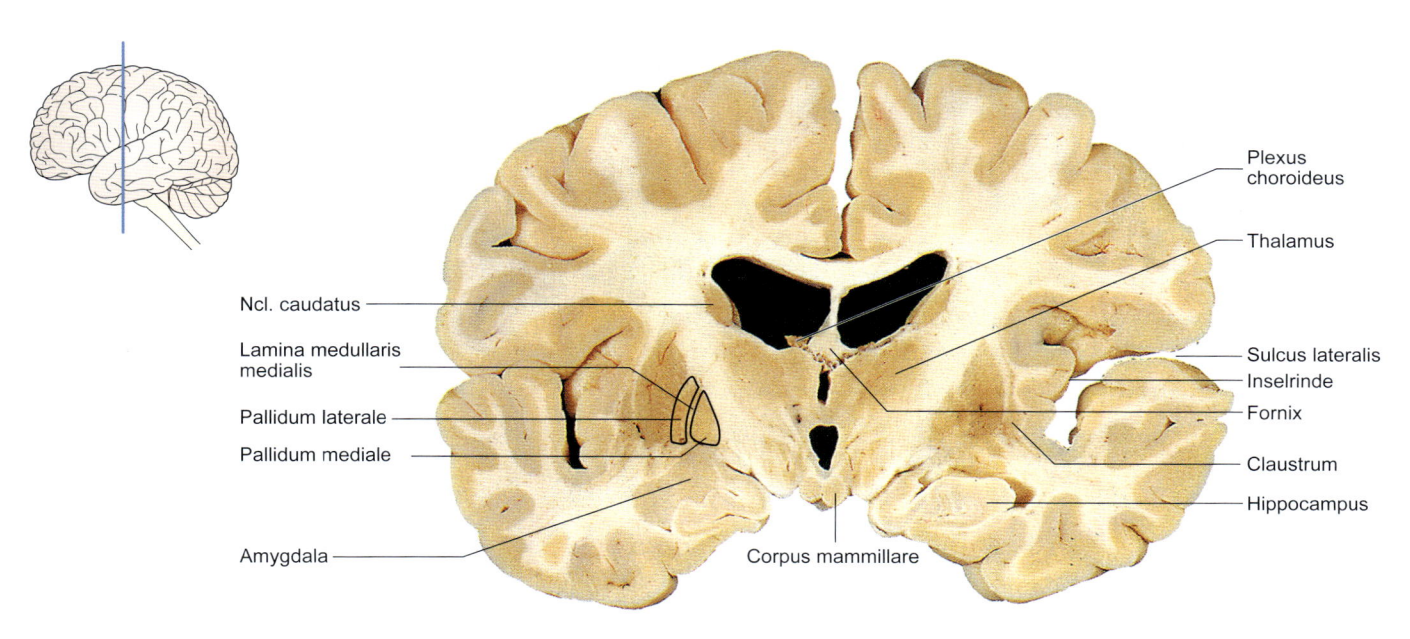

Abb. 56.7 Frontalschnitt, in Höhe des Corpus mammillare [E406]

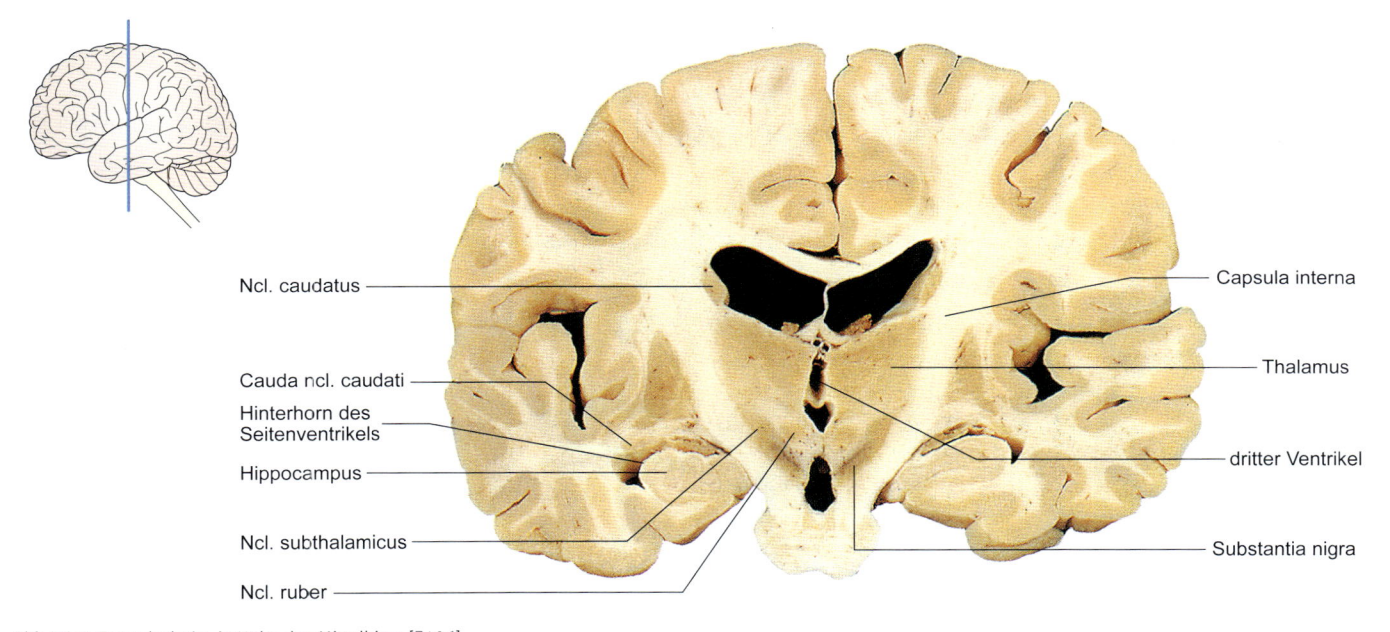

Labels (Abb. 56.7):
- Ncl. caudatus
- Lamina medullaris medialis
- Pallidum laterale
- Pallidum mediale
- Amygdala
- Corpus mammillare
- Plexus choroideus
- Thalamus
- Sulcus lateralis
- Inselrinde
- Fornix
- Claustrum
- Hippocampus

Abb. 56.8 Frontalschnitt, in Höhe des Mittelhirns [E406]

Labels (Abb. 56.8):
- Ncl. caudatus
- Cauda ncl. caudati
- Hinterhorn des Seitenventrikels
- Hippocampus
- Ncl. subthalamicus
- Ncl. ruber
- Capsula interna
- Thalamus
- dritter Ventrikel
- Substantia nigra

157

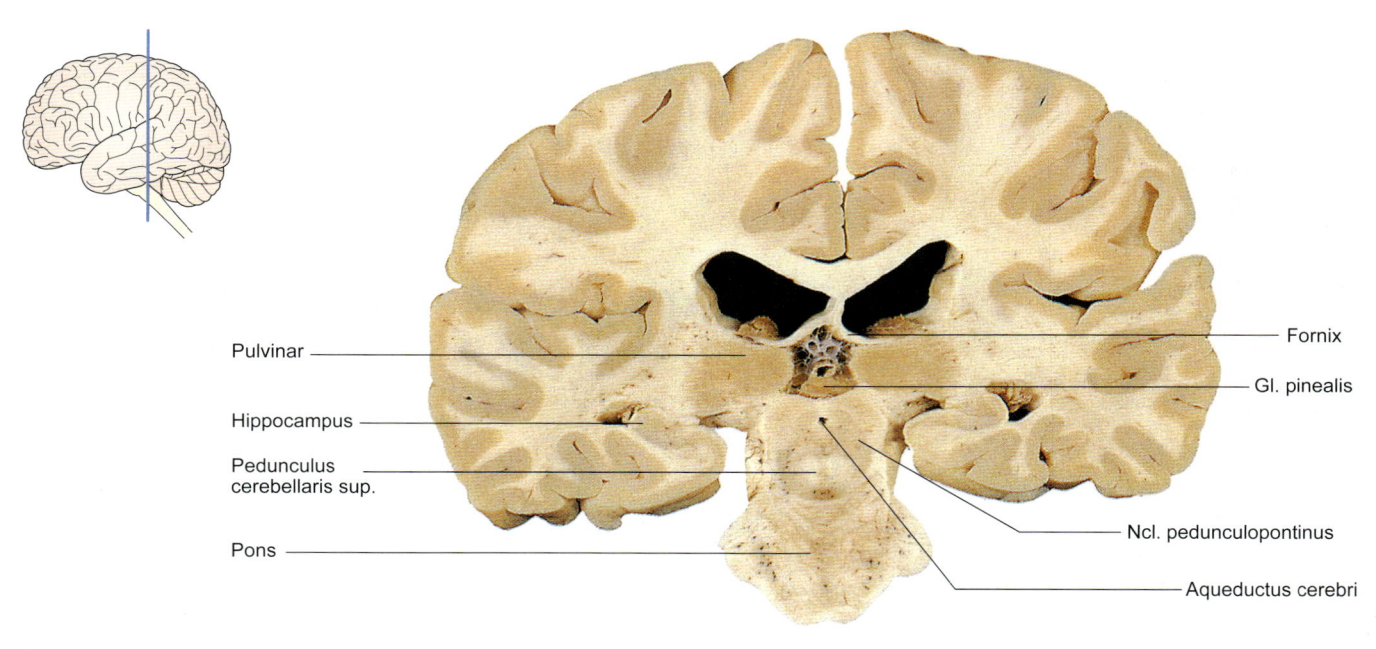

Abb. 56.9 Frontalschnitt, in Höhe des Pulvinar thalami [E406]

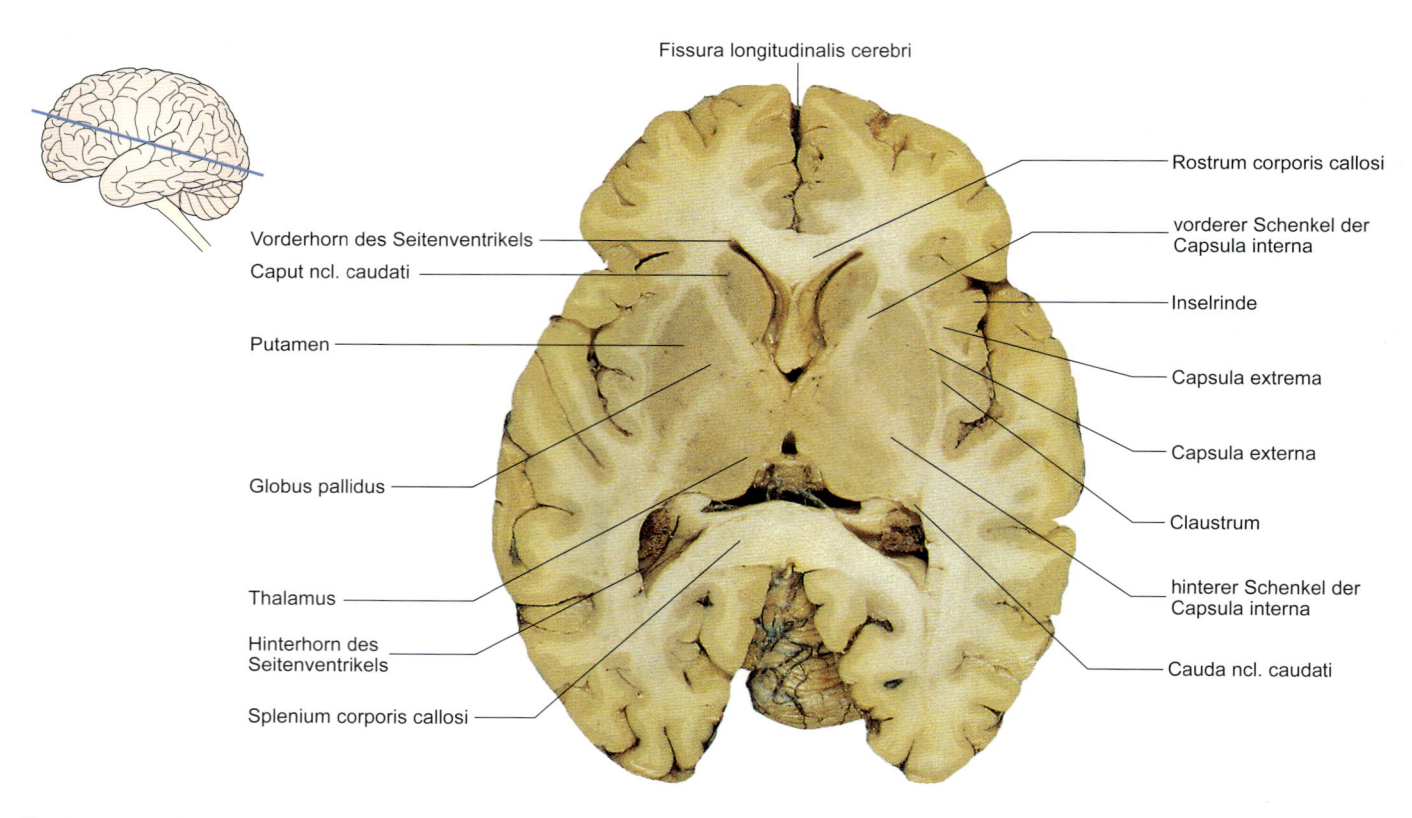

Abb. 56.10 Horizontalschnitt [E406]

Quellenverzeichnis und Literatur

Quellenverzeichnis

Der Verweis auf die jeweilige Abbildungsquelle befindet sich bei allen Abbildungen im Werk am Ende des Legendentextes in eckigen Klammern.

[E289]	Masuhr K F, Neumann M. Neurologie. Thieme Verlag, 4. Aufl. 1998.
[E406]	Crossman A, Neary D. Neuroanatomy ICT. Elsevier Urban & Fischer, 3. Aufl. 2004.
[G001]	Ulfig N. Kurzlehrbuch Neuroanatomie. Thieme, 1. Aufl. 2008.
[G074]	Duus P. Neurologisch-topische Diagnostik. Thieme, 6. Aufl. 1995.
[H032-002]	Reith Y. Hydrozephalus und intrakranielle Hypotension. In: Der Radiologe 2012; 52(9): 821–6.
[L132]	M. Christof, Würzburg.
[L141]	Stefan Elsberger, Planegg.
[M282]	Prof. Dr.med. Detlev Drenckhahn, Würzburg.
[M456]	PD Dr. Andreas Bender, Abteilung für Neurologie, Klinikum der Universität München.
[M492]	Prof. Dr. Peter Kugler, Würzburg.
[M496]	Ph. D. Dr. med. Tamás Sebestény, Universitätsmedizin Mainz.
[M495]	Prof. Dr. med. Thomas Deller, Institut für Anatomie I, Johann Wolfgang Goethe-Universität, Frankfurt am Main.
[R110]	Rössler H, Rüther W. Orthopädie und Unfallchirurgie. Elsevier/Urban & Fischer, 19. Aufl. 2005.
[R170]	Welsch U. Lehrbuch der Histologie. Elsevier/Urban & Fischer, 2. Aufl. 2006.
[R363]	Trepel M. Neuroanatomie. Elsevier/Urban & Fischer, 4. Aufl. 2008.
[S007-1-24]	Sobotta: Atlas der Anatomie des Menschen, Band 1. Elsevier/Urban & Fischer, 24. Aufl. 2017.
[S010-2-16]	Benninghoff A. Anatomie Band 2. Elsevier/Urban & Fischer, 16. Aufl. 2004.
[S130-4]	Deetjen P., Speckmann E.-J., Hescheler J. Physiologie. Elsevier/Urban & Fischer, 4. Aufl. 2005.

Weiterführende Literatur

Benninghoff, A./Drenckhahn, D.: Anatomie, Band 1. München: Urban & Fischer, 17. Auflage 2008.

Delank, H.-W./Gehlen, W.: Neurologie. Stuttgart: Thieme, 11. Auflage 2006.

Huppelsberg, J./Walter, K.: Kurzlehrbuch Physiologie. Stuttgart: Thieme, 4. Auflage 2013.

Kahler, W./Frotscher, M.: Taschenatlas Anatomie, Band 3, Nervensystem und Sinnesorgane. Stuttgart: Thieme, 11. Auflage 2013.

Kandel, E./Schwartz, J./Jessel, M.: Principles of Neural Science. New York (u. a.): McGraw-Hill Medical, 4. Auflage 2000.

Klinke, R./Pape, H.-C./Silbernagl, S.: Physiologie. Stuttgart: Thieme, 6. Auflage 2009.

Lippert, H.: Lehrbuch Anatomie. München: Urban & Fischer, 8. Auflage 2017.

Moll, K. J./Moll, M.: Anatomie. München: Urban & Fischer, 18. Auflage 2006.

Roche Lexikon Medizin. München: Urban und Fischer, 5. Auflage 2003.

Rohen, J.: Funktionelle Neuroanatomie. Stuttgart: Schattauer, 6. Auflage 2001.

Roth, G.: Aus Sicht des Gehirns. Frankfurt/Main: Suhrkamp, überarbeitete Neuauflage 2009.

Sadler, T.: Medizinische Embryologie. Stuttgart: Thieme 11. Auflage 2008.

Register

A

Acetylcholin 6
Achillessehnenreflex 112
ACTH 60
ACTH-Zell-Adenome 61
Adenohypophyse 13, 60
Affenhand 28
Afferenzen 3
Agnosie 70
– Bewegung 104
– taktile 101
Agrammatismus 70
Akkommodation 105
Allocortex 37
Alzheimer-Erkrankung 65
Amaurosis 103
Amygdala 37, 65, 126
amyotrophe Lateralsklerose (ALS) 111
Analreflex 113
Anosmie 109
Ansa cervicalis
– profunda 22
anterolaterales System 41, 98
Apraxie 70
Arachnoidea mater 94
ARAS 45
Archicerebellum 51
Archicortex 37
Arteria(-ae)
– basilaris 91
– callosomarginalis 90
– carotis interna 90
– cerebri anterior 90
– cerebri media 90
– cerebri posterior 90, 91
– communicans anterior 90
– inferior anterior cerebelli 91
– inferior posterior cerebelli 91
– labyrinthi 91
– pericallosa 90
– radiculares 91
– spinales 91
– spinales posteriores 91
– spinalis anterior 91
– superior cerebelli 91
– vertebralis 91
Assoziationscortex
– posteriorer parietaler 70
– präfrontaler 70
Assoziationsfasern 72
Assoziationsfelder 69, 110
Assoziationszellen 39
Astrozyten 8
Atemzentrum 45
Auerbach-Plexus 133
Augenbewegungen 104, 116
Augenmuskelkerne 104
Augenmuskelnerven 76
Axon 4

B

Babinski-Reflex 123
Basalganglien 37, 110, 120
Bauchhautreflex 113
Bipolarzellen 102
Bizepsreflex 112
Blaseninkontinenz 134
Blickfolgebewegungen 105
Blut-Hirn-Schranke 8, 61, 92
Blut-Liquor-Schranke 61, 97
Brachioradialisreflex 112
Brechzentrum 45
Broca-Sprachzentrum 70
Brodmann-Felder 67
Brown-Séquard-Syndrom 43, 100
Brücke 44, 48
Brückenhirn 36
Bulbus olfactorius 108

C

Capsula
– interna 72
Cauda equina 38
Cerebellum 36, 50
Cerebrocerebellum 119
Chiasma opticum 103
Chorda tympani 82
Chorea Huntington 121
Circulus arteriosus cerebri 91
Circulus Willisii 91
Cisterna(-ae)
– ambiens 95
– cerebellomedullaris 95
– chiasmatica 95
– interpeduncularis 95
– lumbalis 95
– pontocerebellaris 95
– subarachnoideae 95
Claustrum 64
Colliculus(-i)
– inferiores 36, 106
– superiores 36
Columna
– anterior 39, 40
– intermedia 39, 40
– posterior 39
Cornu
– anterius 96
– inferius 96
– posterius 96
Corpus(-ora)
– amygdaloideum 37, 65
– callosum 72
– geniculatum laterale 56, 103
– geniculatum mediale 56, 106
– striatum 37
Cortex 37, 62, 66
– primärer somatomotorischer 122
– somatosensibler 100
– visueller 103

D

Dendriten 4
Dermatomen 20
Dezerebrationsstarre 116
Diaphragma sellae 94
Diencephalon 12, 36, 54
Dopamin 6
Dura mater
– cranialis 94
– spinalis 94
Dysmetrie 119

E

Efferenzen 3
Eigenreflexe 112
Eminentia mediana 61
Endhirn 13, 37
Endoneurium 17
Enkephalin 6
Enophthalmus 131
Ependym 10
Ependymzellen 9
Epiduralhämatom 145
Epiduralraum 94
Epineurium 17
Epiphyse 54
Epithalamus 37, 54
Erblindung 103
Erregungsleitung
– saltatorische 16
Erregungsübertragung 6
Exterozeptoren 3, 98
extrapyramidale Bahnen 42, 114
Extrapyramidalmotorik 110

F

Fallhand 26
Falx
– cerebelli 94
– cerebri 94
Fasciculus(-i)
– cuneatus 99
– gracilis 99
– lateralis 24
– longitudinalis dorsalis 46, 59
– longitudinalis medialis 46
– longitudinalis posterior 46, 59
– mammillotegmentalis 59
– medialis 24
– medialis telencephali 59
– posterior 24
– proprius 40
Fasergliose 9
Fazialisparese 83
– Fallbeispiel 140
Fernsicht 105
Fibrae
– corticonucleares 122
– corticospinales 122
Fissura
– horizontalis 50
– posterolateralis 50
– prima 50

Formatio reticularis 44, 116
Fornix 59
Fremdreflexe 112
Froment-Zeichen
– Fallbeispiel 141
FSH 60
Fußsohlenreflex 113

G

GABA 6, 120
Gangataxie 119
Ganglion(-ia)
– ciliare 88, 132
– coeliaca 131
– inferius 109
– mesentericum inferius 131
– mesentericum superius 131
– oticum 88, 132
– pelvica 131
– pterygopalatinum 88, 132
– submandibulare 88, 132
Gehirn
– Entwicklung 12
Genitalien 134
Geruchssystem 108
Geschmacksorgan 108
Geschmacksrinde 68
Gesichtsfeld 102
Gesichtsfeldausfall
– Fallbeispiel 143
Gesichtsfeldausfälle 103
Glandula(-ae)
– pinealis 54
Gleichgewichtsbahn 107
Glia limitans 8
Gliazellen 8
Glossopharyngeusneuralgie 85
Glutamat 6
Glycin 6
Golgi-Sehnenorgane 112
Golgi-Typ-II-Neuron 5
Golgi-Typ-I-Neuron 5
Golgi-Zellen 52
graue Substanz 2, 39
Gray-Synapse 6
Großhirn 13
– Fasersysteme 72
– Gliederung 62
– Kerne, subkortikal 64
– Rindenfelder 68
Gürtelrose 21
gustatorisches System 108
Gyrus(-i)
– angularis 71
– cinguli 127

H

Habenulae 54
Hackenfuß 34
Halbseitensyndrom 43
Harnblase 134
Head-Zonen 137
Hemianopsie 103

Hemisphären 63
– Dominanz 69
– Interaktion 69
Hemisphärenrotation 13
Hinterhirn 12
Hinterhorn 10, 39
Hintersäule 39
Hinterstrang 40
Hinterstrangbahnen 99
Hinterstrangsystem 41, 99
Hinterwurzeln 38
Hippocampus 37, 125
Hirnbläschen, primäre/sekundäre 12
Hirnhäute 94
Hirnnerven 74
Hirnnervenganglien 88, 132
Hirnnervenkerne 44, 74
Hirnödem 92
Hirnsand 54
Hirnstamm 36, 44, 47
Hirnstammkerne 132
Hirnstammreflexe 116
Hirnstammzentren 110, 114
Histamin 6
Hörbahn 106
Hörminderung 107, 146
Horner-Syndrom 131, 146
Hörrinde 68
– primäre 106
– sekundäre 107
Hortega-Zellen 9
Hydrocephalus 97
Hypophyse 13, 60
Hypophysenhinterlappen 60
Hypophysenvorderlappen 60
Hypothalamus 37, 57
– Kerngebiete 58
– Verbindungen 59

I

Inguinaltunnelsyndrom 30
Innervation
– Haut 20
– periphere 20
– segmentale 20
Inselrinde 109
Intentionstremor 119
Interneurone 3, 39
Intumescentia
– cervicalis 38
– lumbosacralis 38
Isocortex 37, 66
– Gliederung 68

K

Kaudasyndrom 43
Kennmuskel 20
Kleinhirn 13, 36, 50, 110
– motorische Bahnen 118
Kleinhirnrinde 52
Kleinhirnsegel 50
Kleinhirnseitenstrangbahnen 99
Kleinhirnstiele 50

Kleinhirnwurm 50
Kletterfasern 51
Klumpfuß 33
Kohlenmonoxid 6
Kokzygealmark 38
Kommissurenfasern 69, 72
Kommissurenzellen 39
Konussyndrom 43
Konvergenz 105
Korneareflex 117
Körnerschicht 52, 67
Körnerzellen 52, 66, 108
Korsakow-Syndrom 59
Krallenhand 29
Kreislaufzentrum 45
Kremasterreflex 113

L

Lähmung 111
Lamina(-ae)
– granularis externa 67
– granularis interna 67
– molecularis 67
– pyramidalis externa 67
Lemniscus
– lateralis 46
LH 60
Lichtreflex 76
limbisches System 124
Lipofuszingranula 4
Liquor 97
Liquorraum
– äußerer 95
– innerer 96
Liquorzirkulation 97
Lumbalmark 38

M

Mandelkern 37
Mandelkernkomplex 65
Mantelzellen 9
Mantelzone 10
Marginalzone 10
Markhirn 12
Medulla
– oblongata 44, 48
– spinalis 36
Meissner-Plexus 133
Meningen 94
Mesencephalon 12, 46
Metathalamus 56
Metencephalon 12
Migräne 45
Mikrogliazellen 9
Miktionsreflex 134
Miktionszentrum 45, 134
Miosis 76, 131
Mitralzellen 108
Mittelhirn 12, 36, 44, 46
Molekularschicht 67
Monoamin-System 45
Moosfasern 51, 52
Morbus Alzheimer 4

Morbus Parkinson 121
Motocortex 110
motorische Bahnen 118
motorisches System 110
MSH 60
Musculus(-i)
– biceps brachii 26
– brachialis 26
– coracobrachialis 26
– flexor carpi ulnaris 28
– iliacus 30
– infraspinatus 24
– latissimus dorsi 24
– levator scapulae 24
– pronator teres 27
– psoas major 30
– rhomboidei 24
– serratus anterior 24
– sphincter ani internus 134
– stapedius 82
– subclavius 24
– subscapularis 24
– supraspinatus 24
– teres major 24
Muskeldehnungsreflexe 112
Myelencephalon 12
Myelinscheide 16
Myelozele 11

N
Nahsicht 105
Neglect 70
Neocerebellum 51
Nervenfasern 16
Nervenläsion 140
Nervensystem
– autonomes 128
– enterisches 133
– Gliederung 2
– peripheres 16
– vegetatives 128
– viszerales 128
– zentrales 36
Nervenzelle 4
Nervus(-i)
– abducens (VI) 77
– accessorius (XI) 88
– alveolaris inferior 80
– anales (rectales) inferiores 35
– auricularis magnus 23
– auricularis posterior 83
– auriculotemporalis 80
– axillaris 25
– buccalis 80
– cervicales 22
– ciliares longi 78
– clunium inferiores 32
– cochlearis 106
– cutanei dorsales 33
– cutaneus 25
– cutaneus antebrachii lateralis 26
– cutaneus antebrachii medialis 29
– cutaneus brachii lateralis superior 25
– cutaneus brachii medialis 29
– cutaneus femoris lateralis 30
– cutaneus femoris posterior 32
– cutaneus surae lateralis 32
– cutaneus surae medialis 34
– digitales dorsales pedis 33
– digitales plantares communes 34
– digitales plantares proprii 34
– digitalis palmaris 27, 29
– dorsalis clitoridis 35
– dorsalis penis 35
– dorsalis scapulae 24
– erigentes 133
– ethmoidalis anterior 78
– ethmoidalis posterior 78
– facialis (VII) 82, 108
– femoralis 30
– fibularis (peroneus) communis 32
– fibularis (peroneus) superficialis 33
– frontalis 78
– genitofemoralis 30
– glossopharyngeus (IX) 84, 109
– gluteus inferior 32
– gluteus superior 31
– hypogastrici 131
– hypoglossus (XII) 88
– iliohypogastricus 30
– ilioinguinalis 30
– infraorbitalis 79
– infratrochlearis 78
– intercostales 18
– intermedius 82
– interosseus antebrachii 27
– interosseus cruris 34
– ischadicus 32
– labiales posteriores 35
– lacrimalis 79
– laryngeus recurrens 87
– laryngeus superior 86
– lingualis 80
– mandibularis (V3) 80
– massetericus 80
– maxillaris (V2) 79
– medianus 27
– musculocutaneus 26
– mylohyoideus 80
– nasociliaris 79
– obturatorius 31, 33
– occipitalis major 19, 23
– occipitalis minor 23
– occipitalis tertius 19, 23
– oculomotorius (III) 76
– olfactorius (I) 108
– ophthalmicus (V1) 78
– opticus (II) 76, 103
– palatini minores 79
– palatinus major 79
– pectorales 26
– perineales 35
– petrosus major 82
– phrenicus 22
– plantaris lateralis 34
– plantaris medialis 34
– pterygoideus lateralis 80
– pterygoideus medialis 80
– pudendus 35
– radialis 25
– saphenus 31
– scrotales posteriores 35
– splanchnici lumbales 131
– splanchnici majores 131
– splanchnici minores 131
– splanchnici pelvici 133, 134
– splanchnici sacrales 131
– splanchnicus imus 131
– stapedius 82
– subclavius 24
– suboccipitalis 19, 23
– subscapularis 24
– suprachtrochlearis 79
– supraclaviculares 23
– supraorbitalis 79
– suprascapularis 24
– suralis 34
– temporales profundi 80
– thoracicus longus 24
– thoracodorsalis 24
– tibialis 34
– transversus colli 23
– trigeminus (V) 78, 81
– trochlearis (IV) 77
– tympanicus 84
– ulnaris 28
– vagus (X) 86, 109, 132
– vestibulocochlearis (VIII) 106
– zygomaticus 79
Neuralleiste 10
Neuralplatte 10
Neuralrohr 10
Neurofibrillen 4
Neurohypophyse 13, 60, 61
Neuromere 12
Neuron 4
Neurone
– primärafferente 40
Neurothel 94
Neurotransmitter 6
Neurulation 10
Nichtpyramidenzellen 66
Nissl-Substanz 4
Noradrenalin 6
Nucleus(-i)
– accessorius n. oculomotorii 76, 132
– accumbens 64
– ambiguus 84, 86
– anteriores thalami 56
– anterolateralis 40
– anteromedialis 40
– arcuatus 58
– basalis Meynert 65
– caudatus 64
– cochlearis anterior 106
– cochlearis posterior 106
– corporis mammillaris 58
– dentatus 50, 119
– dorsalis 39

– dorsalis n. vagi 86, 132
– dorsomedialis 58
– emboliformis 50
– fastigii 50, 118
– infundibularis 58
– intermediolateralis 40
– interpositus 118
– lateralis dorsalis 56
– lateralis posterior 56
– lemnisci lateralis 106
– mediales thalami 56
– mesencephalicus n. trigemini 78
– motorius n. trigemini 78
– n. abducentis 77
– n. accessorii 88
– n. facialis 82
– n. hypoglossi 88
– n. oculomotorii 76
– n. trochlearis 77
– olivares inferiores 49
– olivares superiores 48
– olivaris principalis 49
– originis 74
– parasympathici sacrales 40
– paraventricularis 58
– pontis 48, 114
– posterolateralis 40
– posteromedialis 40
– preoptici 58
– principalis n. trigemini 78
– proprius 39
– ruber 48, 114, 115
– salivatorius inferior 84, 132
– salivatorius superior 82, 132
– septales 65, 127
– spinalis n. trigemini 78, 84, 86
– subthalamicus 120
– suprachiasmaticus 58
– supraopticus 58
– terminationis 74
– tractus solitarii 82, 84, 86, 109
– tuberales 58
– ventralis anterior 56
– ventralis anterolateralis 56
– ventralis lateralis 56
– ventralis posterolateralis 56
– ventralis posteromedialis 56
– ventralis posteromedialis thalami 109
– ventromedialis 58
– vestibulares 107, 115
Nystagmus 104

O

Oberarmmuskulatur 26
Okulomotorik 104, 117
Okulomotoriusparese 77
olfaktorisches System 108
Oligodendrozyten 9, 16
Olivenkernkomplex 48, 106, 115
Opioide 39
Organum
– subcommissurale 61
– subfornicale 61
– vasculosum laminae terminalis 61

P

Paläocortex 37
Paleocerebellum 51
Pallidum 37, 64, 120
Palliothalamus 57
Papez-Kreis 124
Paragrammatismus 70
Parallelfasern 52
Paraphasie 70
Parasympathikus 128, 132
– vegetative Inervation 135
Parese 123
Parkinson-Syndrom 144
Pars
– basilaris pontis 48
Patellarsehnenreflex 112
Pedunculus
– cerebellaris 51
Periduralanästhesie 94
Perikarya 39
Perikaryon 4
Perineurium 17
peripheres Nervensystem
– Aufbau 16
Photorezeptoren 102
Pia mater 95
Pinealorgan 54
Plexus
– aorticus abdominalis 129
– aorticus thoracicus 129
– basilaris 93
– brachialis 18, 24
– brachialis, infraklavikulär 24
– brachialis, supraklavikulär 24
– caroticus externus 130
– caroticus internus 130
– cervicalis 18, 22
– entericus 133
– hypogastrici 129, 134
– lumbalis 30
– lumbosacralis 18, 30
– myentericus 133
– parotideus 83
– sacralis 31
– submucosus 133
Plexuslähmung 24
Pons 48
Pontocerebellum 119
präokulomotorische Zentren 104
Primärfelder 68
Projektionsfasern 72
Prolaktin 60
Prolaktinom 61
Propriozeption 100
Propriozeptoren 3, 98
Prosencephalon 12
Ptosis 131
Pudendusblock 35
Pulvinar 56
Pupillenreflex 76
Pupillenverengung 105
Purkinje-Zellen 52
Putamen 64
Pyramidalmotorik 110

Pyramidenbahn 41, 110, 122
Pyramidenschicht 67
Pyramidenzellen 66

Q

Querschnittssyndrom 42

R

Rachischisis 11
Radialisparese
– Fallbeispiel 141
Radialistunnel 25
Radix
– anterior 18
– motoria 22
– posterior 18
– sensoria 23, 78
– superior 22
Ramus(-i)
– anterior 18, 29, 31
– bronchiales 87
– cardiaci cervicales superiores et inferiores 86
– cardiaci thoracici 87
– clunium 19
– communicans albus 19
– communicans fibularis 32
– communicans griseus 19
– cutanei 18
– cutanei cruris mediales 31
– cutaneus anterior 30
– cutaneus lateralis 30
– dorsalis n. ulnaris 28
– externus 86
– femoralis 30
– ganglionares 79
– genitalis 30
– infrapatellaris 31
– internus 86
– labiales anteriores 30
– lingualis 85, 86
– mammarii mediales 18
– meningeus 19
– m. stylopharyngei 84
– musculares 18, 25, 26, 27, 30, 32
– palmaris 27, 28
– perineales 32
– pharyngei 84, 86
– posterior 19, 22, 31
– profundus 25, 29, 34
– scrotales anteriores 30
– sinus carotici 85
– superficialis 25, 29, 34
– tonsillares 85
– ulnaris 29
Raphekerne 44
Rautenhirn 12
Rectum 134
Reelin-Gen 66
Reflex
– gemischter 136
– Hirnstamm 117
– kutiviszeraler 136
– monosynaptischer 112

Register

- optokinetischer 104
- vestibulookulärer 104
- viszerokutaner 136
- viszeromotorischer 136

Reflexprüfungen 113
Reflexzonentherapie 136
Region CA1 125
Renshaw-Zellen 39, 112
Retina 102
Rhombencephalon 12
Rinde
- prämotorische 122
- supplementärmotorische 122

Rückenmark 36, 38, 110
- Entwicklung 10
- Reflexe 112

Rückenmarkshäute 94
Rückenmarksläsionen 42

S

Sakkaden 104
Sakralmark 38
Saugreflex 117
Scheuklappenphänomen 103
Schluckauf 22
Schluckreflex 117
Schmerz 137
Schutzreflex 113
Schwann-Zellen 9
Schwurhand 28
Sehbahn 102
Sehrinde 68
- sekundäre 103

Seitenhorn 10, 39
Seitenstrang 40
Seitenventrikel 96
Sekundärfelder 68
Sensibilität
- epikritische 100
- protohaptische 100

Serotonin 6
Signaldivergenz 7
Sinneszellen 3
Sinus
- cavernosus 92
- durae matris 92, 94
- marginalis 93
- occipitalis 93
- petrosus 93
- rectus 93
- sagittalis 93
- sigmoideus 93
- sphenoparietalis 93
- transversus 93

Sinusvenenthrombose 93
Skalenuslücke 24
Skalenus-Syndrom 24
Skelettmuskulatur
- Innervation 20

somatomotorisches System 110
somatosensorisches System 98
speziell-sensorisches System 98

Spina bifida 11
- aperta 11
- cystica 11
- occulta 11

Spinalganglien 18
Spinalnerven 18, 20
spinoafferentes System 98
Spinocerebellum 118
spinozerebelläres System 41, 99
Spitzfuß 33
Sprachverarbeitung 71
Steppergang 32, 33
- Fallbeispiel 141

STH 60
STH-Zell-Adenom 61
Stickoxid 6
Strangzellen 39
Stratum
- granulosum 52
- moleculare 52
- purkinjense 52

Stria(-ae)
- olfactoria 108
- terminalis 59

Striatum 120
Subarachnoidalraum 94
Substantia
- gelatinosa 39
- grisea centralis 47
- nigra 47, 120
- spongiosa 39

Substanz P 6
Subthalamus 37, 57
Sulcus(-i)
- bicipitalis medialis 27
- calcarinus 63
- centralis 63
- cinguli 63
- lateralis 63
- n. radialis 25
- n. ulnaris 28
- parietooccipitalis 63

Supinatorsyndrom 26
Sympathikus 128, 130
- vegetative Innervation 135

Synapsen 6

T

Tectum mesencephali 48
Tegmentum 49
- mesencephali 47
- pontis 48

Telencephalon 12, 37, 62
Tentorium cerebelli 94
Thalamus 36, 55
Thalamuskerne 57
Thorakalmark 38
Thyreoidektomie 87
Tractus
- cerebellorubralis 114
- corticopontinus 114
- corticospinales 123
- corticospinalis anterior 41
- corticospinalis lateralis 41
- cuneocerebellaris 100
- hypothalamohypophysialis 59, 60
- mammillotegmentalis 59
- mammillothalamicus 58, 59
- olfactorius 108
- olivocerebellaris 115
- olivospinalis 115
- opticus 103
- pontocerebellaris 114
- pyramidalis 122
- reticulospinalis lateralis 117
- reticulospinalis medialis 117
- rubroolivaris 114, 115
- rubroreticularis 114
- rubrospinalis 114
- spinocerebellaris 41
- spinocerebellaris anterior 99
- spinocerebellaris posterior 99
- spinoolivaris 100, 115
- spinothalamicus anterior 98
- spinothalamicus lateralis 98
- spinovestibularis 100
- tectospinalis 105
- tegmentalis centralis 46
- vestibulospinalis lateralis 116

Tractus(-i)
- cerebellorubralis 118
- cerebellothalamicus 119
- cerebellovestibularis 118
- cuneocerebellaris 118
- olivocerebellaris 119
- pontocerebellaris 119
- reticulocerebellaris 118
- spinocerebellares 118
- vestibulocerebellaris 118

Transmitter 6
Trendelenburg-Zeichen 32
Trigeminusneuralgie 81
Trigeminussystem 100
Trizepsreflex 112
Truncothalamus 57
Truncus(-i)
- encephali 36, 44
- sympathicus 128, 130
- vagalis anterior 87
- vagalis posterior 87

TSH 60

V

vegetative Innervation 134
Vena(-ae)
- anterior cerebri 92
- basalis (Rosenthali) 92
- choroidea superior 92
- diploicae 92
- emissariae 92
- inferiores cerebelli 92
- inferiores cerebri 92
- interna cerebri 92
- magna cerebri (Galeni) 92
- media profunda cerebri 92
- media superficialis cerebri 92

– profundae cerebri 92
– septi pellucidi 92
– superficiales cerebri 92
– superiores cerebelli 92
– superiores cerebri 92
– thalamostriata superior 92
Ventrikel 96
– dritter 96
– Entwicklung 12
– vierter 96
Ventrikulärzone 10
Vestibularapparat 107
Vestibulocerebellum 118
viszeroafferente Bahn 136

viszeromotorisches System 128
viszerosensibles System 129
viszerosensorisches System 98
Vorderhirn 12
Vorderhorn 10, 39
Vordersäule 40
Vorderseitenstrangbahnen 98
Vorderstrang 40
Vorderwurzeln 38

W

Wallenberg-Syndrom 49
weiße Substanz 40
Wernicke-Mann-Lähmung 122

Wernicke-Sprachzentrum 70
Wischreflex 113
Wortfindungsstörung 70
Wurzelkompressionssyndrom 20, 21
Wurzelzellen 39

Z

Zervikalmark 38
Zirbeldrüse 54, 61
Zwerchfell 22
Zwerchfellhochstand 22
Zwischenhirn 13, 36, 54
Zwischensäule 40

Neuroanatomie und Histologie

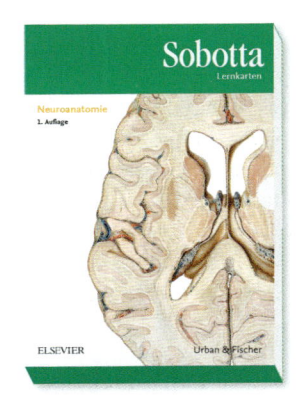

Sobotta Lernkarten Neuroanatomie

Bräuer, L. / Scholz, M.
1. Aufl. 2016, 300 S., 160 farb. Abb., Schuber
ISBN 978-3-437-42911-8

Mit diesen Lernkarten kann sich jeder spielerisch auf Testate und Prüfungen zum Thema „Neuroanatomie" vorbereiten – einzeln für sich oder in der Lerngruppe. Eine exemplarische, mögliche Prüfungsfrage auf jeder Karte hilft dabei, sich mit der Prüfungssituation vertraut zu machen. Die Antwort zur Frage ist auf der jeweiligen Kartenrückseite zu finden.

In Kästen und Tabellen sind klinische und relevante Zusammenhänge komprimiert dargestellt. Wichtige Begriffe und Strukturen sind zur besseren Orientierung hervorgehoben.
Die lateinischen Bezeichnungen entsprechen der aktuellen Terminologia anatomica.

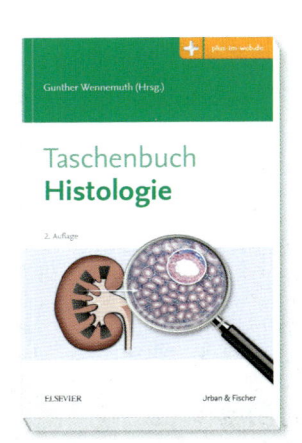

Taschenbuch Histologie

Wennemuth, G.
2. Aufl. 2017, 352 S., 462 farb. Abb., Kartoniert
ISBN 978-3-437-41978-2

Der rote Faden durch die Histologie!

Die ideale Kombination aus Kurzlehrbuch und Atlas: Das Buch vereint Kurzlehrbuch-Wissen mit histologischen Bildern der wichtigsten Präparate sowie erklärenden Schemazeichnungen zu Makroskopie und Mikroskopie.

- Übersichtlich und klar: Anschauliche histologische Präparate sowie Schemazeichnungen und gut strukturierter Text ergänzen sich optimal zu sinnvollen Lerneinheiten. Makroskopische Übersichtsbilder stellen den Bezug zum histologischen Detail her.
- Umfassend und kompakt: Alle histologischen Themen sind verständlich auf Doppelseiten aufbereitet – rechts die Abbildungen, links der Text.
- Einzigartig: der starke Klinikbezug! Praxisfälle am Anfang jedes Kapitels mit passenden Stichpunkten aus der Histologie sind der ideale Einstieg in das Thema. Innerhalb des Kapitels sind weitere klinische und histopathologische Bezüge sowie Differentialdiagnosen eingearbeitet.

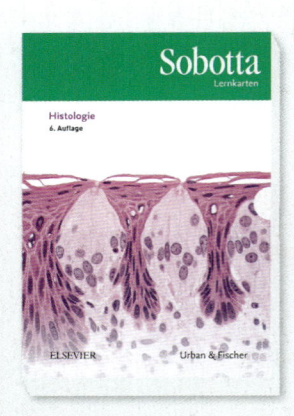

Sobotta Lernkarten Histologie

Bräuer, L. / Scholz, M.
6. Aufl. 2015, 292 S., 220 farb. Abb., Schuber
ISBN 978-3-437-43623-9

Optimal zum Vorbereiten auf Testate und Prüfungen: Mit diesen Lernkarten können Sie sich spielerisch auf Testate und Prüfungen zum Thema „Histologie" vorbereiten.

Eine exemplarische, mögliche Prüfungsfrage auf jeder Karte hilft Ihnen, sich mit der Prüfungssituation vertraut zu machen. Die Antwort zur Frage steht auf der jeweiligen Kartenrückseite. In Kästen sind klinische und makroskopische und funktionelle Zusammenhänge komprimiert dargestellt.

Melden Sie sich für unseren Newsletter an unter www.elsevier.de/newsletter

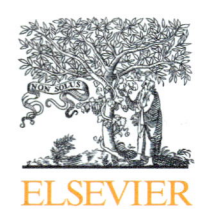

Bestellen Sie in Ihrer Buchhandlung oder in unserem Webshop **shop.elsevier.de**
Dort finden Sie auch weitere Informationen und Preise.